늘 인생의
좌표가 되어주시는

____________ 님께

____________ 드림

병원검사 길라잡이

진단검사의 모든 것!

Hospital Diagnostic Test Guide

옮김
김명아(서울대학교 순환기내과)
신 수(서울대학교 진단검사의학과)

병원검사 길라잡이

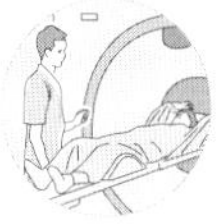
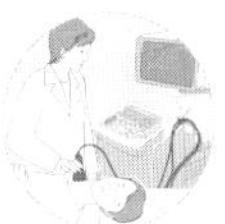
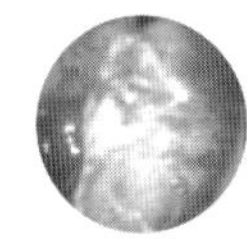

이해를 돕기 위한 풍부한 일러스트와 사진 수록!

한 권으로 끝내는 병원검사의 모든 것!

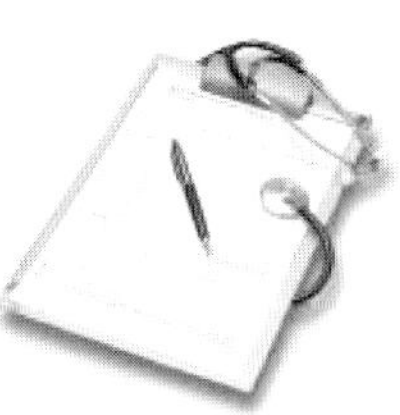

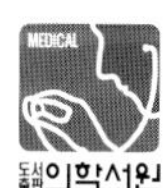

도서출판 의학서원

독자여러분께

현대에는 급속도로 발전하고 있는 의학기술로 조기에 발견하는 질병이 많고, 조기에 발견할수록 쉽게 완치될 가능성이 높다. 병원에서 시행하는 검사는 질병의 진단에 의사의 진찰과 더불어 매우 중요한 위치를 차지하고 있으며, 이와 관련하여 다양하고 혁신적인 생리검사 및 검체검사들이 계속 개발되고 있다.

질병의 진단과 치료는 의료진이나 환자 어느 한 쪽의 노력만으로는 이루어 질 수 없다. 병원이나 검진센터에서 이루어지는 생리검사나 검체검사는 의료인이 판단하여 시행하고 판독하여 진단에 이용되지만, 환자가 검사에 대하여 잘 이해하고 협조한다면 더욱 쉽게 정확한 진단을 할 수 있다. 그러므로 전통적인 검사를 포함하여 현재 병원에서 널리 시행되는 검사들을 정리한 이 책을 통하여 의료인 및 보건의료인들과 일반인에게 검사의 전반적인 내용의 이해를 돕고, 현재의 진단 뿐 아니라, 미래의 최신 의료기술도 신속히 의료현장에 접목할 수 있는 바탕이 되고자 한다.

2014년 발간된 '병원에서 시행하는 검사들'이라는 제목의 책에서는 병원의 각과 별로 의료현장에서 필수적으로 진행되는 기본 검사를 포함한 주요 검사에 대한 내용을 설명하였고 이해하기 쉽게 증상에 따른 흐름도와 함께 정리하였다. 이를 최대한 우리나라의 실정에 맞게 수정하였고, 일부의 내용을 새로이 첨가하였으며, 의료인 및 보건의료인들은 물론 일반인들도 이 책을 통하여 각종 검사의 원리와 필요성을 쉽게 이해하고, 질병의 조기발견, 진단, 및 치료효과 판정에 시행되는 검사의 흐름을 파악할 수 있도록 하고자 하였다. 흐름도는 주관적인 증상으로부터 가장 많은 빈도로 진단되는 질병을 유추하는 이론상의 과정으로, 실제로는 빠른 진단을 위하여 여러 검사들을 동시다발적으로 시행하는 것이 일반적이다. 또한, 이 책에서 제시한 기준치란 건강하다고 생각되는 사람들의 결과범위로 각 방법별로 상이할 수 있음을 밝혀둔다.

끝으로 의료발전을 위해 좋은 책을 만드는데 애써주신 대표님과 수고하신 편집진 여러분께 감사를 드린다.

– *대표역자*

김명아, 신 수

검사에서 사용되는 단위

dL	데시리터	10분의 1L
mL	밀리리터	1000분의 1L
mg	밀리그램	1000분의 1g
μg	마이크로그램	100만분의 1g
ng	나노그램	10억분의 1g
pg	피코그램	1조분의 1g
U	유니트	검사별로 정해진 단위
mU	밀리유니트	1000분의 1U
μU	마이크로유니트	100만분의 1U
IU	아이유	국제단위(인터내셔널 유니트)
mol	몰	분자와 이온입자의 수로 나타내는 농도
mmol	밀리몰	1000분의 1mol
μmol	마이크로몰	100만분의 1mol
nmol	나노몰	10억분의 1mol
mEq/L	밀리당량	1L당에 포함된 전해질의 양을 나타내는 단위

이 책의 구성과 읽는 법

이 책은 다음과 같이 구성되어 있다.

※ 병원에서 받는 검사의 개요

검사의 전반적인 목적, 종류, 받을 때의 기본적인 마음가짐을 해설하고 있다.

※ 차트식: 증상으로 본 검사와 질병

자주 볼 수 있는 증상별로 실시하는 검사와 의심스러운 병명이 차트로 정리되어 있다. 어느 증상일 때는 어떤 검사가, 어떤 흐름으로 진행되는지 그리고 의심되는 병은 무엇인지 알 수 있으며, 신경 쓰이는 증상이 있을 때 이차트를 사용해서 어떤 검사를 받아야 하는지 흐름을 파악하기 바란다.

※ 영상을 이용한 주요 검사

※ 주요 검체검사

병원에서 받는 검사를 항목별로 하나하나 자세히 해설하고 있다.

검사명을 알면 해당 부분부터 읽으면 된다. 검사의 목적, 순서, 주의사항, 검사치를 읽는 법, 활용하는 법을 알 수 있다. 원칙으로 1항목을 2페이지로 편성하고 있다.

※ 암 검사, 유전자검사

가장 걱정되는 병으로 암이 있으며, 여기서는 암이 의심될 때 받는 검사를 암 종류별로 정리했다. 어떤 암이 의심스러울 때 검사의 흐름을 중심으로 해설하고 있다. 검사 자체의 해설은 [검사 가이드]를 참조하기 바란다. 더불어 유전자검사에 관해서도 소개하고 있다.

※ 부록

* **익숙하지 않은 병명 해설**

  본문 중에 나오는 병명 중 익숙하지 않은 병을 간단히 해설했다.

* **색인**

목 차

● 병원에서 받는 검사의 개요

● 차트식: 증상으로 본 검사와 질병

● 영상을 이용한 주요 생체검사

뇌신경계의 검사

순환기계의 검사

호흡기계의 검사

소화기계의 검사

신장/요로계의 주요 검사

● 주요 검체검사(laboratory tests)

혈액 일반 검사

혈액응고/섬유소용해 검사

혈액 생화학 검사

● 암 검사/유전자검사

병원에서 받는 검사의 개요

검사의 목적, 진행 방법, 종류와 검사를 받을 때 기본적인 주의사항, 기준치 등에 대해서 정리했다.

검 사

임상검사의 주요 종류

검체검사	생체검사
혈액학적검사	이학적검사
조직학적검사	핵의학검사
소변검사	X선검사
세균학적검사	내시경검사
대변검사	전기생리검사
유전자검사	초음파검사
면역학적검사	안과검사
염색체검사	MRI검사
	이비인후과검사

검체검사의 주요 항목 및 목적

	항목	목적
혈액응고검사	PT(prothrombin time, 프로트롬빈 시간), APTT(활성화 부분 트롬보플라스틴 시간), FDP(fibrin degradation product, 피브린분해산물), 피브리노겐(fibrinogen, 섬유소원) 등	출혈경향(bleeding tendency, 출혈소인), 응고이상(coagulation disorder, 혈액응고이상)에 대한 진단 등
일반혈액검사	혈구수 계산(적혈구수, 백혈구수, 혈수판수)	혈소판감소(thrombocytopenia), 빈혈(anemia) 등의 진단
소변검사	시험지법에 의한 단백질, 잠혈, 당, 유로빌리노겐 등 현미경검사(microscopy)에 의한 요침사	신장장애(renal disorder, 콩팥장애) 진단과 요로감염, 일반적인 선별검사(screening test)
조직학검사	세포진단, 적출장기, 조직검사 등으로 얻은 검체(specimen)를 고정, 염색해 현미경으로 검사	암 등의 최종 확진(definite diagnosis, 확진)
생화학검사	전해질, TP(혈청총단백), 알부민, LDH(유산탈수효소), AST(GOT) · ALT(GPT), 혈당, 아밀라제, 각종 호르몬 등	간기능 이상, 신장기능 이상에 대한 진단

대변잠혈검사	잠혈반응(양성 및 음성)선별	대변잠혈반응(대장암검진의 선별검사)
면역검사	간염검사, CRP(C반응단백), 자가면역항체(autoimmune antibody)검사 등	자가면역질환(autoimmune dieases) 진단과 면역부전(immunological incompetence) 등
유전자검사	유전자해석, 유전자증식 등	세균과 바이러스검출, 가족성질환 진단 등
혈액은행검사	혈액형검사(blood grouping)	혈액형진단
미생물검사	혈액, 객담, 소변, 농양, 기도분비물 등을 배양	감염균진단, 결핵(tuberculosis)의 균 확인
염색체검사	염색체분석〈트리소미(trisomy), 결손(deletion) 등〉	다운증후군(down syndrome) 등의 진단

기본종합검진 항목

항목	목적
문진 · 활력징후 측정(History taking & Vital signs)	스트레스, 혈압 등
혈액 · 대소변검사(Blood & urine and stool exam)	잠혈, 빈혈, 혈당, 갑상선 혈액검사, 간기능, 당뇨, 기생충, 신장기능, 면역, 암인자 등
청력 · 안과검사(Hearing test, Eye exam)	안압검사, 난청, 안저촬영, 색각, 시력 등
심전도검사(Electrocardiogram)	심근비대, 경색, 전도장애, 심근허혈 등
신체계측 · 체성분검사(physical measurement & Body composition analysis)	부종검사, 비만, 체수분의 세포 내의 분포, 신장, 비만도, 표준체중, 체지방분포, 혈압고저, 맥박횟수
폐기능검사(Pulmonary function test)	폐기능장애 및 만성폐질환 등
부인과검사(Gynecologic exam)	자궁암, 골반염, 인유두종 바이러스검사, 자궁경부 세포검사 등
유방X선검사(Mammography)	섬유성 낭성변화, 유방암 및 양성종양 염증 등
흉부X선검사(Chest radiography)	폐결핵, 암, 종양, 심장비대변형, 폐질환 등
복부초음파검사(Sonography)	난소, 자궁, 신장, 전립선, 췌장, 비장, 간장, 담낭 등
위내시경검사(Endoocopy)	궤양, 암, 염증등의 질환 진단, 위, 십이지장, 식도의 운동변화
위X선검사(UGI series)	위장부검사
식생활평가 및 영양상담(Nutrition assessment & counselling)	영양사의 문진을 통한 식생활 평가와 상담
종합판정(Final assensssment)	과거력, 일반 문진 및 종합 검사내용 정밀분석 및 결과판정

다양한 종합건강진단(건진) 프로그램

종합검사에는 기본종합건진, 정밀종합건진, 심화정밀 종합건진, 암정밀 종합건진, 예비부부 종합건진, 장기별 정밀종합건진 등이 있다.

항목	설명
기본종합건진	2~3시간이 소요되며, 검사항목으로는 문진, 스트레스(stress), 혈압(blood pressure) 및 신체계측(physical measurement) 등 여러 가지를 검사한다.
정밀 종합건진	4~5시간이 소요되며, 45~65세에 권장된다. 검사항목으로는 기본종합건진 전항목을 포함하여, 추가로 위염관련균검사(헬리코박터, Helicobacter), 흉부X-선, 대장내시경검사, 골밀도검사, 영상진단 흉부CT, 갑상선초음파, 유방초음파(여성) 등이 있다.
심화정밀 종합건진	6~7시간이 소요되며, 정밀종합건진 전항목을 포함하여, 추가로 뇌 자기공명영상촬영(MRI)또는 뇌혈관조영술(MRI & A), 양전자단층촬영(PET-CT) 등이 있다.
암정밀 종합건진	5~6시간이 소요되며, 기본종합건진 전 항목을 포함하여 추가로 양전자단층촬영(PET-CT)이 있다.
예비부부 종합건진	2~3시간이 소요되며, 기본종합건진 전 항목을 포함하여 추가로 여성 풍진검사가 있다.
장기별 정밀종합건진	폐정밀, 유방정밀, 소화기정밀, 척추정밀, 뇌정밀 등으로 나뉘며, 폐정밀은 2~3시간이 소요되며 기본종합건진 전 항목을 포함하여 추가로 영상진단 흉부CT, 흉부 X-선(측면) 등이 있다. 유방정밀은 3~4시간이 소요되며, 기본종합건진 전 항목을 포함하여 추가로 유방초음파가 있다. 소화기정밀은 4~5시간이 소요되며, 기본종합건진 전 항목을 포함하여 추가로 위염관련균검사(헬리코박터), 대장내시경이 있다. 척추정밀은 4~5시간이 소요되며, 기본종합건진 전 항목을 포함하여 추가로 요추(혹은 경추) X선촬영, 자기공명영상촬영(MRI), 골밀도검사 등이 있다. 뇌정밀은 4~5시간이 소요되며, 기본종합건진 전 항목을 포함하여 추가로 뇌 자기공명영상촬영(MRI) 또는 뇌혈관조영술(MRI & A) 중 한 가지를 선택하여 검사한다.

종합건강진단 선택 항목(Optional Test)

항목		설명
골밀도검사(Bone densitometry)		특발성, 골다공증검사, 폐경후 노인성
요소 호기검사(Urease breath test)		위암의 원인인 헬리코박터필로리(*Helicobacter pylori*)균검사, 위염, 위 · 십이지장궤양
대장내시경검사(Colonoscopy)		대장염, 대장암 용종 등 대장질환
영상진단 복부 CT		간, 췌장 등 복부장기 정밀진단
영상진단 흉부CT		폐암, 흉부종양, 폐간질성 질환
영상진단	MRI & MRA	뇌, 신경계질환 경추 · 척추병변
	MRA	뇌졸중, 뇌혈관질환
양전자 단층촬영 PET-CT		전신의 암 진단과 병기결정, 전이여부, 암치료 효과의 판정

WHO/ISH 위원회가 정한 혈압수치의 정의와 분류

범주	수축기 혈압(mmHg)	이완기 혈압(mmHg)
정상(최적, Optional)	<120	<80
정상(normal)	120~129	80~84
정상고수치(high normal)	130~139	85~89
Grade Ⅰ 고혈압(경증)	140~159	90~99
서브그룹: 경계형	140~149	90~94
Grade Ⅱ 고혈압(중등증)	160~179	100~109
Grade Ⅲ 고혈압(중증)	≧180	≧110
수축기 고혈압	≧140	<90
서브그룹: 경계형	140~149	<90

주) 수축기와 이완기가 다른 범주인 경우, 높은 쪽의 범주로 한다.

진단의학검체검사의 종류

항목	종류
내분비검사	뇌하수체검사, 부신피질검사, 종양표지검사, 부신수질검사, 성선 · 태반검사, 췌장 · 소화관기능검사, 갑상선검사, 부갑상선검사, 알러지검사, 기타 검사
바이러스 항체검사	바이러스질환 항체검사, 전기영동검사, 면역단백검사, 자가면역질환검사, 간염항체검사, 감염증항체검사, 감염증 특수항체검사
생화학검사	효소 관련검사, 지질 관련검사, 단백질 · 질소 관련검사, 당검사, 전해질검사, 기타 검사
약물검사	강심제, 중추신경계, 항생제, 마약류, 비타민검사, 순환기계약물, 기타 검사
유전자 관련검사	친자 감별검사, In situ hybridization, 암유전자, 암억제유전자, 감염증 PCR검사, 세포면역 HLA검사, 유전질환 관련 염색체검사, Flourescent in situ hybridization(FISH), 염색체검사, 면역조직 화학염색검사
특수 생화학검사	중금속검사, Amino Acid 분석, 유기산 · 당대사 분석, Steroid profile검사, 유기용제검사, 지질관련검사, Porphyrin계검사

생체검사의 종류

항목	종류
내시경검사	내시경역행췌 · 담관 조영술, 식도 · 위 · 십이지장 내시경검사, S결장경검사, 기관지경검사, 방광경검사
초음파검사	심장초음파검사, 골반초음파검사, 경식도 심장초음파검사, 복부초음파검사
조영술검사	심도자검사 및 심혈관조영술, 척수조영술
방사선검사	단순흉부 촬영, 바륨관장검사, 정맥신우조영술
전산화단층촬영(CT)	두부와 두개 내 전산화단층 촬영
자기공명영상(MRI)	자기공명 촬영
핵의학검사	갑상선스캔, 간스캔
기타 검사	호흡기능검사, 안압검사, 심전도, 전혈구검사, 간조직검사

검사의 목적

항상 일정한 흐름이 있다

병원에서 실시하는 검사의 목적은 한마디로 질병의 검색이다. 환자가 호소하는 몸의 다양한 증상을 의사가 자세히 듣고, 과거의 병력이나 가족 건강상태 등도 참고해서 현재의 상태가 어떤지? 어떤 질병을 추측할 수 있는지? 대략 판단한다. 가벼운 감기와 같은 일반적인 증상이라면 의사의 문진, 시진, 촉진, 타진, 청진 등으로 약을 처방하고 일상생활의 주의사항을 알려주는 정도로 진료는 끝난다. 「잠시 경과를 보고 어떤 변화가 있을 때 다시 오십시오.」라는 말을 듣는다.

그래도 걱정이 되면 만약을 위해 혈액을 채취하거나 소변을 채취해서 매우 일반적인 항목의 검사를 하게 된다. 「일단 검사를 해봅시다.」라는 레벨부터 병원의 검사는 시작된다.

긴급 시를 제외하고 일반적으로 환자 몸에 부담이 적은 검사부터 한다.

또한, 주요 증상 호소에서 중대한 병, 바로 조치를 취해야 하는 병이라고 생각되면, 이 단계에서 범위를 좁힌 검사(정밀검사)를 준비한다. 「만약을 위한」 검사에서 의심스러운 결과가 나왔을 때도 마찬가지로 범위를 좁힌 검사가 필요하다.

병원에서 받는 검사는 모두 단독이 아니며, 질병의 진단을 위해 다음 검사를 염두에 두는 일련의 흐름으로 시행된다.

진단의 확정과 경과관찰을 위해

질병의 선별 검사는 어느 단계에서 질병이 확진되면 끝난다. 다른 병과 구분되면, 대부분 동시에 치료방법, 방침의 결정으로 이어진다. 그리고 처음으로 본격적인 치료가 시작된다.

때로는 질병의 확진이 어려워서 여러 가지 검사를 반복하고, 일단 진찰을 통해 치료를 진행하면서 더욱 검사해서 질병이 무엇인지 겨우 알게 되는 경우도 있다. 또한, 각종 검사결과 아무런 「이상이 없음」이라면 좋겠으나 약간 의심되는 것이 있어서 현재는 주의하면서 상태를 보는 진단도 자주 있다. 그럴 때는 일정 기간, 시간을 두고 다시 검사한다는 방침을 세울 수 있다.

검사 결과는 당시의 몸 상태를 확인하는 동시에 앞으로의 변화 가능성을 알려주는 것이다. 받은 검사 결과에 관해서 의사의 주의사항을 잘 듣고 환자 자신이 그 의미를 잘 이해하는 것도 정말 중요하다. 결국, 자신의 건강을 지키는 것은 자신밖에 없다는 것을 잊지 말아야 한다.

치료 결과의 판정에도 검사를 활용

본격적인 질병 치료가 시작된 후에도 검사는 아주 중요한 데이터를 제공한다. 치료가 효과를 잘 발휘하는지, 다른 방법을 생각해야 할지, 다른 질병의 합병은 없는지 등 치료를 더욱 효과적으로 하는 데 필요한 검사를 하게 된다.

또한, 치료에 따라 질병이 치료된 후, 재발을 발견하기 위해서도 검사를 하게 된다. 너무 자주 검사한다는 인상을 받을 때도 있을 수 있지만, 각 검사의 목적, 의미에 관해서 모르는 점은 의사에게 질문하고 이해를 한 후 검사를 받는 것이 중요하다.

어떤 검사가 있는가?

검사의 흐름으로 분류

앞에서 이야기한 검사의 목적, 단계라는 시점에서 검사는 다음과 같이 분류된다.

1. 선별검사(screening test)

일반적인 외래진료로 받는 검사, 혹은 정기 건강검진이나 단기 종합 정밀 건강진단(medical checkup)에서 받는 검사가 해당된다. 어딘가 이상이 있는지를 가려내는 검사라고 할 수 있다. 일반적으로 혈액검사, 소변, 대변검사, 단순X선촬영, 심전도 등이 세트로 진행된다.

2. 정밀검사: 확진을 위한 검사(confirm test)

선별검사로 이상이 발견되었을 때는 더욱 자세히 검사한다. 건강검진이나 단기 종합 정밀 건강진단에서는 일단 재검사를 하는 일이 많다. 여기부터는 목적을 상당히 좁힌 검사가 실시되고, 때에 따라서는 확인, 확정을 위해 더욱 많은 검사가 추가될 수도 있다.

3. 치료 효과를 판정하기 위한 검사

앞에서 이야기했듯이 치료의 결과를 확인하고 이후의 치료방침을 확인하기 위한 검사이다. 약의 부작용을 보는 검사도 있다.

검사방법에 따른 분류

검사의 수단, 방법이라는 시점에서는 다음과 같이 분류된다.

1. 생체검사

다양한 기기를 사용해서 직접 몸의 기능을 조사하는 검사이다. 주요 검사는 아래와 같다.

① 생리학적 검사

순환기계에서는 맥박, 심전도, 혈압 등 호흡기계에서는 폐기능검사, 그 외로 뇌파검사나 안압/안저검사, 청력검사, 평형기능검사 등이 있다.

② X선 검사

X선(뢴트겐선)을 몸에 쏘아서 촬영하는 것이다. 대부분 전신을 대상으로 한다. 몸의 상태를 그대로 촬영하는 단순X선 촬영과 촬영이 어려운 부분, 기능을 보기 위해 특정 조영제〈바륨(Barium) 등〉를 몸에 투여한 후 촬영하는 X선 조영촬영으로 나뉜다.

단순X선 촬영은 허리와 가슴, 골격 등의 촬영에 뛰어나다. X선 조영촬영은 위를 시작으로 해서 소화관 조영, 심혈관이나 가슴 등의 혈관조영, 담낭 담관조영(cholecystocholangiography), 역행성췌담관조영(endoscopic retrograde cholangiopancreatography) 등이 있다.

③ CT, MRI 등의 단층촬영

CT는 X선을 사용한 단층촬영으로 몸을 5mm 단위로 잘 게 X선으로 쏜 후 이 결과를 컴퓨터로 해석해서 영상처리를 한 것이다. 검사기기의 정밀도 향상으로 매우 선명한 영상을 얻을 수 있게 되었다. CT와 PET(양전자단층촬영)를 조합해서 동시에 촬영하는 PET-CT가 최근에 등장해서 더욱 정확한 진단이 가능해졌다.

MRI은 자기공명진단으로 불리며 몸속의 수소 원자핵에 강력한 자기를 보내서, 그것이 공명하는 상태를 컴퓨터로 해석해서 영상처리한 것이다.

이런 검사는 목적으로 하는 신체 부위에 맞춰 선택되며 현대 의료에서 가장 중요하게 여기는 검사방법이다.

④ 초음파검사(ultrasonography)

사람은 들을 수 없는 고주파 음(초음파)을 몸을 향해 발신하고, 그 반사를 잡아내서 영상처리한 것이다. 반사파를 포착한다고 해서 일반적으로 에코 검사라고도 한다. 초음파검사도 현대의학에서 가장 진보한 부분이며, 대부분의 복부장기를 시작으로, 심장, 목, 유방 등에서도 위력을 발휘한다.

⑤ 내시경검사(endoscopy)

가는 관의 끝에 카메라를 단 특수한 내시경을 몸속에 삽입해서 있는 그대로의 상태를 관찰하고 촬영하는 검사이다. 파이버스코프(fiberscope)의 등장으로 몸속의 가는 부분에서도 폭넓게 사용할 수 있게 되었다.

소위 위 내시경이 대표적이지만 직장/대장, 기관지, 방광, 관절 등 관 형태의 장기 대부분에 응용된다. 관찰과 촬영뿐 아니라 세포나 조직의 채취, 조영제 주입, 간단한 절제수술 등도 가능하다.

앞에서 이야기한 초음파검사와 조합한 내시경초음파(ultrasonic endoscope)라는 검사도 있다.

2. 검체검사

생체에서 채취한 혈액, 대변, 소변, 가래, 기타 체액, 내시경이나 수술로 채취한 세포, 조직을 다각적으로 조사해서 다양한 데이터를 얻는 검사이다.

빈혈이나 백혈병 등 혈액 질병은 물론이고, 당뇨병이나 통풍, 류마티스관절염, 여러 가지 감염증, 암 등 많은 질병 진단에 효과적이다. 측정/검출 대상에 따라 다음과 같이 분류된다.

① 혈액 일반검사

혈액의 주요 성분인 각종 혈구의 수나 헤모글로빈(혈색소)의 양 등을 측정한다.

② 혈액응고/섬유소용해(fibrinolysis) 검사

혈액의 굳는 작용(응고)과 녹는 작용(섬유소용해)을 조사하는 검사이다.

출혈시간이나 프로트롬빈(prothrombin)시간, 피브리노겐(fibrinogen) 등의 응고인자 검사가 있다.

③ 혈액 생화학검사

혈액 속에 포함된 다양한 효소나 단백질, 콜레스테롤, 당, 요산 등의 물질, 전해질 등을 측정한다.

④ 면역 혈청검사

혈액 속에 존재하는 세포와 바이러스, 그리고 자신의 세포성분에 대한 항체(자가항체, autoantibody)나 염증반응(inflammatory response)을 측정한다. 혈액형검사(blood grouping)도 여기에 속한다.

⑤ 호르몬검사

혈액 속에 포함된 각종 호르몬의 양(갑상선호르몬과 인슐린 등)을 측정한다.

⑥ 종양마커

체내에 암이 있으면 암세포는 혈액 속에 특수한 물질을 분비한다. 이런 특수한 물질을 종양마커라고 부른다. 이것들을 측정해서 암진단을 하거나, 경과를 조사하는 검사이다.

⑦ 병리검사

생체에서 채취한 세포, 조직을 현미경으로 관찰하는 검사이다. 주요 암의 측정진단에 시행된다.

⑧ 기타

소변을 사용한 검사로 당분이나 단백질, 우로빌리노겐(urobilinogen) 등이, 대변검사로는 대변잠혈반응검사(fecal occult blood test, 변에 혈액이 섞여 있는지를 검사)가 자주 시행된다.

검사를 받을 때 주의사항

여러 가지 검사방법에 따라 검사를 받을 때 다양한 주의사항이 있으며 자세한 것은 각 검사항목을 참조해 주기 바란다.

여기서는 일반적인 마음가짐을 정리했다.

두려워 할 필요가 없다

"검사를 합시다."라는 말을 듣고 즐거울 사람은 아무도 없다. "위험한 병에 걸린 걸까?" "바로 입원해야 하는 건 아닐까?"라는 불안감에 휩싸이는 것이 일반적이다. 하지만 중대한 질병이 아니라는 것을 확인하기 위해서라도 몇 가지 검사는 필요하다.

또한, 일반적으로 어떤 질병이라도 조기에 발견되면 치료가 순조롭게 진행된다. "무서워서…, 아플 것 같아서…"라며 검사를 받지 않으면 나중에 돌이킬 수 없을 수도 있다는 것을 잊지 말고, 두려워하지 말고 검사를 받아야 한다.

불안이나 의문점은 이해될 때까지 질문한다

최근에는 검사별로 검사의 목적이나 방법, 주의사항, 부작용 등을 요약한 설명서에 따라 설명이 진행되고, 검사를 받는 것을 승낙하는 동의서에 사인하는 것이 일반적이다. 또한, 이 책과 같은 해설서도 많이 발행되고 있으므로 일단 검사에 관해서 알아 두는 것이 중요하다.

특히 중요한 것은 검사를 권유받았을 때 불안이나 의문이 있으면 의사에게 질문하는 것이다. "의사가 바쁠 것 같아서…"나 "끈질기게 질문하면 싫어할 것 같아서…"라는 생각은 금물이다. 자신의 건강을 지키는 것은 어디까지나 자신이므로 적극적으로 질문하고 목적이나 방법을 이해한 후에 검사를 받기 바란다.

일반적으로 검사는 몸에 크게 부담을 주지 않는 것부터 진행하게 되어 있다. 또한, 검사기구의 현저한 진보에 따라 예전에는 상당히 각오해야 했던 검사도 지금은 편하게 받을 수 있다. 위내시경(gastrofiberscope)은 이전에는 두꺼워서 검사할 때 상당한 불편감을 동반했으나, 최근에는 가늘어져서 불편감도 비교적 적어졌다.

예전 이야기를 다른 사람에게 듣고 무서워하는 환자도 상당히 있으나 지금은 어떤지에 대해서 의사에게 설명을 요구하기 바란다.

정기적인 검사의 중요성

사람은 어느 정도 나이가 들면 아무래도 여기저기 상태가 안 좋아진다. 질병이라고 해도 만성적인 것은 노화에 동반하는 자연의 변화에 가까운 상태이므로 어쩔 수 없는 것이 많다.

중·고령 이후 정밀 건강진단을 하면 높은 확률로 어떤 항목에 체크가 된다. 그래도 즉시 치료가 필요한 것은 아니다. 일상생활습관을 바로잡고, 약간 주의를 하면 쉽게 개선되는 항목도 적지 않다.

가령 지나친 음주로 혈액 속의 γ-GT는 상승한다. 정기적으로 측정해서 알코올이 얼마나 간에 장애를 주는지 알게 된다. 그리고 가령 높은 수치라고 해도 금주를 하면 γ-GT는 저하하고, 2~3주 만에 반 정도로 줄어든다. 중요한 것은 어떤 이상을 지적받은 뒤, 그것을 어떻게 활용하는가에 있다. 정기 건강검진의 목적도 여기에 있다.

"얼마 후 재검진"이나 "몇 개월 단위로 검사를 받도록"이라는 말을 들었을 때는, 그 지시를 잊지 말고 정기적으로 검사를 받는 것을 염두에 두어야 한다.

검사전에 주의해야 할 것

다음과 같은 사항은 검사 전에 일반적으로 의사나 검사기사에게 들을 것으로 생각되지만, 기본적인 주의사항으로 알아두기 바란다.

① 검사 전의 식사제한

주요 소화기검사는 검사 전날에 음식물이 제한된다. 의사가 통지한 주의사항을 확실히 지켜야 한다. 지키지 않으면 모처럼의 검사가 무의미해지거나, 다시 한 번 해야 할 수도 있다.

② 약의 복용

어떤 약을 복용하고 있을 때는 약의 종류를 말하고, 검사 전날이나 당일에 복용해도 좋을지 의사와 상담하기 바란다. 약국에서 사서 먹는 약도 마찬가지이다.

③ 알레르기의 유무

약에 알레르기를 경험한 적이 있으면 그것을 의사에게 알려야 한다.

또한, 과거에 검사 중 투여한 약 중에서 기분이 안 좋아지는 등 문제가 있던 때도 마찬가지로 알려야 한다. 가령 CT검사 등에서 사용되는 조영제 종류에 따라 천식 등을 유발하는 때가 있다.

④ 생리 중이거나 임신 중의 사람

여성의 생리나 임신은 여러 검사결과에 영향을 주는 때가 있다. 또한, 임신 중에는 할 수 없는 검사도 있으니 생리 중, 임신 중이라는 것, 혹은 임신 가능성이 있는 것을 의사에게 알려야 한다.

검사 당일과 검사 후의 주의

① 식사에 관해서

소화기계의 생체검사 등은 당일 음식이 금지된다. 그 외에 혈당치 등 식사에 영향을 받기 쉬운 검사가 몇 가지 있다. 사전에 특별한 주의를 듣지 못했을 때는 그다지 신경을 쓸 필요는 없다.

② 검사 전의 운동에 관해서

이것도 사전에 특별한 주의가 없으면 가벼운 운동을 하는 정도는 문제없다. 단, 어떤 검사 전에도 격렬한 운동을 하지 않는 것이 좋다.

③ 검사 전의 복장에 관해서

검사복으로 갈아입고 진행할 때도 있으나 기본적으로 복장은 가볍게 벗기 쉬운 것으로 한다. 금속이 달린 하의는 되도록 피한다. 또한 팬티스타킹보다는 양말 쪽이 좋다. 액세서리도 부착하지 않는 것이 무난하다.

④ 차량운전에 관해서

검사에 따라서는 검사 후 차의 운전이 금지되는 때가 있다. 사전에 확인해 두자.

⑤ 검사 시의 통증에 관해서

피할 수 없는 통증을 동반하는 검사가 있다.

사전에 어느 정도 괴로운지를 의사에게 들어두자. 검사 중에 통증이 심한 때에는 참지 말고 의사나 검사기사에게 알리도록 한다.

⑥ 검사 후의 주의사항

검사 후에 조심해야 하는 것으로 중요한 것은 안정과 음식 금지이다. 지시받은 것은 엄중히 지켜야 한다. 만일을 대비하여 스스로 판단하는 것은 금물이다.

⑦ 검사결과에 관해서

검사결과의 설명을 주의 깊게 듣고 모르는 점이 있으면 사양하지 말고 질문하도록 한다. 치료에 필요한 것까지는 아니라도 생활태도에 대한 조언을 받는 때도 있다. 그 검사결과를 이후 어떻게 활용할지가 가장 중요하다.

검사의 정상치(기준치 혹은 참고치)란?

검사결과에는 혈액검사(blood test)나 소변검사(urinalysis) 등 수치로 나타나는 것과 X선 촬영이나 초음파검사와 같이 영상으로 나타나는 것이 있다.

이 중에서 영상으로 나타나는 것은 전문의사가 아니면 해석할 수 없다. 환자에게도 영상을 보게 하면서 설명을 할 것이다. 일반적인 사람은 설명을 들어도 뭐가 뭔지 알 수 없는 것도 많을 것이다.

이와 달리 수치로 나타내는 결과는 환자도 수치가 의미하는 것을 될 수 있으면 이해하는 것이 중요하다. 검사결과의 통지용지에는 그 항목의 정상범위가 쓰여 있어서 '정상'인지 '이상'인지는 한눈에 알 수 있다. 하지만 소위 '정상치(normal value)'라고 하는 것에 관해서는 보충설명이 필요하다.

먼저 검사를 받은 시설에 따라 정상으로 여겨지는 범위가 다를 때가 자주 있다. 검사방법이나 측정기기, 사용하는 시약이 다르기 때문이다. 그러므로 어느 시설에서는 '정상'이라도, 같은 수치가 다른 시설의 기준에서는 '재검사 필요'로 여겨지는 때도 있다. 이런 때에는 대부분은 괜찮다고 생각되지만 먼저 정상치에 대해서 물어 보는 것이 좋다.

정상치는 최근에는 '기준치' 혹은 '참고범위'라고 불리는 때가 많아졌으며 이쪽이 실태를 잘 나타내고 있다고 생각한다. 이 책에서도 '기준치'라는 말을 사용하고 있다.

이것은 정상치(기준치)란 일반적으로 많은 건강한 사람의 검사 데이터 중 상한과 하한을 각각 2.5%씩 커트하고, 남은 95%의 사람이 나타내는 통계적 수치의 범위로 되어 있다. 이 때문에 상 · 하한 5%의 사람은 정상치에서 벗어나 있으나 실제는 건강한 것이다. 따라서 정상적인 사람이라도 정상치에서 벗어나므로 건강(정상)의 기준을 잰다는 의미에서 '기준치'가 적당할 것이다.

자기만의 기준치를 알아놓는다

이 때문에 기준치는 어디까지나 건강의 기준이라고 생각하는 것이 좋다. 개개인의 생리적 변동이 있으며 당시의 몸 상태에 따라서도 많이 좌우되는 항목이 있다. 어떤 사람에게 수치가 기준치 이내라고 해도 이상이 있는 수도 있고, 반대로 어떤 사람이 기준치에서 벗어나 있어도 개인차나 기타 조건을 생각하면 그 사람은 그래도 건강하다는 때도 있다.

가령 혈액 중 알칼리성인산 가수분해효

소(alkaline phosphatase, ALP)는 개인차가 큰 항목 중 하나이다. 이것은 뼈의 성장이나 간에서의 활성이 개개인에 따라 다르고 B형이나 O형에서는 식후 ALP 활성이 10~20% 높은 수치가 된다. 하지만 개인적인 변동폭은 적으므로 조금이라도 상승할 때에는 원인이 되는 질병이 있다고 생각하고 자세히 검사하게 된다.

즉 자기 나름의 기준치라는 것을 알아놓는 것이 건강관리에는 중요하다. 정기검진 등에서 검사 데이터를 통해서 자신의 기준치를 파악하고, 그것이 변화했을 때에 어떤 문제가 있는지 의사에게 상담하려는 마음가짐을 갖고 있는 것이 중요하다.

차트식

증상으로 본 검사와 질병

걱정되는 증상이 있을 때 병원은 어떤 검사를 하고, 어떤 질병을 진단하는지를 증상별로 차트로 정리했다.

두통

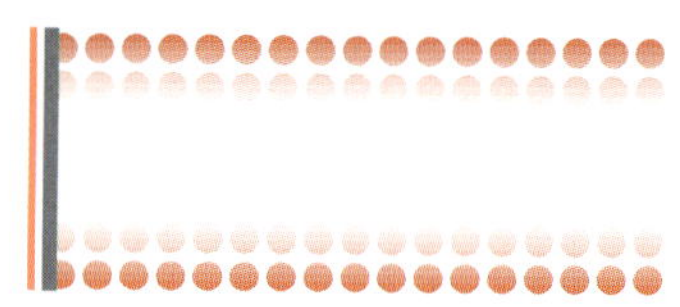

분류		검사	증상
머리가 아프다	급성두통 (급격하고 심한 두통)	CT	구역질, 구토, 의식상실
			구역질, 구토, 경련
			두통, 구역질, 구토, 시력저하
	아급성두통 (진행하는 두통)		고열, 경련, 착란, 의식장애
			구역질, 구토, 반신마비, 행동이상
			손발의 반신마비, 정신증상(고령)
	만성두통 (반복하는 두통)		두통 전에 눈앞이 가물가물한다. 지그재그 형태의 빛이 나타난다. 눈가리개를 한 것처럼 되는 등 두통이 시작된 후 서서히 사라진다.
			한쪽 눈 안쪽을 송곳으로 쑤시는 듯한 심한 통증이 생기고, 관자놀이나 측두부(관자 부위)로도 퍼진다. 주로 1~2개월 사이에 집중해서 나타난다.
	만성두통 (지속하는 두통)		헤어밴드로 조이는 듯한, 헬멧으로 압박되는 듯한 둔통

두통의 호소가 있으면 영상검사로는 먼저 두부CT(컴퓨터단층촬영)를 한다.
그리고 출혈이나 종양 등이 의심스러우면, MRI(자기공명진단)나 혈관조영 등을 시행해서 원인을 규명한다.

검사					질환
MRI	혈관조영				거미막하출혈
혈압측정					고혈압성 뇌증
시력검사	시야검사	전방각경 검사	안압/안저 검사	눈의 초음파	녹내장
혈액검사	요추천자				수막염
MRI	혈관조영	안저검사	뇌신티그래피	PET-CT	뇌종양
MRI	혈관조영				만성경막하출혈
					편두통
					군발두통
					긴장성두통

흉통

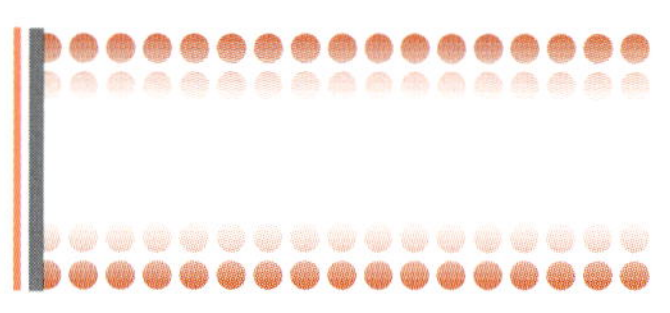

- 가슴이 아프다
  - 긴급한 질병
    - 전흉부통 — 심전도
      - 조이는 듯한 통증이 15분 이내
      - 협심증보다 강한 통증이 수 분～수 시간 — 혈액검사
      - 전흉부～요배부/경부통 대부분 고혈압의 기왕력
      - 발열 등 감기와 비슷한 증상 후 흉통. 호흡으로 통증이 변화
    - 호흡곤란 — X선 촬영
      - 입술이 보라색
        - 다량의 거품 모양 핑크색 가래
      - 혈담, 기침, 발한, 안색 불량
      - 발열, 대부분 폐결핵/폐렴/암의 기왕력
    - 상복부통 — 초음파
      - 좌상흉부/좌배부통, 구역질, 구토
      - 좌늑골부통, 발열, 황달
  - 빠른 검진
    - 기침, 가래 — X선 촬영
      - 발열
        - 호흡곤란
        - 때때로 혈담
          - 각혈
    - 음식물을 삼키기 어려움
    - 새벽이나 공복일 때 가슴이 쓰리다 — 심전도

흉통을 호소하면 가장 먼저 그것이 긴급한 질병인지 아닌지를 판단하는 것이 중요하다. 증상에 맞춰서 먼저 심전도나 흉부단순X선 촬영, 초음파, 흉부CT나 관상동맥 CT, 관상동맥조영, 내시경 등을 실시해서 원인을 규명해 간다.

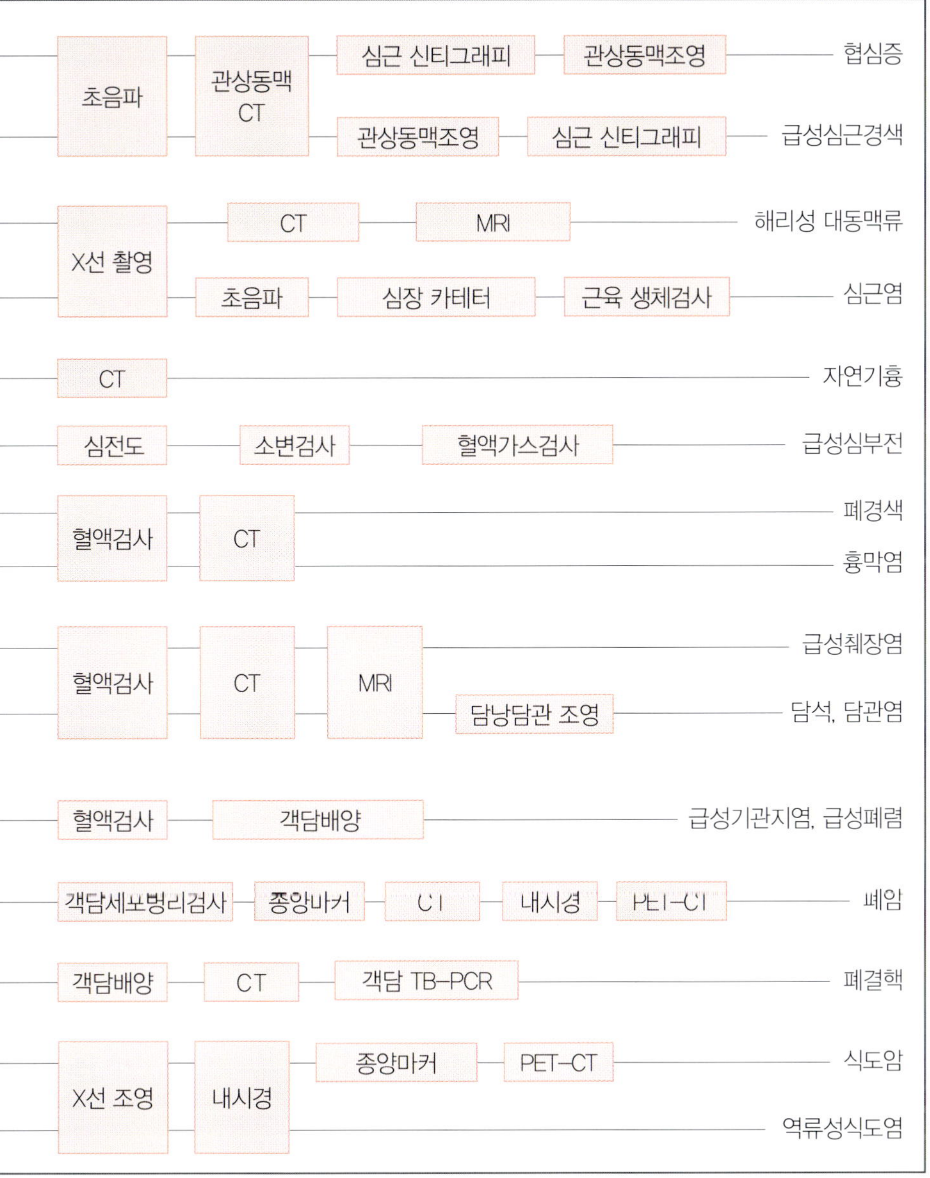

복통

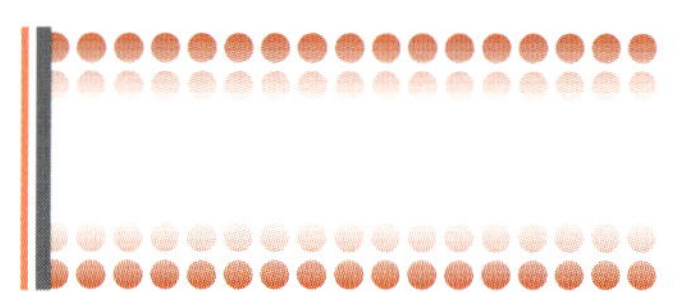

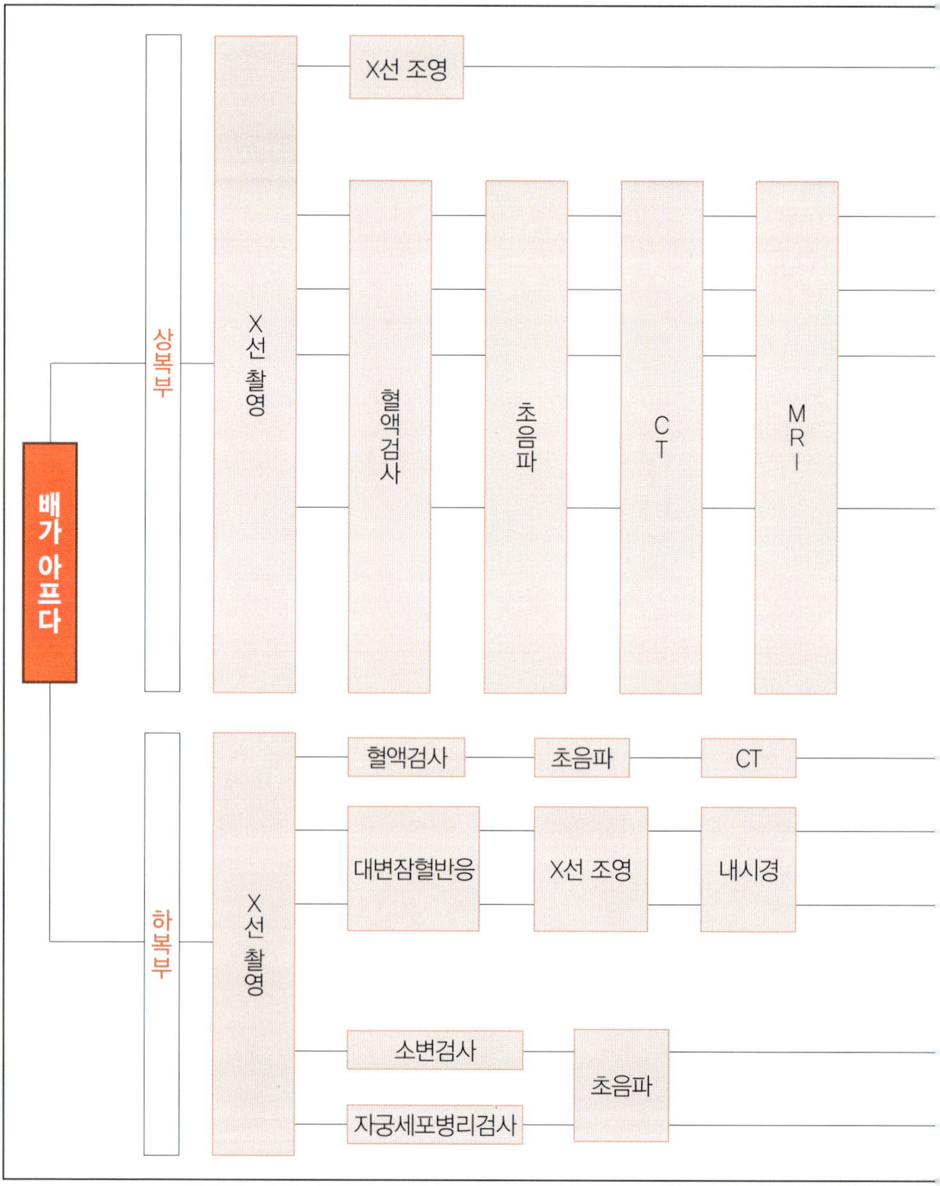

배가 아프다

- 상복부
  - X선 촬영 → X선 조영
  - X선 촬영 → 혈액검사 → 초음파 → CT → MRI
- 하복부
  - X선 촬영 → 혈액검사 → 초음파 → CT
  - X선 촬영 → 대변잠혈반응 → X선 조영 → 내시경
  - X선 촬영 → 소변검사 → 초음파
  - X선 촬영 → 자궁세포병리검사 → 초음파

복통 호소가 있다면 통증이 상복부인지 하복부인지를 판단하고, 먼저 상복부(하복부) 단순X선 촬영을 하고, 그 후 복부초음파나 복부CT, 그리고 필요하면 장기에 맞춘 X선 조영이나 내시경, 혈관조영 등으로 원인을 찾는다.

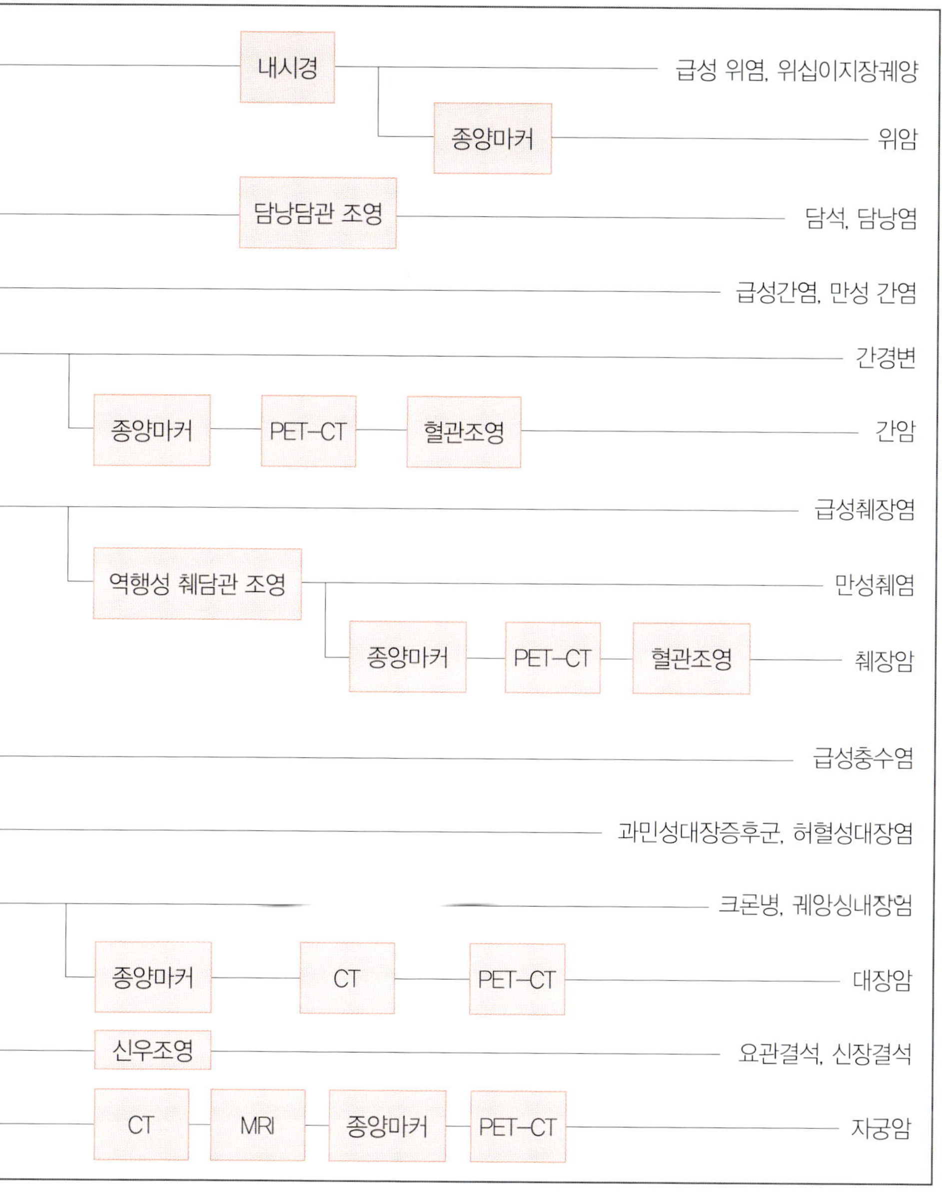

요 통

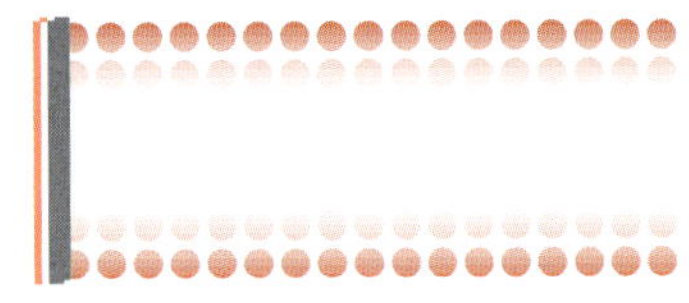

허리가 아프다

- 갑자기 허리가 아프다. 누워서 안정을 취하면 통증이 누그러진다.
- 요통과 함께 어느 한쪽의 둔부~허벅지 뒤쪽~팔다리 뒤쪽이 저리고, 아프다.
- 허리와 등이 아프다. 등골이 휘어진다.
- 누워 있어도 가벼워지지 않는 요배부통 후 하반신이 저리고, 보행/주행에 장애가 나온다.
- 항상 등과 허리가 아프다. 아픈 부위의 뼈가 돌출된다.
- 어릴 때 스포츠를 하다 허리가 아팠던 경험이 있다.

관절통

관절이 아프다

- 대다수는 손가락이나 무릎의 관절통으로 시작, 점점 전신 관절이 아프다.
- 피부, 대부분은 안면에 접형홍반, 지속적인 발열, 관절통
- 레이노현상, 관절통, 마른기침, 명치의 통증
- 손발에 힘이 들어가지 않는다. 근육의 압통, 지속적인 발열, 관절통
- 발열, 팔다리의 근육통, 복통, 두통, 관절통, 체중감소, 근력저하
- 눈이 마른다. 입과 피부도 마른다, 구취, 관절통
- 주로 한쪽 무릎, 가랑이, 손가락 끝의 관절통, 일어날 때, 움직이기 시작할 때 통증

요통이 있으면 먼저 허리의 단순X선 촬영과 요추(허리뼈)의 CT를 찍고, 필요하다면 MRI 등으로 조사한다. 요통은 신장이나 요관, 자궁 등 정형외과계 이외의 질병으로도 생기므로 요통 이외에도 증상이 있으면, 반드시 의사에게 이야기해야 한다.

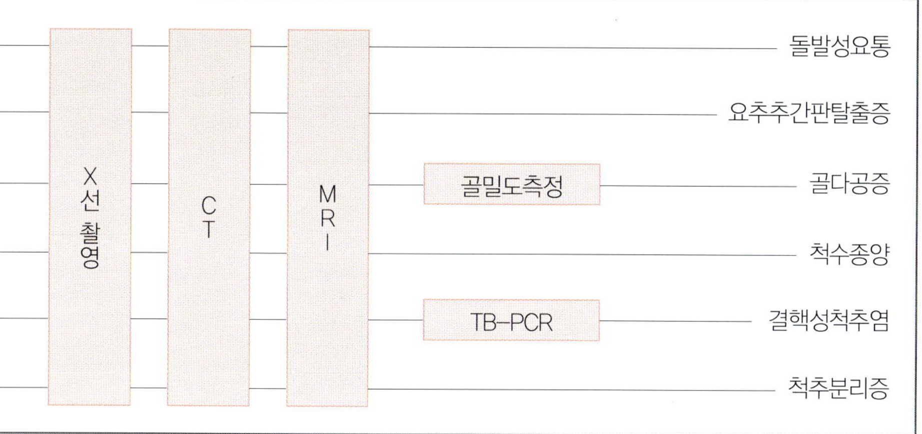

관절통을 일으키는 질병으로 콜라겐병(collagen disease)이 있다. 콜라겐병이 의심스러울 때는 먼저 항핵항체, 항 DNA항체, 면역글로불린(globulin), 류마토이드인자(rheumatoid factor) 등의 면역 혈청검사를 시행하고 근육조직을 채취하는 생체검사 등으로 원인을 찾아낸다.

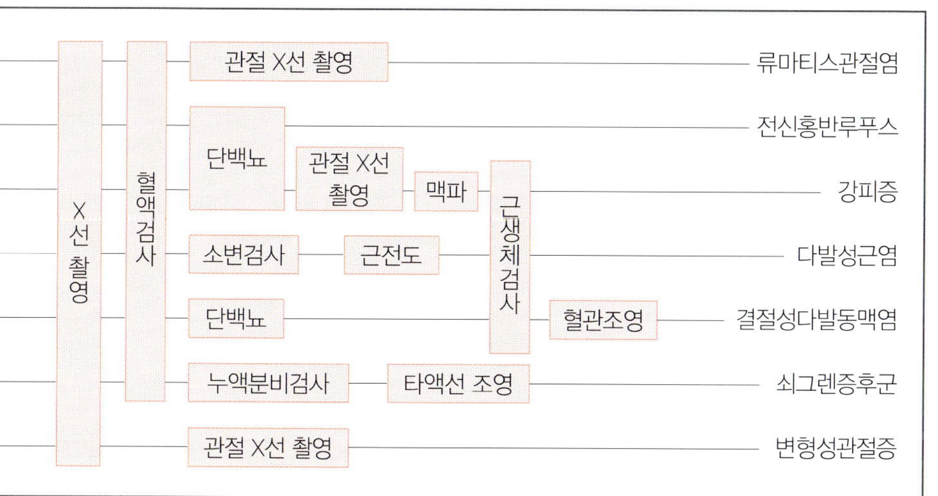

발열

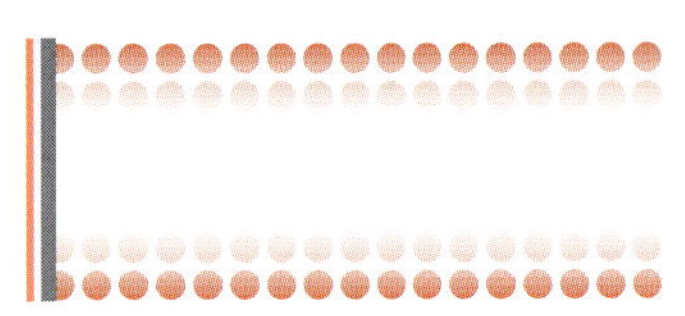

열이 난다

- 고열
  - 기침, 가래, 흉통
    - 목/머리/허리/관절의 통증, 구역질, 구토
    - 호흡곤란, 청색증
  - 목의 통증/작열감, 한기, 연하통
  - 두통, 의식장애, 현기증, 경련, 목경직
  - 복통
    - 좌상복부
      - 나른함, 구역질, 홍차색 소변
      - 황달
    - 우하복부
      - 구역질, 구토, 식욕부진
  - 감기 비슷한 증상 후, 혈뇨, 부종(특히 눈꺼풀 주위)
  - 배뇨통, 빈뇨, 배뇨곤란
    - 요통, 측복부통, 구역질, 구토
    - 항문통, 한기
  - 빈혈, 출혈하기 쉬움/잘 안 멈춤, 전신권태감, 숨이참
- 미열
  - 콧물, 코막힘, 재채기, 두통
  - 목의 불쾌감/통증, 연하통, 두통, 권태감
  - 기침, 가래와 때때로 혈담
    - X선 촬영
      - 객담세포병리검사
      - 객담배양
  - 복통
    - 좌상복부 — 식욕부진, 복부팽만, 황달 — 혈액검사
    - 측복부 — 혈뇨, 복부종류, 빈혈 — 소변검사
    - 하복부 — 설사, 점혈변, 항문주위 궤양
  - 관절통
    - 발진(특히 안면 홍반), 자주 피곤함, 부종
  - 림프샘의 부기(특히 목과 겨드랑이), 체중감소

사람에 따라 정상체온에는 약간 차이가 있으나 일반적으로 37~37.9℃의 미열, 38℃ 이상을 고열로 나눠서 생각하고 있다. 발열이 있으면 먼저 혈액이나 소변검사, 흉부단순X선 촬영 등 기본적인 검사부터 들어가서 원인을 규명해간다.

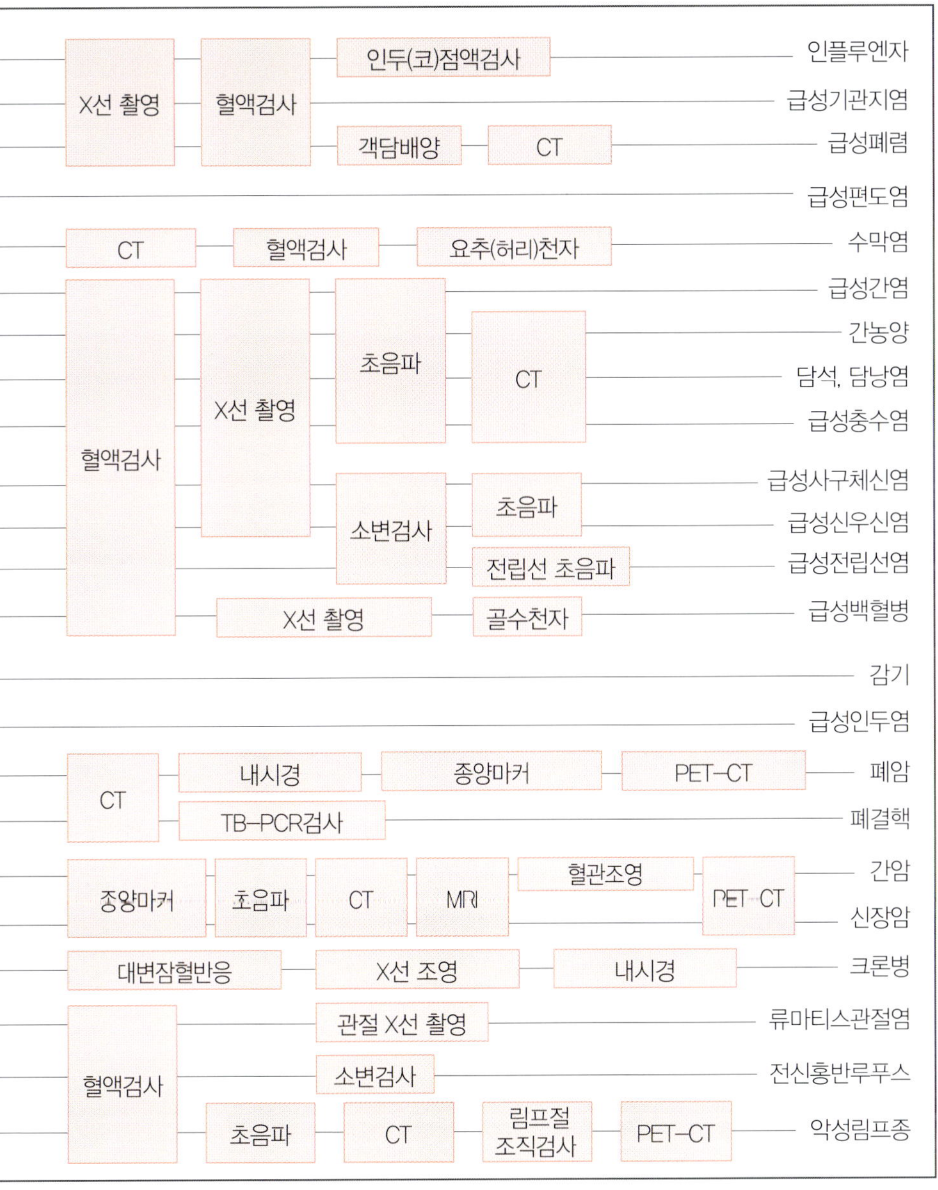

두근거림

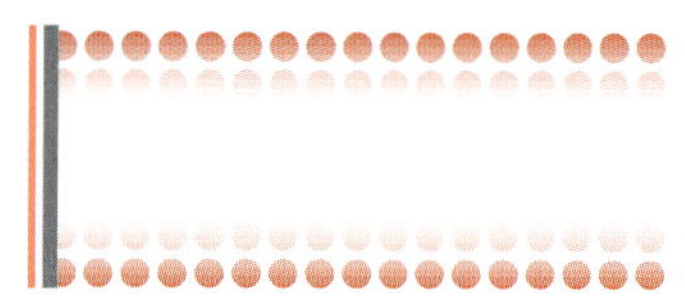

- **두근거림이 있다**
  - X선 촬영
  - 심전도
  - 심장이 원인
    - 계단이나 언덕을 오를 때 두근거림/숨이참
    - 작업 시의 가벼운 두근거림/숨이참, 운동 시에 증강, 부정맥
    - 발열 등 감기 비슷한 증상 후, 맥박이 빠르고 두근거림을 느낀다.
    - 호흡곤란, 흉부압박감, 부종
    - 부정맥
      - 맥박이 느려진다. 실신, 현기증
      - 갑자기 맥박이 빨라지고 두근거린다. 갑자기 낫는다.
      - 맥박이 빠지거나, 건너뛴다. 두근거림이 생긴다. 숨이 막히는 느낌
      - 맥박의 리듬이 일정하지 않다. 가슴이 답답하고, 호흡곤란
  - 심장 이외
    - 숨이참, 안색불량, 현기증, 이명(귀울림), 권태감
    - 빈맥, 체중감소, 발한, 손떨림, 피로감
    - 공복감, 하품, 탈력감, 머리 무거움, 식은땀, 떨림
    - 호흡곤란
      - 쌕쌕거리는 호흡음, 기침, 가래
      - 불안감
        - 떨림, 식은땀
        - 저림, 경련
        - 흉통, 피로감

두근거림이 생기는 질병에는 크게 나눠서 심장 자체가 원인인 것과 심장 이외의 질병으로 인한 것이 있다. 증상이 있으면 먼저 흉부단순X선 촬영과 심전도검사를 시행, 증상과 대조하면서 원인을 규명해 간다.

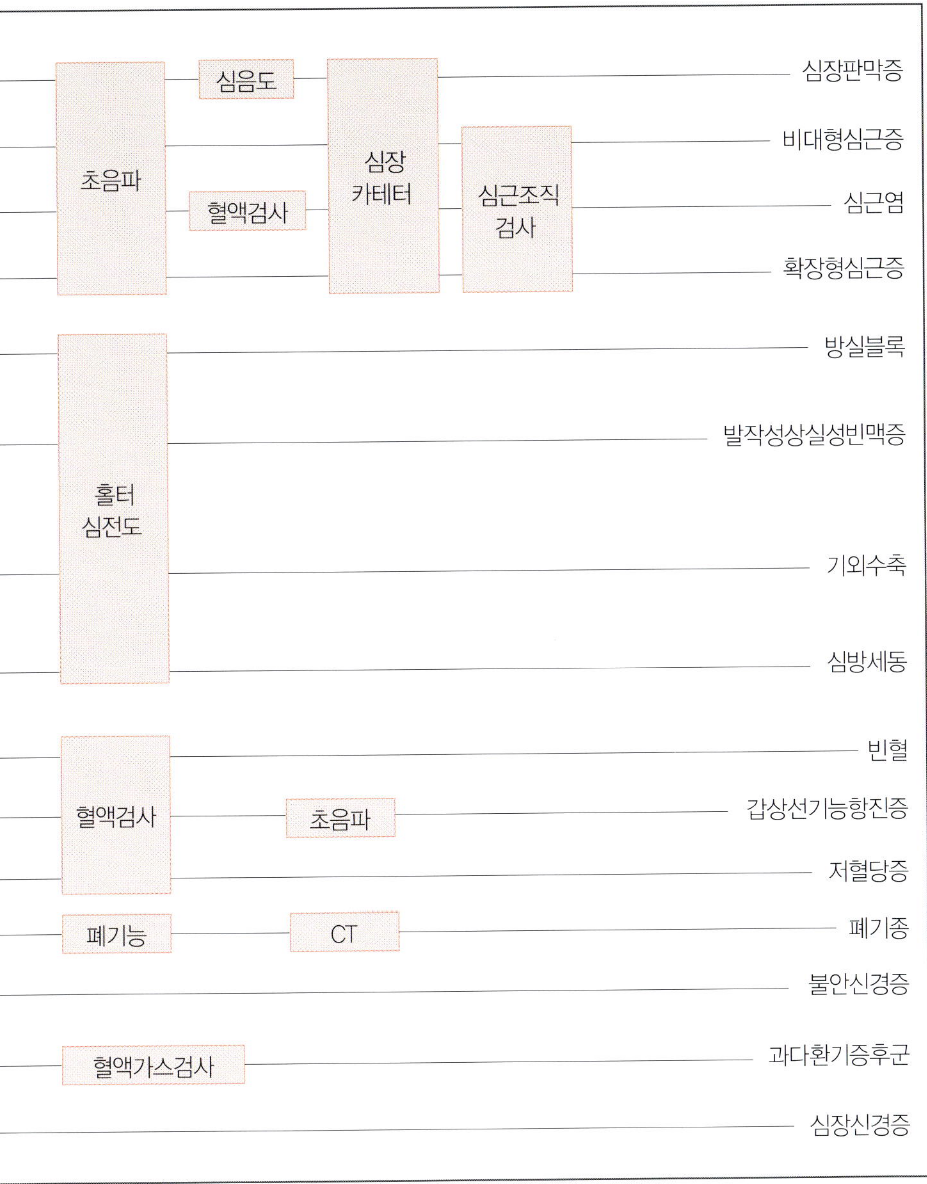

호흡곤란

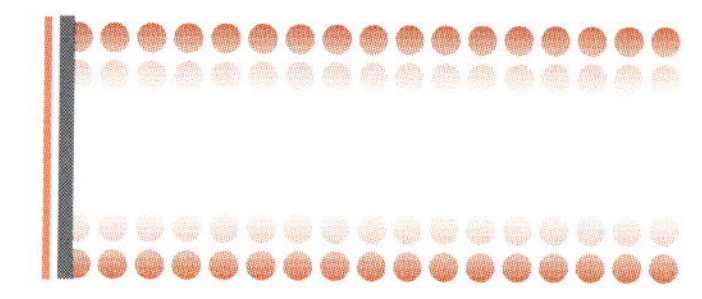

- 호흡곤란
  - 긴급한 숨이참
    - 흉통
      - 발열
        - 혈담, 기침, 발한
        - 나른함, 쉬 피곤함, 잘 때 식은땀
      - 식은땀, 구역질, 안면창백
    - 입술은 보라색, 손발이 차고, 거품이 나는 핑크색, 녹슨 색 다량의 가래
  - 빠른 검진
    - 계단이나 언덕을 오를 때 호흡곤란, 심장이 심하게 뜀. 진행되면 안정을 취하고 있을 때도 호흡이 곤란하다.
    - 작업 시 숨이참/가슴이 답답함, 기침, 가래, 두근거림
    - 기침, 가래
      - 발열, 흉통
        - 때때로 혈담
      - 천명을 동반하는 발작이 되풀이
    - 흉통, 발열, 기침, 쉰목소리, 연하장애
    - 두근거림
      - 부정맥
        - 배변 시나 운동 시에 증강
        - 흉부 압박감, 부종
      - 저림, 경련, 의식혼탁
    - 빈맥, 체중감소, 발한, 손떨림, 피로감

X선 촬영

심전도

숨이 차는 증상을 보일 때는 먼저 흉부단순X선과 심전도를 실시, 필요하면 CT, 초음파, 관상동맥조영 등으로 원인을 조사한다. 또한, 숨이참, 숨을 쉬기 곤란함, 호흡곤란 등 다양한 표현이 있으나 의학적으로는 모두 동의어로 취급된다.

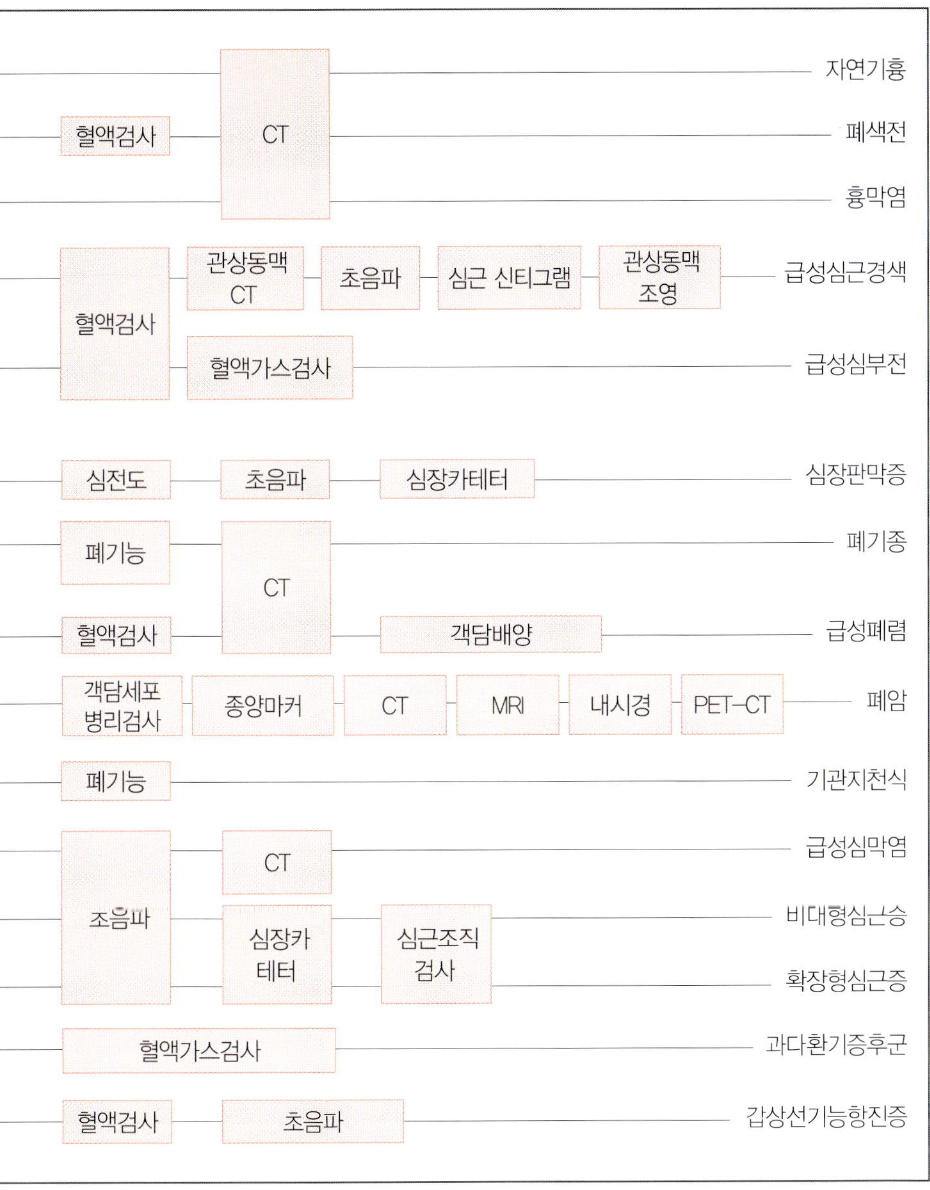

현기증

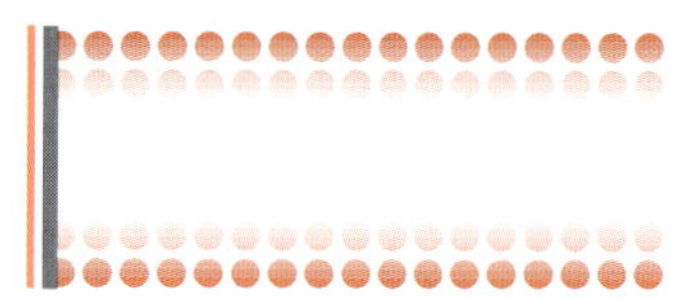

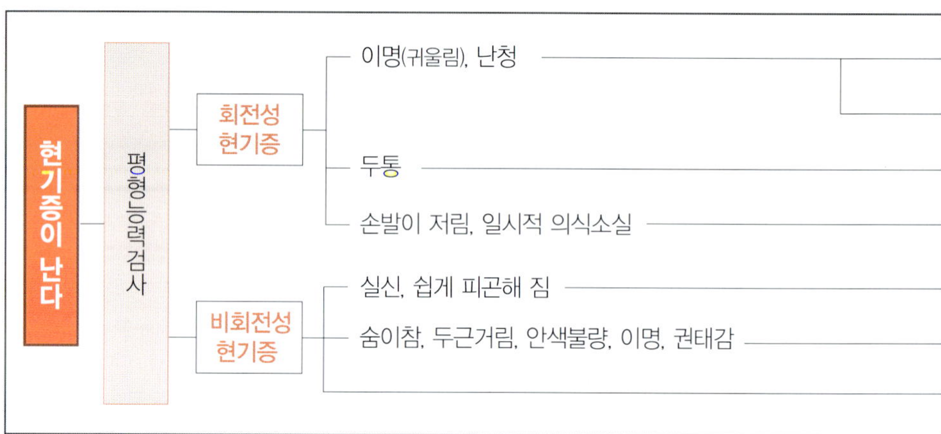

떨림

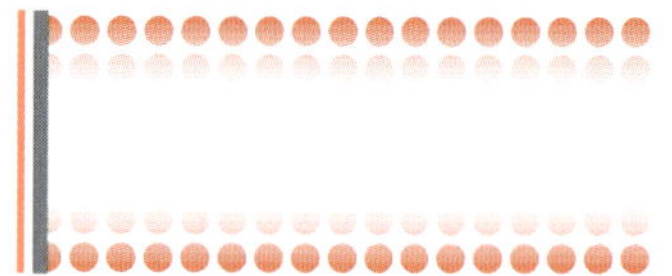

떨림이 있다

- 안정 시에 떨림. 동작을 시작할 때 괜찮아짐 (안정 시 떨림)
  - 손발의 떨림, 근육의 경직, 동작완만, 전굴자세
- 일정 자세를 취하면 떨림 (자세 시 떨림)
  - 주로 손, 때때로 머리의 흔들림
  - 손의 떨림, 두근거림, 빈맥, 체중감소, 안구돌출
  - 양손을 옆으로 올리고 뻗으면 손과 손가락이 떨린다.
- 고열을 낼 때 한기, 떨림이 생긴다.

현기증은 크게 회전성 현기증과 비회전성 현기증으로 나뉜다. 현기증의 증상호소가 있으면 먼저 평형기능검사를 시행하고 그 후 증상과 대조해서 원인을 규명하고 있다.

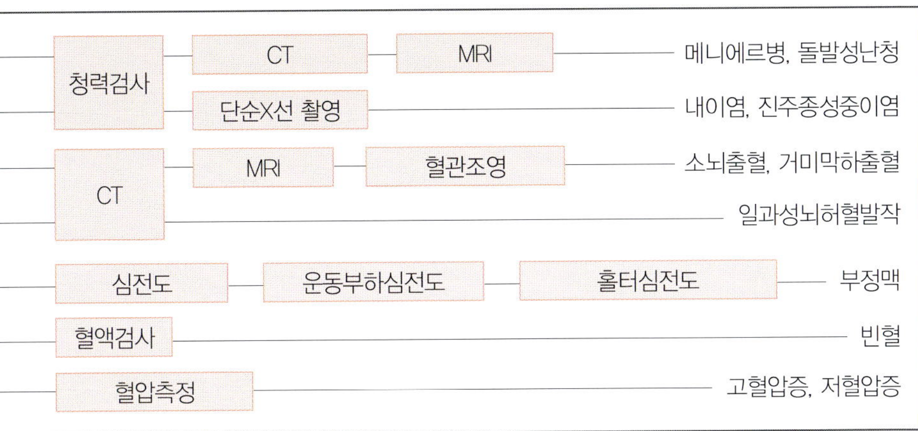

떨리는 증상을 의학용어로 떨림이라 하며 자신의 의사와는 관계없이 손이나 발 또는 전신이 반복 운동하는 것이다. 떨림이 보이면 그것이 어떤 떨림인지 등을 잘 관찰하고 각종 검사를 해서 진단을 진행해 간다.

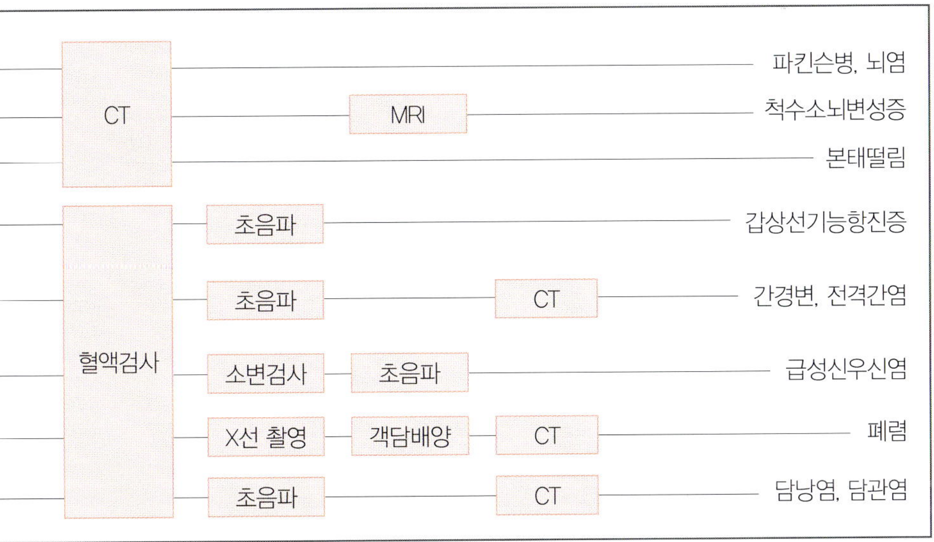

저 림

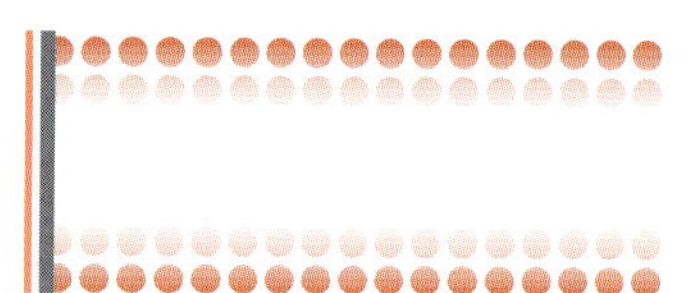

저림이 있다

- 몸의 어느 한쪽
- 손가락
  - 특히 야간에 저림. 아침에 손가락이 굳음
  - 목/등 통증, 어깨결림, 손가락의 저림, 보행장애
- 팔
  - 팔이 저림, 때때로 팔다리의 저림 보행장애, 현기증
- 다리
  - 요통, 한쪽 둔부~허벅지 뒤~다리 뒤의 저림
  - 특히 발의 냉감/저림, 간헐 절뚝거림
- 팔다리
  - 배골 부근의 만성통증, 손이나 하반신의 저림/마비
  - 요통, 다리통증, 팔다리 특히 다리의 저림, 간헐 절뚝거림
  - 입안이 마름, 다뇨, 체중감소, 생식불능, 변통이상
- 입
  - 호흡곤란 발작, 입술/안면/팔다리 말단의 저린 느낌, 흉부 압박감
  - 입 주위와 손의 저림, 나른함, 자주 피곤해짐, 손발에 쥐가 자주 만다.

저린 증상을 호소하면 저린 부위와 수반하는 증상 등에서 혈액검사나 그 부위(손발/경추/요추)의 단순X선 촬영검사 등을 시행하고 나아가 필요하다면 CT나 MRI 등으로 자세히 검사해 간다.

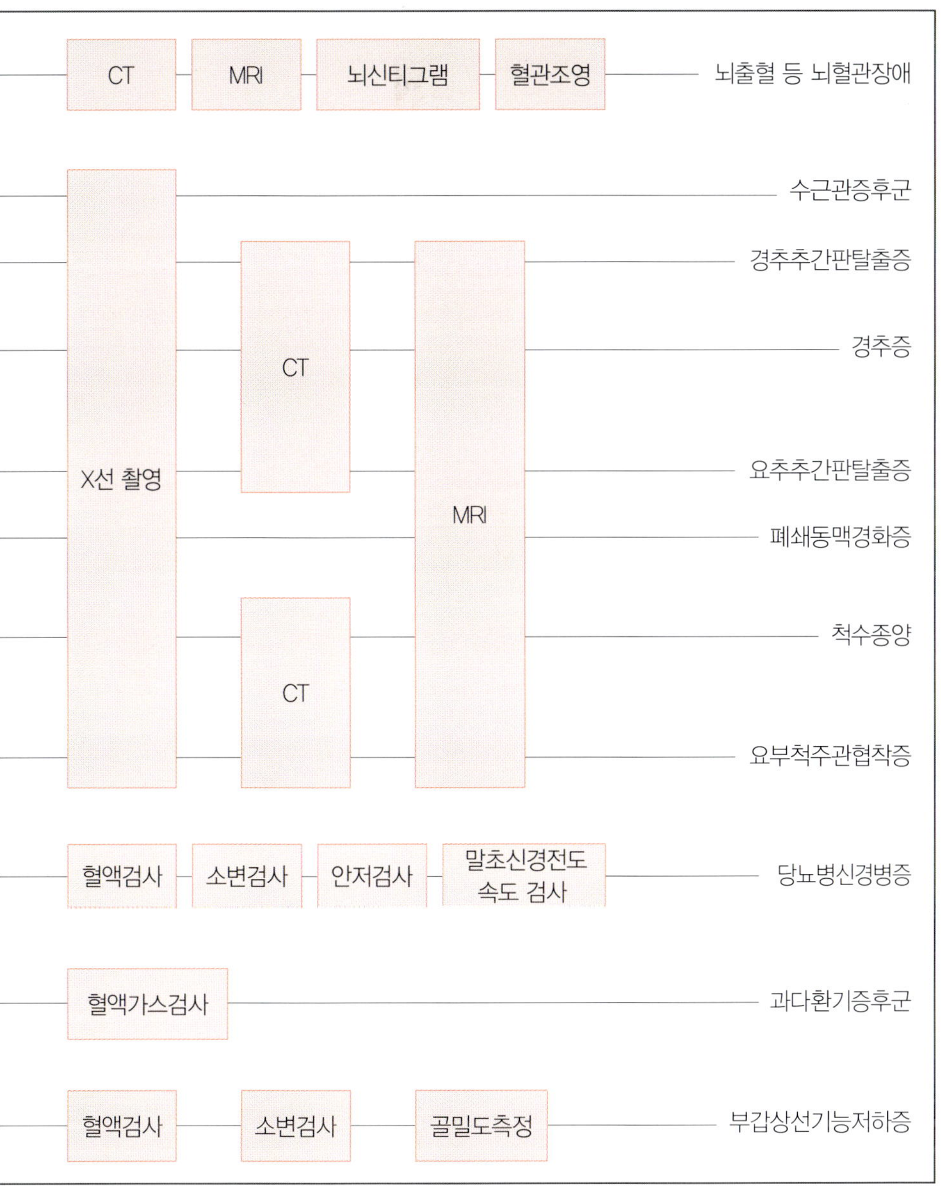

마비

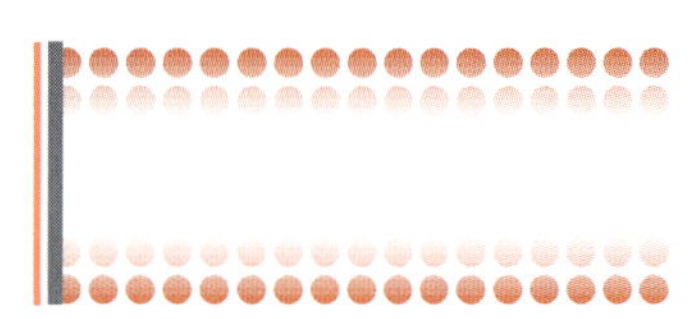

마비가 생긴다

- 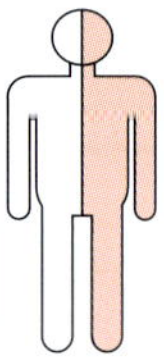 **편측마비**
  - 갑자기 생긴다.
    - 의식장애
    - 말을 잘하지 못한다, 저림
    - 두통, 구토, 의식소실
    - 수분에서 수 시간 이내에 가라앉는다.
    - 하루부터 10여 일 정도 계속되고 가라앉는다.
  - 서서히 생긴다.
    - 말을 잘하지 못한다, 저림
    - 두통, 구토, 경련, 행동이상
    - 두부외상 후, 두통, 인지증의 증상
- 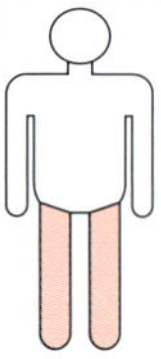 **양측마비**
  - 갑자기 생긴다. — 발열, 근육통
  - 약간 갑자기 — 발열, 경련, 의식장애
  - 서서히 생긴다.
    - 척추 부근의 통증, 손/하반신의 저림
    - 유아기 배를 내밀고 걷는다.
- 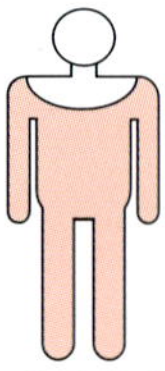 **사지마비**
  - 갑자기~ 약간 갑자기
    - 대부분은 감기와 설사 후
    - 현기증, 말을 잘 못 한다, 복시
  - 서서히 생긴다.
    - 물건이 이중으로 보인다. 눈두덩이 처진다.
    - 때때로 근육통, 관절통, 발열

마비는 그림과 같이 발생하는 장소에 따라 반신마비, 양측마비, 사지마비 등으로 나뉜다. 마비가 있으면 장소나 발생방법, 증상 등에 주목하고 두부나 척수의 CT, 조직 일부를 채취해서 조사하는 조직검사를 하고 진단하는 것을 권하고 있다.

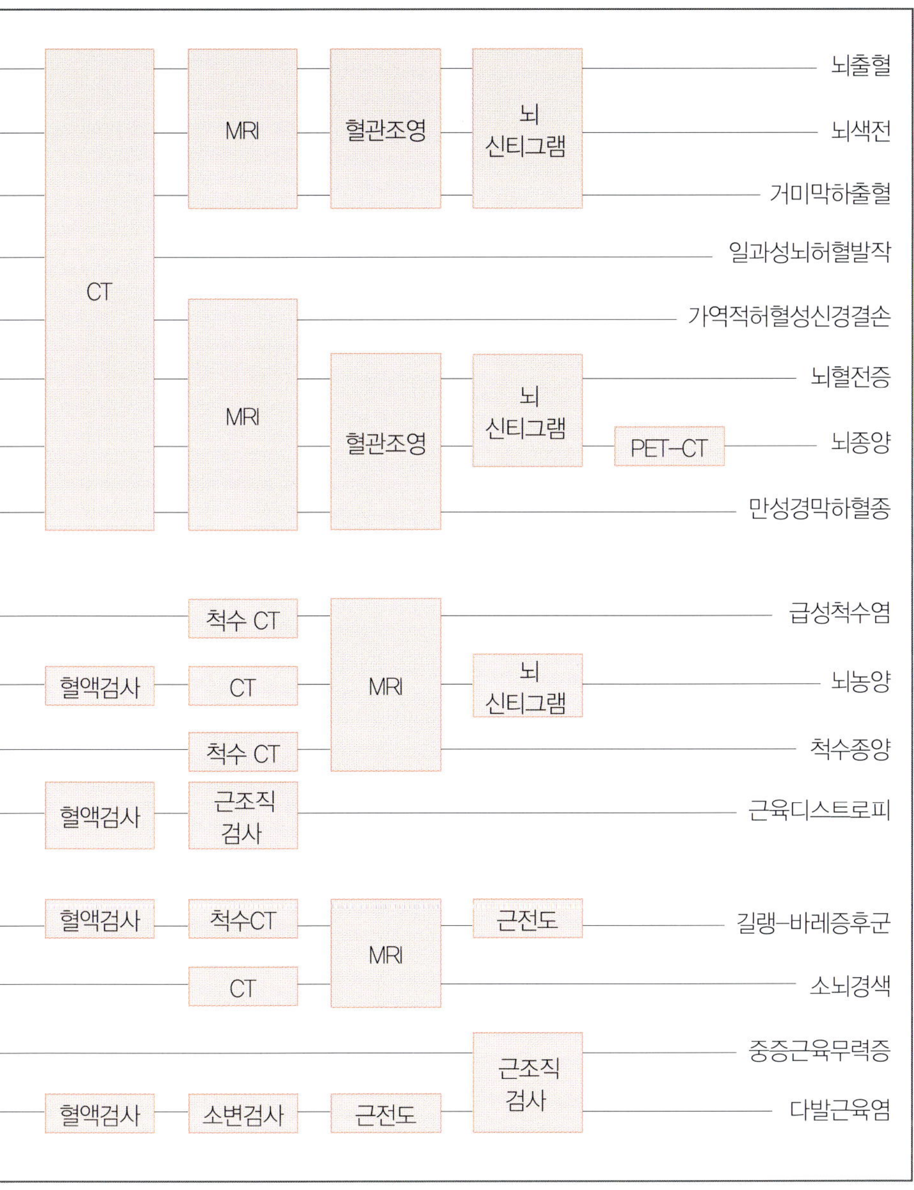

토혈, 각혈

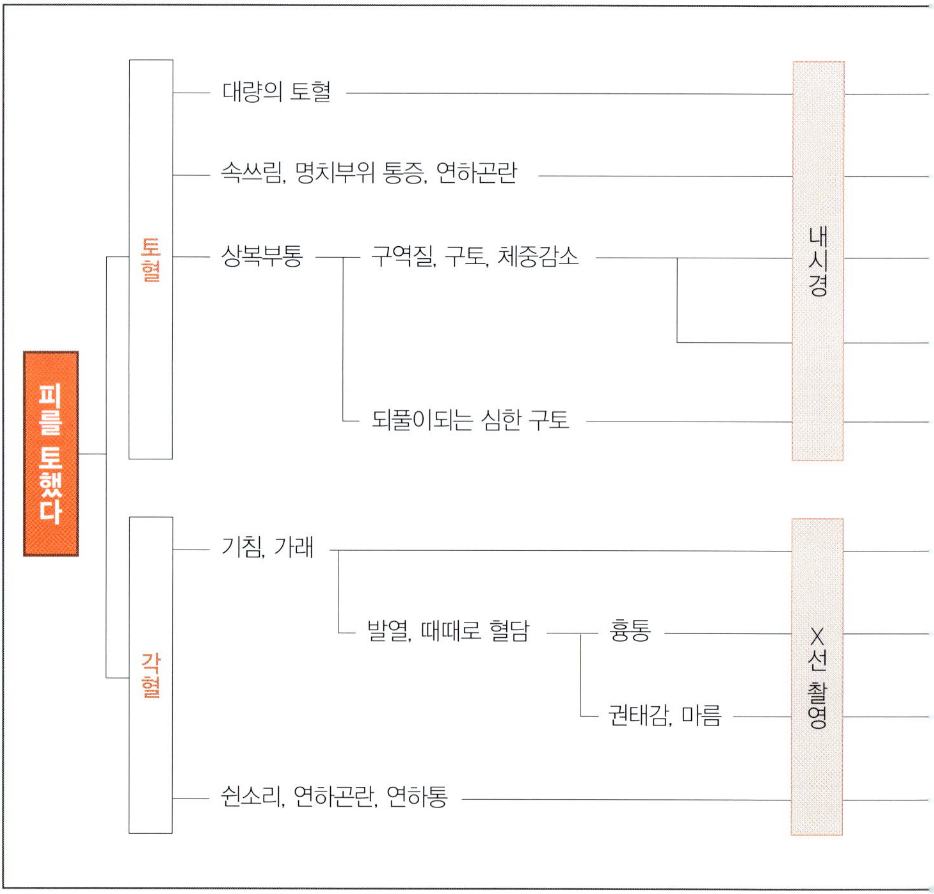

- **피를 토했다**
  - 토혈
    - 대량의 토혈 — 내시경
    - 속쓰림, 명치부위 통증, 연하곤란 — 내시경
    - 상복부통
      - 구역질, 구토, 체중감소 — 내시경
      - 되풀이되는 심한 구토 — 내시경
  - 각혈
    - 기침, 가래 — X선 촬영
      - 발열, 때때로 혈담
        - 흉통 — X선 촬영
        - 권태감, 마름 — X선 촬영
    - 쉰소리, 연하곤란, 연하통 — X선 촬영

토혈은 식도나 위, 십이지장 등 소화기계의 질병으로 인한 출혈을, 각혈은 폐나 기도의 질병으로 인한 출혈을 가리킨다(표 참조). 대량의 토혈, 각혈이 일어나면 바로 구급차를 부른다. 그리고 당황하지 말고 즉시 응급조치를 시행하는 것이 중요하다.

	토혈	각혈
색	암적색, 커피 찌꺼기 같은 색	선홍색
모양	거품이 없음	거품을 포함
음식물 찌꺼기	포함되어 있을 때가 많다.	포함되어 있지 않다.
체온	정상	상승하는 일이 많다.
출혈 후의 상태	검은 타르와 같은 변이 나오는 때가 많다.	2~3일간, 혈담이 나오는 때가 많다.
기타	위 질환이 예상되는 증상이 있다.	심/폐질환의 증상이 있다.
원인	상부소화기계 질환	호흡기계 질환

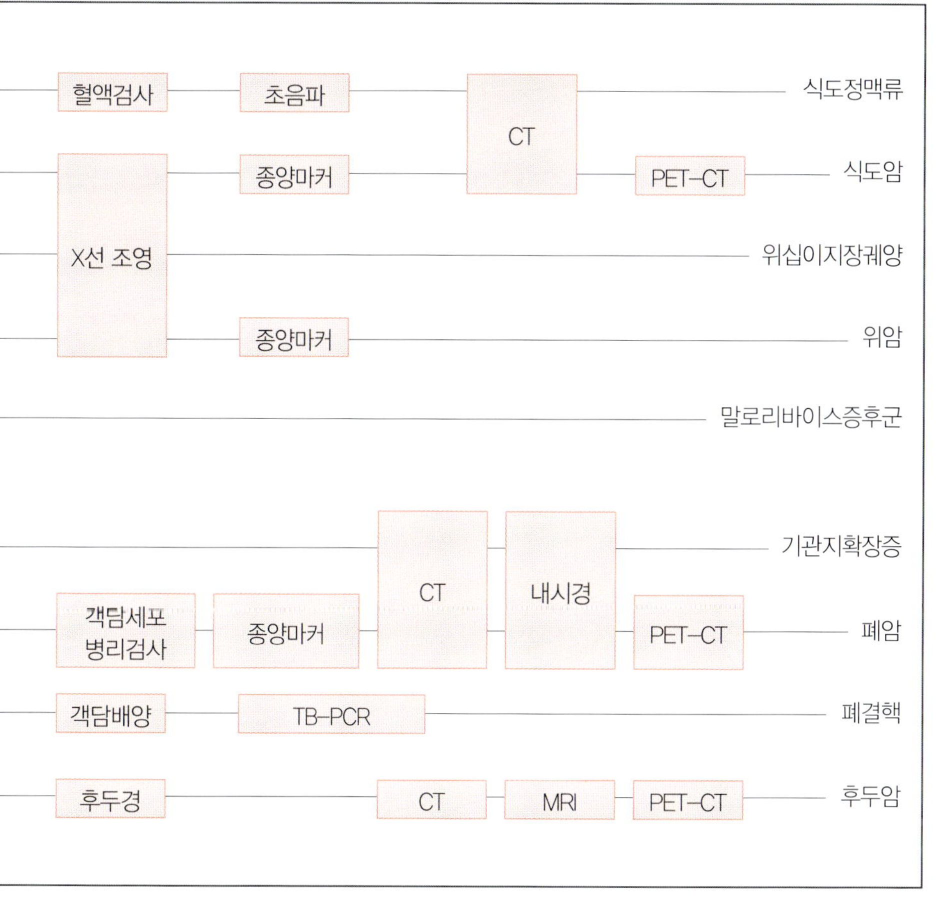

구역질, 구토

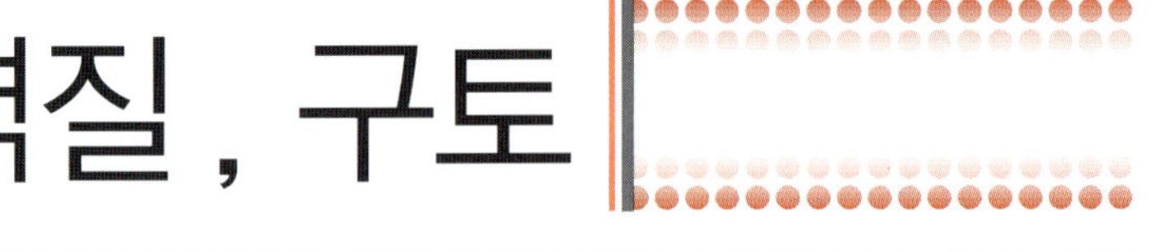

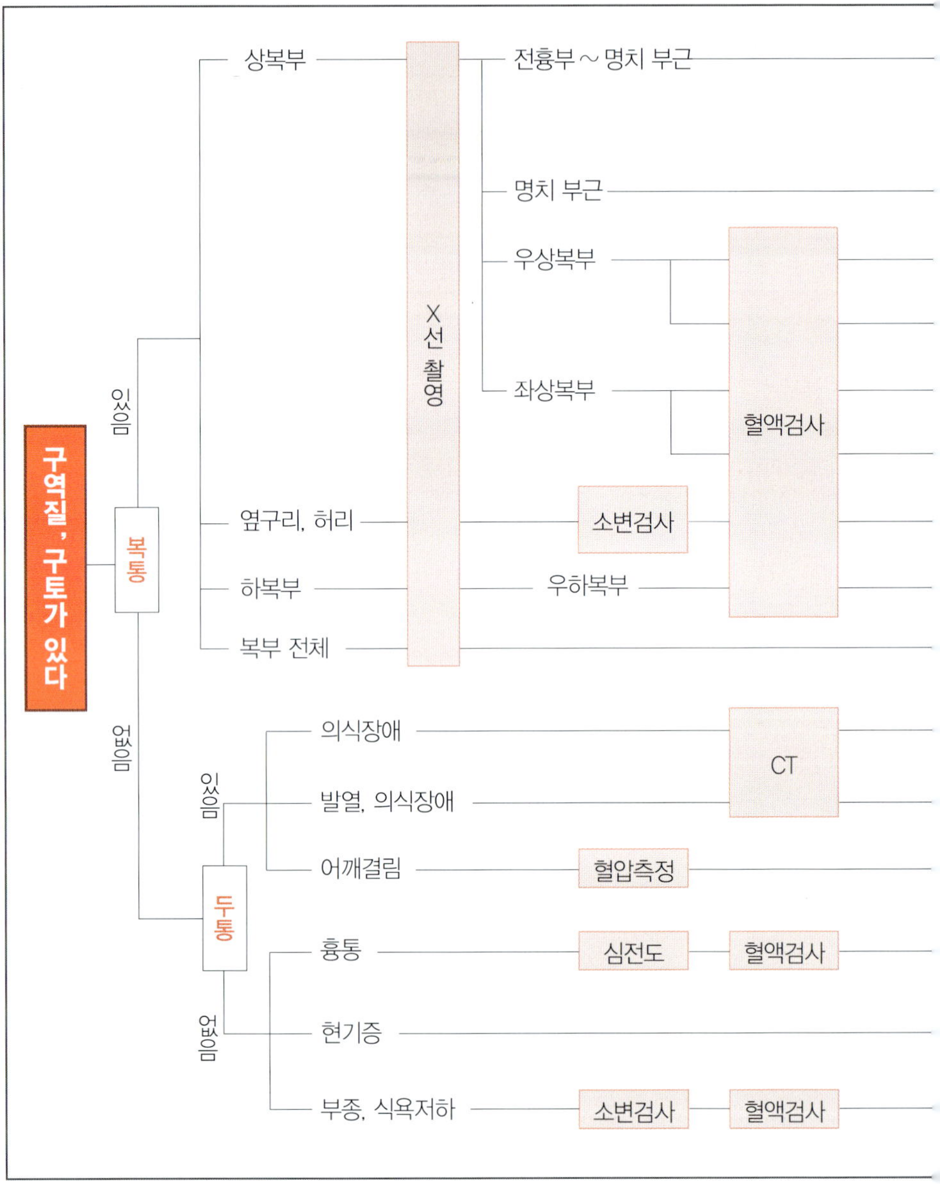

구역질, 구토가 있다 → **복통**

- 있음
  - 상복부 → X선 촬영
    - 전흉부～명치 부근
    - 명치 부근
    - 우상복부 → 혈액검사
    - 좌상복부 → 혈액검사
  - 옆구리, 허리 → X선 촬영 → 소변검사 → 혈액검사
  - 하복부 → X선 촬영 → 우하복부 → 혈액검사
  - 복부 전체 → X선 촬영
- 없음 → **두통**
  - 있음
    - 의식장애 → CT
    - 발열, 의식장애 → CT
    - 어깨결림 → 혈압측정
  - 없음
    - 흉통 → 심전도 → 혈액검사
    - 현기증
    - 부종, 식욕저하 → 소변검사 → 혈액검사

구역질, 구토는 소화기계의 질병에서 생기는 일이 가장 많으며 그 외로 뇌나 심장 등 다양한 부위의 질환과 관련된다. 대부분이 복통이나 두통, 발열 등 다양한 증상을 동반한다.
복통이 동반된다면, 먼저 복부의 단순X선 촬영을 시작으로 진단해 간다.

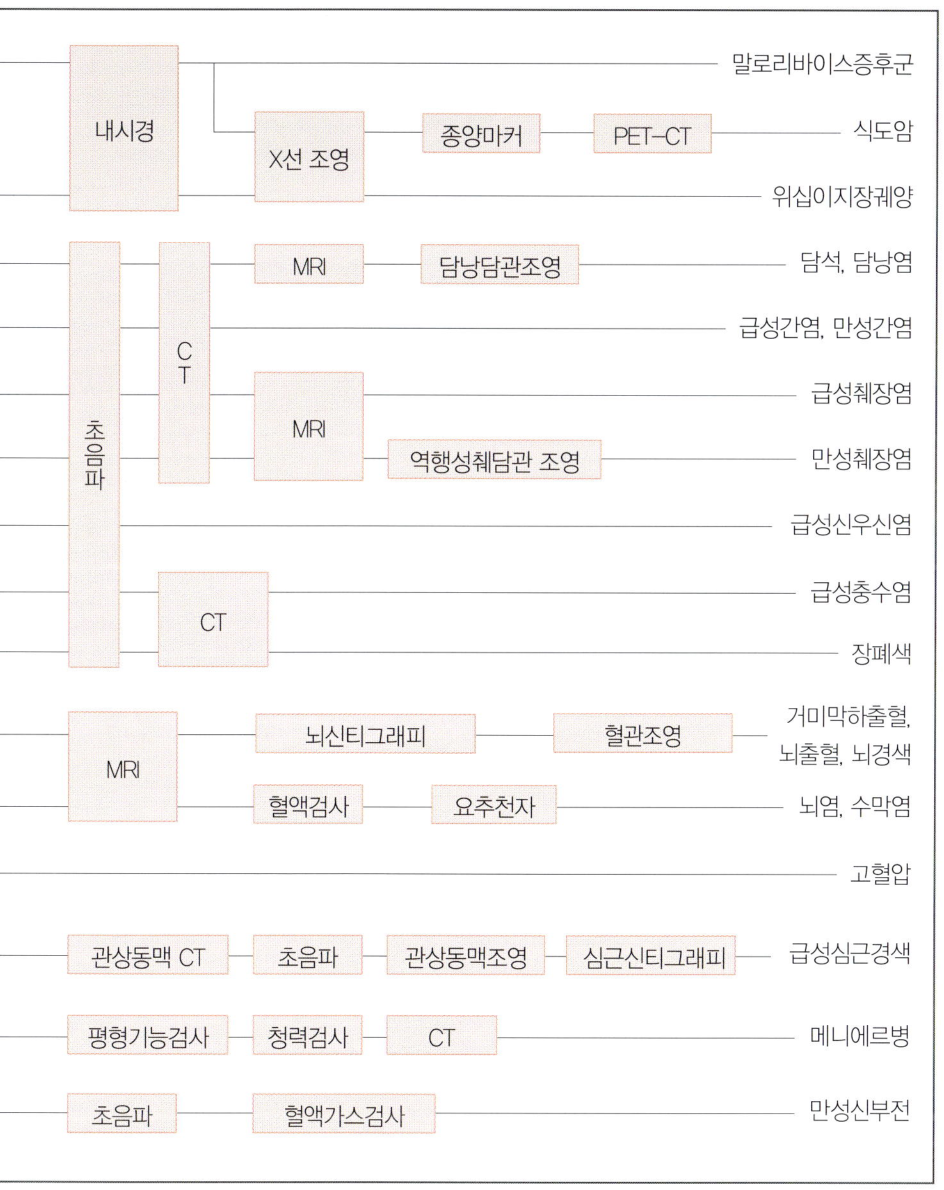

변의 이상

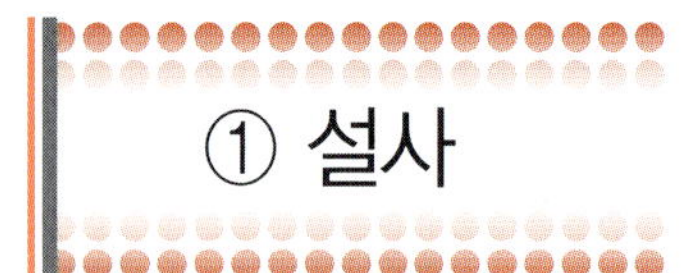

- **설사를 하고 있다**
  - **급성** — X선 촬영 — **복통**
    - 있음
      - 구역질/구토
        - 때때로 발열, 혈변
        - 현기증, 복시, 눈두덩이 처짐
        - 혈변, 부종, 경련, 요폐
        - 우하복부통, 발열
    - 없음
      - 쌀뜨물 같은 변, 탈수증상
  - **만성** — X선 촬영 — **복통**
    - 있음
      - 발열, 체중감소
        - 혈변, 점혈변
          - 항문부 궤양
    - 변비
      - 혈변, 변이 가늘어진다. 빈혈
      - 토끼 똥 같은 변
      - 복부 불쾌감, 때때로 혈변
    - 없음

설사는 횟수에는 관계없이 가령 1일 1회라도 그 변이 물 같으면 설사라고 판단한다. 설사가 보이면 그것이 급성이든 만성이든 먼저 복부단순X선 촬영을 시행, 수반하는 증상을 대조하면서 자세히 조사해 간다.

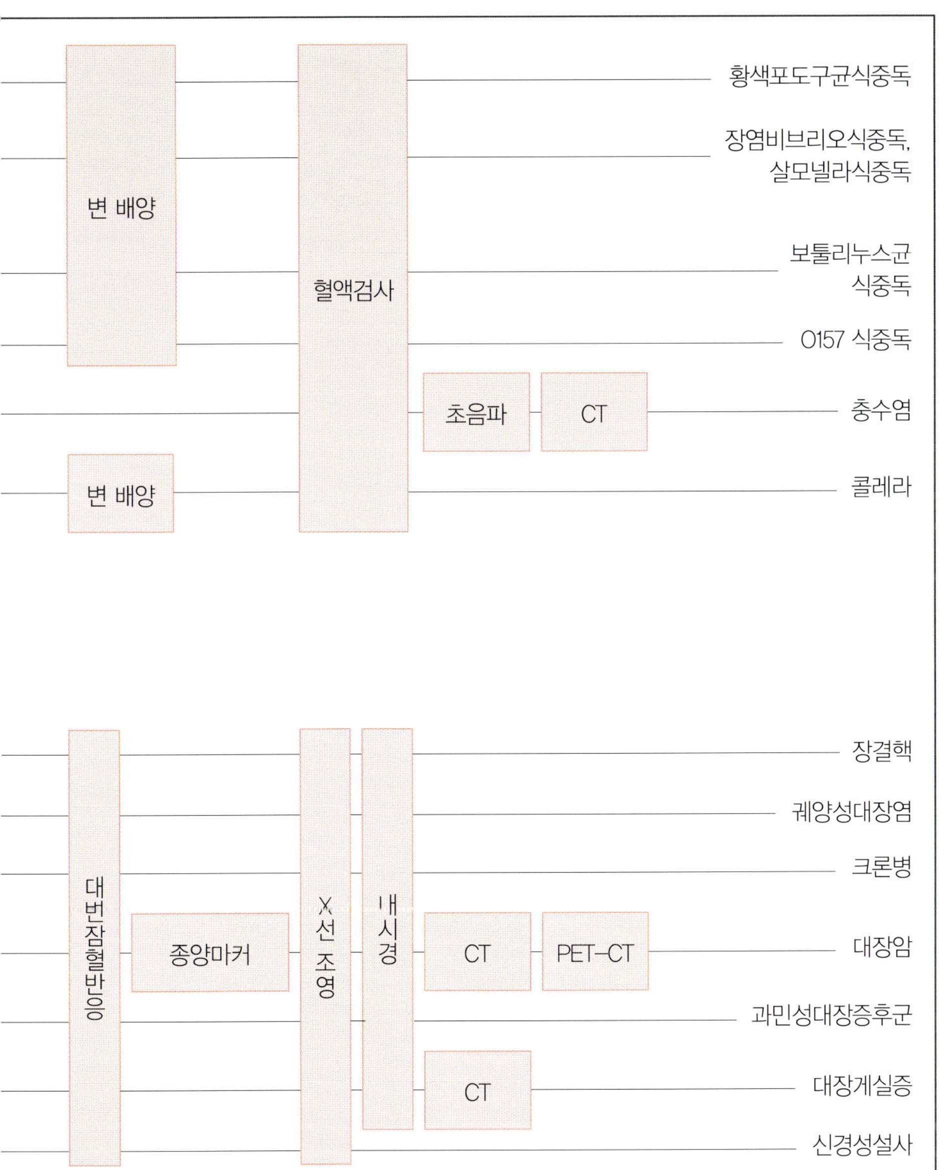

변의 이상

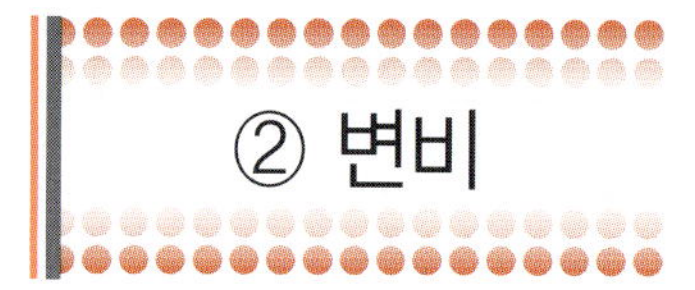

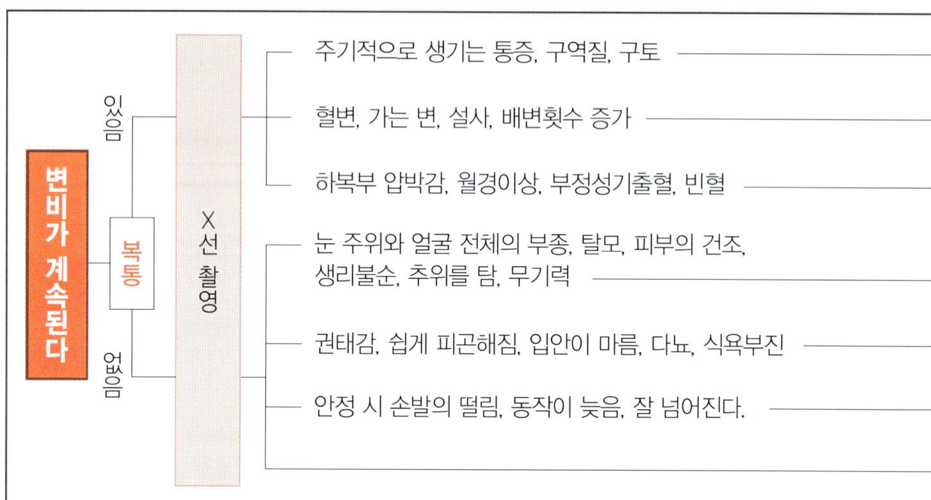

소변의 이상

① 양이 많다 / 적다

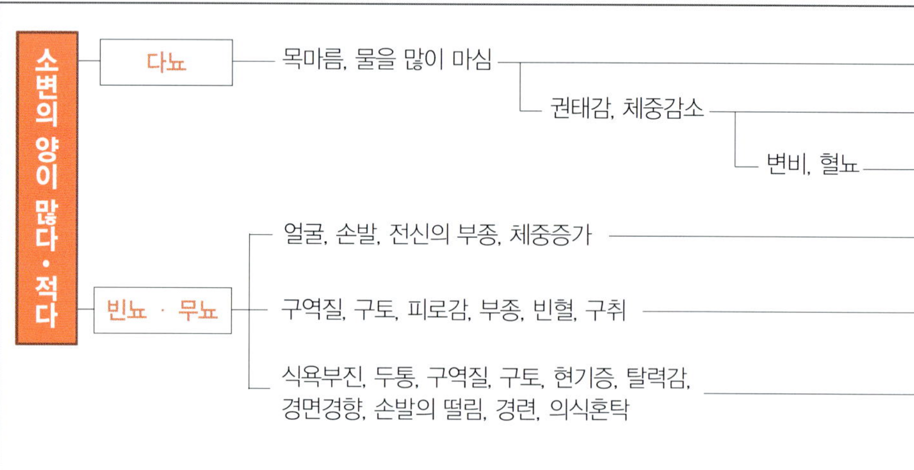

배변이 2~3일에 1회라도 그것이 습관이 되고 이외에 복통 등의 통증이 없으면 변비라고는 하지 않는다. 반대로 1일 1회 배변이 있어도 잔변감이 있는 때는 변비라고 생각한다. 변비원인 검사는 먼저 복부단순X선 촬영부터 시작한다.

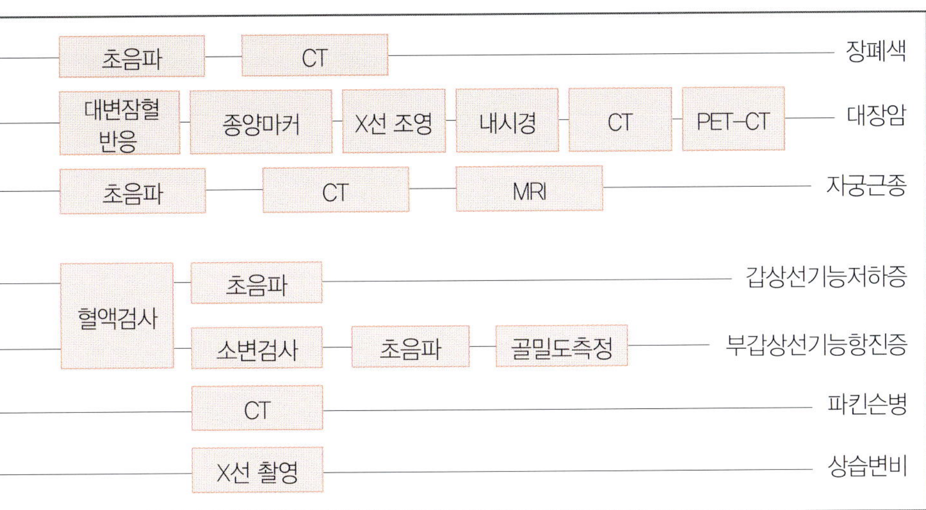

1일의 소변량은 건강한 성인이 0.8~1.5L 정도이다. 하루의 소변량이 3L 이상을 다뇨(polyuria), 반대로 0.4L 이하를 빈뇨(urinary frequency), 0.1L 이하를 무뇨(anuria)라고 한다. 소변량에 이상이 있을 때는 먼저 소변이나 혈액의 검사를 시행하고 복부초음파 등으로 원인을 조사한다.

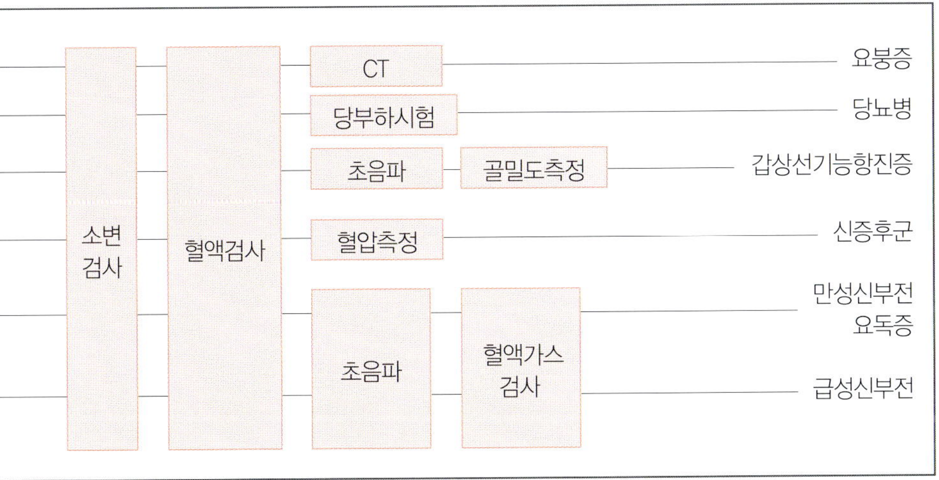

소변의 이상

② 배뇨에 이상이 있다

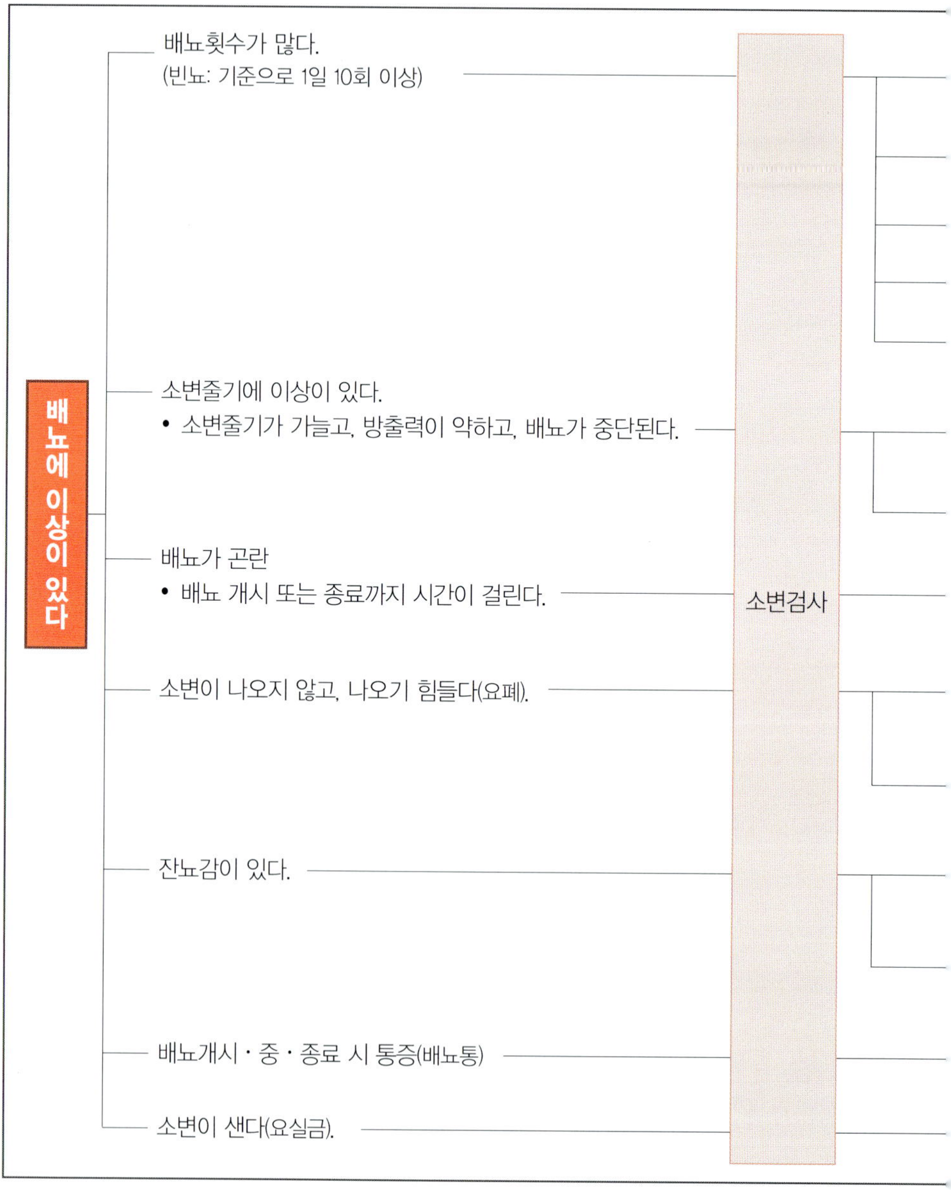

배뇨에 이상이 있다

- 배뇨횟수가 많다.
  (빈뇨: 기준으로 1일 10회 이상)
- 소변줄기에 이상이 있다.
  - 소변줄기가 가늘고, 방출력이 약하고, 배뇨가 중단된다.
- 배뇨가 곤란
  - 배뇨 개시 또는 종료까지 시간이 걸린다.
- 소변이 나오지 않고, 나오기 힘들다(요폐).
- 잔뇨감이 있다.
- 배뇨개시 · 중 · 종료 시 통증(배뇨통)
- 소변이 샌다(요실금).

소변검사

배뇨이상에는 배뇨횟수의 이상, 소변줄기의 이상, 배뇨곤란, 요폐, 배뇨통, 요실금 등이 있다. 요실금이란 소변이 무의식중에 새는 상태이다. 이런 이상이 있을 때는 먼저 소변의 특성부터 살펴본다.

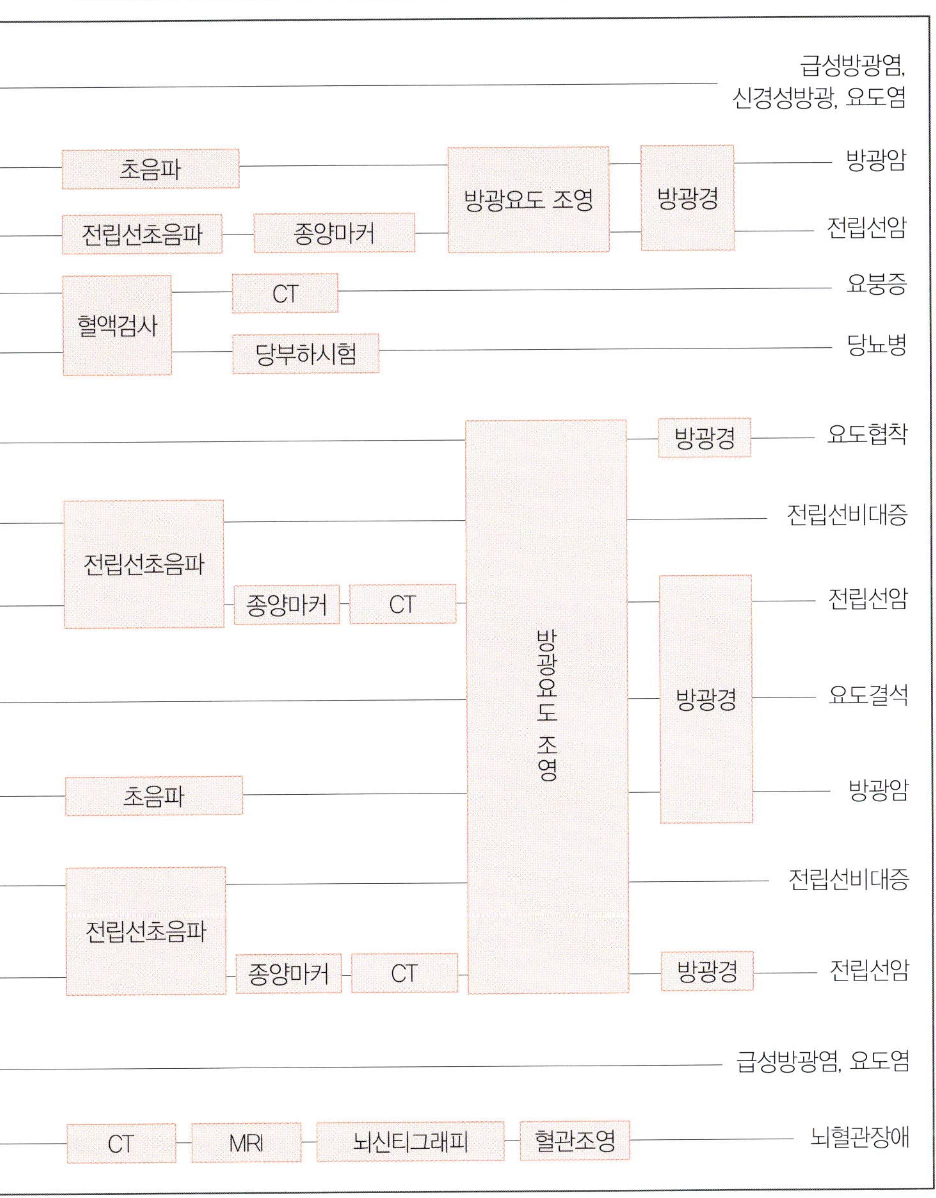

소변의 이상 ③ 색에 이상이 있다

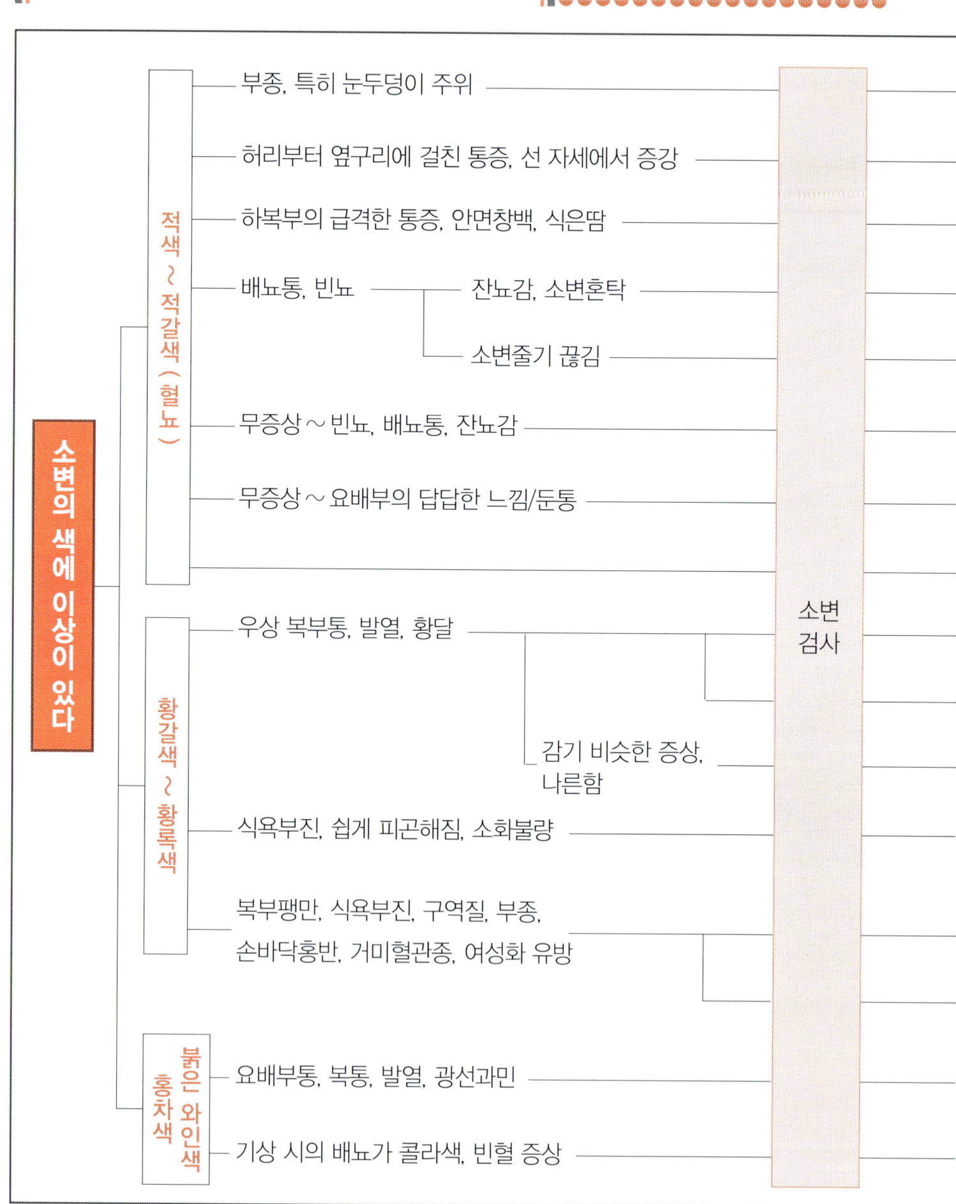

정상적인 소변색은 담황색에서 황갈색이나 채취한 수분의 양이나 계절, 운동, 약의 복용 등으로도 변화하므로 색이 변한다고 해서 바로 질병이라고 할 수 없다. 색의 이상이 생기면 소변이나 혈액검사, 초음파 등으로 원인을 찾아간다.

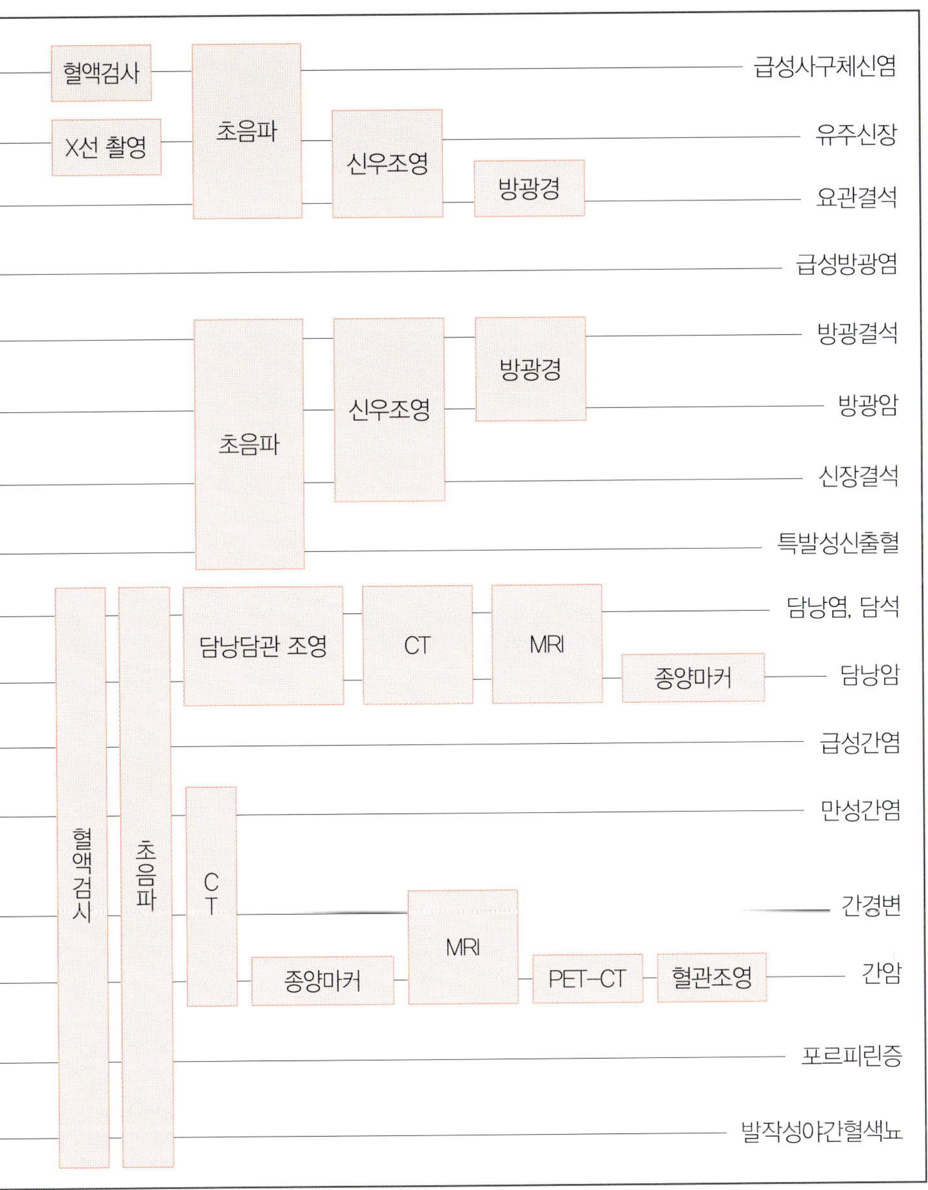

부기

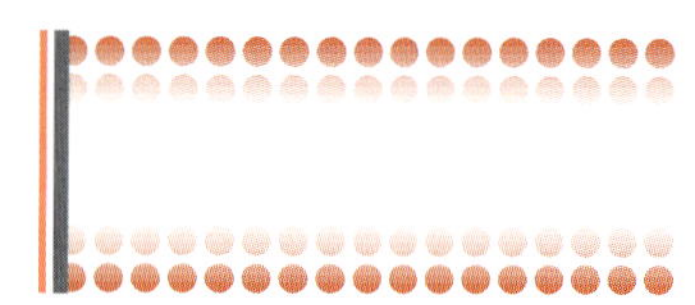

- **부어오른다**
  - 안면
    - 눈 주위와 얼굴 전체가 붓는다. — 혈액검사
    - 볼이 붓는다.
  - 잇몸
    - 잇몸이 빨갛게 붓고, 출혈이 있다. — 혈액검사
  - 목
    - 목의 전면부가 붓는다. — 혈액검사
    - 귀 아래부터 목에 걸쳐서 붓는다. — 혈액검사
    - 목의 림프샘이 붓는다. — 혈액검사
    - 쇄골 상부의 림프샘이 붓는다. — 혈액검사
  - 관절 · 뼈
    - 손발 관절의 통증, 통증이 부은 곳에서 전신의 관절로 전이 — 혈액검사
    - 무릎관절의 통증과 부기 — 혈액검사
    - 발의 엄지발가락 시작 부분의 급격한 통증이 부기에서 시작된다. — 혈액검사

부기란 피부의 어느 부분이 이상하게 부푸는 것을 말한다. 피부 이외에도 체내의 장기나 림프샘 등의 종창도 넓은 의미에서 부기에 들어간다. 부기가 보이면 먼저 혈액검사나 해당 부위의 X선 촬영/조영, 초음파 등을 시행한다.

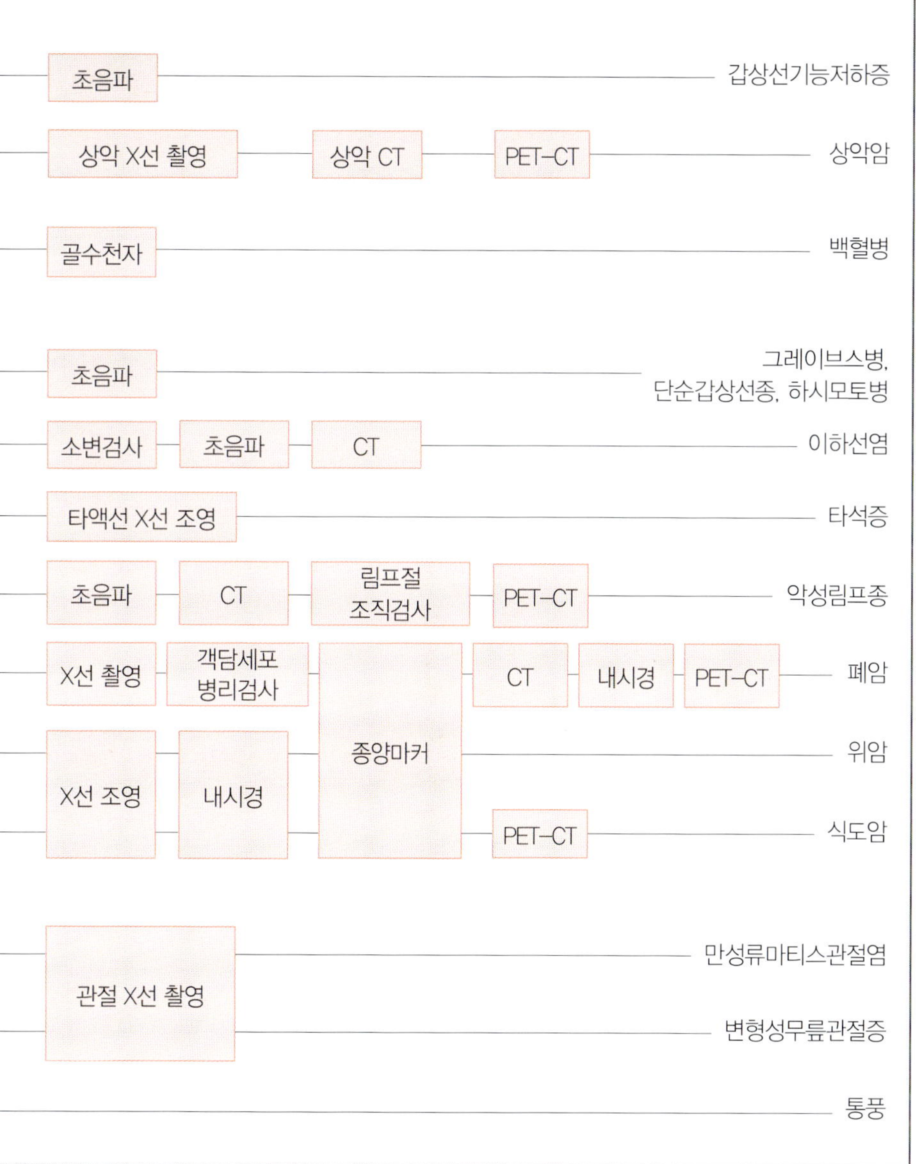

부종

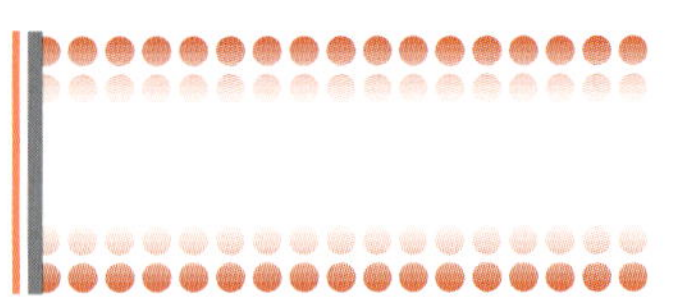

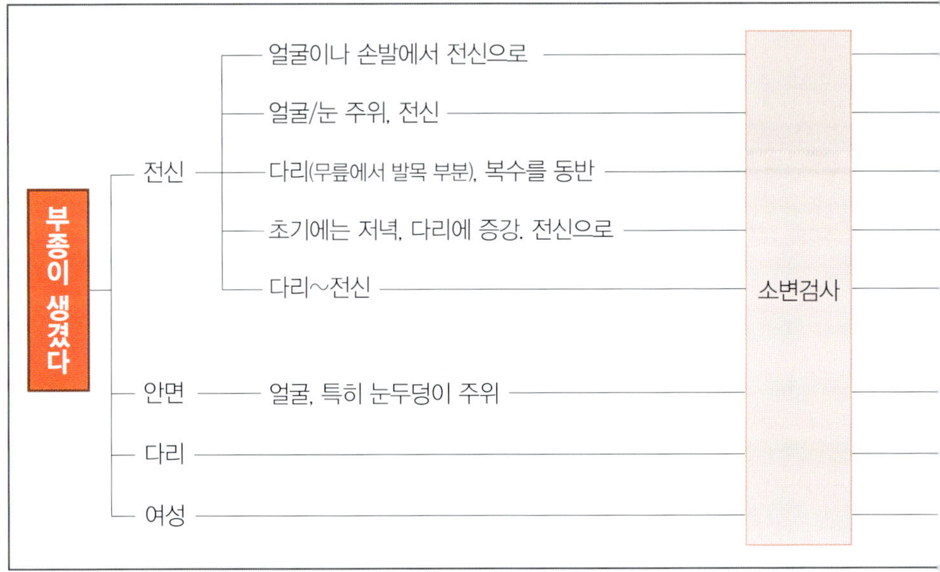

비만

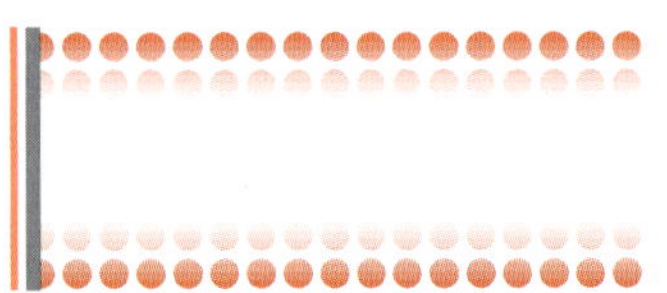

살이 쪘다

- 둥근달 같은 얼굴, 손발보다 몸통의 비만이 현저, 어깨~목이 부풀어 오름
- 부은 얼굴, 전신의 부종, 피부건조, 추위를 탐, 탈모
- 현기증 · 두통 · 시력장애 · 식은땀 · 공복감 등의 저혈당 증상
- 다뇨, 다음, 다식, 쉽게 피곤해진다.

몸이 부어오른 것을 의학용어로는 부종(edema)이라고 한다. 정강이 등 바로 아래에 뼈가 있는 곳을 몇 초간 누르고 떼면 쏙 들어가서 잠시 동안 원래대로 돌아가지 않으면 부종이라고 할 수 있다. 부종이 보이면 먼저 소변/혈액검사부터 시행한다.

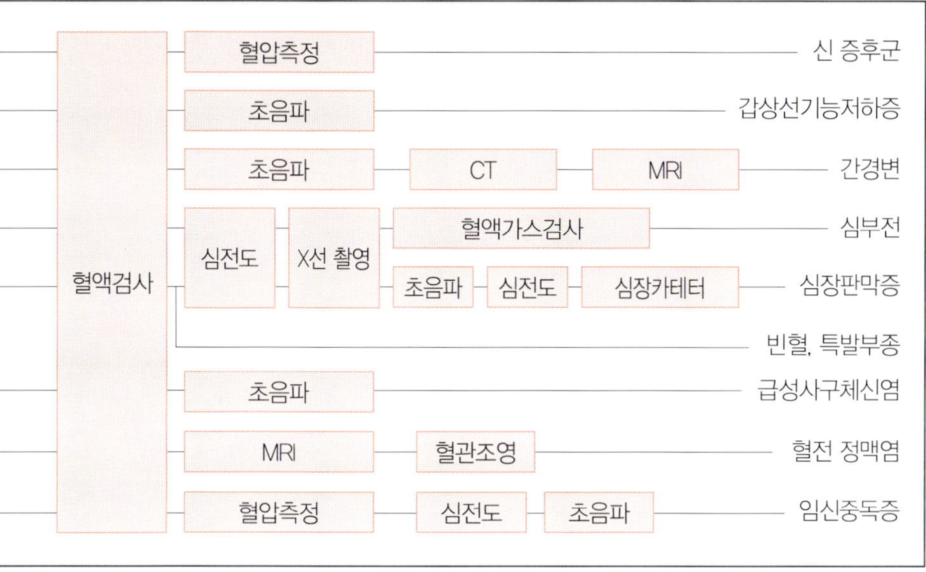

비만의 대부분은 과식, 운동부족으로 생긴다. 하지만 질병이 원인으로 생기는 비만도 있으므로 특히 갑자기 살이 찌는 것 같으면 한번 자세히 혈액이나 소변검사, 당부하시험 등으로 원인을 규명하는 것이 필요하다.

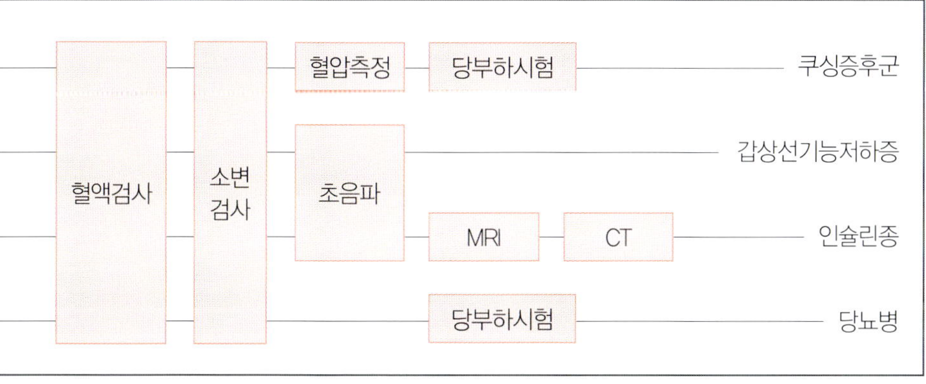

여 윔

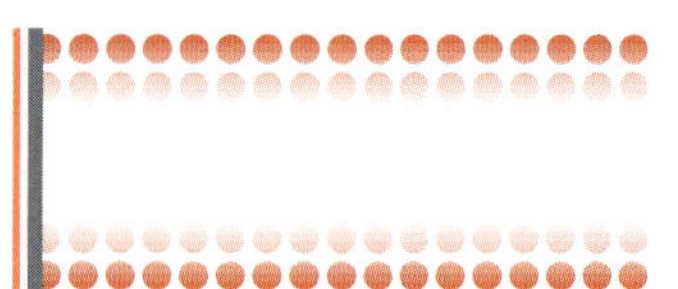

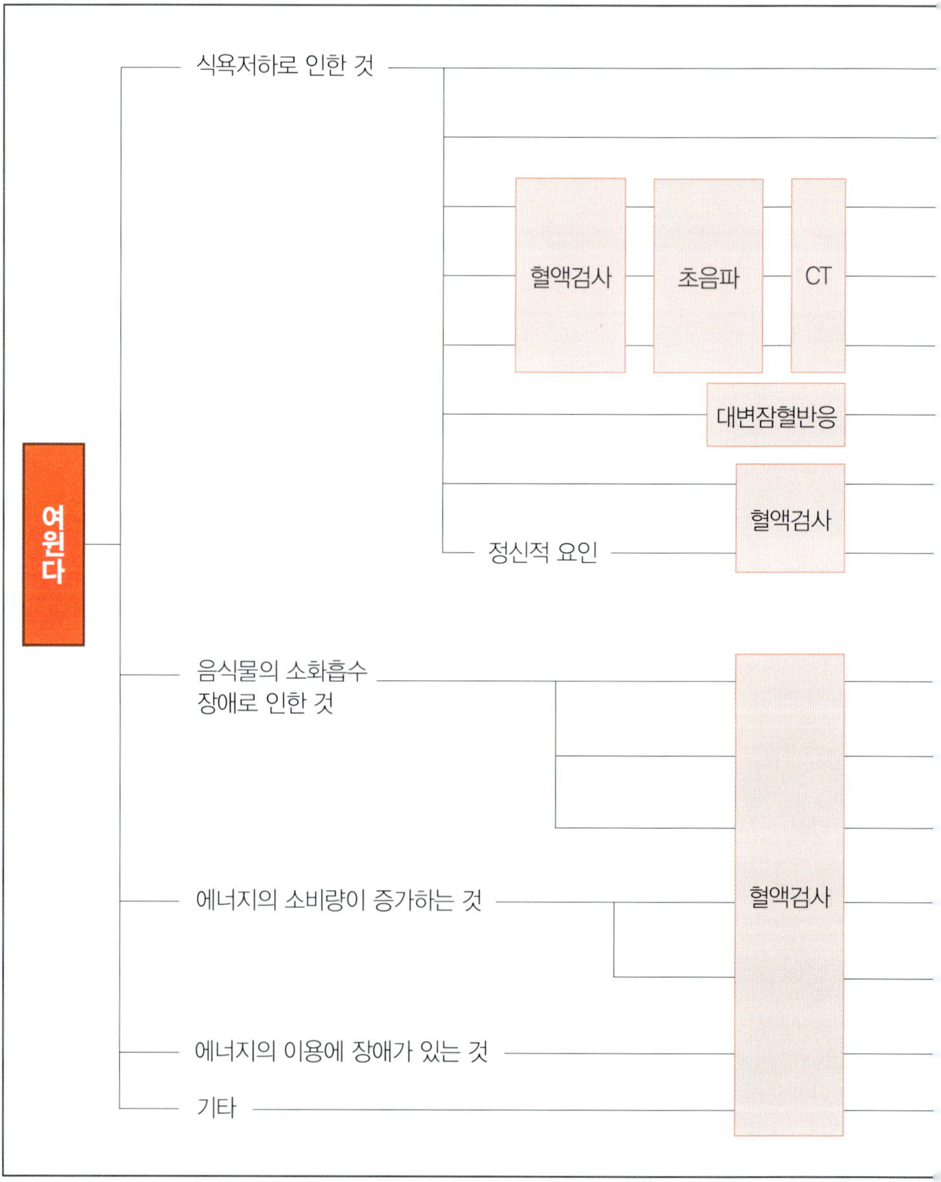

여윈다

- 식욕저하로 인한 것
  - 혈액검사 / 초음파 / CT
  - 대변잠혈반응
  - 혈액검사
  - 정신적 요인
- 음식물의 소화흡수 장애로 인한 것
- 에너지의 소비량이 증가하는 것
- 에너지의 이용에 장애가 있는 것
- 기타
  - 혈액검사

이유없이 마를 때는 어떤 질병이 존재하는지 의심해야 한다.
급격하게 마르는 때는 물론이고, 서서히라도 말라가면 반드시 검진을 받을 수 있도록 하기 바란다. 각종 검사를 조합해서 의심스러운 질병을 찾아간다.

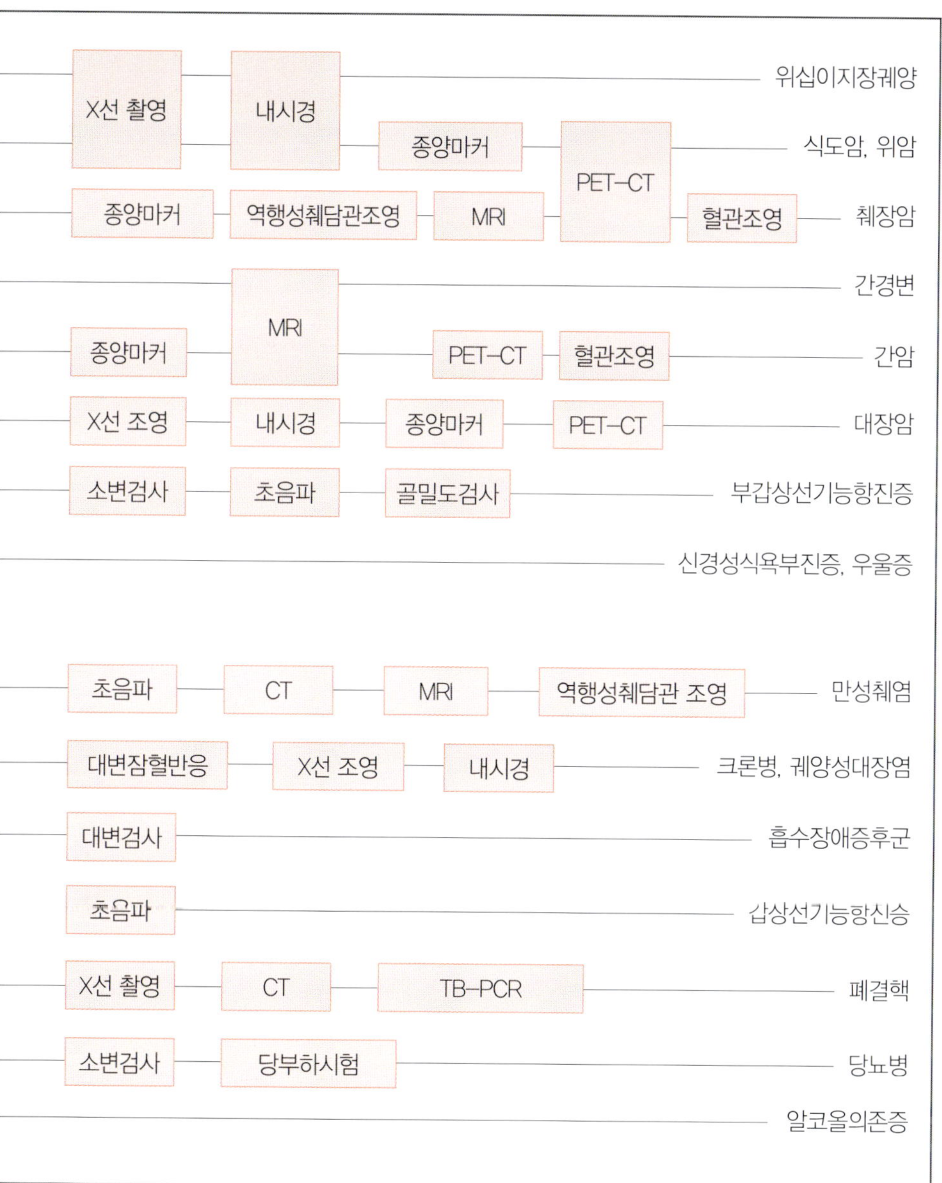

비정상 성기출혈

월경 이외의 여성 성기로부터의 출혈은 비정상 성기출혈(abnormal genital bleeding)이라고 하며, 임신과 관계없는 출혈과 임신에 동반하는 출혈이 있다. 가령 소량이라도 출혈이 있다면 망설이지 말고 전문의의 검진을 받도록 한다. 흉부초음파나 CT 등으로 출혈원인을 조사해 간다.

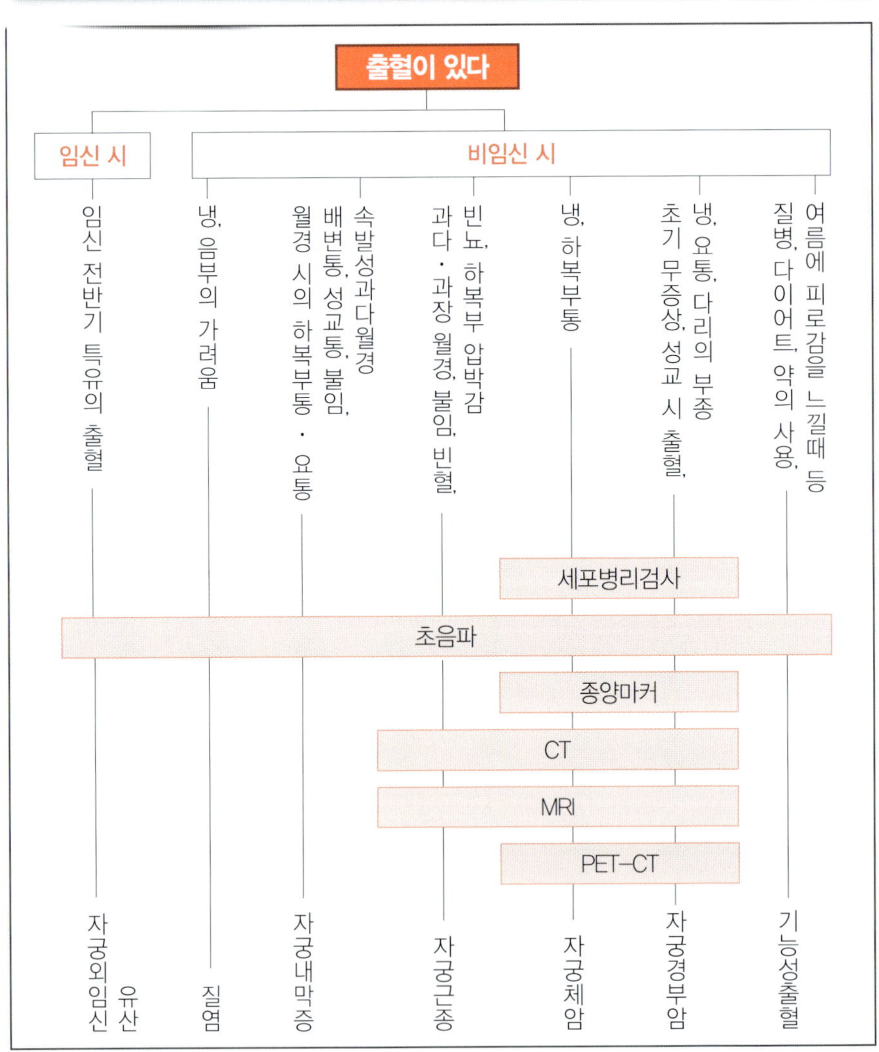

영상을 이용한 주요 생체검사

X선 · CT · 초음파 등을 사용한 검사는 어떤 목적으로 어떻게 시행하는지 또한 검사결과의 활용법 등에 대해 설명한다.

뇌신경계의 주요 검사와 질병

●두부CT검사

➡뇌경색, 뇌출혈, 뇌종양 등을 검사한다.

●두부혈관조영검사

➡뇌동정맥기형, 거미막하출혈, 뇌출혈, 뇌종양 등을 검사한다.

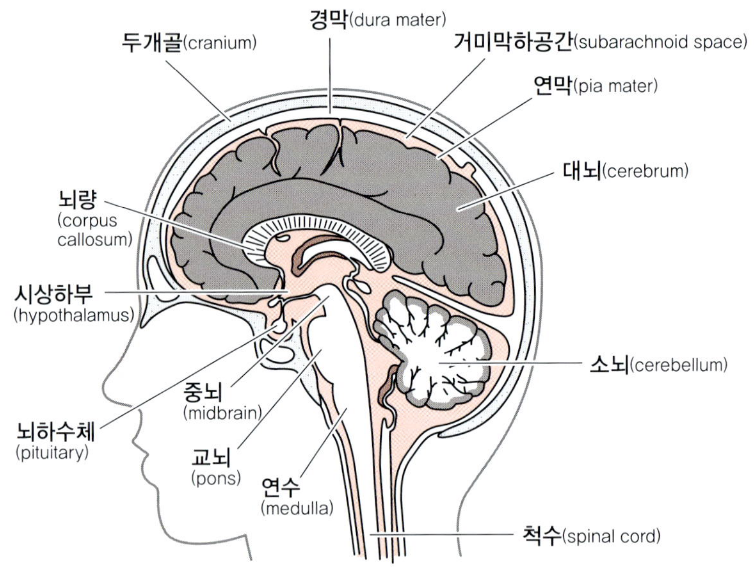

●MRI검사

➡뇌경색, 뇌동맥류, 뇌출혈, 거미막하출혈, 뇌종양, 치매 등을 검사한다.

●요추천자검사

➡수막염이나 뇌종양, 거미막하출혈 등을 검사한다.

뇌(brain)는 대뇌(cerebrum), 소뇌(cerebellum) 및 뇌간(brainstem)으로 이루어지고 120억 개 이상의 신경세포(뉴런, neuron)로 구성되어 있다. 뇌간(뇌줄기, brain stem)으로부터는 신경세포의 다발인 척수(spinal cord)가 목과 등을 지나 허리까지 뻗어있다. 뇌와 척수의 신경을 중추신경계(central nervous system), 뇌와 척수에서 밖으로 뻗는 신경을 말초신경계(peripheral nervous system)라고 한다.

뇌신경계의 주요 질병에는 아래와 같은 것이 있다.

뇌경색(cerebral infarct)

뇌의 혈관이 막혀서 뇌 일부에 장애가 생기는 상태. 주요증상은 반신마비, 감각의 저하, 발음장애(dysarthria), 저림, 의식장애, 언어장애, 혼수(coma) 등

뇌출혈(cerebral hemorrhage)

뇌 안의 혈관이 파괴되어 출혈이 생긴 상태. 주요증상은 뇌경색과 마찬가지로 의식장애, 반신마비 등

거미막하출혈(subarachnoid hemorrhage)

거미막하공간이라는 뇌척수액으로 차 있는 부분에 출혈이 생긴 상태. 주로 증상은 심한 두통, 구역질, 구토, 의식소실 등

뇌동맥류(cerebral aneurysm)

뇌동맥의 일부분이 꽈리처럼 부푼 것. 거미막하출혈의 최대원인. 증상은 거의 없다.

뇌종양(brain tumor)

두개골의 내측에 생긴 종양의 총칭. 신경교종(glioma), 수막종(meningioma), 뇌하수체선종(뇌하수체샘종, pituitary adenoma), 청신경종양(acoustic neuroma) 등이 있다. 주요증상은 두통, 구역질/구토, 경련발작(convulsive seizure), 편측마비(hemiparalysis), 의식장애 등

간질(epilepsy)

뇌의 신경세포 이상흥분으로 발작이 생기는 상태. 발작에는 ① 대발작(돌연 의식을 잃고, 전신경련과 함께 쓰러진다.) ② 부분발작(얼굴이나 손발 등의 몸의 일부 경련발작) ③ 소발작(짧은 의식상실 발작) 등이 있다.

수막염(meningitis)

주요 뇌의 거미막(arachnoid membrane)과 연막(pia mater) 부분에 생긴 염증. 주요증상은 두통, 발열, 구역질, 구토

두부CT검사

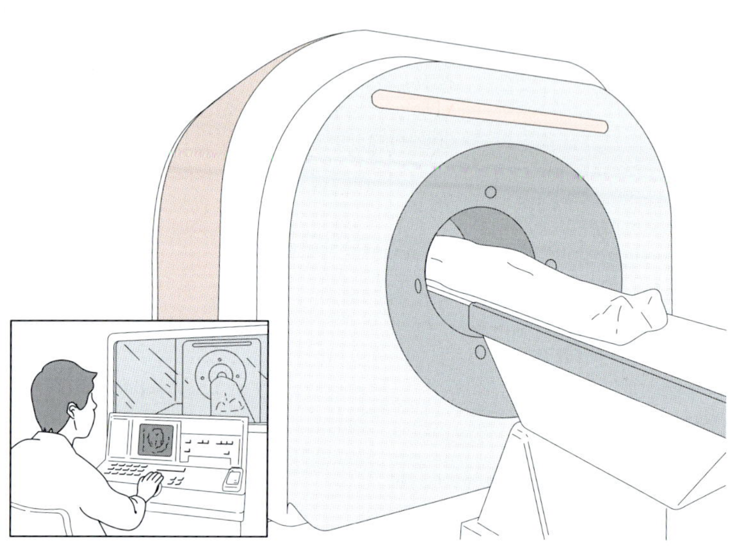

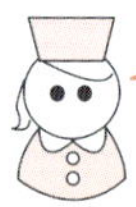

두부, 뇌의 영상을 얻는 검사이다. 좁은 공간에 들어가므로 마음을 가라앉히고 들어가자. 검사 당일 아침을 걸러야 하는 경우도 있다.

뇌의 종양, 출혈, 경색 진단에 중요한 검사

CT(전산화단층촬영, computed tomography)는 인체를 통과한 X선을 검출기를 사용해서 검출하고, 그것을 컴퓨터로 처리해서 이차원 영상으로 만들어, 몸 안의 상태를 영상화하는 검사로, 머리에서는 뇌에 생긴 병변(종양, 출혈, 경색)의 검진에 유용하다.

CT에는 조영제를 사용하지 않고 촬영하는 〈비조영촬영〉과 사용하고 촬영하는 〈조영촬영〉이 있고, 조영제를 혈관 안에 투여해서 뇌의 종양이나 경색부위의 조영증강 여부를 확인하게 된다.

출혈은 흰색으로 비친다

뇌에 종양이 있으면 흰색으로 보일 수 있다. **사진 A**는 〈비조영촬영〉이고 왼쪽 전두엽(frontal lobe)에 결절성의 종양이 있는데 조영 후의 **사진 B**에서는 종양의 주변부위로 고리형의 조영증강이 되는 것을 확인할 수 있다.

지주막하출혈(subarachnoid hemorrhage)에서는 발병 직후부터 수일간 〈비조영촬

■ 뇌종양(brain tumor)

A는 단순촬영. 사진을 마주 보고 우측 상단의 왼쪽 전두엽에 결절성의 종양이 하얗게 비치고 있다. B는 조영 후의 사진. 주변에 고리형의 증강 효과를 확인할 수 있다.

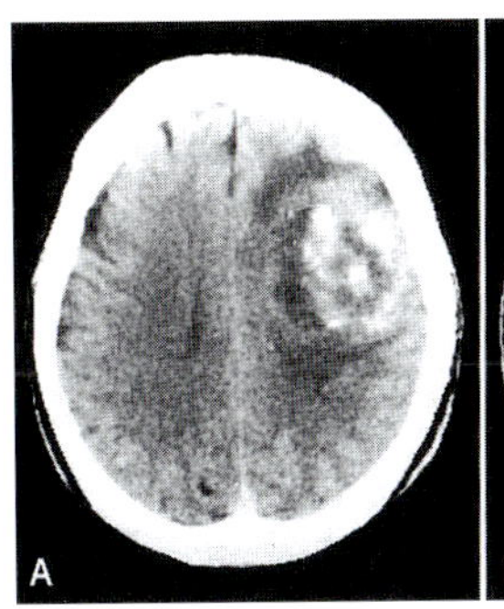

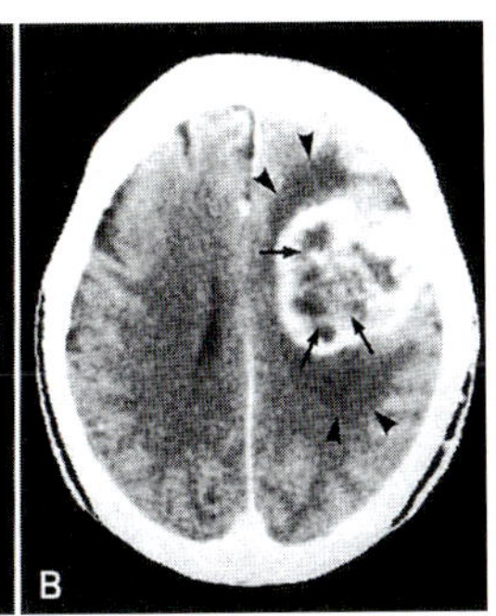

영〉에서 뇌척수액공간에 출혈로 인한 하얀 상이 보인다. 이 부위를 통해서 지주막하출혈의 원인이 되는 동맥류파열(ruptured aneurysm) 부위를 추정할 수 있다.

X선 피폭량은 문제없다

검사복으로 갈아입고, 검사대에 반듯이 누우면 겐트리(gantry)라고 하는 둥근 돔 안으로 검사대가 이동해서 머리에 X선을 조사한다.

〈조영촬영〉을 하는 경우에는 먼저 〈비조영촬영〉을 하고, 이어서 조영제(요오드제 등)를 정맥주사하고 〈조영촬영〉을 하게된다.

연속스캔이 가능한 CT가 가능해짐에 따라, 촬영시간은 수초 이내로 빠르게 진행된다.

두부는 상대적으로 방사선 감수성이 낮은 기관이 많아 흉부나 복부에 비해 CT의 유효선량이 적은 경우가 대부분이다.

알레르기가 있는 사람이나 임신중인 사람 등은 사전에 이야기를

〈조영촬영〉을 하게되는 경우 금식이 필요하며, 당뇨병약 이외의 상용약은 복용해도 상관없다. 검사 후 식사는 바로해도 상관없다.

검사 후 수분을 많이 섭취하면 요오드제인 조영제의 소변 배출을 도울 수 있다.

요오드제에 알레르기가 있는 사람이나 임신 중 혹은 가능성이 있는 사람은 〈조영촬영〉을 하면 안되기 때문에 의사에게 그 사실을 이야기해 준다. 천식이나 알레르기가 있는 사람, 신장기능이 나쁜 사람은 〈조영촬영〉에 주의가 필요하며 이 역시 사전에 이야기해 준다.

의심스러운 주요 질병의 추가 검사는?

- 뇌종양→MRI, PET-CT, 두부혈관조영, 안저검사 등
- 지주막하출혈→MRI, 두부혈관조영 등
- 뇌출혈, 뇌경색→MRI

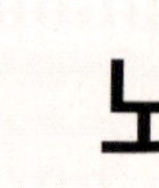

뇌혈관조영술

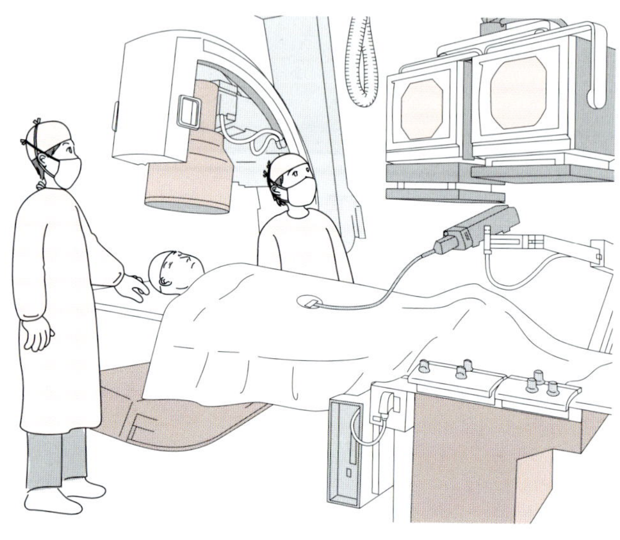

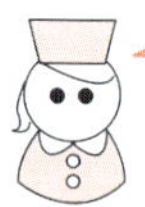

뇌 안의 동/정맥이나 모세혈관의 이상을 조사하는 검사이다. 비교적 굵은 혈관을 가는 침으로 찌르므로 검사 후에는 출혈에 주의하고 대개 6시간은 병실의 침대에서 안정한다.

뇌동맥류(cerebral aneurysm)의 검진, 출혈부위의 판정에 유용한 검사

뇌혈관조영술은 조영제(요오드 계열의 약제 등)를 주입하고 X선 촬영을 해서 동맥, 정맥, 모세혈관의 이상을 관찰하는 검사이다.

동맥에 혹이 생긴 동맥류(aneurysm)나 동/정맥이 모세혈관을 지나지 않고 직접 이어져 있는 뇌동정맥기형(cerebral arteriovenous malformation)의 진단에 중요한 검사인데, 이들 모두 지주막하출혈(subarachnoid hemorrhage)의 원인이 된다. 지주막하출혈이나 출혈부위 판정, 그리고 뇌경색에서 혈관을 막힌 부위 등도 진단한다.

또한, 혈관검사는 최근에는 이 검사보다 두부CT나 MRI와 결합된 검사가 많다.

혈관 이상을 본다

사진 A, B 모두 오른쪽 경동맥(carotid artery)을 조영한 것이다. A는 중대뇌동맥(middle cerebral artery)의 분기부 직전에 뇌동맥류(cerebral aneurysm)가 흰색으로 보이고 있다. B에서는 두정부위(parietal region)의 동정맥기형(arteriovenous malformation)을 확인할 수 있다.

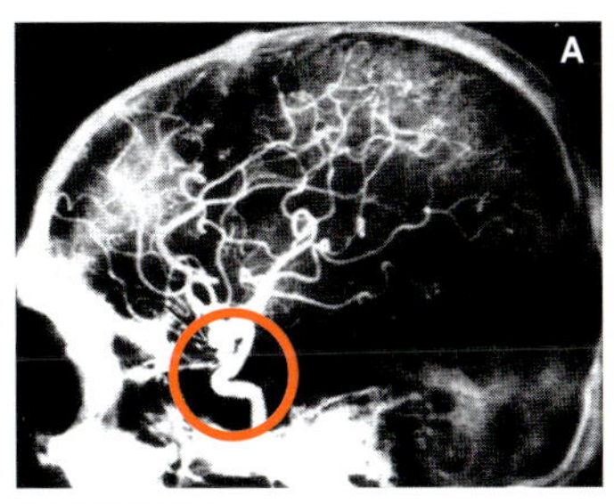

■ 뇌동맥류

중대뇌동맥의 분기부 직전에 뇌동맥류가 흰색으로 비치고 있다(원으로 둘러싸인 부분).

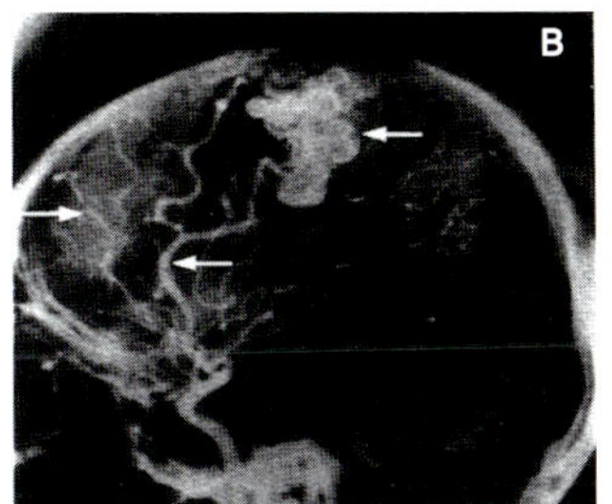

■ 뇌동정맥기형

두정부위에 뇌동정맥기형을 확인할 수 있다.

검사시간은 30~40분

경동맥을 가는 침으로 찔러서(천자를 해서) 직접 조영제를 주입하는 〈직접 천자법〉과 서혜부(가랑이)의 대퇴동맥(femoral artery)으로 도관을 삽입해서 검사하는 〈셀징거(seldinger)카테터법〉 두가지가 있는데 특별한 경우를 제외하고는 대개 후자로 검사한다.

입원해서 검사한다. 검사 전에 서혜부(groin)의 털을 자르고, 검사대에 바르게 누워, 우측 서혜부에 국소마취(local anesthesia)주사를 놓는다. 마취가 되면 대퇴동맥(femoral artery)에 침을 찔러서, 카테터(가는 플라스틱 관)를 삽입하고, 머리의 경동맥이나 척추동맥까지 전진해서 조영제를 주입하면서 X선 촬영을 한다.

검사시간은 30~40분이다. 종료하면 그대로 약 15분간, 서혜부를 압박해서 지혈한다. 출혈을 확인 후, 반창고로 고정하고 모래주머니를 올리고 6시간은 압박하며 병실 침대 위에서 안정을 취한다. 완전히 지혈을 확인 후 보행이 허가된다.

출혈에 주의하고 안정을 취한다

전날 저녁식사는 평소와 같으나 당일 아침은 식사를 하지 않는다. 조영제 주입 시에 작열감이 있으나 통증은 없다. 검사 후 서혜부 출혈에 주의하고 안정을 취한다.

요오드제에 알레르기가 있는 사람은 검사할 수 없다. 의사에게 그 사실을 알려주자. 천식이나 알레르기가 있는 사람, 신장기능이 저하된 사람은 〈조영촬영〉에 주의가 필요하다. 사전에 이야기해 주자.

뇌파검사

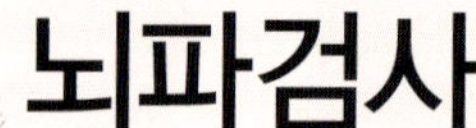

■ 뇌파의 파형 분류와 명칭

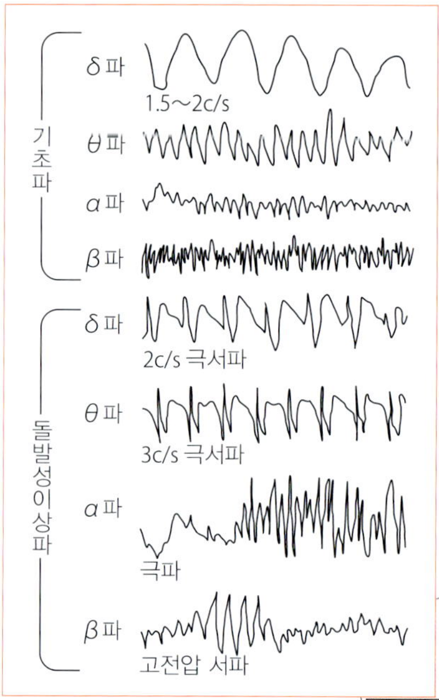

기초파
δ파 1.5~2c/s
θ파
α파
β파

돌발성이상파
δ파 2c/s 극서파
θ파 3c/s 극서파
α파 극파
β파 고전압 서파

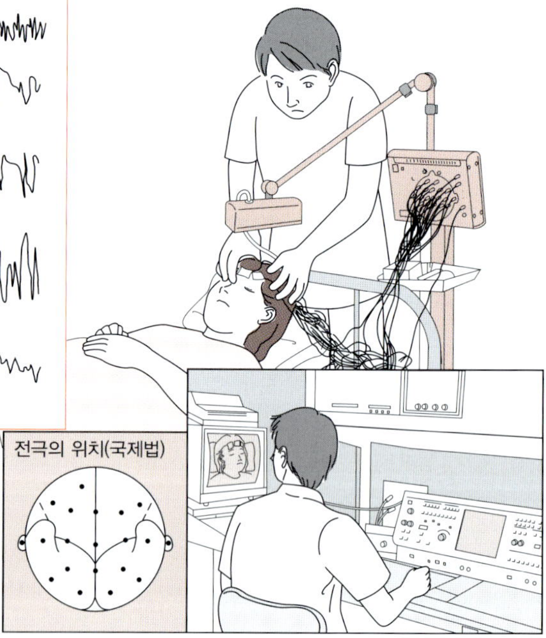

전극의 위치(국제법)

뇌의 활동변화나 기능적 이상을 조사하는 검사이다. 검사시간은 검사법에 따라 다르나 통상은 약 30분 정도이다.

간질이나 두부외상을 조사할 때 중요한 검사

뇌의 신경세포 활동은 미세한 전기적 변동으로 나타난다. 뇌파(electroencephalogram, EEG)란 대뇌피질(cerebral cortex) 표면의 전기적 변동을 두피 위에 전극을 대고 유도한 후 증강해서 기록한 것이다. 간질(epilepsy)은 소발작, 대발작, 정신운동발작 등 발작의 종류에 따라 특징적인 파형을 나타내므로 진단할 때 뇌파검사(electroencephalography)는 중요하다.

또한, 두부외상(head trauma)으로 뇌 조직은 파괴되지 않았으나 기능 저하시에도 뇌파의 파형으로 뇌 활동 변화, 뇌기능적 이상을 알 수 있다.

그 외로 뇌파검사는 뇌동맥경화증(cerebral arteriosclerosis), 뇌혈관장애, 뇌종양(brain tumor), 간성혼수(hepatic coma) 등을 진단할 수 있다.

자극을 주면서 검사한다

실드 룸(shield room)이라는 전기적으로 격리된 검사실에서 시행한다. 검사대에 바로 누워서 두피에 10여 개의 전극을 페이스트(paste)라 불리는 부착제를 붙여서 고정한 후 뇌파를 측정한다.

뇌파검사의 종류에는 안정 시의 뇌파를 조사하는 것 외에 심호흡하거나 눈을 깜박이거나 자면서(수면제를 통한 수면유도나 자연수면) 뇌파를 검사하는 방법 등이 있다.

검사시간은 통상은 30분 정도이나 2시간 걸리는 때도 있다.

α파는 눈을 감고, 안정을 취할 때 출현하므로 정상

뇌파는 왼쪽 페이지 그림처럼 기초파와 돌발성 이상파가 있으며 각각 다른 의미가 있다.

기초파의 δ는 병적인 상태, θ파는 생리적 상태(서파는 기능저하), α파는 안정 비각성 상태, β파는 안정 각성 상태를 나타낸다. β파는 정상~ 약간 자극을 받고 있는 상태를 나타낸다.

돌발성 이상파는 이상흥분(hypersthenia)을 할 때 출현한다.

그리고 서파란 기초파인 α파보다 늦은 파, 극파란 지속시간이 12분의 1초 이상의 돌출파를 말한다.

검사 전, 후에는 머리를 감는다

검사 전의 음식은 평소와 마찬가지로 섭취해도 상관없다. 전극은 접착제로 두피에 고정하므로 검사 전에 세발해서 청결하게 하고, 끝나면 접착제를 씻어내 준다.

검사시간이 길어질 때에 대비해서 화장실에는 미리 간다.

의심스러운 주요 질병의 추가 검사는?

- 뇌혈관장애, 뇌종양→두부CT, MRI, PET-CT, 두부혈관조영 등
- 두부외상→두부CT, 두부혈관조영 등
- 간질→두부CT 등

뇌스캔검사

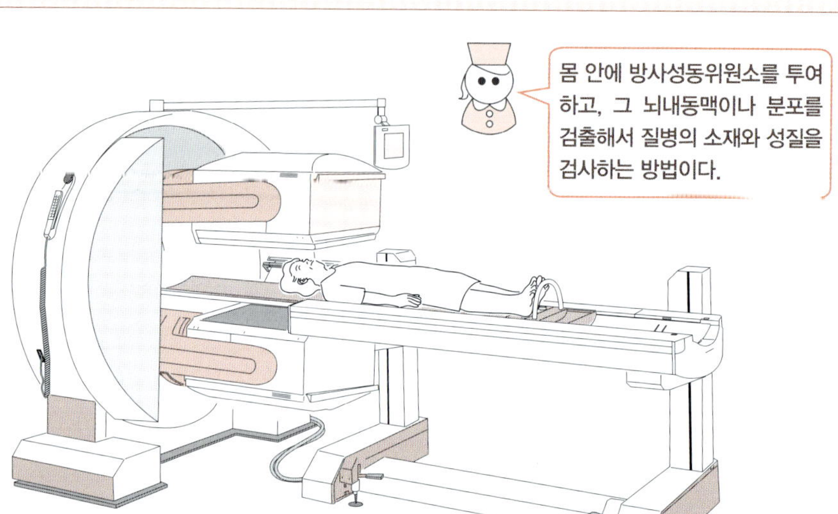

뇌경색(brain infarct), 뇌출혈(cerebral hemorrhage) 진단에 유용한 검사

방사성동위원소 표지 약제(방사성동위원소, radioisotope)를 몸 안에 주입하고 뇌의 변화를 계측해서 진단하는 검사법으로 뇌혈류 신티그래피와 뇌종양 신티그래피가 있다.

뇌혈류 스캔(scintigraphy)에서 사용하는 동위원소(isotope)의 차이와 해석하는 기계의 차이로 PET(양전자방출 단층촬영, positron emission tomography)과 SPECT(단일광자방출 단층촬영, single photon emission computed tomography)로 나뉘나 일상에서는 SPECT가 일반적으로 시행된다.

SPECT는 뇌혈류(cerebral blood flow)의 흐름을 영상 처리해서 뇌경색(brain infarct)이나 뇌출혈(cerebral hemorrhage), 거미막하출혈(subarachnoid hemorrhage) 등의 진단을 위해 하는 검사이다. SPECT에 관해서 살펴보기로 한다.

뇌경색에서는 혈류가 저하

혈관 안에 투여된 γ선을 방출하는 동위원소(isotope)가 뇌에 집적되면 γ선을 발한다. 이것을 특수한 검출기(섬광카메라, scintillation camera)로 검출하고(촬영, imaging), 핵의학정보 처리장치로 영상처리 해석을 해서 판정한다. 뇌경색을 일으키고 혈류가 저하되면 그 부위에 동위원소 섭취가 저하되어 혈류가 차단된 상으로 비치며, SPECT는 두부CT나 MRI보다 조기에 뇌경색을 진단할 수 있다.

치매(dementia)의 진단에도 시행한다

또한 알츠하이머형 치매에 대해서는 두부CT나 MRI 등의 형태학적 검사만으로는 진단이 곤란하나 SPECT를 통한 뇌혈류 검사는 조기의 인지증 진단에 유용하다.

검사 중에 움직이지 않도록

검사는 실드(납으로 차폐된 방)가 된 핵의학(nuclear medicine)검사실에서 시행한다. 검사대에 바로 눕는다. 눈가리개를 하고, 머리를 고정하는 때도 있다. 검사 중 눈을 뜨거나 움직이면 결과 확정에 영향을 주므로 되도록 움직이지 않도록 조용히 있는다.

섬광카메라가 머리의 약 1cm 거리까지 가까이 온다. 동위원소(isotope)를 정맥에 주사하고 1분간 카메라로 촬영한다.

다음으로 카메라를 회전시키면서 약 10분간 촬영하고 종료한다. 기계의 움직이는 소리가 들리나 걱정할 필요 없다. 몸의 움직임이 많을 때나 아이는 수면제로 재운 후 검사를 한다.

■ 뇌경색

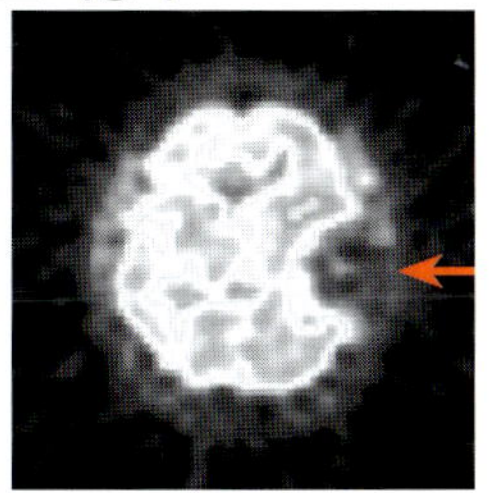

SPECT의 횡단층 상. 왼쪽 전두엽의 혈류결손이 보인다.

걱정할 필요 없는 동위원소

검사 당일의 음식을 평소처럼 섭취해도 상관없다. 검사복으로 갈아입을 필요는 없으나 상반신, 머리, 얼굴의 금속(목걸이나 귀걸이, 헤어핀, 가슴주머니의 금속 등)은 영상처리에 영향을 주므로 떼어낸다.

검사 후의 주의사항도 없다. 몸 안에 들어간 동위원소는 미량이며 빠르게 소변으로 배설되므로 몸 안에 쌓일 걱정은 없다.

의심스러운 주요 질병의 추가 검사는 ?

- 뇌경색→두부CT, MRI, 두부혈관조영 등
- 뇌출혈→두부CT, MRI, 두부혈관조영 등
- 거미막하출혈→요추천자, 두부CT, MRI, 두부혈관조영 등
- 인지증→두부CT, MRI, 뇌파검사 등

요추천자검사(뇌척수액검사)

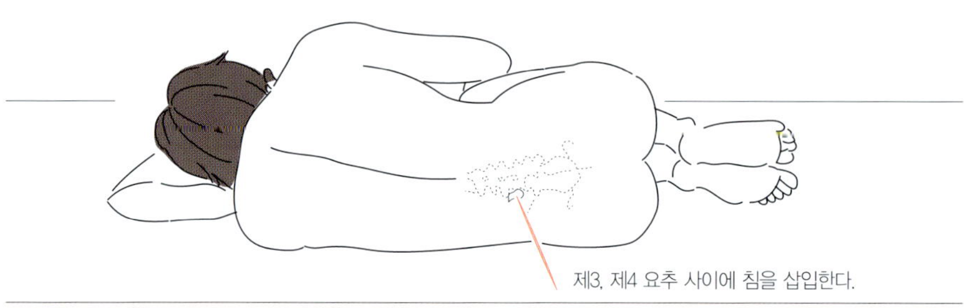

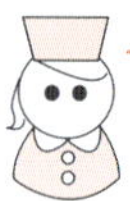

뇌나 수막의 변화가 의심될 때 시행하는 검사이다. 국소마취를 하므로 검사 중 통증은 적다. 검사 후 베개를 사용하지 말고 1~2시간 바로 누워서 안정한다.

수막염이나 거미막하출혈 등의 진단에 시행하는 검사

척수(spinal cord)는 뇌간(뇌줄기, brain stem)부터 허리로 뻗어 있는 끈 모양의 조직으로 뇌와 척수는 두개골(cranial bone)이나 척주(vertebral column)라는 뼈로 지켜지고 있다. 이 조직과 뼈 사이에 흐르고 있는 투명한 체액을 뇌척수액(cerebrospinal fluid) 또는 수액이라고 한다.

요추천자(lumbar puncture)는 이 수액을 허리의 척수강에 침을 삽입해서 조사하는 검사로 심한 두통이나 구토, 발열 등의 증상이 있어서 뇌(brain)나 수막(meninges)의 변화가 의심스러운 때, 즉 수막염(meningitis)이나 뇌종양(brain tumor), 거미막하출혈(subarachnoid hemorrhage) 등의 진단을 할 때 시행한다.

또한, 충수염(appendicitis)의 수술을 할 때 시행하는 요추마취(lumbar anesthesia)도 요추천자로 시행한다.

수막염에서는 수액의 압력이 상승

세균이나 바이러스가 수막에 감염되어 수막염이 생기면 정상 압력 70~180mmH_2O의 수액압이 200mmH_2O 이상으로 상승한다. 수액 중의 세포수(cell count)도 증가하고 원인이 세균이면 다핵구, 바이러스면 림프구가 늘어 있다.

수액 중의 당 수치도 중요해서 세균성에서

■ 수액의 검사결과

	정상	세균성 수막염	바이러스성 수막염	거미막하출혈
액압	70~180mmH₂O	상승	상승	많이 상승
외관	물처럼 투명	물처럼 투명~혼탁	물처럼 투명	혈성~황색
세균 수	0~5/ mm^3 (주로 림프구)	고도 상승 (주로 다핵구)	상승 (주로 림프구)	가벼운 상승 (주로 림프구)
당	50~75mg/dL	감소	불변	감소
단백질	10~40mg/dL	상승	가벼운 상승	많이 상승

는 세균(박테리아, bacteria)으로 인한 당의 분해로 당의 수치가 감소한다. 바이러스성에서는 감소하지 않는다.

양손으로 양쪽 무릎을 안고 검사

왼쪽 옆으로 누운자세에서 양쪽 무릎을 배에 닿게 굽히고, 양손으로 무릎을 껴안는다. 머리는 앞가슴에 가까이 붙이고, 허리를 뒤로 돌출해서 새우 같은 자세를 한다. 이 자세는 침을 삽입할 추간강(intervertebral space)이 넓어져서 가장 천자를 하기 쉬운 자세가 되므로 중요하다. 제3, 제4 추간 사이를 천자한다.

자세를 취하면 천자를 할 부위를 소독하고 국소마취제(local analgesic)를 주사한다. 찌릿한 통증은 있으나 바로 마취가 되어 국소의 통증은 느끼지 않게 된다. 천자침(paracentesis needle)이 들어올 때 통증은 없으나 압박되는 느낌은 있다. 천자침이 신경에 닿으면 다리가 움찔하다

척수강에 침 끝이 들어가면 수액의 압력을 재고, 세포수와 단백질, 당을 측정하기 위해 5~6mL의 수액을 채취한다. 압력을 측정하거나 수액을 채취할 때 통증은 없다. 검사는 5~6분이면 종료된다. 검사 후 베개를 하지 않고 1~2시간 바로 누워서 안정을 취한다.

증상이 있으면 의사에게 알린다

검사 당일의 식사는 평소처럼 해도 상관없다. 검사 후 두통(headache)이나 경부통(neck pain), 배부통(back pain), 요통(lumbodynia), 복시(diplopia) 등의 증상을 보일 때가 있다. 일반적으로 며칠이면 회복되나 어떤 증상이 보이면 의사에게 알려준다.

수막염(meningitis)은 치료 중에 나은 것을 확인하기 위해 요추천자로 재검사한다. 검사는 반복해도 위험은 없다.

의심스러운 주요 질병의 추가 검사는?

- 수막염→두부CT, MRI 등
- 뇌종양→두부CT, MRI, PET-CT, 두부혈관조영, 안저검사 등
- 거미막하출혈→두부CT, MRI 등

순환기계의 주요 검사와 질병

심전도검사

운동부하심전도검사

➡심전도는 부정맥, 협심증, 급성 심근경색, 심근증, 심비대 등, 운동부하심전도는 협심증, 부정맥 등을 검사한다.

심장초음파검사

➡선천성의 심질환(심실중격결손증 등), 심장판막증, 심근증, 급성심근경색증 등을 검사한다.

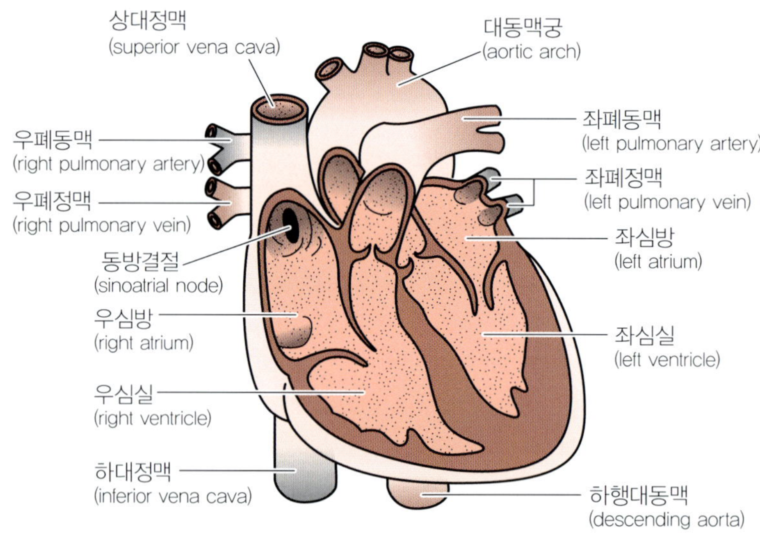

관상동맥 CT검사

심장카테터 검사

관상동맥조영검사

➡관상동맥 CT/관상동맥조영은 협심증, 급성심근경색 등 심장카테터 검사는 선천성심질환이나 심장판막증을 검사한다.

심근 스캔 검사

➡협심증/급성심근경색, 심부전, 심근염 등을 검사한다.

순환기(circulatory system)란 심장과 혈관을 포함한 총칭이다. 심장의 크기는 자신의 주먹보다 약간 크고 심근(myocardium)이라고 불리는 근육으로 이루어져 있다. 심근을 둘러싸고 있는 혈관을 관상동맥(coronary artery)이라고 하며, 심장은 이 관상동맥에서 산소나 영양분을 받고 있다. 심장은 혈액을 전신으로 보내는 펌프 역할을 하고 있으며 혈액을 보낼 때의 압력을 혈압(blood pressure)이라고 한다.
순환기계의 주요 질병으로는 아래와 같은 것이 있다.

협심증(angina pectoris)
관상동맥(coronary artery)이 좁아지고 혈액이 부족해서 심근에 충분한 산소와 영양분을 보내지 못하게 된 상태. 주요증상은 가슴이 조인다/꽈악 눌린다 등의 흉부 불쾌감이나 폐색감 등이 발작적으로 생긴다. 발작의 지속시간(duration)은 보통 수분 이내

급성심근경색(myocardial infarction)
관상동맥(coronary artery)의 안쪽 공간이 막혀서 혈류가 흐르지 않게 되어 심근이 괴사한 상태. 주요증상은 협심증(angina pectoris)보다 훨씬 심하고, 공포나 불안을 동반하는 흉통이나 조이는 듯한 느낌 등. 발작의 지속시간은 보통 30분 이상

심근증(cardiomyopathy)
심근에 발생하는 원인불명(unknown cause)의 질병. 몇 가지 타입이 있으며 비후성심근증(hypertrophic cardiomyopathy)은 심근이 비정상적으로 두꺼워진 상태로 주요증상은 작업 시 가벼운 두근거림/숨이참/ 흉부압박감, 현기증, 실신발작 등

심근염(myocarditis)
세균이나 바이러스 등으로 심근에 염증이 생긴 상태. 주요증상은 감기와 비슷한 증상, 두근거림, 빈맥, 흉통 등

심장판막증(valvular heart disease)
심장 안의 판막이 고장 나는 질병. 주요증상은 계단을 오를 때, 몸을 움직일 때 숨이 차고 두근거림, 쉽게 피곤해짐, 부종 등

부정맥(arrhythmia)
맥박이 빨라지거나(빈맥), 늦어지거나(서맥), 튀는 등 맥박이 흐트러지는 상태로 여러 형태가 있다. 발작성상심실성 빈맥증(PSVT)은 빈맥성부정맥으로 주요증상은 갑자기 시작되었다가 갑자기 가라앉는 두근거림, 가슴의 답답함 등. 방실차단(atrioventricular block)은 서맥성부정맥으로 주요증상은 실신, 현기증, 쉽게 피곤해지는 증상이 있다.

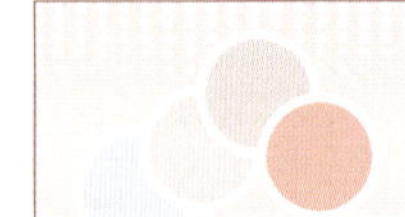

혈압측정검사

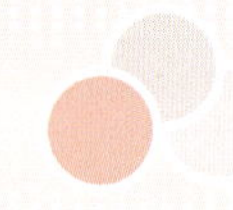

■ 혈압의 분류(고혈압학회)

혈압분류		수축기혈압(mmHg)		이완기혈압(mmHg)
정상혈압*		<120	그리고	<80
고혈압전단계		120~139	또는	80~89
고혈압	1기	140~159	또는	90~99
	2기	≥160	또는	≥100
수축기단독고혈압		≥140	그리고	<90

*심혈관질환의 발병위험이 가장 낮은 최적혈압

'고혈압'은 수축기혈압 140mmHg 이상 또는 이완기혈압 90mmHg 이상으로 정의한다. 그리고 수축기혈압과 이완기혈압 모두 120mmHg과 80mmHg 미만일 때를 '정상혈압'으로 정의한다. 수축기혈압이 120~139mmHg 또는 이완기혈압이 80~89mmHg일 때는 '고혈압전단계'로 분류한다. 이완기혈압이 90mmHg 미만이면서 수축기혈압만 140mmHg 이상으로 상승된 혈압은 '수축기단독고혈압'이라 한다. 고혈압은 혈압의 높이에 따라 '1기 고혈압'과 '2기 고혈압'으로 분류한다. ※고혈압학회 참고

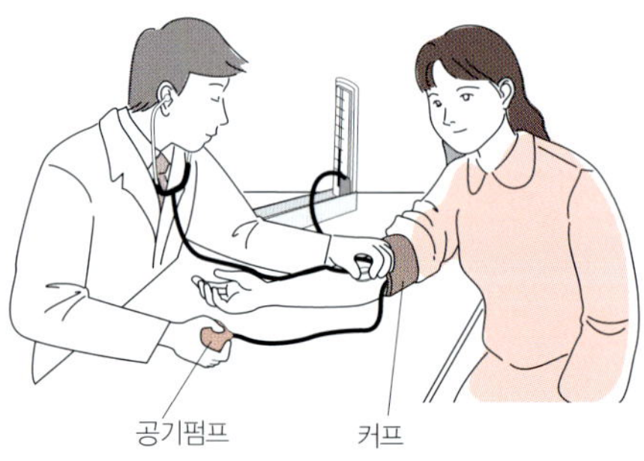

커프에 공기를 보내 가압하면 수은주의 수은이 올라가고, 청진기를 통해 혈관의 박동소리가 들리기 시작한다. 소리가 들리지 않게 될 때까지 가압하고 이어서 커프를 느슨하게 해서 감압하면 수은이 내려가고 다시 박동소리가 들린다. 이 소리가 들리기 시작할 때의 수은 눈금을 읽는데 이것이 수축기혈압(systolic blood pressure). 또한 계속 감압을 해서 다시 박동소리가 들리지 않게 될 때 눈금을 읽으면 이것이 이완기혈압(diastolic blood pressure)이다.

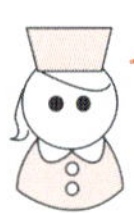

평소 건강상태를 알기 위해서 중요한 검사이다. 긴장이나 흥분, 운동 등으로 변동이 생기므로 검사 15분 정도 전부터 안정한다.

고혈압, 저혈압을 진단하는 검사

혈압이란 심장의 펌프 작용으로 전신에 혈액을 보낼 때의 압력을 말하며 심장이 수축할 때 수축기혈압(systolic blood pressure)으로, 심장이 확장할 때 이완기혈압(diastolic blood pressure)이 된다.

혈압은 ① 심장펌프 작용의 변화 ② 말초혈관의 저항성 정도 ③ 전신의 혈액량 ④ 혈액의 점도 ⑤ 혈관벽의 탄력도 등에 따라 변

동하고, 이 중 어느 하나가 이상이 생기면 고혈압, 저혈압이 된다.

생활습관병의 위험인자 고혈압

고혈압(hypertension)과 동맥경화(arteriosclerosis)는 깊은 상관관계가 있다. 동맥경화가 생겨서 혈관벽이 굳고 좁아지면 혈관은 확장되기 어려워지므로 수축기혈압이 상승한다. 이로인해 맥압(수축기혈압에서 이완기혈압을 뺀 값)이 증가하게 된다.

한편, 고혈압 상태가 계속되면 동맥에 부담이 생기고, 혈관에 장애가 발생해서 동맥경화를 불러일으키게 된다.

고혈압이 계속되면 혈관으로 유지되는 전신의 기관 특히 뇌나 심장, 신장의 장애가 생기게 된다. 가령 뇌의 혈관이 고혈압에 견디지 못하고 파열하면 뇌출혈이 생긴다. 고혈압은 생활습관병의 발병과 밀접한 관계가 있다. 혈압은 평소 건강상태를 알기 위해서도 중요한 검사이므로 자신의 혈압을 알아둘 필요가 있다.

검사 전에는 15분 정도 안정을

혈압은 정신상태(긴장, 흥분, 스트레스)나 운동 등으로 크게 변동하므로 검사 15분 정도 전부터 안정을 한다.

병원에서는 수은 혈압계로 측정한다. 의자에 바른자세로 앉아서, 팔(좌우 어느 쪽이라도 괜찮음)에 가압용 커프를 대략 심장높

■ 혈압의 좌우 차를 볼 수 있는 질병

① 동맥경화로 인한 한쪽 혈관의 협착
② 해리성대동맥류
③ 대동맥염증후군
④ 대동맥축착증(팔의 혈압 > 다리의 혈압)
⑤ 흉곽출구증후군

이 위치에 감고, 팔꿈치 관절의 동맥 박동 위치에 청진기를 대고 측정한다.

또한, 팔의 좌우 차는 일반적으로 10mmHg 이내이고 이것이 20mmHg를 넘으면 비정상이다. 위 표에서 나타내는 것처럼 병이 의심될 때는 양팔을 측정한다.

가장 많은 본태고혈압

혈압이 높을 때는 재검사를 해서 높은 수치의 원인이 무엇인지 조사한다. 고혈압 대부분은 고혈압 자체만 있는 본태성(다른 병의 동반으로 혈압이 상승한 것이 아닌)고혈압(essential hypertension)으로, 이때는 고혈압의 정도에 따라 생활습관 교정이나 약물요법을 실시한다.

의심스러운 주요 질병의 추가 검사는?

- 고혈압→흉부X선촬영, 심전도, 소변검사, 혈액검사, 안저검사 등
- 저혈압→흉부X선촬영, 심전도, 소변검사, 혈액검사 등

심전도검사

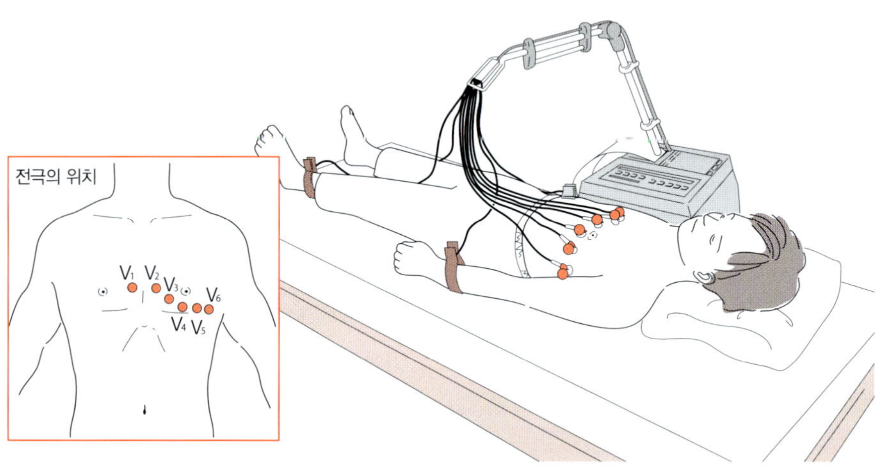

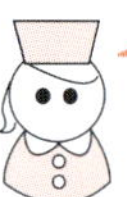

심장에 이상이 없는지를 조사하는 검사이다. 전극을 붙이고 실시하지만, 전류가 흐르는 것은 아니므로 걱정할 필요는 없다. 검사 직전의 운동은 피한다.

부정맥, 급성심근경색의 진단에 중요한 검사

흉통이나 두근거림, 현기증 등 심장에 관련된 증상이나 고혈압이 있을 때는 심장에 이상이 없는지 심전도검사를 한다.

심전도는 심장의 근육(심근)이 수축할 때 생기는 전위 변화를 체표에서 기록한 것으로 심장 박동이나 심근의 비대 또는 허혈(심근에 산소가 충분히 공급되지 않는 상태)이나 전해질이상을 검출할 수 있다. 병명으로는 부정맥(arrhythmia)이나 협심증(angina pectoris), 급성심근경색증(acute myocardial infarction), 심근증(cardiomyopathy), 심비대(cardiomegaly), 선천성심질환(congenital heart disease) 등이다.

Q파와 ST파의 이상이 중요한 급성심근경색

급성심근경색증은 생명과 관련된 대표적 질병으로 심전도검사가 중요하고 유용한 진단지표가 된다. 이때는 우측 페이지의 그림과 같이 급성기의 ST 변화(심근의 허혈을 의미한다)와 급성심근경색에 특징적인 병적 Q파가 중요한 소견이다.

단, 급성심근경색의 10~20%는 심전도만으로는 진단을 내릴 수 없고, 혈액 내 심근 관련 검사가 진단에 도움이 된다.

■ 그림　급성심근경색의 심전도 변화

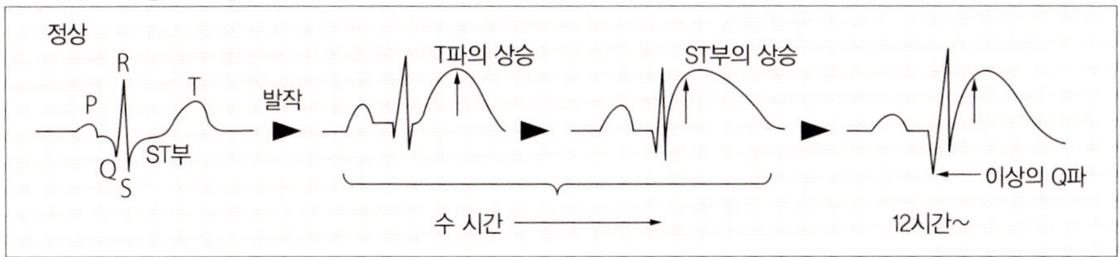

두근두근하는 것은 부정맥

심장박동은 심방에 있는 동방결절(sinoatrial node)에서 시작되며, 이 흥분자극이 전해지는 경로도 정해져 있다.

부정맥(arrhythmia)은 이 흥분자극의 발생 이상과 자극전달 이상으로 생긴다. 기외수축(premature contraction)은 흥분자극이 동방결절 이외 심장의 여러 부위에서 산발적으로 발생하므로 본래의 리듬으로 심장이 수축하지 않는 상태이다. 한편 방실차단(atrioventricular block) 등은 전달계의 이상으로 인한 부정맥이다.

이것들은 가슴이 두근거리므로 심장의 청진이나 맥박의 촉진으로도 인식할 수 있으나 정확한 진단은 심전도로 한다.

9개의 전극을 접착, 몸에 전류는 흐르지 않는다

귀금속을 떼어내고 상의를 걷고 양말을 벗은 후 검사대에 바로 눕는다. 양쪽 손목과 왼쪽 발목, 그리고 흉부 6곳 등 총 9개의 부분에 전극을 부착하고 심장박동에 이상이 있는지를 조사한다.

전극에는 전류가 흐르는 것이 아니므로 걱정할 필요가 없다. 또한, 통증도 없다. 검사시간은 5분 정도이다.

검사 당일 평소와 다름없이 식사해도 괜찮다. 검사 직전에 심한 운동은 피한다.

의심스러운 주요 질병의 추가 검사는?

- 급성심근경색증→혈액검사, 심장초음파, 관상동맥CT, 관상동맥조영, 심근 스캔 등
- 협심증→심장초음파, 활동성심전도, 관상동맥CT, 관상동맥조영, 심근 스캔 등
- 전해질이상→혈액검사(특히 전해질) 등

운동부하심전도검사

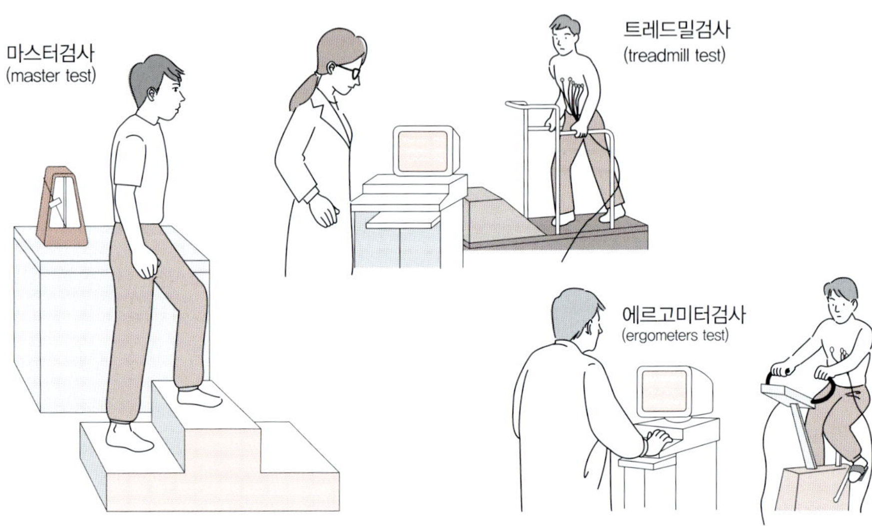

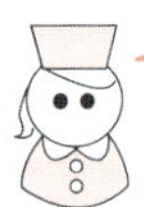

운동에 동반하는 심근 변화를 관찰하는 검사이다. 부정맥을 조사할 때 등에도 사용된다. 시설에 따라 상기 3가지 중 몇 가지 방법으로 진행된다.

협심증, 부정맥의 진단에 유효한 검사

운동을 해서 심장에 일정 부하를 준 후 이것에 동반하는 심장근육(심근, cardiac muscle)의 변화를 심전도로 관찰하는 검사이다.

평상시에는 아무렇지 않아도 운동을 하면 심장에 통증이 발생하고, 급성심근경색으로 이행되기 쉬운 병으로 협심증(angina pectoris)이 있다. 이 협심증은 평상시에는 심전도에 이상이 없으므로 협심증이 의심될 때는 심근의 산소 수요를 높이고, 심근의 허혈(심근에 산소가 충분히 제공되지 않는 상태)을 유발하고 조사한다.

기타로 부정맥을 조사할 때나 현재 심장병(heart disease)이 있는 사람의 운동정도를 정할 때도 이 운동부하심전도검사를 한다.

ST-T에 변화가 생기는 협심증

오른쪽 페이지의 그림은 협심증이 의심되는 증례의 운동부하심전도이다. 안정시 심전도에는 어떤 변화가 보이지 않았

■ 그림 부하 후의 심전도

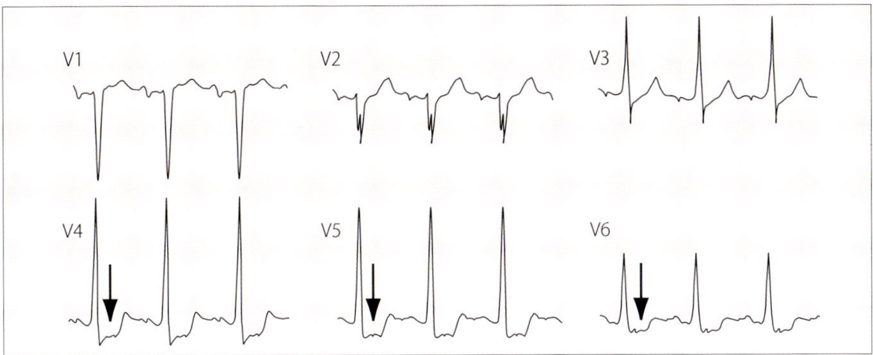

으나, 운동부하심전도검사를 하니 V4~6의 ST-T부분(화살표 부분, 전항 참조)의 하강이 보인다. 이것은 관상동맥(coronary artery)에 혈류가 적어져서 허혈이 생긴 것을 시사한다.

세 가지 운동부하검사의 방법

운동부하 방법에는 다음 세 가지 종류가 있다.

- **마스터검사**(master test)
  2단의 계단을 박절기(메트로놈, metronome)에 맞춰서 오르내린다. 운동 전, 운동 후 1분, 3분, 5분, 10분의 심전도를 재서 비교한다. 현재는 거의 쓰지 않는다.
- **트레드밀검사**(treadmill test)
  가슴에 전극을 달고, 컨베이어벨드(conveyor belt) 위를 벨트에 맞춰서 걸으면서 심전도를 찍는다.
- **에르고미터검사**(ergometers test)
  가슴에 전극을 달고 자전거와 유사한 기구의 페달을 밟으면서 심전도를 찍는다.

시설에 따라 이 중 몇 가지를 선택하지만 가장 자주 사용되는 것은 트레이드밀 검사이다. 모두 30분 정도 걸린다.

검사 중에 가슴에 통증이 오면 바로 의사에게 알린다

운동을 하는 것이므로 검사 전에는 음식물 섭취를 피한다. 관절통이 있는 사람은 사전에 의사에게 이야기한다. 또한, 검사 중에 가슴에 통증이 있거나, 핑 도는 증상이 있을 때에는 즉시 의사에게 알린다.

의 심스러운 주요 질병의 추가 검사는?

◆ 협심증→심장초음파, 홀터심전도, 관상동맥CT, 관상동맥조영, 심근 스캔 등
◆ 부정맥→흉부X선 촬영, 활동성심전도 등

활동성심전도검사(Holter Monitoring)

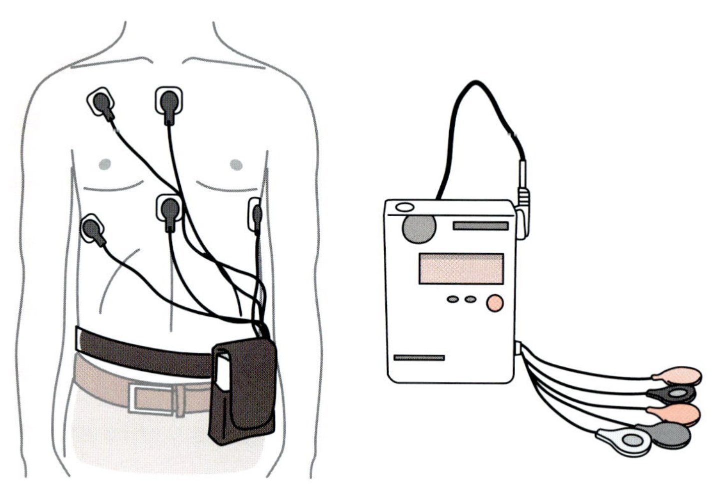

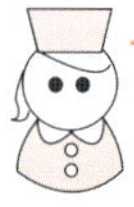

소형장치를 24시간 몸에 달고 일상생활에서 맥박의 흐트러짐이나 혈류의 변화를 보는 검사이다. 검사 중에 목욕이나 샤워는 금지, 전극을 떼도 안된다.

부정맥의 발작, 협심증 등의 진단에 유용

활동성심전도(holter electrocardiography)는 소형에 경량인 장치를 몸에 달고 24시간 지속해서 심전도를 기록하고, 맥박의 흐트러짐이나 혈액 흐름의 변화(허혈, ischemia)를 보는 검사이다. 발작적으로 출현하는 부정맥이나 협심증 등의 진단에 유용하다.

심전도를 24시간 기록하는 것으로 일상생활의 어떤 장면에서 심장에 부담이 생기는지를 확인한다. 두근거림(심계항진, palpitation)이나 가슴의 통증은 일시적(일과성)인 때도 있어 증상이 출현했을 때에 검사하지 않으면 그 변화를 알아차리지 못하는 때가 있다. 그러므로 증상이 출현했을 때의 심전도 파형을 기록하고 평상시와 비교해서 변화를 조사하는 것은 굉장히 중요하다.

불규칙한 R-R 간격 …… 기외수축

오른쪽 페이지의 그림은 계단을 올라가서 갑자기 가슴이 두근두근할 때의 심전

■ 그림　계단을 올라가서 갑자기 가슴이 두근두근할 때 심전도 파형

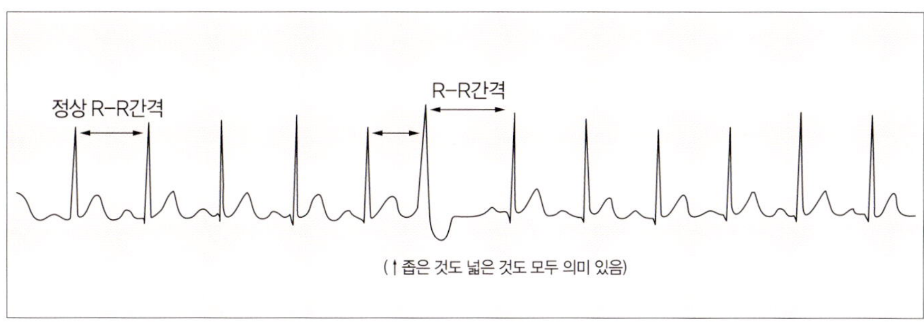

도 파형이다. R–R 간격은 증상이 없을 때는 일정하나 이 심전도에서는 간격이 흐트러져 있다. 이것은 심장이 본래 규칙 바른 주기보다 빨리 수축한 상태로 기외수축(premature contraction)이라는 부정맥의 일종이다.

취침 시에도 떼지 않고 기록

검사를 위해 특별한 준비는 필요 없다. 왼쪽 페이지의 일러스트와 같이 가슴 5곳에 실형의 전극을 붙인다.

레코더를 케이스에 넣고 매직 밴드로 허리에 고정해 취침 시에도 떼지 않고 24시간 심전도를 기록한다. 검사 중의 통증은 없다.

기록 후 레코더 내의 파형을 컴퓨터로 해석해서 진단한다. 더불어 검사 중의 식사나 생활행동, 증상의 출현 등을 특정 용지에 기재하고 해석 시에 참고한다.

장착 시 목욕은 금지

레코더의 무게는 260g 정도(명함보다 약간 큰 정도)이므로 장착하고 있어도 일상생활에 불편을 느끼지 않으며, 음악 플레이어를 휴대하거나 산책할 수도 있다.

단 전극을 달고 있을 때(검사 중)의 목욕이나 샤워는 금지이다. 또한, 전극 부위가 가려울 때도 있으나 전극은 떼지 말아야 한다. 취침 시에는 벨트를 벗어도 괜찮다.

의심스러운 주요 질병의 추가 검사는 ?

- 협심증→운동부하검사, 관상동맥CT, 관상동맥조영 등
- 부정맥→운동부하시험, 활동성심전도 전기생리시험

심초음파검사(echocardiography)

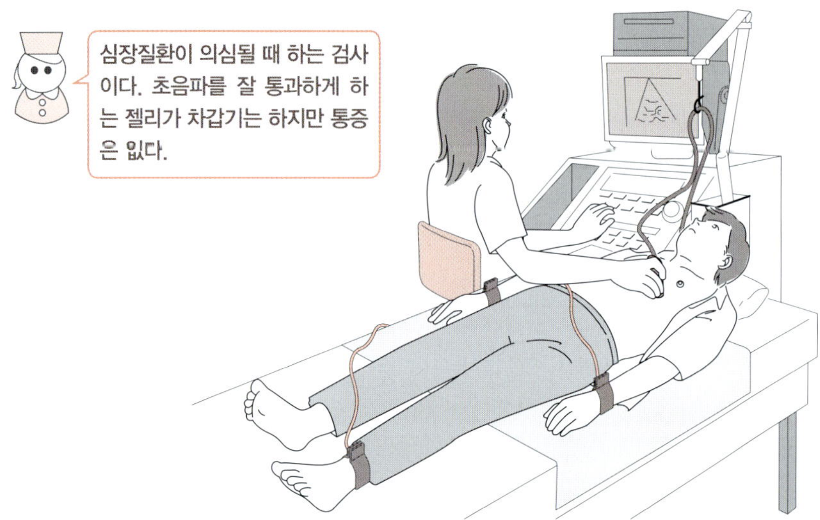

선천성심질환(congenital heart disease), 심장판막증(valvular heart disease), 급성심근경색증(acute myocardial infarction) 등의 진단에 유용

두근거림이나 호흡곤란, 청색증(cyanosis, 입술이나 손톱, 손가락 끝 등이 보라색이 되는 것), 흉통 등의 증상이 있을 때 심장의 질병을 의심해서 실시하는 검사이다.

사람의 귀에는 들리지 않는 주파수가 높은 음을 체표에서 심장을 향해 발신하고, 반사되어 오는 반사파(에코)를 영상 처리해서 심장의 형태나 움직임을 관찰한다.

심장의 형태로는 선천성의 심질환(심실중격결손증)이나 심장판막증, 비후성심근증 등을, 심장의 움직임으로는 급성심근경색이나 확장성심근증 등을 진단할 수 있다.

승모판막 협착증(mitral stenosis)은 수축/확장 시의 파장이 사다리꼴로

심장초음파 영상에는 2D모드와 M모드가 있다. 오른쪽 페이지의 **사진** ①-1과 ②-1이 2D모드이며 어느 순간에 심장 형태를 나타내고 있다. 오른쪽 페이지의 ①-2와 ②-2가 M모드로 심장의 수축, 확장 시에는 시간경과를 보면서 위치의 움직임을 관찰한다.

■ 정상과 승모판협착증의 영상

왼쪽 ①이 정상, 오른쪽 ②가 승모판협착증의 심초음파 소견. 정상의 ①–2의 사진(M모드)에서는 승모판의 움직임이 M형을 나타내고 있는 데 비해 ②–2 승모판협착증에서는 사다리꼴의 모양과 판막의 비후, 경화로 인한 다중 에코를 볼 수 있다.

<① 정상>

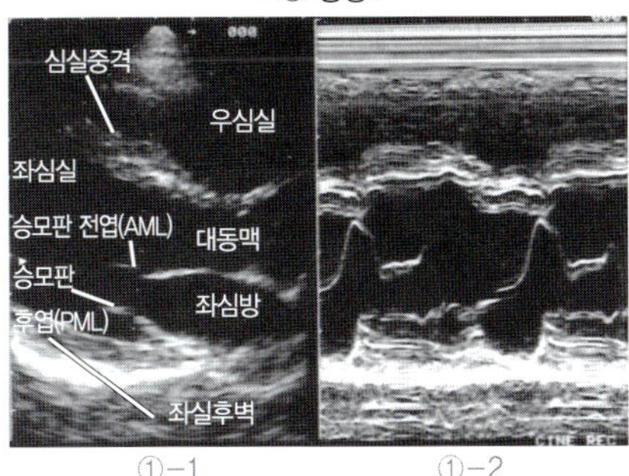

①–1 ①–2

<② 승모판협착증>

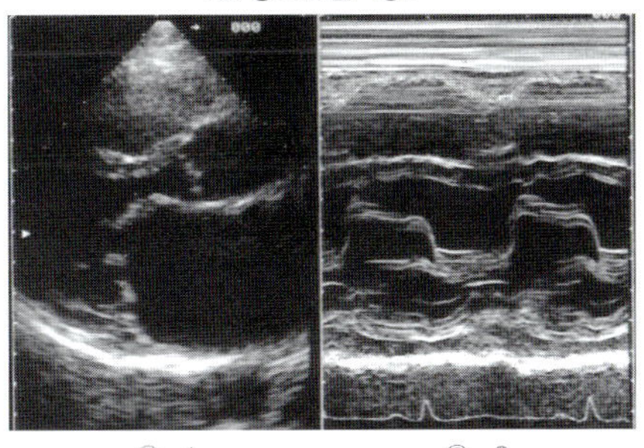

②–1 ②–2

사진은 정상 예와 심장판막증의 하나인 승모판협착증의 예이다.

②–1의 사진에서는 승모판 전엽(AML)의 에코 증강, 승모판 후퇴속도의 감소, 확장기 후엽(PML)의 이상전방운동, 좌심실 후벽의 운동저하 등을 관찰할 수 있다.

①–2와 ②–2의 M모드를 보면 정상에서는 승모판의 움직임이 M과 닮은 형태를 나타내는데 승모판협착증에서는 사다리꼴의 모양이 되고, 판막의 비후, 경화로 인한 다중에코(multiple echo)를 나타내고 있다. 검사시간은 약 30분 정도 소요된다.

상의를 걷어 올리거나 상반신에 아무것도 걸치지 않고 검사대에 바르게 눕는다. 심전도도 동시에 측정하기 위해서 전극을 부착한다.

그리고 탐촉자(probe)라 불리는 초음파 발신기에 초음파가 잘 통과하기 위한 젤리(jelly)를 바르고 흉부에 대고(조금 차갑지만, 통증은 없음) 초음파를 심장을 향해 발사시켜 모니터로 영상을 관찰한다. 모든 과정은 30분 정도이다.

누구라도 편안하게 받을 수 있다

검사 당일 평소처럼 식사해도 관계없다. 흉부를 보일 수 있도록 앞을 열 수 있는 의복을 입고 검사를 받아야 한다.

안전하고 통증이 없는 검사이므로 임산부나 영유아(유소아, infant and child)라도 편안하게 받을 수 있다.

의심스러운 주요 질병의 추가 검사는?

- 심장판막증→심전도, 심초음파검사, 심도자검사 등
- 심근병→심초음파검사, 심도자검사, 심근생체검사 등

관상동맥CT검사

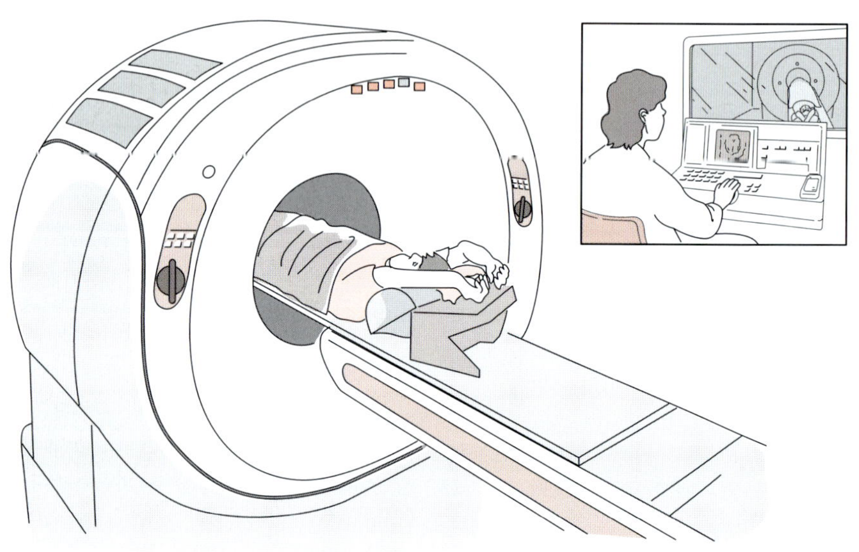

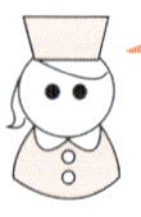

관상동맥의 협착이나 차단 여부를 조사하는 검사이다. 촬영 시 약 10여 초 정도 숨을 멈출 필요가 있다.

협심증(angina pectoris) 진단에 중요

심장을 둘러싼 관상동맥이 가늘어지거나(협착), 막히면(폐색) 심장근육으로의 혈액 흐름이 저하되고(허혈), 흉통이나 두근거림, 답답함 등을 느낀다. 이 상태를 급성 관상동맥 증후군이라고 하며 병으로는 불안정협심증(unstable angina), 심근경색(myocardial infarction)이 대표적이다.

관상동맥의 협착은 지방성분을 주체로 한 죽상(atheromatous)의 플라크(plaque)가 생겨 혈관 내벽이 좁아진다. 또한, 이 플라크는 관상동맥 속 혈전 형성의 원인도 된다.

관상동맥CT는 관상동맥의 협착이나 플라크의 존재를 진단하기 위해 시행하는 중요한 검사로 플라크의 상태도 판단할 수 있다.

스캔된 몇 천 장의 영상을 초고속 영상용 재구성 시스템을 사용해서 단기간에 심장, 관상동맥의 상황을 3차원 입체 영상(3DCT)으로 구축하고 그것으로 관상동맥의 협착 위치와 정도, 플라크의 유무나 상태를 판독하고 진단한다.

협착이 관찰된 때는 관상동맥조영검사와 함께, 협착부를 확장하는 치료를 한다〈경피적 관상동맥중재술(percutaneous coronary imtervention, PCI)〉.

또한, 관상동맥CT는 관상동맥의 치료 후〈스텐트(stent) 삽입 후〉의 경과를 보기 위해 유용한 검사이다.

저침습성(Minimal invasive) 검사

이전에는 도관(catheter)을 사용한 관상동맥조영검사로 관상동맥의 협착이나 폐색을 진단했다. 이 검사는 침습적 검사로 환자에게 큰 부담이 있으나 관상동맥CT는 기존의 CT검사와 마찬가지로 부담이 적은 저침습성 검사이다.

검사를 위한 전처치는 없다.

긴장이나 빈맥증으로 맥박이 빠르면 선명한 CT영상을 얻지 못하는 때가 있으니 맥박을 천천히 뛰게 하기(60회/분 이내) 위한 약〈베타 차단제(beta-blocker)〉을 검사하기 2~3시간 전에 복용할 수 있다. 의치나 목걸이 등은 빼놓는다.

검사복으로 갈아입고 혈압과 맥박을 체크한다. 가슴에 3곳 전극을 붙이고, 심전도를 모니터하면서 CT검사를 한다.

양팔을 머리 위로 올리고 촬영용 침대에 누워 오른팔에 조영제 주입용 혈관 루트를 확보한다.

몸의 위치가 어긋나지 않도록 벨트로 침대에 몸을 고정한다. 처음에 심장 위치를 확인하기 위한 촬영을 하고, 다음으로 관상동맥을 넓히기 위해 니트로글리세린(nitroglycerine) 설하정을 입에 물고, 단순 CT촬영을 한다.

몇 번인가 숨을 멈추는 연습을 한 후 조영제 약 50mL를 몇 초간 주사하고 약 10초 정도 숨을 멈춘 상태로 촬영한 후 종료한다.

검사시간은 30분이 안 된다.

검사 후 주의사항은 특별히 없다

일반 CT검사와 마찬가지로 검사 종료 후의 주의사항은 특별히 없다.

조영제(contrast media)를 주입할 때에 몸이 뜨거워지거나 가벼운 구역질이나 두드러기가 나는 때도 있다. 천식이나 요오드 알레르기가 있는 사람은 미리 예방약을 사용하고 검사하는 때가 있으니 의사에게 이야기해야 한다.

의심스러운 주요 질병의 추가 검사는?

◆ 협심증, 심근경색→심장초음파, 운동부하심전도, 관상동맥조영술

심도자검사(cardiac catheterization)

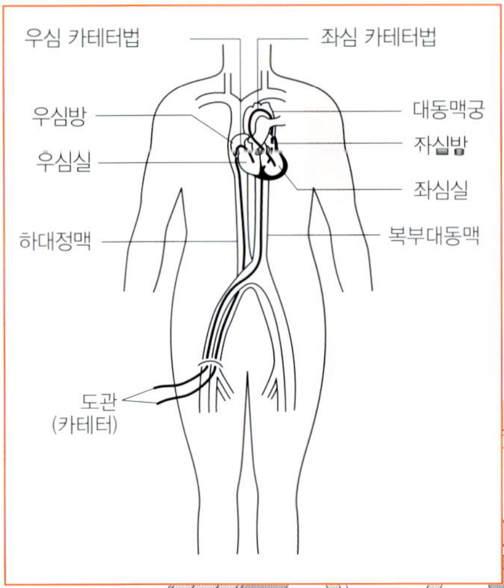

우심 카테터법
좌심 카테터법
우심방
대동맥궁
우심실
자심방
좌심실
하대정맥
복부대동맥
도관
(카테터)

■ 심장병의 진단 순서

문진
(주요증상, 현 병력, 가족력 등)
↓
신체소견
(활력징후, 팔다리 혈압, 맥, 청진 등)
↓
심전도, 흉부X선
심장초음파, 혈액 생화학검사
↓
관상동맥CT/심장카테터/
관상동맥조영/심근 스캔

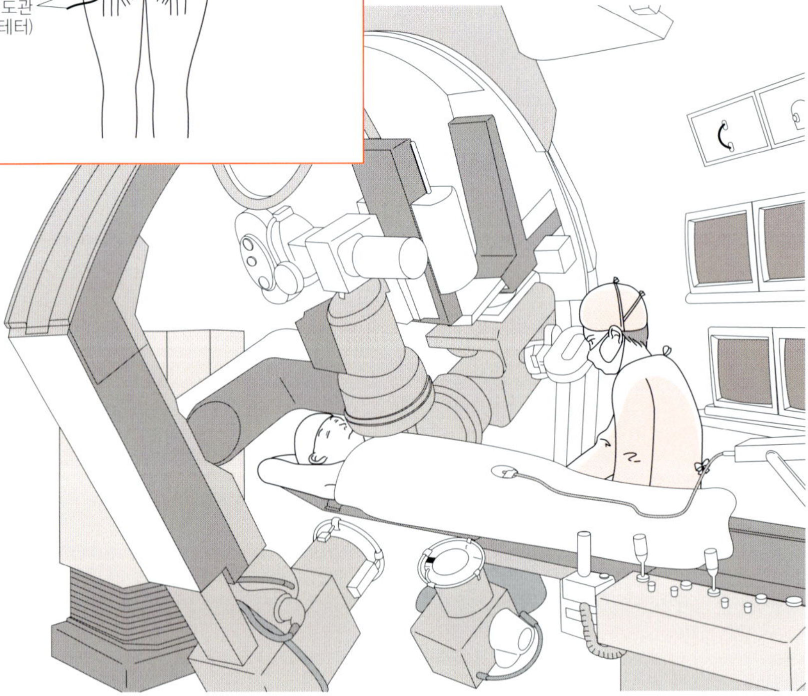

심장에 특수한 관(카테터)을 삽입해서 심장의 혈행 기능이나 심실/심방 등의 압력, 산소포화도 등을 조사하는 검사이다.

선천성심질환, 심장판막증 등에서 시행하는 검사

심도자검사는 심장에 특수한, 가는 플라스틱관(카테터)을 삽입하고 심장 속의 압력이나 혈액의 산소농도를 측정/분석하거나 조영제를 주입하고 X선 촬영을 해서 심장의 혈행 상태와 형태, 심실/심방과 판막의 움직임을 조사하거나, 나아가 심장의 조직검사를 시행할 수 있는 검사이다.

또한, 관상동맥에 조영제를 주입하면 다음 항에 해설하는 관상동맥조영검사가 된다.

이 검사는 선천성심질환(congenital heart disease)이나 심장판막증(valvular disease of heart) 등의 진단이나 중증도 판정에서 빼놓을 수 없다.

정맥 또는 동맥으로 카테터를 삽입

심장카테터는 주정맥(cubital veins) 또는 대퇴정맥(femoral vein)으로 삽입하는 〈우심 카테터법〉과 상완동맥 혹은 대퇴동맥으로 삽입하는 〈좌심 카테터법〉 등이 있으며, 카테터를 정맥 혹은 동맥에 직접 삽입하는 검사이다.

왼쪽 그림은 대퇴동맥(femoral artery)으로 삽입하고 있는 것이다.

환자에게 통증이나 정신적 스트레스가 동반하므로 심전도나 흉부단순X선 촬영 또는 심장초음파 등의 비교적 통증을 동반하지 않는 검사를 시행한 뒤에 시행한다.

검사시간은 30분~1시간

검사는 전날에 입원해서 하게 된다. 검사 전에 혈액응고 시간이나 출혈경향 등의 혈액검사를 하며 서혜부(사타구니, inguinal region)를 통한 검사는 카테터 삽입부의 체모를 깎고 시행한다.

검사실에 들어가 국소마취(local anesthesia)를 한 후 카테터를 삽입하고 검사를 한다. 검사시간은 30분에서 1시간이다.

검사의 흐름, 지혈방법, 검사 후의 주의점 등은 두부혈관조영과 거의 같으므로 그쪽을 참조하기 바란다.

단, 이 검사는 검사 중에 의심스러운 병변이 있으면 가는 침을 사용해서 해당 병변을 채취하는 조직검사를 함께 할 수 있다.

검사 데이터는 전문의가 세밀하게 분석한다. 심장병(heart disease)으로 진단된 때는 중증도 또는 예후까지 추측되기도 한다. 담당의에게서 설명이 있고 이후의 치료방침을 이야기한다.

관상동맥조영검사(coronary angiography)

관상동맥의 협착을 알기 위한 중요한 검사이다. 검사 후 절개한 곳의 출혈에 주의하고 6시간은 절대안정이 필요하다.

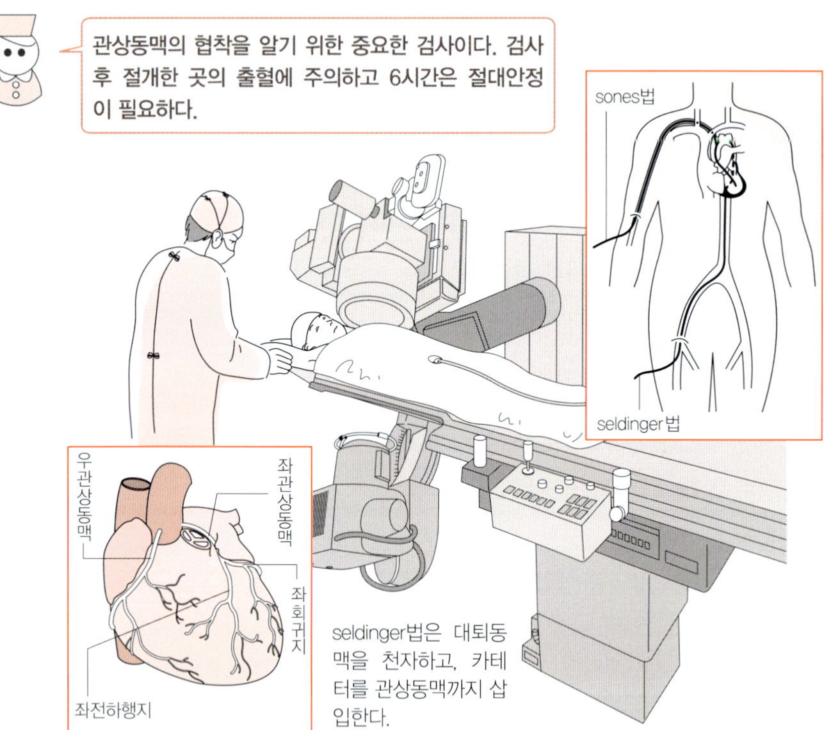

협심증이나 급성심근경색의 최종 진단, 예후를 판정하는 검사

협심증이나 급성심근경색이 의심될 때 최종적으로 진단하는 검사이다.

그림에 나타난 것처럼 심장을 둘러싸고 심장의 근육에 산소와 영양분을 보내는 관상동맥이 동맥경화 등으로 좁아지거나(협착), 막히면(폐색) 협심증이나 급성심근경색증이 생기므로 이 검사는 관상동맥의 어느 가지가 어느 정도 막혀있는지 알기 위해 유용하다. 급성심근경색증은 좌심실을 중심으로 일어나고, 좌심방이나 우심실, 우심방에 경색을 합병하는 때가 있다.

사진 A는 좌전하행지(left anterior descending branch)가 완전 폐색한 증례이고, **사진 B**는 아래에서 이야기할 PTCA로 협착부가 풀려서 혈류가 말단까지 흐르게 된 것이다.

■ 급성심근경색

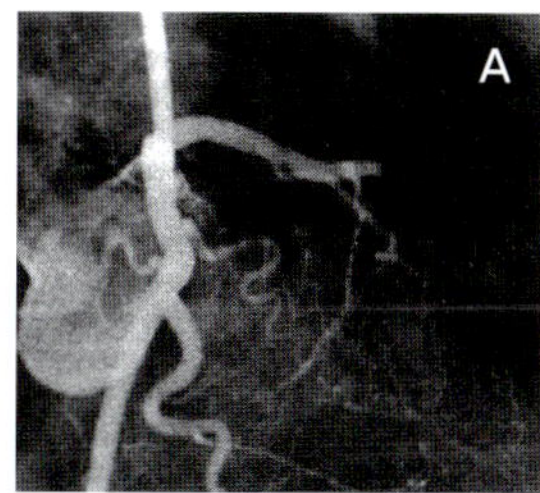

중앙 약간 위의 옆으로 뻗은 하전하행지가 도중에 폐색되어 보이지 않게 되어 있다(혈액이 흐르지 않는다).

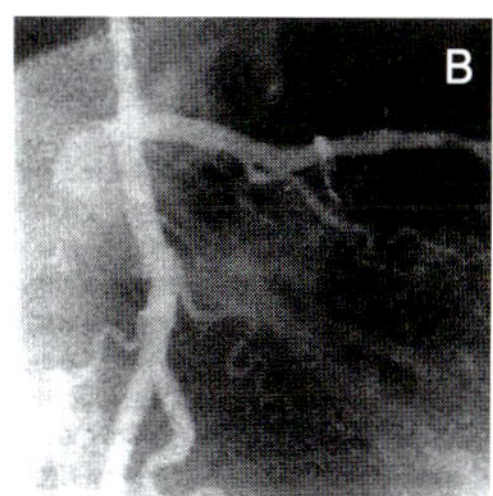

PTCA(경피적 관상동맥 확장술) 후의 사진. 좌전하행지의 폐색이 풀려서 혈액이 흐르고 있다.

출혈에 주의하고 안정을 유지한다

검사는 보통 전날에 입원해서 한다. 상완동맥(sones법), 또는 서혜부(가랑이)의 대퇴동맥(seldinger법) 부위를 절개해서 카테터(가는 플라스틱 관)를 삽입해서 관상동맥까지 도달시킨 후 조영제를 주입, X선 촬영을 해서 좌우 관상동맥의 상태를 관찰한다. 소요시간은 약 1시간이다.

조영제인 요오드제에 알레르기가 있는 사람이나 임신 중 혹은 그럴 가능성이 있는 사람은 이 검사를 하지 않는다. 의사에게 그 사실을 이야기해 준다. 천식이나 메밀알레르기가 있는 사람, 신장기능이 나쁜 사람은 주의가 필요하므로 사전에 이야기해 준다.

전날의 저녁식사는 평소처럼 하지만 당일의 아침식사는 거른다. 조영제 주입 시 작열감(화끈감, burning sensation)이 있을 수 있으나 통증은 없다. 검사 후에 서혜부의 출혈에 주의하고, 6시간은 절대안정(absolute bed rest)이 필요하다.

PTCR과 PTCA

관상동맥에 협착된 부위를 찾았을 때는 PTCR 또는 PTCA를 시행하는 때가 있다.

- PTCR(percutaneous transluminal recanalzation)
  =경피적 관상동맥 재개통술
  → 카테터를 통해서 혈전 용해제를 주입해서 협착의 원인이 되는 혈전을 용해.
- PTCA(percutaneous transluminal angioplasty)
  =경피적 관상동맥 성형술
  → 카테터의 끝에 단 풍선(balloon, 협착부를 확장하는 풍선모양의 기구)을 통해 협착부위를 확장

이것들은 협심증이나 급성심근경색의 새로운 치료법으로 확립된 방법으로 성공률이 높다.

심근스캔검사(myocardial scan)

■ 급성심근경색

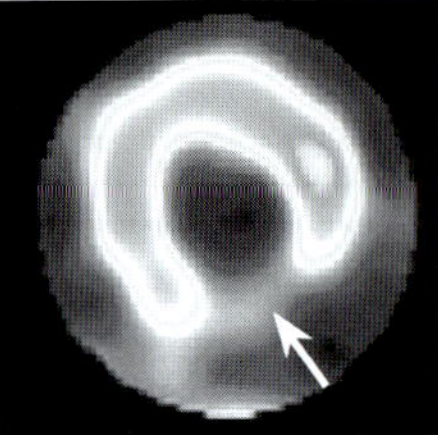

SPECT를 통한 단축 단층상. 하벽부터 후벽에 혈류의 결손이 생겨 있다.

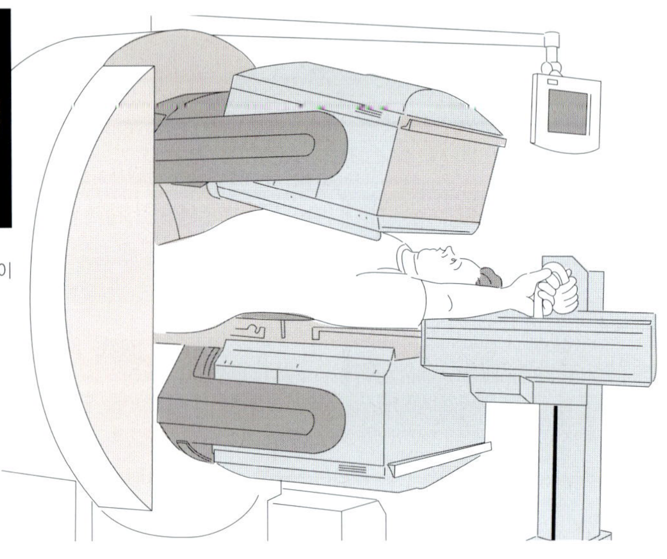

심근의 혈류정도와 경색 등을 진단하기 위한 검사이다. 검사 당일 식사는 반 정도로 제한, 검사 시에 귀금속은 벗고 되도록 몸을 움직이지 않도록 한다.

심근의 움직임을 보는 검사

방사성동위원소(radioisotope) 표시 약제를 몸 안에 주입하고 심장의 변화를 계측하고 진단하는 검사방법으로 심장핵의학(nuclear cardiology)검사라고도 한다.

심근스캔(myocardial scan)에는 심근혈류스캔, 심근경색스캔 등이 있다.

심근혈류스캔은 사용하는 동위원소(isotope)의 차이와 해석하는 기계의 차이로 PET(양전자방출단층촬영, see positron emission tomography)와 SPECT(단일양자방출전산화단층촬영술, see single positron emission computed tomopraphy)가 있으나 통상은 SPECT(스펙트)가 시행되고 있다.

심근혈류스캔의 하나로 운동부하〈에르고미터(근육힘기록기, ergometer)법〉나 약물을 부하로 사용하는 부하 심근혈류스캔이 있고 이것은 협심증(angina pectoris)이나 심부전(heart failure) 진단에 유용하다.

급성심근경색에서는 결손상이 나타난다

흉통, 두근거림, 호흡곤란 등의 증상에서 흉부단순X선 촬영, 심전도, 혈액검사 등이 시행되고, 급성심근경색이나 협심증 등의 소견이 보이거나 의심되면 심근혈류 스캔으로 심근의 움직임이나 혈액 흐름, 장애 부위와 정도를 조사한다.

심근 속에 투여된 γ선이 표시된 동위원소가 심근에 집적되면 γ선을 발한다. 이것을 특수한 검출기(섬광카메라, scintillation camera)로 검출하고(촬영이라고 한다), 핵의학 정보처리 장치로 영상처리 해석해서 판정한다.

급성심근경색은 심근의 혈류가 끊겨서 심근이 움직이지 않게 된 상태로 심근혈류 스캔에서는 결손상으로 나타난다.

검사 중에는 움직이지 않도록

검사는 방사선이 방 외부로 통과하지 못하도록 차단된 핵의학검사실에서 한다. 먼저 동위원소(isotope)를 정맥에 주사하고, 10분간 가만히 앉아 있는다. 다음에 검사대에 바로 누워서 3곳에 심전도 전극을 붙인다. 검사 중 양쪽 팔을 올린 채로 되도록 몸은 움직이지 않도록 한다. 몸을 움직이면 영상이 선명하지 않아서 해석이 곤란해진다.

섬광카메라(scintillation camera)를 가슴 1cm 정도까지 가까이 해서 2~3분 촬영하고, 나아가 섬광카메라를 회전시키면서 15분 정도 촬영하고 종료한다.

걱정할 것 없는 동위원소

전날은 평소처럼 식사를 하나 검사 당일은 반 정도 분량으로 제한한다. 검사복으로 갈아입는다. 목걸이나 귀걸이, 가슴주머니의 금속, 동전 등은 영상처리에 영향을 주므로 떼어낸다.

검사 후 주의사항도 없다. 몸 안에 들어간 동위원소는 미량이며 소변과 함께 배설되므로 몸 안에 쌓일 걱정은 없다.

의심스러운 주요 질병의 추가 검사는?

- 심근경색→심장초음파, 관상동맥CT 관상동맥조영술 등
- 협심증→심장초음파, 운동부하심전도, 심전도, 관상동맥CT, 관상동맥조영 등
- 심부전→심장초음파, 흉부단순X선 촬영, 흉부CT 등
- 심근염, 심근증→심장초음파, 흉부CT, 심도자검사/심근 조직검사 등

호흡기계의 주요 검사와 질병

●흉부단순X선 촬영검사

➡폐암, 폐결핵, 폐렴, 폐기종, 기관지염, 기흉 등을 검사한다.

●기관지내시경검사

➡폐암, 폐결핵, 육종(sarcoidosis), 폐섬유증 등을 검사한다.

●흉부CT검사

➡폐암, 폐결핵, 폐렴, 폐기종, 기관지확장, 암성 흉막염 등을 검사한다.

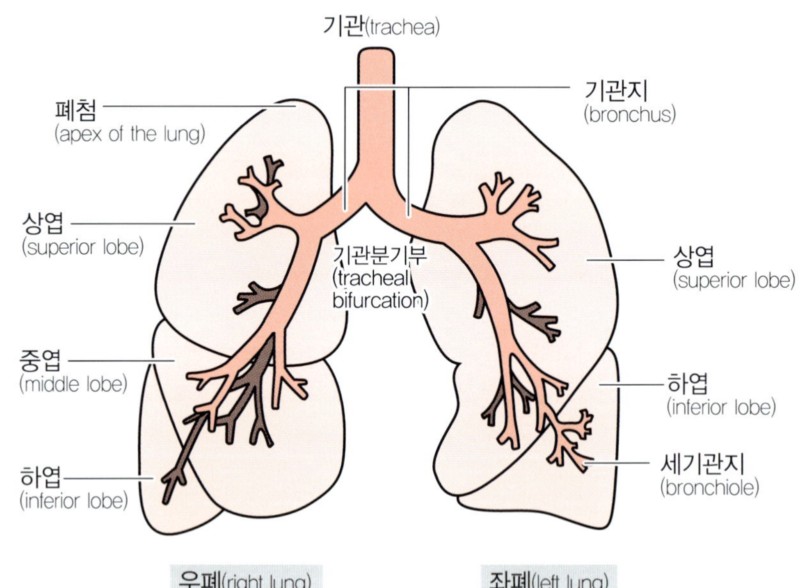

●폐기능검사

➡제한성 장애(restrictive disorder)(폐결핵, 폐섬유증 등), 폐색성 장애(폐기종, 기관지천식 등)인지를 검사한다.

●객담검사(객담세포병리검사)

➡폐암, 폐결핵, 폐렴을 검사한다.

●아프노모니터(apnomonitor)검사

➡수면무호흡증후군(sleep apnea syndrome)을 검사한다.

호흡(breath)이란 산소를 끌어들이고 이산화탄소를 배출하는 가스교환(gas exchange)을 말한다. 호흡기계는 코부터 폐까지 호흡에 관련된 모든 것의 총칭이나 일반적으로 호흡기계라고 할 때는 기관(trachea), 기관지(bronchus), 폐(lungs), 흉막(pleura)을 가리킨다. 폐는 원추형의 장기로 그 안에는 폐포(alveolar)라는 작은 공기주머니가 몇 백만 개나 차 있어서 여기서 가스교환을 한다.

호흡기계의 질병에는 아래와 같은 것이 있다.

- **폐암**(lung cancer)

  폐에 생기는 암. 암이 생기는 부위를 크게 나누면 폐의 안쪽에 생기는 말초형과 폐의 중심부(폐문)이나 기관지의 두꺼운 부분에 생기는 폐문형이 있다.

  말초형 폐암의 증상은 특별히 없다. 폐문형 폐암도 조기에는 거의 없으나 빈도가 높은 증상으로는 기침, 가래, 특히 혈담과 그 밖의 흉통, 배부통, 숨이참, 발열, 체중감소 등이 있다.

- **만성폐색성폐질환**(chronic obstructive pulmonary disease, COPD)

  만성기관지염(chronic bronchitis)과 폐기종(emphysema), 또는 양쪽의 병발로 인해 생기는 폐색성 환기장애를 특징으로 하는 질병. 만성기관지염은 기관지 안의 점액분비가 과잉상태에서 기침이나 가래가 적어도 2년 이상 지속되고 1년 중에 적어도 3개월 이상 매일같이 지속되는 질병. 폐기종(emphysema)은 폐 안 폐포의 벽이 파괴되어 주위의 폐포와 합쳐져서 커다란 공기주머니 모양이 되어 폐 전체가 부푸는 질병. 주요증상은 호흡곤란 등

- **폐결핵**(pulmonary tuberculosis)

  결핵균감염으로 생기는 질병. 주요증상은 기침, 가래, 발열, 흉통 등

- **폐섬유증**(fibroid lung)

  폐에 섬유성 결체조직이 증식해서 폐 조직이 단단해지고, 기능을 잃는 질병. 주요증상은 작업 시의 호흡곤란, 진행되면 대화중이나 안정 시에도 숨이 찬다.

- **기흉**(pneumothorax)

  기흉이란 폐의 표면에 구멍이 뚫려 흉막 아래 공기가 새어나오는 상태. 가장 많은 것이 특별한 원인도 없이 생기는 자연기흉(spontaneous pneumothorax)으로 주요증상은 갑작스럽게 생긴 흉통, 답답함, 호흡곤란 등

흉부단순X선 촬영검사

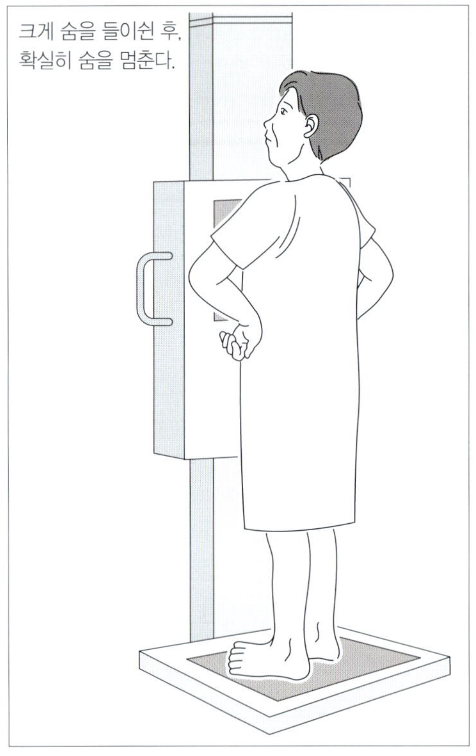

■ 폐암

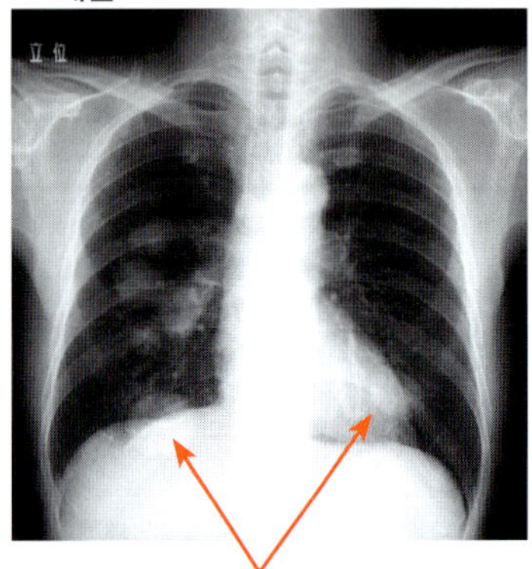

양쪽 폐에 원형 종양상이 어렴풋이 하얗게 비치고 있다. 사진의 왼쪽은 화살표 위에도 3개의 종양이 보인다.

왜 X선이라고 부를까?

독일의 물리학자 뢴트겐(roentgen)이 발견했으므로 뢴트겐선(X-ray)이라고 하지만 발견했을 때 정체불명의 전자파였으므로 X선이라는 이름을 붙였다.

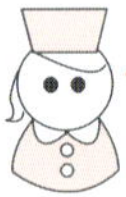

호흡기, 흉부의 이상을 조사하기 위한 검사이다. 검사시간은 2~3분으로 부작용도 없다. 임신 중에는 하복부를 보호하여야 하므로 꼭 임신사실을 밝힌다.

폐암, 폐결핵의 진단에 중요한 검사

기침, 가래가 있거나, 흉통, 호흡곤란 등의 증상이 있을 때 반드시 하는 검사이다.

폐암(lung cancer), 폐결핵(pulmonary tuberculosis), 폐렴(pneumonia), 폐기종(emphysema), 기관지염(bronchitis), 흉막염(pleurisy), 기흉(pneumothorax, 폐에 구멍이 뚫리는 병), 늑막삼출(pleural effusion fluid) 등을 진단할 수 있고 심비

대(cardiomegaly)도 판정할 수 있다.

폐암의 증상은 기침, 가래(혈담)로 시작해서 진행되면 흉통 등도 나타날 수 있다. 폐결핵은 기침, 가래, 미열이 특징이다. 폐렴은 기침, 가래, 흉통, 고열을 보이고, 자연기흉은 갑작스럽게 심한 가슴통증(chest pain)과 호흡곤란이 생긴다.

암은 불규칙한 원형의 하얀 그림자

폐영역(lung field)의 이상 음영으로 질병을 진단할 수 있다. X선은 공기를 그대로 통과(투과)하여 필름을 감광시키므로 검게 보인다. 한편 근육이나 뼈, 물 등은 X선의 투과성을 저하시키므로 하얗게 보인다.

폐암, 폐결핵, 폐렴 등의 이상이 있으면 하얀 그림자로 보인다. 폐암은 경계가 불분명하여 불규칙한 원형으로 보이며, 기흉은 흉막에 공기가 모여 검게 보이게 된다.

2~3분이면 종료, 통증은 없음

선 자세로 정면상과 측면상 때로는 측와위(lateral decubitus, 검사대에 옆으로 누운자세) 상을 촬영한다. 상반신을 벗고 검사복으로 갈아입는다. 촬영할 때는 숨을 확실히 멈추지 않으면 사진이 흔들리므로 주의가 필요하다.

정면촬영(anteroposterior view)은 가슴 쪽에 필름을 놓고 등 쪽에서 X선을 조사한다. 크게 숨을 들이쉬고 확실히 멈췄을 때 촬영한다. 다음은 옆으로 돌아 마찬가지로 촬영한다. X선 조사는 0.02초 정도, 검사는 옷을 갈아입는 시간을 포함하면 2~3분으로 종료되고 통증은 없다.

측면상(lateral view, 가쪽 촬영)은 폐가 심장이나 횡격막, 늑골 등과 겹쳐서 정면상으로는 판정 곤란한 변화를 찾을 수도 있다. 그리고 측와위 촬영은 늑막삼출 등이 의심스러울 때 하며 늑막삼출이 고인 상태를 잘 판단할 수 있다.

부작용은 없음

당일에 평소처럼 식사해도 관계없다. 부작용은 없으며 반복적인 검사도 가능하다. 임신하고 있어도 검사는 가능하나 이때는 하복부에 차단막을 해야 한다.

의심스러운 주요 질병의 추가 검사는?

- **폐암→객담세포검사, 혈액검사(종양마커: CYFRA, SCC 등), 흉부CT, 기관지내시경, PET-CT 등**
- **폐결핵→객담배양, TB-PCR반응, 흉부CT 등**
- **폐렴→객담세포 배양, 흉부CT 등**

흉부CT검사

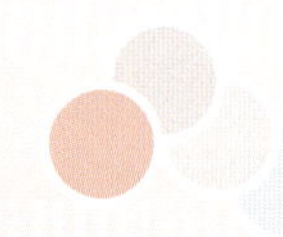

■ 폐암

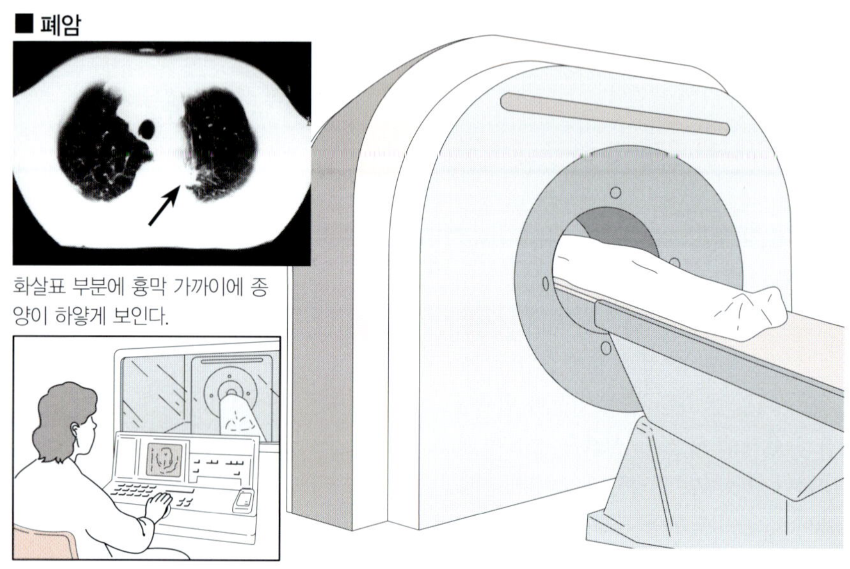

화살표 부분에 흉막 가까이에 종양이 하얗게 보인다.

흉부의 단층 영상을 얻는 검사이다. 촬영 시에 확실하게 숨을 멈추고, 움직이지 않도록 한다. 검사 후에는 수분을 많이 섭취한다.

폐암의 진단에 중요한 검사

기침이나 가래, 흉통 등의 증상이 있거나 전항의 흉부단순X선 촬영을 해서 폐암이나 흉부의 질병이 의심될 때 하는 검사이다. CT(전산화단층촬영, computed tomography)는 X선 조사를 통한 변화를 컴퓨터로 해석하고, 흉부의 단층사진으로 영상화하는 것이다.

병의 성질에 따라 나타나는 양상이 다르고, 폐암, 폐결핵, 폐렴, 폐기종, 기관지확장증, 암종성흉막염 등의 진단을 할 수 있다.

또한, 흉막이나 폐의 조직검사(조직이나 장기 일부를 채취해서 조사하는 검사)를 CT로 병변 부위를 확인하면서 할 수도 있다.

폐암은 하얗게 비친다

폐암이 있으면 음영이 높아지고, 하얗게 보인다. 폐기종(emphysema)은 폐포의 구조가 정상이 아니며 기관지나 폐혈관이 가늘게 보인다.

폐결핵은 공동과 미세 결절이 보이고,

폐렴은 균일한 음영 증강 변화를 보여서 양자를 구별할 수 있다. 기관지확장증(bronchiectasis)은 기관지 벽의 불규칙한 확장, 혹 모양, 주머니 모양의 속공간이 생긴다.

검사시간은 10~15분, 통증은 없음

촬영에는 〈비조영촬영〉과 〈조영촬영〉 두 가지가 있으나 조영촬영 쪽이 병변을 더욱 확실히 나타내므로 조영촬영을 하게 되는 경우가 많다.

검사복으로 갈아입고, 검사대에 바로 눕는다. 〈조영촬영〉의 경우 조영제(요오드제)를 정맥에 주사하고 촬영하며 이 사이에 숨을 확실히 멈추고 움직이면 안 된다.

검사에 통증은 없다. 검사 전체는 10~15분으로 종료한다. X선의 피폭량은 문제가 없으며 월 2~3회의 검사도 가능하다. 소아는 움직이지 않게 하려고 수면제로 재운 후 검사하는 때도 있다.

당일 아침은 공복

〈조영촬영〉의 경우에는 금식이 필요하다. 당뇨병약 이외의 상용약은 복용해도 관계없다. 단, 많은 물을 마시면 검사 중에 오심(먹은 것이 되넘어 올 것같이 속이 자꾸 심하게 울렁거리는 모양)이 생길 수 있다. 검사 후에는 안정이 필요하지 않으나 수분을 많이 섭취하여 조영제가 소변과 함께 나오도록 한다.

조영제인 요오드제에 알레르기가 있는 사람 등은 사전에 이야기해야 한다(하기 참조). 그때는 비조영촬영을 한다.

조영제 알레르기에 대한 주의사항

일반적으로 검사 전에는 조영제인 요오드제 등에 대한 알레르기 테스트를 진행하나 최근에는 부작용이 거의 없는 조영제가 개발되어 그것을 사용하는 병원은 테스트하지 않을 때도 있다.

단, 알레르기가 있다는 것을 알고 있는 사람은 사전에 이야기를 해야 한다. 그때는 다른 방법으로 검사하게 된다.

그 외로 임신 중 혹은 그럴 가능성이 있는 사람은 〈조영촬영〉을 하지 않는다. 천식이나 알레르기가 있는 사람, 신장기능이 나쁜 사람은 〈조영촬영〉에는 주의가 필요하다. 모두 사전에 이야기해야 한다.

의심스러운 주요 질병의 추가 검사는 ?

- 폐암→객담세포병리검사, 혈액검사(종양마커: CYFRA, SCC 등), MRI, 기관지내시경, PET-CT 등
- 폐기종→폐기능, 폐 CT 등
- 암종성흉막염(흉수저류)→천자/세포검사 등

기관지내시경검사

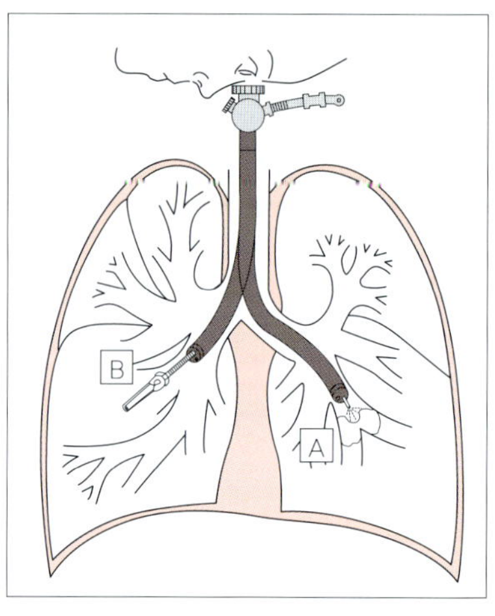

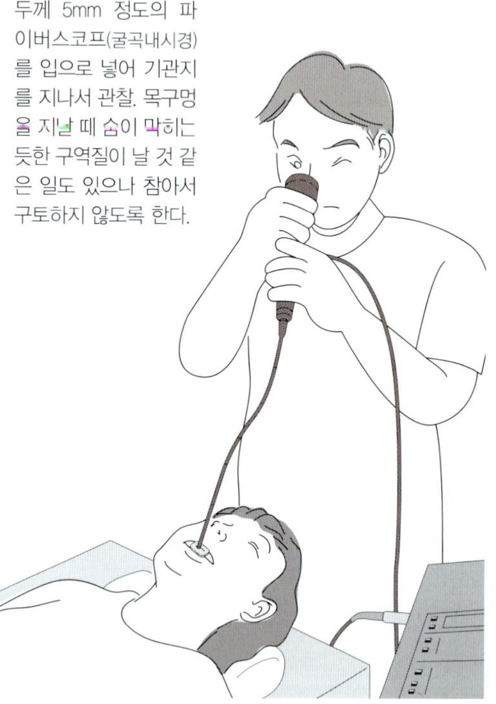

기관지내시경을 사용할 때 폐/기관지 병변의

① 진단: 조직검사, 찰과, 세정
② 치료: 폴립 절제, 기도 내 이물의 제거(A), 레이저 조사(B), 지혈, 약물 국소주입 등

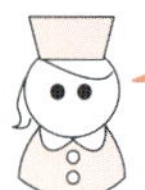

카메라가 달린 가는 관을 기관에 통과시켜 기관지를 조사하는 검사이다. 검사 후에 30~60분의 안정, 귀가 시의 운전도 금지한다. 검사 후 2시간은 음식물섭취도 금지한다.

폐암의 진단에 가장 중요한 검사

흉부단순X선 촬영이나 객담세포검사, 흉부CT에서 폐암이 의심스러울 때 시행하는 최종 검사이다.

기관지를 관찰하면서 암세포 같은 병변이 있으면 그 자리에서 병변 일부를 채취하거나(조직검사), 브러시로 병변을 문질러서 제거(찰과)하고, 해당 세포를 병리 검사해서 암의 확진을 한다.

그 외로 폐결핵(pulmonary tuberculosis), 육종(sarcoidosis), 폐섬유증(fibroid lung)등의 진단이나 혈담, 각혈 시의 출혈부위 확인 등에도 이 검사가 시행된다.

암이 있으면 속공간이 좁아진다

내시경의 안은 유리섬유(glass fiber)로 되어 있어서 기관지 속에 빛을 대면 그 반사광이 섬유를 통해 전해져서 육안으로 관찰할 수 있게 되어 있다.

암이 기관을 압박하면 속공간이 좁게 보이고, 암이 속공간을 침습하면 표면에 울퉁불퉁한 덩어리가 보이며, 표면의 출혈도 관찰된다.

몸의 힘을 빼고 검사를

검사복으로 갈아입고, 근육주사(타액의 분비를 억제하는 약과 진정제, intramuscular injection)와 인두마취(pharyngeal palsy, 스프레이 등)를 한다. 목구멍이 약간 붓는 느낌이 든다.

끝에 렌즈가 달린 두께 5mm 정도의 기관지경(fiberscope)을 입으로 넣고 기관을 지나며 관찰한다. 목구멍을 지날 때 일순간 숨이 막히며 구역질이 나지만 바로 가라앉는다. 참아서 구토하지 않도록 한다. 검사 중에 기침이 나올 것 같으면 마취를 추가하므로 걱정할 필요 없다.

검사는 외래 통원으로 받을 수도 있으며 조직검사나 찰과 등을 포함해도 약 30분이면 종료한다. 검사를 잘 받기 위해서는 몸의 힘을 빼고, 의사의 지시대로 해야 한다.

검사 당일의 아침은 금식

검사 전날은 평소처럼 저녁식사를 하지만, 당일 아침은 먹지 않는다. 당뇨병약 이외의 상용약은 복용해도 관계없다.
인두표면마취를 하면 숨쉬기 답답해지는 때가 있다. 무엇이든 알레르기가 있는 사람은 사전에 이야기해야 한다.

검사 후는 30~60분의 안정이 필요하다. 귀가 시에 차량운전은 금지한다.

검사 후 2시간은 음식물섭취 금지한다. 이것은 목구멍 마취로 인해 잘못 삼켜서 폐렴(연하성폐렴, deglutition pneumonia)이 될 위험성이 있기 때문이다.

담배도 안 된다. 검사 후 수 시간은 가래에 혈액이 섞이는 때가 있으나 걱정할 필요는 없다. 혈담이 심하면 연락을 한다.

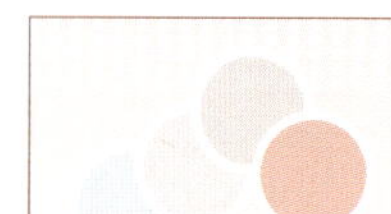

폐기능검사

■ 폐활량 분화

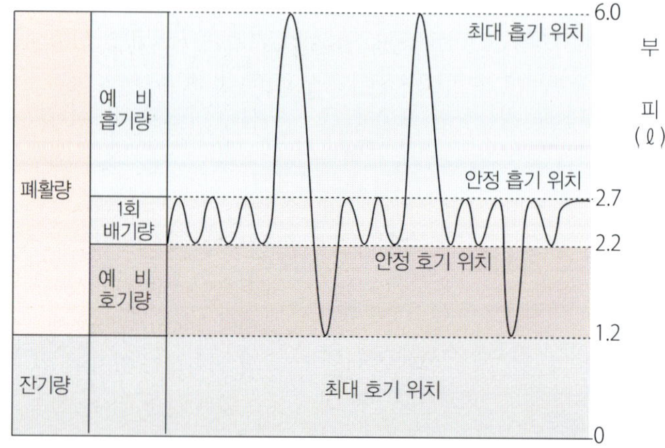

〈용어해설〉

폐활량(vital capacity): 공기를 가장 많이 들이쉬었을 때(최대 흡기)와 한껏 내뱉었을 때(최대 호기)의 차이

%폐활량: 〈실제로 측정한 폐활량÷표준치(예비치)〉

표준치:

남성(50세, 신장 160~170cm)=3500~3700mL

여성(50세, 신장 150~160cm)=2500~2700mL

노력성 폐활량: 최대흡기 위치에서 가능한 한 빠르게 뱉었을 때의 폐활량

1초량: 1초간 최대 뱉어낼 수 있는 호흡량

1초율: 전체 호흡량에 대한 1초량의 비율

■ 호흡 곡선 상의 노력 호기 곡선

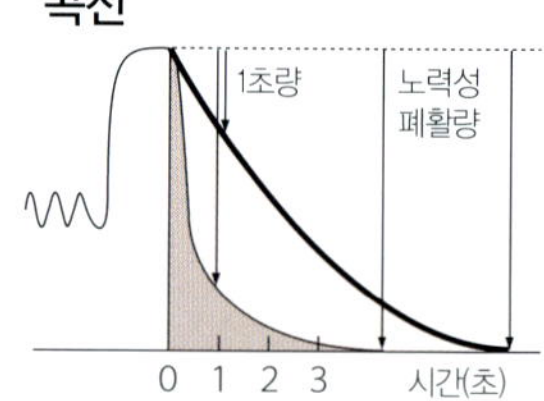

$$1초률 = \frac{1초량}{노력성폐활량} \times 100$$

가는 선은 건강한 성인

굵은 선은 폐색성 폐기능장애가 있는 사람

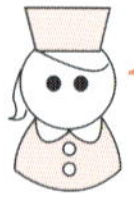

호흡의 힘을 평가하고, 장애 부위를 특정하는 검사로 이상이 있으면 자세히 조사한다. 천식이 있는 사람은 검사로 인해 천식을 유발하는 때가 있으니 주의가 필요하다.

폐기종, 기관지천식 등의 진단에 도움이 되는 검사

답답하고, 기침이 나오고, 호흡곤란이 있는 등 증상이 있고, 폐의 질병이 의심될 때에 시행하는 검사로 호흡의 힘(흡기, 호기)을 정량적으로 평가하고, 장애 부위를 명백하게 한다.

폐기능장애는 크게 나눠서 폐의 유효용량이 감소하는 제한성 장애(폐결핵, 폐섬유증 등), 기도가 좁아지는 폐색성 장애(폐기종, 기관지천식), 그리고 혼합형이 있으나 임상적으로는 폐색형을 자주 볼 수 있다.

폐활량 80% 이하, 1초율 70% 이하일 때는 장애를 생각한다

폐활량계(spirometry)라는 기계로 폐활량, 노력성 폐활량, 1초량을 재서, 1초율을 계산한다(왼쪽 페이지). 진단할 때는 폐활량과 1초율로 폐기능을 조사한다.

폐활량의 검사는 데이터상에서 〈% 폐활량〉으로 표시된다. 이것은 실제로 측정한 폐활량을 미리 정해져 있는 표준치(예비치)로 나눈 것으로, 〈% 폐활량〉이 80% 이하일 때는 검사상 제한성 장애가 있다고 한다. 한편, 1초율은 70% 이하가 되면 검사상 폐색성 장애가 있다고 하며 어떤 경우든 더욱 자세히 검사한다.

10분 정도로 종료, 통증은 없음

앉아서 검사한다. 먼저 폐활량을 잰다. 코를 클립노즐로 고정하고 호흡관에 접속한 마우스피스를 입에 물고 조용한 호흡을 몇 회 반복한 후(약간 답답함을 느낄 수도 있으나 호흡은 평소처럼 가능), 한 번 크게 숨을 뱉고(최대 호기), 다음으로 크게 숨을 들이마시고(최대 흡기), 더욱 크게 숨을 뱉는다(최대 폐활량, 일반적으로 말하는 폐활량). 이것을 2~3회 되풀이한다.

이어서 노력성 폐활량, 1초량을 측정한다. 먼저 조용히 호흡을 2~3회 한 후 크게 숨을 들이쉬고, 단숨에 전부 내쉰다(노력성 폐활량). 호흡량은 그래프로 나타나고, 1초간의 호기량을 나눠(1초량), 호기율을 계산한다(1초율).

10분 정도로 모두 종료한다. 통증은 없다.

천식발작(asthmatic crisis)으로 괴로울 때는 하지 않는다

당일 평소처럼 식사해도 괜찮다. 검사할 때 틀니는 뺀다. 천식발작으로 호흡이 괴로울 때는 검사할 수 없다. 또한, 검사로 천식발작을 유발하는 일이 있으니 주의가 필요하다.

의심스러운 주요 질병의 추가 검사는?

- 폐기종→흉부단순X선 촬영, 흉부CT 등
- 기관지천식→흉부단순X선 촬영, 혈액검사(동맥혈가스검사, 호산구, IgE) 등

수면무호흡모니터검사

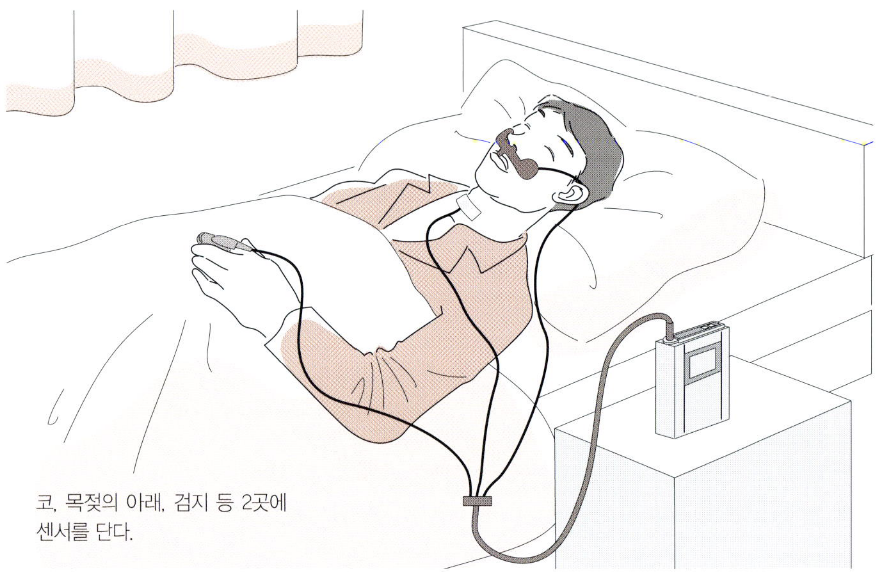

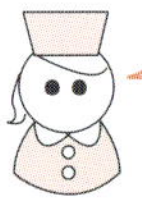

공기의 흐름을 감지하는 센서를 달고, 수면의 호흡 이상을 조사하는 검사이다. 검사 전의 음주를 피하고, 취침 전에 물을 적게 마신다.

수면무호흡증후군 진단에 시행하는 검사

10초 이상 호흡이 멈추는 것을 무호흡(apnea)이라고 하며 수면에 이 무호흡이 1시간에 5회 이상, 또는 7시간의 수면 중 30회 이상의 무호흡이 있는 것을 수면무호흡증후군(sleep apnea syndrome)이라고 한다.

이 수면무호흡증후군을 진단하기 위한 간단한 검사방법이 수면무호흡 모니터(apnomonitor, 간이수면무호흡 탐지장치)이다. 수면무호흡증후군을 방치하면 오른쪽 페이지에 쓰인 합병증, 특히 심근경색증이나 뇌경색 등 목숨과 관계된 질병이 발병하기 쉬워지니 주의가 필요하다.

수면 중, 콧구멍에 센서를 단다

수면무호흡 모니터는 자택에서 자기 전에 스스로 장착한다. 장착 방법이나 검사 중의 주의사항은 병원에서 설명해 준다.

검사를 위해 특별한 준비는 없으며 식

사, 목욕, 세면은 평소처럼 한다. 과음으로 수면 중에 무호흡을 일으키는 일이 있으므로 검사 전의 음주는 피한다. 또한, 야간의 수면은 방해되지 않도록 취침 전의 물섭취도 적게 한다. 손톱의 매니큐어는 지운다.

잘 준비가 되면 3개의 센서를 붙인다. 먼저, 코에서의 흡기를 체크하는 얇은 플라스틱으로 된 센서의 끝을 콧구멍에 확실히 테이프로 고정한다. 이 센서는 나비모양(butterfly)으로 입의 호흡 흐름(흡기)도 감지한다.

이어서 목의 갑상연골(thyroid cartilage)(소위 목젖)의 아래에 코를 고는 소리와 공기가 지나는 소리를 모으기 위해 목의 센서를 테이프로 고정한다.

3번째는 검지에 혈액 중의 산소포화도(oxygen saturation)를 측정하기 위한 센서를 달고, 어긋나지 않도록 손가락 커버로 덮는다.

3개의 센서는 도시락 상자 정도 크기의 기록 기구에 접속해서 수면 중 산소농도, 흡기의 흐름, 목구멍의 소리를 기록한다.

밤중에 화장실에 갈 때도 모니터를 떼지 않고 자유롭게 갈 수 있다. 다음 날 눈을 떴을 때 기계를 떼어내면 종료이다.

기록된 테이프에서 무호흡의 횟수를 분석하고 진단한다. 그 결과 수면무호흡증후군이 의심되면 수면다원검사(polysomnography)로 무호흡의 형태나 중증도를 판정한다.

수면무호흡증후군

● 발생하기 쉬운 사람	● 주요증상	● 주요 합병증
• 중년 이후의 남성 • 살이 찐 사람 • 목이 짧고 지방이 많음 • 상기도가 좁음 • 아래턱이 작음/뒤로 들어가 있음 • 편도선 비대 • 갑상선기능저하증 등	• 한낮에 졸림 • 수면 중의 빈번한 호흡정지 • 심하고 큰 코골이 • 수면 중의 질식감과 헐떡임 • 야간의 빈뇨 • 아침의 두통 • 잠이 깰 때의 권태감, 입안이 마름 • 기억/집중력의 감퇴 • 우울상태 등	• 고혈압, 폐성심질환, 부정맥, 허혈성심질환(협심증, 심근경색 등) • 저산소혈증, 인지장애, 뇌혈관장애(뇌경색, 뇌출혈 등)

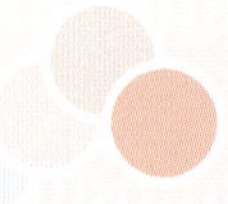

객담세포병리검사

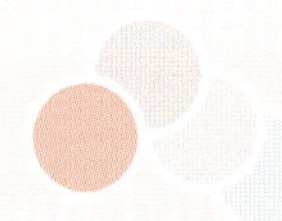

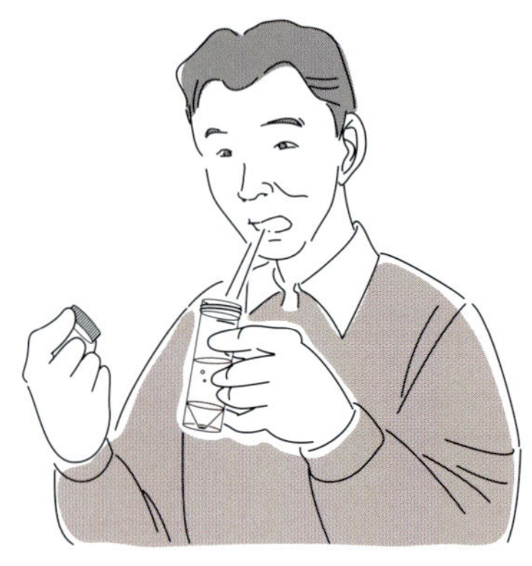

가래 속에 세균이나 암세포가 포함되어 있는지를 조사하는 검사이다. 객담세포병리검사에서 양성일 때는 암세포가 발견된 것을 의미한다.

호흡기질환의 진단에 빼놓을 수 없는 검사

객담이란 '가래'를 가리키는 말이다. 주 성분은 기관이나 기관지 점액으로 이루어진 분비물로 그 안에 떨어져 나온 세포나 흡입한 이물질, 세균이나 바이러스 등이 섞여 있다.

객담검사는 가래 속에 어떤 병적 성분이 포함되어 있는지를 조사하는 것으로 호흡기의 질병을 조사하기 위해 빼놓을 수 없는 검사이다. 객담검사에는 객담세포병리검사와 객담 세균검사가 있다.

객담세포병리검사는 가래 속에 세균이 포함되어 있는지를 조사하는 검사이다. 폐렴의 원인균 확진이나 결핵 혹은 호흡기 감염증 진단을 위해 가래를 채집해서 배양하고 검사를 한다(객담배양, sputum culture). 객담세포병리검사는 비정상세포 유무를 판단하는 검사로 아래에 설명한다.

폐암진단에 중요한 객담세포병리검사

요즘 흡연이나 사회 환경 등의 변화로 폐암 환자가 증가하고 있다.

암의 확진은 암세포를 증명할 필요가 있다. 폐암은 가래 속에 암세포가 배출되는 일도 많으므로 폐암진단의 하나로 객담세포검사가 시행되고 있다.

3개의 객담용기가 필요하다

객담검사는 자가 채집이므로 불량 검체가 되는 일이 있으니 가래를 채집하는 방법에 대해서 자세히 지도를 받는 것이 중요하다.

객담세포병리검사는 1일씩 가래를 채취

해서 3일 연속 검사하게 된다.

가장 좋은 것은 기상 직후의 가래로 양성률이 높으므로 가능하면 아침에 일어나자마자 가래를 채집하도록 한다.

가래를 채집할 때 반드시 입을 헹궈서 입속을 깨끗하게 한다. 이것은 음식물 찌꺼기 등이 가래 속에 섞여 암세포(cancer cell)와의 감별이 어려워질 수가 있기 때문이다.

가래를 낼 때는 강한 기침을 해서 심부 쪽부터 고정액이 들어 있는 가래 채취 전용의 용기 속으로 직접, 뱉도록 한다.

채집한 가래는 뚜껑을 닫고 고정액과 섞이도록 잘 흔들어 휘젓는다. 이것은 고정액에는 세포를 흩어지게 하는 작용이 있는데 잘 섞이지 않으면 가래는 덩어리 상태이므로 정확한 검사를 못 하기 때문이다. 가래 채취 후 오염과 세균의 번식을 막기 위해 냉장보관한다.

다음 날은 다른 용기에 가래를 뱉고 잘 휘젓고 보존하며 이것을 3일간 반복한다.

의심스러운 주요 질병의 추가 검사는?

- 폐암→종양마커(CYFRA, SCC 등), 흉부CT, PET-CT, 기관지내시경 등
- 폐렴→흉부단순X선 촬영, 흉부CT 등
- 폐결핵→흉부단순X선 촬영, 흉부CT 등

소화기계의 주요 검사와 질병

●상부소화관X선 조영검사
하부소화관X선 조영검사

➡〈상부〉는 식도에서 십이지장까지의 궤양/암/폴립/소장종양 등, 〈하부〉는 대장의 암/폴립/궤양/치질 등을 검사한다.

●상부소화관 내시경검사
하부소화관 내시경검사

➡〈상부〉는 식도부터 십이지장까지의 궤양/암/폴립 등, 〈하부〉는 대장의 암/궤양/폴립/결핵 등을 검사한다.

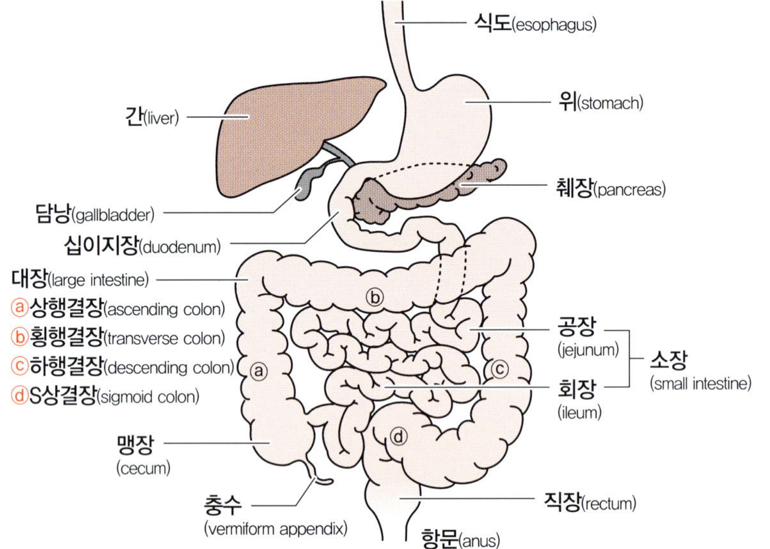

●복부초음파검사

➡복부에 있는 장기(간, 담낭, 췌장, 신장, 비장, 자궁 등)를 검사한다.

●복부CT검사

➡복부에 있는 장기(간, 담낭, 췌장, 신장, 비장, 자궁 등)를 검사한다.

●MRI 검사

➡복부에 있는 장기(간, 담낭, 췌장, 신장, 비장, 자궁 등)를 검사한다.

●기타

흉부단순X선 촬영검사, 담낭담관 조영검사, 역행성 췌담관 조영검사, 복부혈관조영검사 등을 시행한다.

입에 들어간 음식물은 식도를 지나 위에서 섞여서 소화가 시작되며 소장에서 소화/흡수되어 불필요한 것은 대장에서 변으로 배설된다. 이 메인 스트리트를 둘러싸고 간장이나 췌장, 담낭 등이 다양한 작용을 하고 있다. 일반적으로 식도부터 소장까지 상부소화관, 대장을 하부소화관과 나눠서 부른다.

소화기계의 주요 질병에는 아래와 같은 것이 있다.

- **위십이지장궤양**(gastroduodenal ulcer)

  위 또는 십이지장에 생긴 궤양. 주요증상은 상복부(명치 근처)의 통증, 등의 통증 등. 위궤양은 식후 즉시 통증이, 십이지장궤양은 식후 2~3시간 지나고부터 공복 시의 통증이 특징이다.

- **담석**(biliary stone)

  담낭(biliary)이나 총담관(common bile duct) 안에 돌이 생기는 병. 주요증상은 우측 상복부에서 좌측 등에 걸친 심한통증, 발열, 황달 등

- **지방간**(fatty liver)

  간의 세포에 중성지방(트라이글리세라이드, triglyceride)이 쌓인 상태. 증상은 거의 없다.

- **급성췌장염**(acute pancreatitis)

  췌장은 소화효소를 포함하는 췌액(pancreatic juice)을 분비하고 있으나 돌연 그 소화효소가 췌장 자체를 소화하고 마는 병. 주요증상은 상복부의 심한통증, 좌측 등의 통증 등

- **궤양성대장염**(ulcerative colitis)

  대장의 점막에 폭넓게 미란(erosion)이나 작은 궤양이 생기는 원인불명의 질병. 주요증상은 설사(1일 몇 회~10여 회), 잠혈변, 요통, 체중감소 등

- **식도정맥류**(esophageal varix)

  식도점막하의 정맥이 비정상적으로 확장해서 혹 모양으로 돌출하는 병. 주요증상은 토혈, 하혈 등

- **장폐색**(ileus)

  장의 움직임이 멎은 상태. 주요증상은 심한 복통, 복부팽만, 구토, 변이나 가스가 나오지 않는 것 등

단순 복부X선 촬영검사

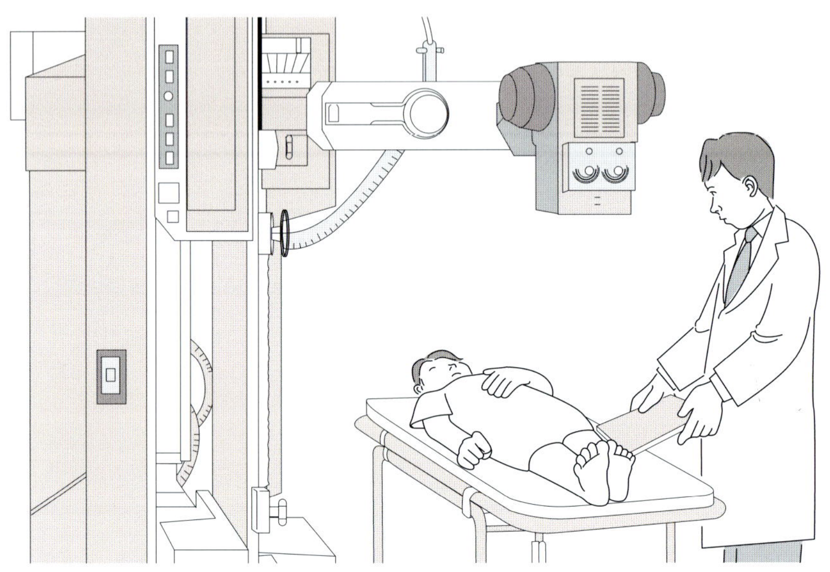

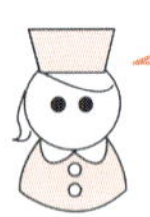

복통 등의 복부 이상의 원인을 조사하기 위해 시행하는 기본 검사이다. 임신 중이나 그 가능성이 있는 사람에게는 이 검사를 시행하지 않는다.

복통 시의 중요한 검사

복통(배앓이, abdominal pain)은 소화기의 병에서는 가장 중요한 증상의 하나이다. 복통이 있을 때 가장 처음 실행하는 것이 이 검사이다.

X선은 공기를 통과(투과)하고 필름을 감광시키므로 검게 나타난다. 한편, 피부, 지방, 뼈, 결석 등은 각각 X선의 투과성이 다르므로 구별할 수 있다.

이 검사는 장폐색(ileus), 장천공(intestinal perforation, 궤양 등으로 장관에 구멍이 생긴 것), 칼슘이 침착한 결석, 신/요관결석, 담석 등의 진단을 할 수 있다. 또한, 장관 내의 가스나 복수(ascites)가 있을 때도 이 검사를 한다.

장폐색은 특유의 가스상이 나타남

장이 막히는 장폐색(ilues)은 장이 협착된 상부에 소화액이 고이고, 그 상부에 공기가 쌓이므로 특유의 장관 가스상을 볼 수 있다. 치료를 위해서는 입원, 금식 후

튜브(레빈튜브)를 넣고 공기나 소화액을 밖으로 뽑아낸다.

장천공(intestinal perforation)이 있으면 장관 속의 공기가 복강(abdominal cavity) 안으로 새어나가 횡격막 아래에 고여 초승달모양(crescent form)의 가스상이 나타난다. 복통이 있고 이런 가스상이 보이면 바로 수술이 필요하다.

림프절(lymph nodes)은 부드러운 조직으로 X선이 대부분 통과(투과)하므로 〈단순촬영〉으로는 찍히지 않는다. 칼슘 축적이 되면 하얗고 둥글게 보인다(림프절의 석회화). 결석도 칼슘이 축적된 것만 〈단순촬영〉으로 진단할 수 있다.

2~3분이면 종료, 인체에 영향이 없음

선 자세로 정면, 누운자세, 때로는 선 자세의 측면을 촬영한다.

먼저 검사복으로 갈아입고 X선 필름을 앞쪽 복부에 대고 서서, 양손으로 전방에 있는 필름 카세트를 껴안고, 확실히 숨을 멈춘 후 등 쪽부터 찍는다. 이어서 검사대에 누워 숨을 멈추고 위에서 찍는다.

X선 조사(irradiation)는 0.2초 정도이므로 인체에 영향이 거의 없고, 통증도 없다. 촬영은 옷을 갈아입는 시간을 포함해서 2~3분이면 종료된다.

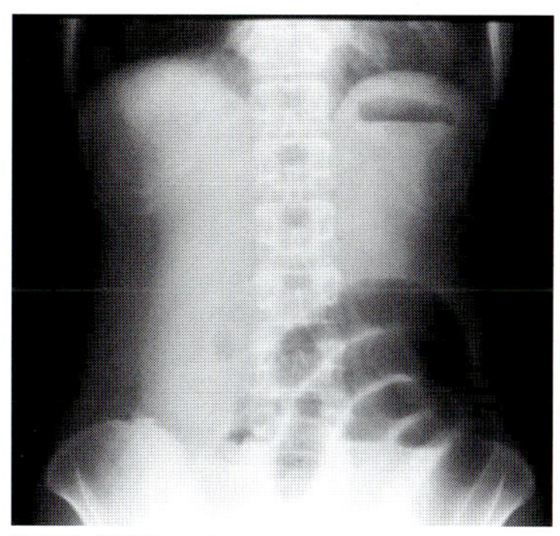

■ **장폐색(ileus)**
사진을 마주 보고 우측 아래에 검은 손가락 비슷한 상이 보인다. 이것이 장폐색 특유의 장관 가스상이다.

임신한 사람 또는 가능성이 있는 사람은 실시하지 않는다

검사 당일은 평소처럼 식사를 해도 상관없다.

반복검사도 가능하지만 임신한 사람 또는 그럴 가능성이 있는 사람의 복부에 직접 X선을 닿게 하는 것은 태아에 영향을 줄 수 있으므로 이 검사를 하지 않는다.

의심스러운 주요 질병의 추가 검사는?

- 담석→복부초음파, 복부CT, 담낭담관조영 등
- 신, 요관결석→소변검사, 복부초음파, 복부신장CT, 신우조영 등
- 췌장석회화(췌석회화)→복부초음파, 복부CT, 복부 MRI(MRCP) 등

상부위장관 조영검사

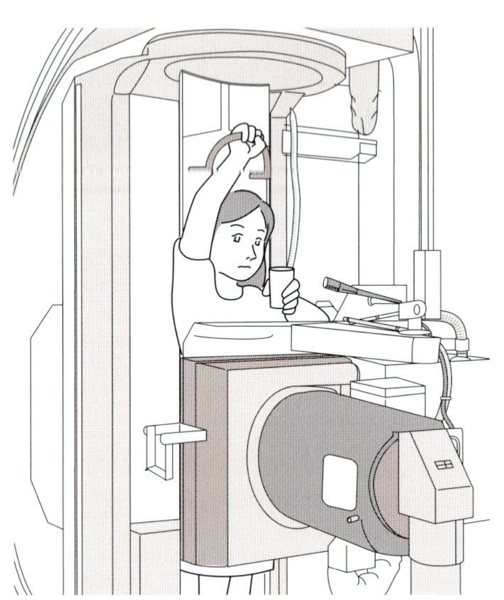

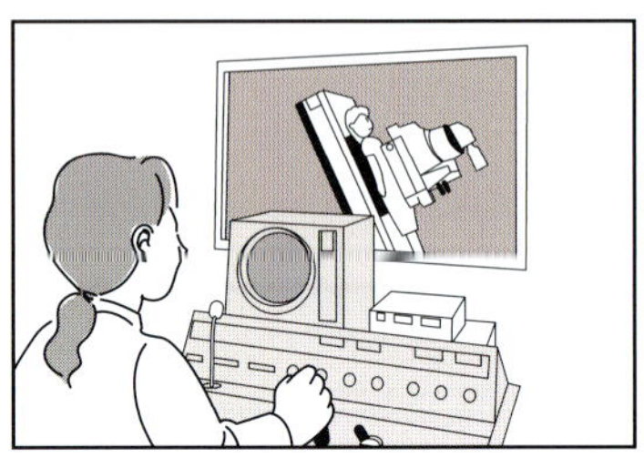

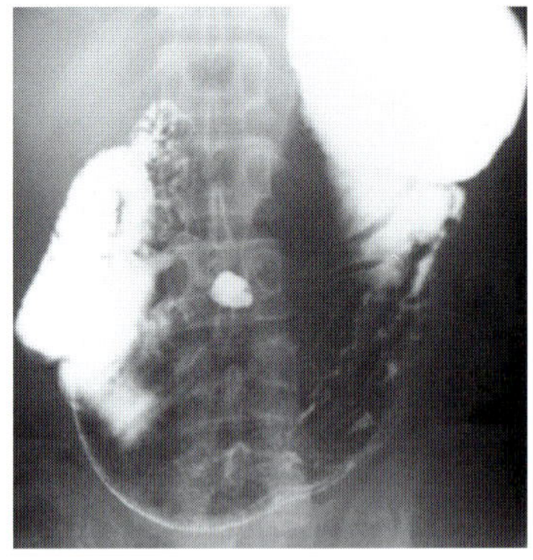

■ 위궤양

중앙에 작은 하얀 상이 위궤양. 바륨이 모여 있다.

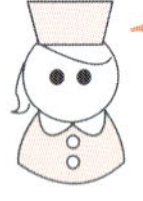

바륨으로 위를 검사하는 것을 말한다. 전날 저녁은 8시까지 마치고, 당일 아침은 식사를 하지 않는다. 검사 후 수분을 많이 섭취하고 처방된 설사약은 반드시 복용해야 한다.

위가 아플 때 실시하는 검사

위의 바륨(barium)검사를 말한다.

위에 통증이 있을 때는 먼저 위궤양(gastric ulcer)이나 위암(gastric cancer)을 의심하며 이 검사를 한다.

위와 장은 근육을 중심으로 한 부드러운 조직이라 X선이 통과(투과)해서 앞에서 이야기 한 〈복부단순X선 촬영〉으로는 찍을 수 없다. 따라서 X선을 통과(투과)시키지 않는 바륨을 조영제로 사용한다.

상부소화관이란 입에서 소장(작은창자, small intestine)까지를 말하며, 이 검사는 위궤양, 위암을 시작으로 해서 식도암(esophageal cancer), 식도의 궤양(ulcerative esophagitis), 식도정맥류(esophageal varix), 위용종(gastric polyp), 위림프종(gastric lymphoma), 십이지장궤양(duodenal ulcer), 십이지장암(duodenal cancer), 소장종양(intestinal neoplasm) 등의 진단에 유용하다.

위궤양일 때는 바륨이 모인다

위궤양은 위점막의 표면이 깎여버린 상태로 바륨이 이곳에 모인 상이 촬영된다. 위용종(gastric polyp)은 점막면이 사마귀처럼 튀어나와 바륨이 제외된 상이 보인다.

움푹 팬 암은 불규칙하게 패인 상으로, 돌출된 암은 커다란 융기를 볼 수 있다.

다양한 자세로 촬영

검사복으로 갈아입은 후 특별한 경우에 위와 장의 운동을 멈추는 근육주사를 놓기도 한다.

먼저 투시대 앞에 서서 바륨을 마시고 촬영(식도조영)을 하고, 이어서 소량의 물로 과립으로 된 약(발포산)을 신속하게 복용하고(배가 부푼다, 트림이 나오는 것을 참는다), 투시대를 수평으로 한 후 그 위에 엎드린 자세로 촬영한다.

이어서 투시대를 세워 바륨을 약 300mL 마시고 촬영(입위, 충만조영), 다시 투시대를 수평으로 하고, 투시대 위에서 여러 차례 회전하며 촬영(이중촬영). 마지막으로 투시대를 세우고 복부를 압박통으로 압박한 사진을 촬영하고 종료한다. 시간은 약 20분으로 10~12장 정도 찍는다.

수분을 충분히 섭취

전날 저녁식사는 8시 정도까지 마치고, 당일 아침은 먹지 않으며 상용약도 복용 금지이다. 녹내장(glaucoma), 전립선비대증(benign prostatic hyperplasia), 심장병(heart disease)이 있는 사람은 검사 전에 미리 이야기해야 한다(좌측 페이지 참조).

근육주사를 놓은 경우 이후 1~2시간 정도 소변이 잘 안 나올 때가 있으나 곧 자연히 나오게 된다. 검사 후에는 수분을 충분히 섭취하고 변비에 주의한다. 2~3일 안에 바륨(백색의 변)이 안 나올 때는 관장을 할 때도 있다. 바륨은 수세식 화장실에서 흘려보낸다.

검사 후 바로 식사는 가능하지만 2~3시간은 차량운전을 하지 않는 것이 좋다.

의심스러운 주요 질병의 추가 검사는 ?

- 식도암→상부소화관 내시경(조직검사), 종양마커(SCC), PET–CT 등
- 위궤양→상부소화관 내시경 등
- 위암→상부소화관 내시경(조직검사), 종양마커(CEA, CA19–9) 등
- 십이지장궤양→상부소화관 내시경 등

상부소화관 내시경검사

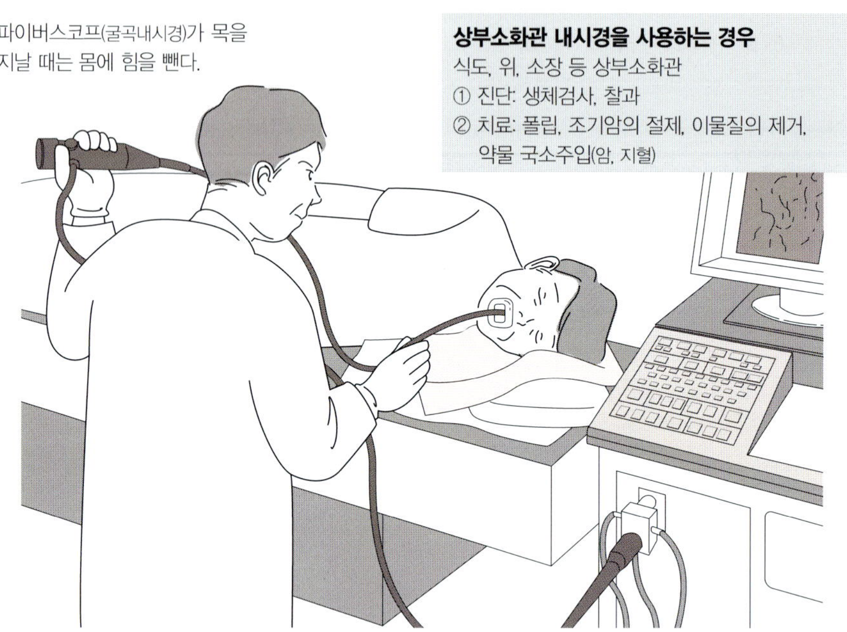

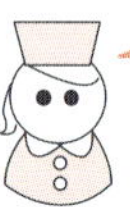

파이버스코프로 위를 관찰하는 검사이다. 끝이 목구멍을 지날 때는 무서워하지 말고 긴장을 풀도록 한다.

위암의 확진에 빼놓을 수 없는 검사

앞에서 설명한 바륨검사를 한 후 위암이나 궤양이 의심될 때 실시하는 최종검사이다. 바륨검사 없이 직접 위내시경검사를 하기도 한다.

위암은 확진(definite diagnosis)을 하기 위해서 암세포의 증명이 필요하므로 내시경으로 직접 병변을 육안으로 관찰, 촬영한다. 암세포로 의심되는 병변이 있으면 즉시 병변의 일부를 채취하거나(조직검사), 브러시로 병변을 긁어낸(찰과) 후 세포검사를 해서 암의 확진을 한다.

내시경은 식도부터 위, 십이지장까지 조사하는 것으로 암이나 궤양을 시작으로 하여 폴립, 림프종, 염증의 확진, 식도나 위의 정맥류검사 등에서도 실시된다. 요즘은 위에 증상이 있으면 바륨검사를 하지 않고 처음부터 내시경을 하는 경우가 더 많다.

위암은 백태나 출혈, 주름이 불규칙하게 비친다

위암(gastric cancer)은 위의 점막이 움푹 패인 형태(함몰형)와 사마귀 모양(verrucose)으로 돌출된 형태(융기형)가 있으며, 또한 암의 진행 정도에 따라 조기암과 진행암으로 나뉜다.

함몰형 암이 있으면 불규칙한 백태나 출혈, 불규칙한 주름 등의 소견을 보인다.

마우스피스를 입에 물고 검사

검사 전에 타액이나 위액분비를 억제하는 약과 위의 운동을 억제하는 약을 근육주사로 놓고 목구멍을 스프레이로 마취한다. 벨트나 넥타이를 풀고 검사대에 왼쪽이 아래로 가게 누워 마우스피스를 입에 문다. 끝에 렌즈가 달린 지름 약 7mm의 파이버스코프를 삽입한다. 끝이 목구멍(fauces, throat)을 지날 때 순간적으로 숨이 막히는 느낌이 들지만 지나가고 나면 통증이 덜하나 위를 관찰할 때 공기를 넣기 때문에 배가 부풀어 오르는 느낌이 들지만, 트림이 나는 것은 참도록 한다.

관찰/조직검사 후 공기를 빨아들이며 파이버스코프를 천천히 빼고 검사를 종료한다. 시간은 10분~15분, 검사 후 30분~60분 안정을 취한다(마취약을 사용했을 때는 60분 정도).

또한, 최근에는 코의 점막을 스프레이로 마취하고, 코로 파이버스코프를 넣는 비내시경(nasal endoscope)도 실시하고 있다.

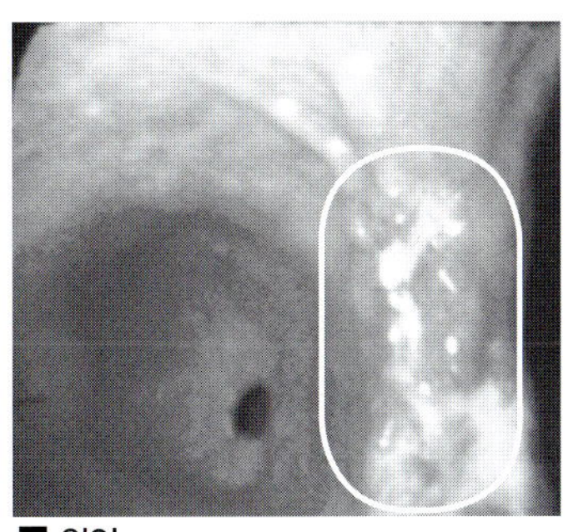

■ **위암**
조기암의 Ⅱc형(표면 함몰형)
원으로 둘러싼 사진 오른쪽의 백태가 달라붙어 있는 곳이 암. 좌측 아래의 구멍은 십이지장으로의 출구. 지름 약 1cm

검사 당일은 식사를 거르고, 상용약도 복용하지 않는다

검사 전날 저녁식사는 8시까지 마치고, 당일 아침은 거르며 상용 중인 약도 복용하지 않도록 한다. 검사 전에 미리 소변을 본다. 녹내장(glaucoma), 전립선비대증(benign prostatic hyperplasia), 심장병(heart disease)이 있는 사람은 검사 전에 미리 이야기한다. 심장에 심박조율기(pacemaker)를 장착한 사람도 검사할 수 있다.

검사 후 2~3시간 정도 소변이 안 나올 때가 있으나 자연스럽게 회복된다. 검사 직후 차량운전은 금지한다.

복부초음파검사

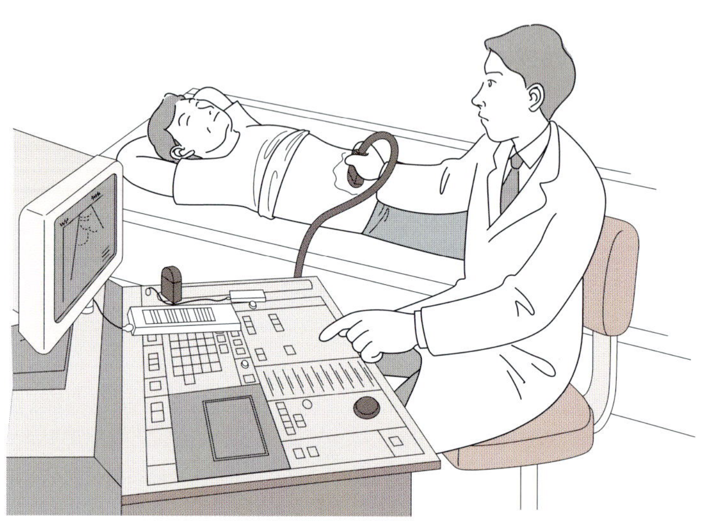

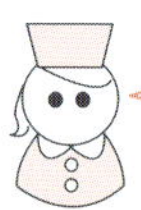

초음파를 사용해서, 간/담낭/췌장/신장의 이상을 조사하는 검사이다. 검사복으로 갈아입지 않고 복부를 노출하기 쉬운 복장으로 받는다.

담석의 진단, 조기 간암의 발견에 유용한 검사

사람의 귀에는 들리지 않는 고주파의 음파를 사용하며 반사(반향)된 음파를 영상 처리해서 진단하는 검사이다. 간, 담, 췌장, 신장, 비장이나 복수의 진단에 중요하며 특히 담석, 조기 간암의 발견에 유용하다. 하지만 위와 장 같은 관상(관 모양 tubular) 장기의 진단에 이 검사는 적당하지 않다.

담석은 요통 등 어떤 증상도 보이지 않다가 건강검진 등에서 처음 지적되는 때도 자주 있으며 또한 담석 보유자의 약 10%는 평생 아무런 증상이 없이 지낸다고 한다. 담석이 있어도 요통이나 황달 등의 증상이 생기지 않으면 문제는 없으며 담석에 담낭암(gallbladder cancer)이 합병될 확률은 10% 이하이다.

B형, C형 간염바이러스가 원인이 되는 만성간염은 간경변, 간암으로 이행할 확률이 높으므로 정기적인 검사로 변화를 조기에 파악하기 위해 이 검사가 자주 이용된다.

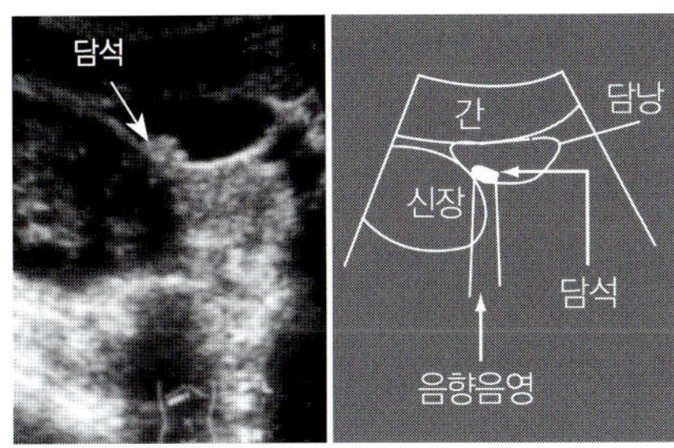

■ 담석

담낭의 하부에 담석이 하얗게 비치고 있다. 그 아래에 뻗어 있는 검은 띠가 음향음영이다.

담석은 하얀상으로 비친다

결석은 초음파를 강하게 반사한다. 담낭(쓸개) 속에는 체액이 있으므로 검게 보이고, 그 안에 돌이 있으면 해당 부분이 하얗게(고 에코상) 보인다. 또한, 음파는 돌에 반사되므로 돌의 후방(아래쪽)은 에코가 통과되지 않아 검게(음향음영) 보인다. 용종도 해당 부분이 하얗게 보이지만, 음향음영을 볼 수 없으므로 담석과 구별할 수 있다. 간암은 간 속의 해당 부위가 종양 모양으로 하얗게 또는 검게(고/저 에코상) 보인다.

인체에는 아무런 영향이 없다

복부를 충분히 노출하기 위해 바지나 스커트를 허리뼈 위치까지 내린 후 검사대에 바로 누워서 양손을 머리 쪽으로 들고, 손베개를 한 자세를 한다.

피부와 음파를 내는 탐촉자(probe) 사이에 공기가 들어가지 않도록 복부에 젤리를 바른다. 이때 약간 차가운 느낌이 든다.

탐촉자를 복부에 대고 음파의 반사상을 화면에 출력하며 검사를 진행하는데 대부분은 바로 누워서 진행하지만, 옆으로 향한 자세나 앉은 자세로 검사할 수도 있다. 15~20분 정도면 종료되며 인체에 아무런 영향을 주지 않고, 통증도 없다.

복부가 노출되기 쉬운 복장으로

전날은 평소처럼 저녁식사를 하고 당일 아침식사는 거른다. 상용약은 복용해도 괜찮다. 검사복으로 갈아입지 않고 실시하므로 원피스 등은 피하고 복부를 노출하기 쉬운 복장을 한다. 검사 종료 후 안정은 필요 없다.

의심스러운 주요 질병의 추가 검사는?

- 담석→복부CT, 담낭담관 조영 등
- 간경변→복부CT 등
- 간암→복부CT, 종양마커(AFP, PIVKA-II), MRI, PET-CT, 복부혈관 조영 등
- 췌장암→복부CT, 종양마커(CEA, CA19-9), MRI, PET-CT, 역행성췌(담)관 조영, 복부혈관 조영 등

담낭담관조영검사(정맥내 주사법)

■ **담석**
담낭 속에 돌이 오뚝이처럼 겹쳐져서 어렴풋이 검게 비치고 있다.

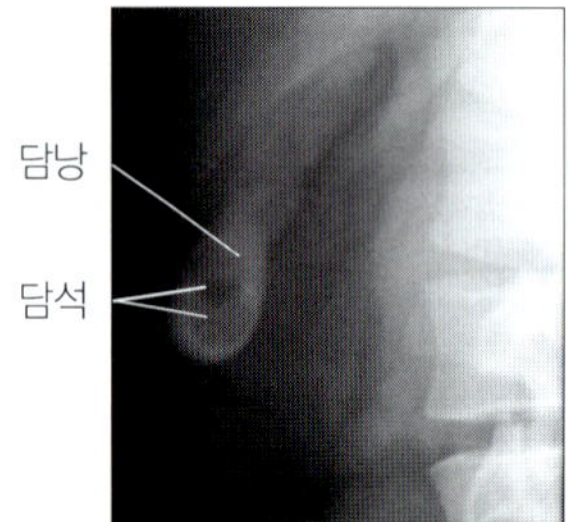

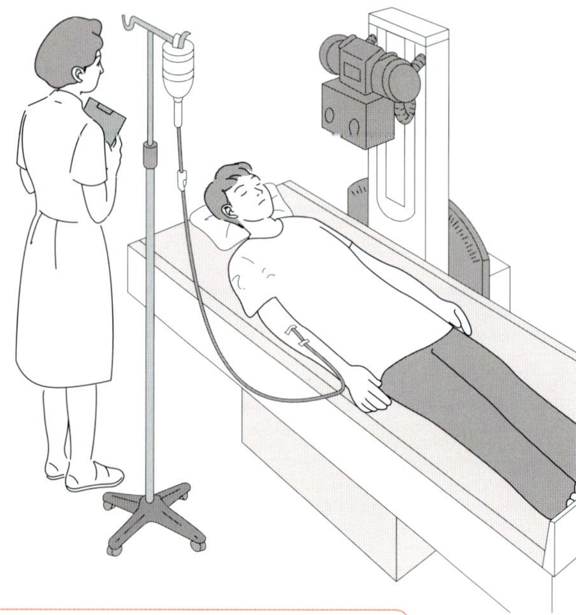

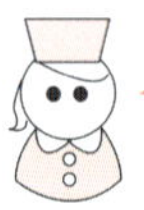

조영제를 주사하고 X선 촬영을 한다. 검사 전에는 되도록 배변을 한다. 약 2시간 정도 걸리나 통증은 없다.

담석(담낭결석), 담낭암(담도암)의 진단에 중요한 검사

담석(biliary stone)의 발작은 기름기가 있는 음식을 많이 먹고, 알코올을 과다 섭취했을 때 자주 생기며, 우측 늑골 아랫부위의 심한 통증과 구토, 황달, 발열 등이 동반되어 입원치료가 필요한 병이다.

담석 진단법의 하나로 담낭조영이 실시된다. 담낭은 부드러운 조직으로 되어 있으며 보통 복부 X선 조영으로는 촬영되지 않으므로 조영제를 사용해서 검사한다.

담낭(biliary)을 촬영할 때를 〈담낭조영검사〉라고 하며, 담관을 촬영할 때는 〈담관조영검사〉라고 하지만, 한 번에 담낭과 담관 모두를 조영하고 검사하는 것이 일반적이다. 담석 외에 담낭암(gallbladder cancer), 담낭폴립(gallbladder polyp), 담관결석(bile duct stone), 담도암(biliary tract cancer), 만성췌장염(chronic pancreatitis), 췌두부암(pancreatichead cancer)을 조사할 때도 이 검사를 한다.

서양배모양(조롱박, piriform)으로 안의 검고 둥근 것이 담석

담낭은 약 40mL의 액체를 모을 수 있는 크기로 조영을 하면 서양배 모양으로 하얗게 비친다. 담낭에 돌이 있으면 검고 둥근 그림자가 비치며, 몸의 위치에 따라 돌의 그림자는 담낭 안을 이동한다.

담낭암(gallbladder cancer)은 담낭벽과 유착된 10mm 이상의 표면이 울퉁불퉁한 검은 암의 모습을 볼 수 있다. 양성의 폴립은 크기 10mm 이내의 작고 표면이 부드러운 그림자이므로 암과 구별할 수 있다.

담관에 결석이 있으면 담관은 두꺼워지고, 그 속을 위아래로 이동하는 검고 둥근 그림자로 비친다. 담도암(biliary tract cancer)은 담관이 불규칙하게 좁아지고 그 위쪽은 두꺼워진다.

검사는 약 2시간 반, 통증은 없음

검사 전날은 8시 전까지 저녁식사를 마친다. 당일 아침은 거르고 상용약도 복용하지 않는다.

검사복을 입고 검사대에 바로 누워서 조영제(요오드제)를 30~40분에 걸쳐서 정맥 내 점적주사한다. 주사 종료 후 30분, 60분, 90분에 각각 선 자세, 바로 누운자세, 웅크린 자세로 촬영한 후 담낭을 수축시키는 약을 먹고 30분 후 다시 선 자세, 바로 누운자세, 웅크린 자세로 촬영한다. 마지막으로 선 자세에서 담낭부를 압박하면서 촬영을 한 후 종료한다. 약 2시간 반이 걸리며 통증은 없다.

검사 후 부드러운 변이나 설사가 1~2회 있고 정상으로

검사 당일에는 되도록 미리 배변을 한다. 검사 후 조영제나 담낭 수축제의 영향으로 부드러운 변이나 설사가 나올 수 있으나 1~2회 만에 정상이 된다.

요오드제에 알레르기가 있는 사람이나 임신 중 혹은 임신 가능성이 있는 사람에게는 이 검사를 하지 않으니 의사에게 미리 이야기한다. 천식이나 메밀알레르기가 있는 사람, 신장기능이 안 좋은 사람도 주의가 필요하니 사전에 이야기해야 한다.

의심스러운 주요 질병의 추가 검사는?

- 담석→복부초음파, 복부CT 등
- 담낭암→복부초음파, 복부CT, 종양마커(CEA, CA19-9) 등
- 총담관결석→MRI(MRCP), 역행성(췌)담관 조영, 복부CT 등

하부소화관 조영검사

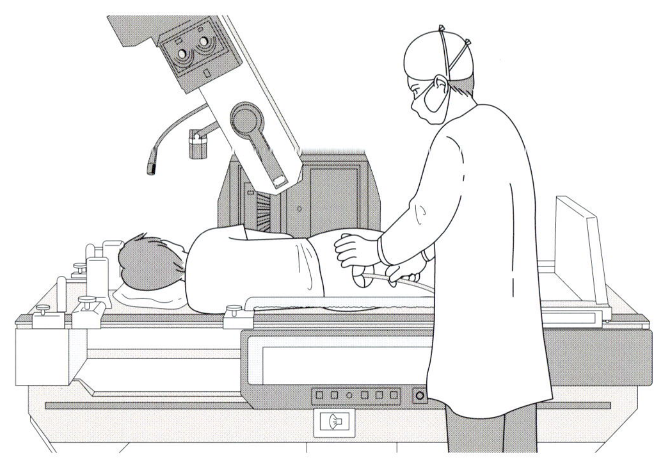

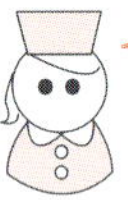

대장의 질병을 조사하는 검사이다. 항문에 마취제가 함유된 젤리를 바르고, 바륨을 주입하는 도관을 삽입한다. 통증은 없으니 안심하고 받는다.

대장암 진단에 유용한 검사

대장암의 증상은 혈변과 변통 이상, 복통 등으로 특히 혈변은 중요하다. 육안으로 알 수 있는 혈변과 대변잠혈반응으로 비로소 발견되는 눈에 보이지 않는 혈변까지 있다.

이러한 증상과 대변의 변화로 대장의 질병이 의심될 때 하는 것이 바로 대장 조영(바륨)검사이다. 식생활의 서구화 등에 따라 대장암이 증가하고 있으므로 이 검사의 중요성은 더욱 커지고 있다.

대장암 이외에도 대장의 용종과 궤양(크론병, 궤양성 대장염), 결핵, 치질 등을 이 검사로 진단할 수 있다.

대장암은 내강이 변형된 모습으로

대장암은 대장 전체에 생기지만 오른쪽 페이지에 나타낸 직장부터 S상결장에 생긴 암이 30~40%를 차지하고 있다.

대장암에서 내강이 변형된 모습으로 보일 때가 많고, 진행되면 장의 내강이 좁아져서 사과를 먹고 남은 심과 같은 형태(애플코어 사인이라고 한다)가 된다.

대장 속을 깨끗이 하고 검사

검사 전날은 아침, 점심, 저녁 특별한 수프(저잔류식, Ensure liquid 등) 만을 먹고,

■ 대장암
원으로 둘러싸인 부분이 좁아지고 잘록해져서 사과 심 모양을 나타내고 있다.

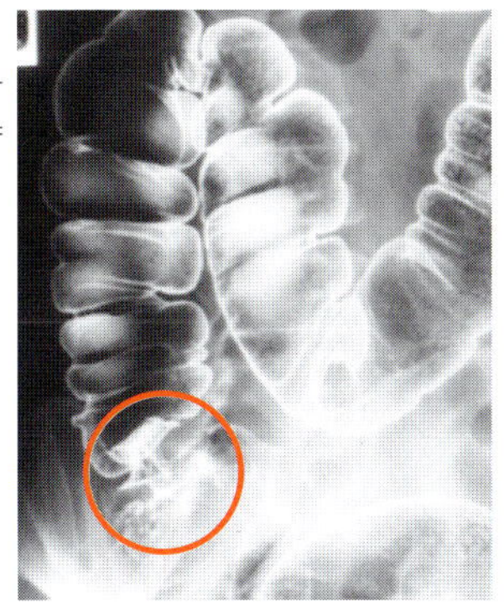

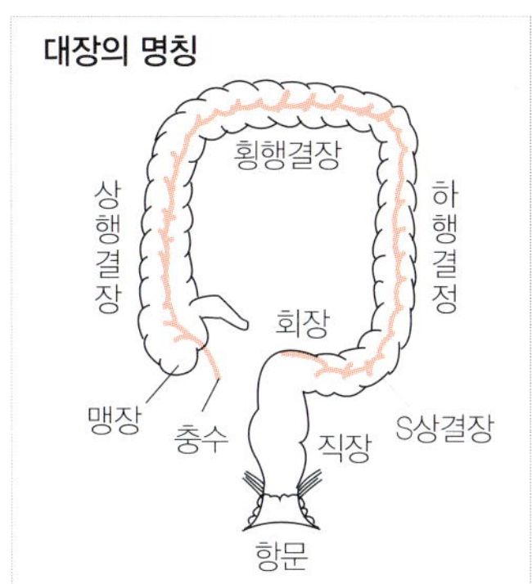

밤에는 설사약을 복용해서 장 속을 깨끗이 해 둔다. 한밤중에 몇 번이고 설사하게 된다. 당일 아침은 설탕물과 홍차 등의 액체 이외에는 금지이다.

검사복으로 갈아입고, 특별한 경우에는 장의 운동을 멈추는 근육주사를 놓을 수도 있다. 검사대에 왼쪽이 아래로 오게 눕고, 일단 치질 등을 확인하기 위해 항문을 진찰한다.

이어서 바륨을 주입하는 도관을 항문부터 10cm 넣고(항문에 마취약이 든 젤리를 바르므로 통증은 거의 없음), 조영제를 약 300mL 주입하고, 공기를 넣는다(배가 팽창하지만 참음). 주입 후 위를 보고 누운 후 매직 밴드로 몸을 검사대에 고정한다. 투시대로 몇 번 회전하면서 사진을 찍는다. 직장에서 맹장까지 전부 10~15장 촬영하고, 20~30분이면 종료된다. 통증은 없다.

검사 후에는 확실히 배변한다

녹내장, 전립선비대증, 심장에 질병이 있는 사람은 검사 전에 보고한다. 검사 후에는 확실히 배변하고 수분을 많이 섭취한다.

근육주사를 맞는 경우에는 이로 인해 검사 후 2~3시간, 소변이 잘 나오지 않을 때도 있다.

고령자일 때는 준비처리부터 검사까지 시간이 걸리므로, 가족이 함께할 필요가 있다.

의심스러운 주요 질병의 추가 검사는 ?

- 대장암→하부 소화관 내시경(조직검사), 종양마커(CEA, CA19-9), PET-CT 등
- 대장결핵→TB-PCR반응, 하부 소화관 내시경(생체검사) 등

하부소화관 내시경검사

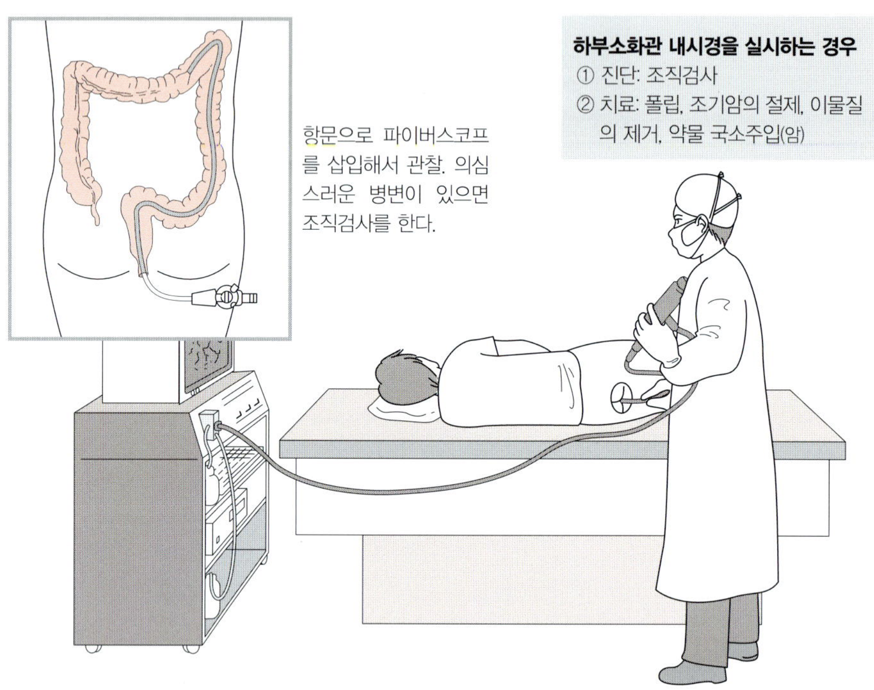

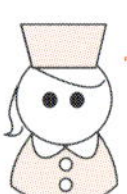

대장암의 최종검사이다. 검사 전날의 아침, 점심, 저녁의 식사는 소화가 잘되는 부드러운 것으로 한다. 검사 후는 30~60분 정도 안정을 취하고, 몇 시간은 차량운전을 하면 안 된다.

대장암의 확진에 중요한 검사

대장암(colorectal cancer)의 마지막 검사이다. 내시경으로 병변을 직접 육안으로 관찰하고 암세포 같은 병변이 있으면 그 자리에서 병변 일부를 채취해서 세포검사를 한 후 암의 확진을 한다.

요즘은 파이버스코프 카메라의 배율이 높아져서(확대 내시경), 표면 세포의 상태를 자세히 관찰할 수 있어서 조직검사를 하지 않아도 양성과 악성을 구별할 수 있다.

암 이외에도 대장의 궤양이나 폴립, 결핵 등의 진단을 위해 그리고 하혈(변에 혈액이 섞이는 것)의 부위 및 원인확인 목적으로 긴급하게 이 검사를 하는 경우도 있다.

대장암은 장의 내강에 돌출된 혹으로 보인다

대장암은 대부분 장의 내강에 돌출된 혹으로 관찰되며 자주 출혈을 동반한다. 또한, 진행될수록 내강이 좁아진다.

대장폴립(colonic polyp)은 사마귀모양으로 보인다. 폴립 표면의 일부에 암이 있을 때도 있으니 폴립을 발견하면 내시경으로 관찰하면서 떼어낸다.

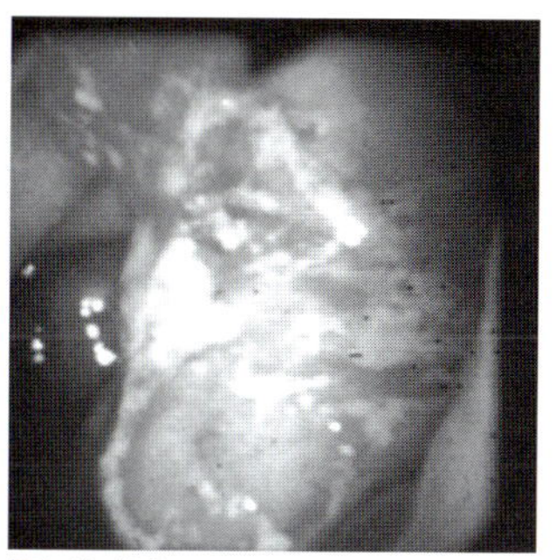

■ 대장암
출혈과 백태와 같은 것을 동반하는 거대한 결절의 융기를 볼 수 있다.

대장 속을 깨끗하게 한 후 검사

검사 전날의 아침, 점심, 저녁식사는 면, 죽 등 소화가 잘되는 것으로 한다. 당일 아침은 거르며 당뇨병약(antidiabetic drug) 이외의 상용약은 복용해도 괜찮다.

아침 9시경 대장 속을 깨끗이 하는 약(경구 장관세정제, 2,000mL)을 약 1시간에 걸쳐서 마신다. 몇 번 설사를 하고 마지막으로 투명하고 약간 황색의 물 변이 나온다. 변이 아직 남아 있는 것 같으면 관장을 해서 장 속을 깨끗하게 한다. 검사복으로 갈아입고 통증을 막는 근육주사를 놓은 후 검사대에 왼쪽이 아래로 가게 옆으로 눕는다.

먼저 항문을 관찰하고 항문에 마취약이 첨가된 젤리를 바르면서 지름 10mm의 파이버스코프를 삽입해서 때때로 공기를 넣으며 직장에서 하행결장으로 진행한다. 장이 휘어지는 곳을 지날 때는 순간적으로 경련을 느낄 수도 있다. 맹장(cecum)까지 관찰한 후 파이버스코프를 빼면서 다시 관찰하고 병변이 있으면 조직검사를 한다.

검사는 숙련된 기술이 필요하지만 10~30분 만에 종료되며 검사 후 30~60분 안정을 취한다.

차를 운전하지 않는다

녹내장, 전립선비대증, 심장병이 있는 사람은 검사 전에 이야기한다.

검사 후 배변을 확실히 한다. 공기가 배에 들어가 있어도 곧 가라앉으며 식사는 바로 할 수 있으나 차량운전은 몇 시간 금지한다.

고령일 때는 가족이 함께하는 것이 좋다.

복부CT검사

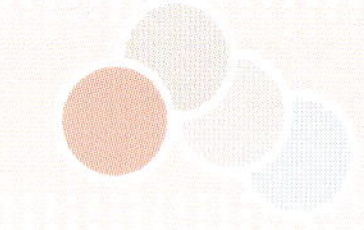

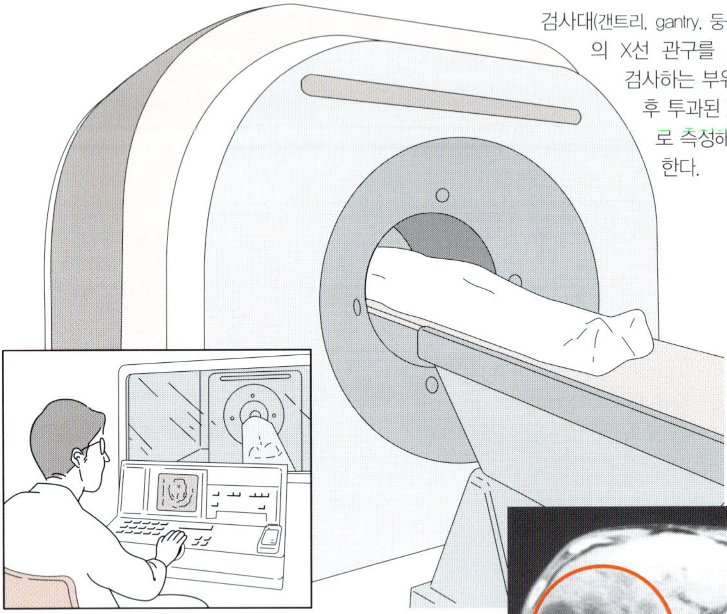

검사대(갠트리, gantry, 둥근 돔형 속) 안의 X선 관구를 회전시키면서 검사하는 부위에 X선을 쏜 후 투과된 X선을 검출기로 측정해서 영상 처리한다.

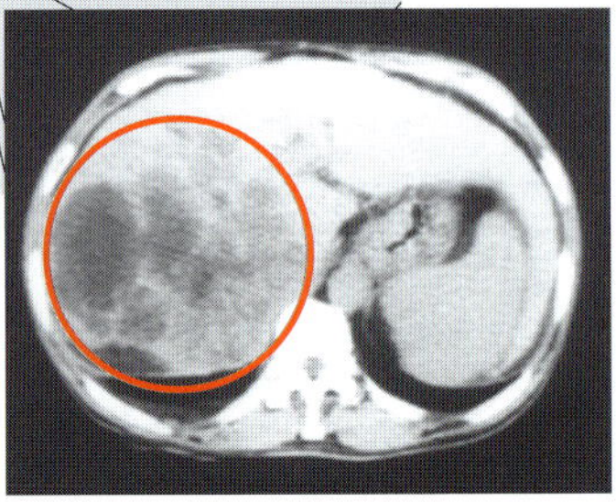

■ 간암

〈단순촬영〉의 상. 원으로 둘러싼 부분의 거무스름한 부분이 암

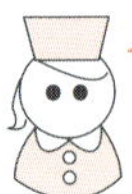

복부장기를 촬영한다. 좁은 공간에서 하는 검사지만 걱정할 필요 없이 차분하게 받는다. 검사 후의 안정은 필요 없고, 식사해도 괜찮다.

간암(hepatoma), 담낭암(gallbladder cancer), 췌장암(pancreatic cancer)의 진단에 유용한 검사

복부에 있는 장기(간, 담낭, 췌장, 비장, 신장, 자궁, 난소)나 복수의 진단에 유용하고 양성과 악성 질병의 구별이나 범위, 주위의 관련성 등을 조사할 때 중요한 검사이다.

복부CT(전산화단층촬영)는 병변 부위의 X선 흡수력 차이를 통해 질병을 진단하는 방법으로 조영제를 사용하지 않는 것〈비조영촬영〉과 사용하는 것〈조영촬영〉이 있으며 후자는 더욱 명확하게 판정할 수 있다. 최근에는 1mm 이내의 단층 폭으로도 촬영할 수 있다.

간암은 단순촬영에서는 검은상, 조영촬영에서는 하얀상

간암은 〈비조영촬영〉에서는 주위의 정상세포보다 약간 거무스름한 종양상으로 비치고, 〈조영촬영〉에서는 하얗게 비친다.

췌장암은 〈비조영〉〈조영〉 어느 쪽이나 부분적으로 거무스름한 종양상으로 비치며 종양보다 꼬리 쪽의 췌장관(pancreatic duct)이 확장된 모양으로 보일 수도 있다.

10~15분 만에 종료, X선의 피폭량은 문제없음

〈비조영촬영〉과 〈조영촬영〉 모두 실시하는 것이 일반적이다.

검사복으로 갈아입고 검사대에 바로 눕는다. 먼저 〈비조영촬영〉을 하고 이어서 조영제(요오드제)를 2분 정도에 걸쳐서 정맥내 점적주입하고 〈조영촬영〉을 한다.

10~15분 만에 종료되므로 통증은 없으며 X선의 피폭량은 인체에 문제가 없고 한 달에 2~3회 반복검사도 가능하다.

또한, 다이내믹 CT라고 불리는 검사가 있다. 이것은 조영제를 더욱 급속하게 정맥에 주사해서 간암이나 혈관종의 상태를 더욱 확실하게 진단하는 방법으로 필요에 따라 추가하는 검사이다.

알레르기가 있는 사람이나 임신 중인 사람은 사전에 알림

전날 평소처럼 저녁식사를 하고 당일 아침은 거른다. 당뇨병약 이외의 상용약은 복용해도 상관없으며 검사 후에는 안정을 취할 필요가 없고 식사를 해도 괜찮다. 수분을 많이 섭취한다(요오드제가 소변으로 배출된다).

요오드제에 알레르기가 있는 사람이나 임신 중 혹은 임신 가능성이 있는 사람은 〈조영촬영〉을 하지 않는다. 의사에게 이 사실을 이야기한다.

천식이나 알레르기가 있는 사람, 신장기능이 나쁜 사람은 〈조영촬영〉에 주의가 필요하므로 사전에 이야기해야 한다.

의심스러운 주요 질병의 추가 검사는?

- 간암→종양마커(AFP, PIVKA-II), MRI, PET-CT, 복부혈관 조영 등
- 췌장암→종양마커(CEA, CA19-9), MRI, PET-CT, 역행성췌(담)관 조영, 흉부혈관 조영 등

역행성췌담관조영검사

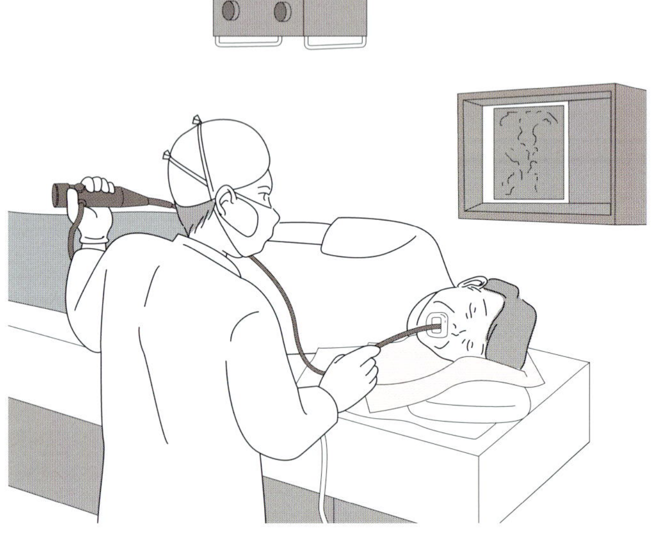

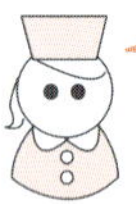

입으로 파이버스코프를 넣고, 췌장관이나 담관을 조사하는 검사이다. 통증은 거의 없으나 검사 후 약 2시간은 안정을 하고 췌염 예방을 위한 점적(drip)을 실시한다.

췌장암과 만성췌염 구별에 중요한 검사

췌장암 판정은 복통(왼쪽 상복부에서 등에 걸쳐서)과 황달, 체중감소 등이다. 이런 증상들이 있을 때는 췌장암을 의심해서 췌장의 관을 조영하고 X선 사진을 찍는 이 검사를 한다. 또한 췌관(ductus pancreaticus)은 십이지장의 유두부(papillary part)에서 담관과 합류할 때가 많으므로 동시에 담관도 조영한 후 X선 사진을 찍는다.

췌액과 담즙의 흐름에 거슬러서 조영제를 주입하므로 역행성 췌담관 조영검사(endoscopic retrograde cholangiopancreatography, ERCP)라고 불린다.

이 검사는 췌장암, 만성췌염(chronic pancreatitis), 췌장낭포(pancreatic cyst), 췌장기형(anomalies of pancreas) 등 췌장의 질병에 대한 진단과 담관암이나 담관결석 등의 진단에 중요하다.

췌장암은 췌관이 부분적으로 좁아지거나 중단되는 상으로

췌장암 대부분은 췌장관에서 발생하므로 암이 있으면 췌장관이 부분적으로 좁아지거나 끊기는 상으로 보인다. 만성췌염(chronic pancreatitis)은 췌장관이 불규칙하거나 확장 병변이 췌장 전체에서 관찰되므로 암과 구별할 수 있다.

담관결석은 흰색의 조영제 안에 검고 둥근 그림자로 비친다.

검사 시 통증은 거의 없음

검사는 외래 통원으로도 가능하다. 검사복으로 갈아입고 근육주사로 진정제를 놓고 검사대에 왼쪽이 아래에 오도록 옆으로 눕는다.

목구멍을 스프레이로 마취한 후 내시경(파이버스코프 지름 7mm)을 입으로 십이지장까지 넣는다. 십이지장 하행각(descending limb, 입에서 약 70cm인 곳)에 있는 십이지장 유두부에 파이버스코프의 안을 지나는 관(카테터, 지름 2mm)을 약 5~6cm 넣고 조영제(요오드제)를 주입한 후 바로 누운 자세와 옆으로 누운 자세로 촬영한다.

이어서 마찬가지 방법으로 담관을 조영한 후 촬영한다. 시간은 20~30분으로 통증은 거의 없으며, 검사 종료 후 약 2시간 정도 침대에서 안정을 취하고 췌염 예방을 위한 점적주입을 한다.

검사 후 심한 복통이 생기면 바로 연락

검사 전날 평소처럼 식사를 하지만, 당일 아침은 거른다. 당뇨병약 이외의 상용약은 복용해도 좋다.

고령자는 가족이 함께하는 것이 좋다.

요오드 알레르기가 있는 사람이나 임신 혹은 임신 가능성이 있는 사람은 이 검사를 하지 않으니 의사에게 미리 이야기해야 한다. 천식이나 메밀 알레르기가 있는 사람도 사전에 이야기한다.

차량을 운전해서 귀가하는 것과 몇 시간 동안의 식사는 금지한다. 일반적으로 복통이 생기지 않으나 복통이 심하면 바로 병원에 연락한다.

■ 췌장암

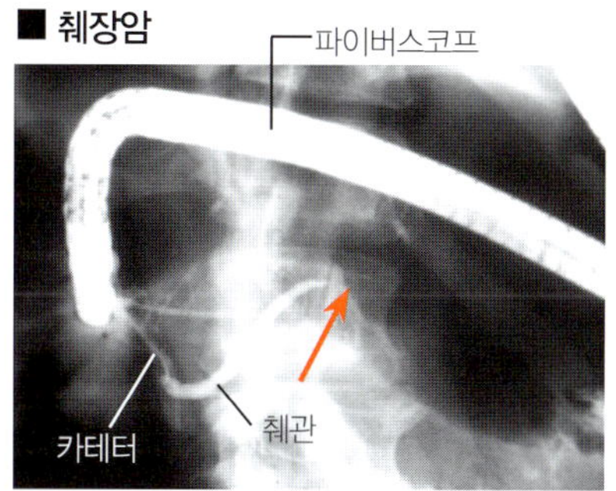

췌관에 조영제가 들어가서 하얗게 비치고 있으나 도중에 암이 있으므로 끊어져서 꼬리 쪽의 췌관이 비치지 않는다(화살표 근처). 정상일 때 췌관 길이는 약 20cm.

의심스러운 주요 질병의 추가 검사는?

- 간암→종양마커(CEA, CA19-9), MRI, PET-CT, 복부혈관조영 등
- 만성췌장염→MRI(MRCP), 췌외분비 기능 검사(C-S 테스트, PFD 테스트) 등

복부혈관 조영술검사

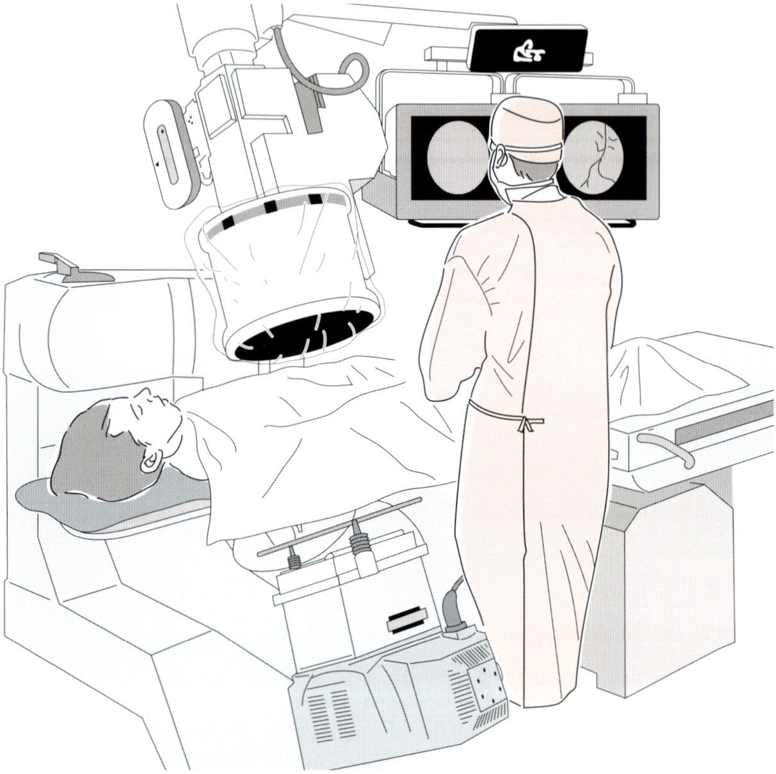

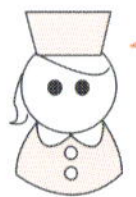

주로 간암 치료를 위해 시행하는 검사이다. 검사 후에는 지혈을 위해 카테터 삽입부를 6시간 정도 압박하며 침대에서 안정을 취할 필요가 있다.

간암 치료에 중요한 검사

간암의 진단이나 그 범위를 조사하며 간암을 공급하는 혈관을 통해 항암제를 주입하는 치료적인 목적으로 주로 사용하고 있다. 이외에도 담낭암 및 췌장암의 진단, 간경변의 혈류상태(위/식도정맥류)나 원인불명의 소화관출혈 진단을 위해서도 실시하고 있다.

췌장암은 암을 둘러싼 혈관이 불규칙/협착된다

췌장암은 암이 혈관으로 번지므로 암을 둘러싼 혈관의 불규칙, 협착상을 관찰할 수 있다.

간암은 암에 영향을 주는 동맥이 모여서 털뭉치(털송이, hair tuft)처럼 된다.

시간은 약 60분, 특별한 통증은 없음

입원한 후 검사를 한다. 검사 전에 서혜부(가랑이)의 털을 깎고, 검사대에 바로 누워 우측의 서혜부에 국소마취주사를 놓는다. 마취되면 대퇴동맥(femoral artery)에 침을 넣어서 가는 조영용 카테터를 복부동맥을 통해 복강동맥(celiac artery)으로 삽입하고(통증은 없음), 목적하는 곳까지 넣은 후 조영제(요오드제)를 주입하면서 X선 촬영한다. 조영제 주입 시 복부에 뜨거운 느낌이 들지만, 통증은 없다. 약 60분 정도면 종료된다.

검사가 끝나면 그대로 약 15분간 서혜부를 압박하고 지혈한다. 지혈(hemostasis)을 확인 후 반창고로 확실히 고정하고 6시간 압박해서 병실 침대에서 안정을 취한다. 지혈이 완전히 된 것을 확인한 후 보행이 허가된다.

■ 간암

암이 있으므로 동맥이 모여서 하얀 털뭉치처럼 보인다.

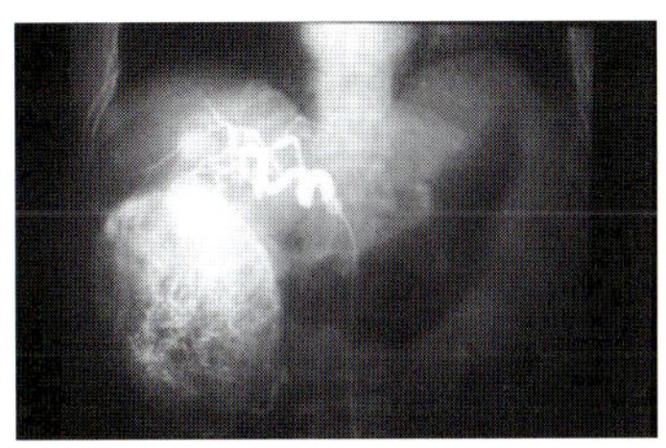

검사 후는 출혈에 주의

전날 평소처럼 식사하지만, 당일 아침식사는 거른다. 검사 후 서혜부 출혈에 주의가 필요하며 안정을 취하는 것이 무엇보다 중요하다.

요오드제에 알레르기가 있는 사람이나 임신 중 혹은 임신 가능성이 있는 사람에게 이 검사를 하지 않으니 의사에게 미리 이야기한다. 천식이나 알레르기가 있는 사람, 신장기능이 나쁜 사람도 주의가 필요하므로 사전에 신고를 해야 한다.

캡슐 내시경검사

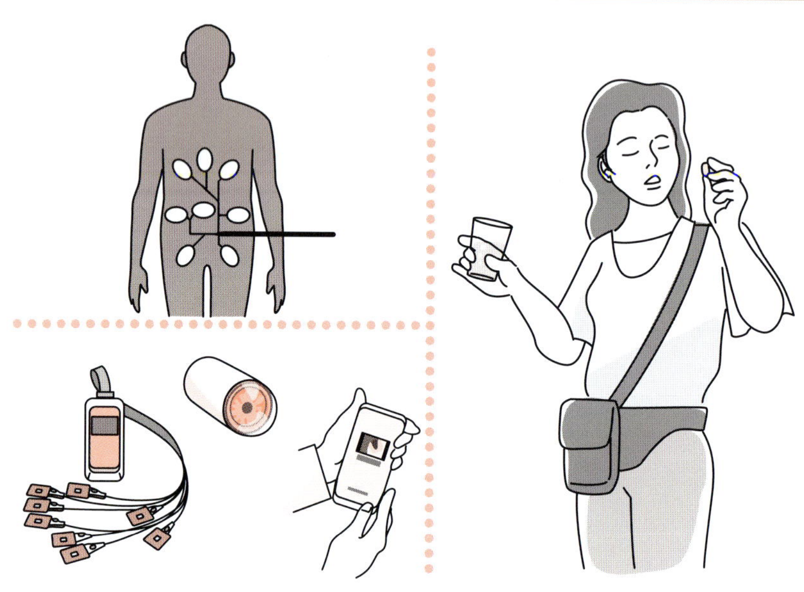

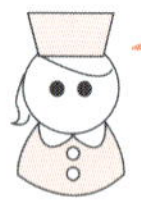

내시경이 내장된 캡슐을 복용한 후 식도, 소장, 대장을 조사하는 검사이다. 검사 시간은 약 8시간이며 캡슐이 소장에 들어가면 평소처럼 생활할 수 있다.

소장(small intestine)의 질병 진단에 유용

캡슐 내시경검사는 소장의 질병, 예를 들어 궤양, 종양〈악성은 암(cancer), 악성림프종(malignant lymphoma), 칼시노이드(carcinoid), 양성은 선종(adenoma), 지방종(lipoma), 과오종(hamartoma) 등〉, 크론병(crohn's disease), 아밀로이드증(amyloidosis) 등 혹은 소장으로부터의 출혈이 있을 때의 진단에 이용된다. 소장은 5~6m의 길이로 입과 항문으로부터 많이 떨어져 있어서 검사가 곤란한 장기였으나 캡슐 내시경의 등장으로 소장의 질병 진단을 할 수 있게 되었다.

캡슐 내시경은 식도용, 소장용, 대장용으로 실용화되어 있으며 한국에서는 2014년 3분기부터 건강보험이 적용될 전망이다.

검사시간은 약 8시간, 총 6만 장을 촬영

캡슐의 크기는 바깥지름 11mm, 길이 26mm 정도로 캡슐의 끝은 반구형 투명 커버로 되어 있으며 조명용 백색 발광다이오드(light emitting diode, LED), 단추형 전지가 내장되어 있다. 검사 전 12시간은 식사를 거르지만, 수분섭취(water intake)는 가능하다. 이외로 준비해야 할 것은 없으며 목구멍 마취도 하지 않고, 진정제 주사도 놓지 않는다.

먼저 복부에 소장을 둘러싸고 겹쳐지지 않도록 8개의 안테나 패드(센서 어레이, sensor array)를 부착하고 허리에 영상을 기록하는 수신장치를 홀더에 수납해서 장착한다.

그리고 한 모금의 물과 함께 전원을 넣은 캡슐을 삼킨다. 캡슐은 전원이 들어온 시점부터 1초간 2장 촬영을 시작한다. 캡슐은 약 1~2시간 만에 소장에 도달하고, 소장의 연동을 통해서 전진해서 약 8시간 만에 소장의 끝(회맹장, ileocecum)에 도착하며 이 사이에 약 6만 장의 영상을 촬영한다. 의사는 캡슐의 통과 상황을 실시간으로 체크하고 캡슐이 소장을 거쳐 대장으로 들어간 것을 확인하면 검사를 종료한다. 검사 후 전용 장치(웍스테이션, workstation)로 영상의 동영상 분석을 하고 진단을 한다.

검사 중에는 평소처럼 지내는 것이 가능

이 검사는 외래로 실시할 수 있고, 캡슐이 소장으로 들어간 것을 확인하면 반드시 병원에 있을 필요가 없으며 업무를 보는 등 평소처럼 지낼 수 있다. 캡슐을 삼킨 2시간 후부터 물의 섭취, 4시간부터는 식사도 가능하며 휴대전화 사용도 문제없다.

캡슐은 일반적으로 1~2일 후 항문으로 자연 배설되므로 배설된 캡슐은 미리 받은 회수세트에 넣고, 자택에서 회수했을 때는 쓰레기로 폐기한다. 의사는 며칠 후 캡슐이 회수되었는지 확인하고 회수되지 않았다면 복부단순X선 촬영으로 몸 안에 남아 있는지를 조사한 후 남아 있을 때는 내시경이나 수술을 통해 꺼낸다.

이 검사는 소화관의 협착, 폐색, 누공이 의심될 때나 임신 중인 사람, 심장내 페이스메이커(intracardiac pacemaker, 심장내 심박조율기) 등 전자기기를 몸 안에 장착한 사람은 받을 수 없다.

의심스러운 주요 질병의 추가 검사는?

- 소장종양→소장내시경(푸쉬식, 이중 풍선내시경 등), PET-CT

신장, 요로계의 주요 검사와 질병

● 신우조영검사

➡ 신장의 결석/종양/결핵, 요관결석, 방광의 종양이나 결석, 유주신장, 수신증 등을 검사한다.

● 방광요도조영검사

➡ 전립선비대증, 전립선암, 요도협착, 요도게실, 방광종양(암) 등을 검사한다.

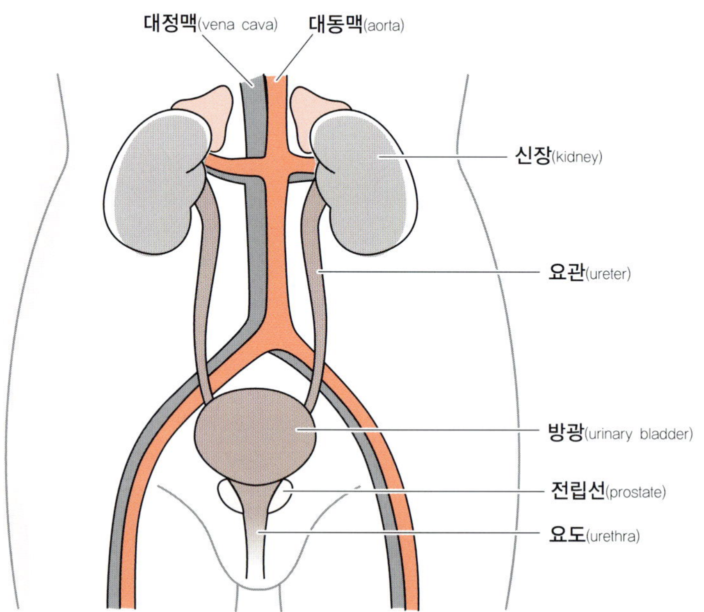

● 신혈류 신티그래피 검사

➡ 신부전, 신종양, 신혈관성고혈압 등을 검사한다.

● 기타

➡ 복부초음파검사, 복부CT검사, MRI검사 등을 실시한다.

신장(kidney)은 주먹 정도 크기로 누에콩 같은 모양을 하고 있으며, 좌우에 한 개씩 있다. 신장은 소변을 만드는 장기이며 요로는 소변을 몸 밖으로 배출하는 기관이다. 신장에서 만들어진 소변은 신우(renal pelvis)에 모인 후 요관을 통해 방광에 저장된 후 요도로 몸 밖으로 배출된다. 이 모든 것을 요로(urinary tract)라고 한다.
신장, 요로계의 주요 질병으로 아래와 같은 것이 있다.

요로결석(urolithiasis)

요로에 생긴 결석을 말하며, 결석이 생긴 장소에 따라 신장〈신우(renal pelvis)/신배(renal calyx)〉결석, 요관결석(ureterolith), 방광결석(bladder stone), 요도결석(urethral stone) 등으로 부른다.

신장결석(nephrolith)의 대부분은 증상이 나타나지 않으며, 증상이 나타날 때는 등에 답답한 느낌이나 둔통이 느껴지고, 육안으로는 혈뇨 등이며, 요로결석의 주요 증상은 심한 하복부 통증, 찌르는 듯한 맹렬한 통증(급경련통), 방사통, 구역질, 구토, 혈뇨 등이 있다.

수신증(hydronephrosis)

요로의 폐색, 협착으로 인해 소변의 흐름이 막혀서 상부의 신우(renal pelvis)/신배(renal calyx)와 요관이 확장된 상태이며 증상은 옆구리 통증, 혈뇨 등이 있다.

만성신부전(chronic renal failure)

만성신장질환, 특히 만성사구체신염(chronic glomerulonephritis)이 지속되어 신장기능이 만성적으로 저하된 상태로 주요 증상은 구역질, 구토, 피부의 가려움, 탈력감, 피로, 두중감, 고혈압, 부종 등이 있다.

방광암(bladder cancer)

방광의 내부에 발생하는 암이다. 특별히 다른 증상이 없으면서 혈뇨만 나타나는 무증상성 혈뇨(asymptomatic hematuria)가 특징이며, 이외에도 배뇨통(dysuria), 빈뇨(urinary frequency), 잔뇨감(residual urine) 등의 증상이 있다.

전립선비대증/ 전립선암

방광의 아래에 있는 요도를 둘러싸고 존재하는 진립신의 내부(내신)가 비대해지는 상태로 남성에게만 생기는 질병이다. 주요 증상은 잔뇨감, 빈뇨, 배뇨를 참지 못함, 야간뇨 등이 있다.

전립선암(prostate cancer)은 주로 전립선의 외측에 생기므로 비대증과 암은 원래 다른 것이지만 자주 함께 발병한다. 암의 초기에는 그다지 자각증상(subjective symptom)이 없으며 진행되면 비대증과 유사한 증상이 생긴다.

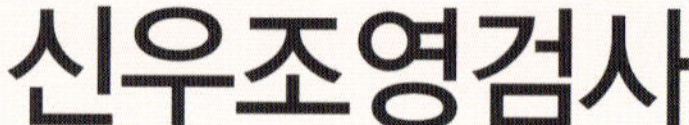

신우조영검사

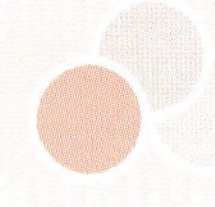

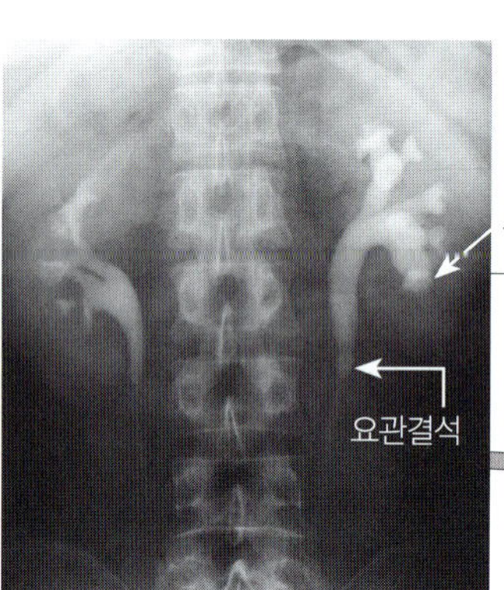

■ 결석

신우와 요관에 각각 하나씩 칼슘이 부착된 결석이 하얗게 비치고 있다.

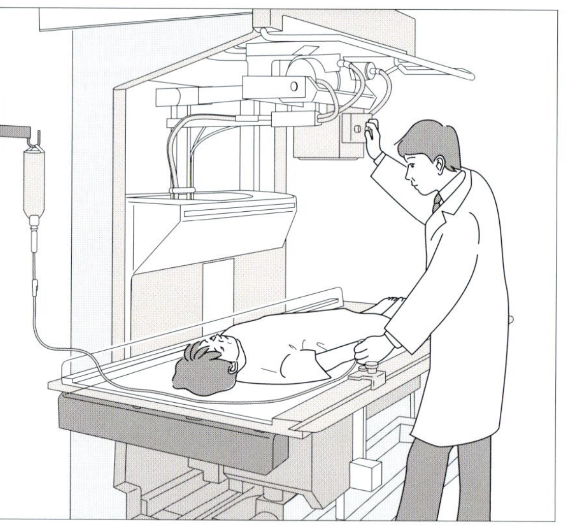

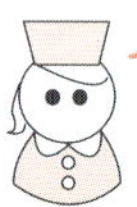

신장이나 방광 등에 이상이 없는지를 조사하는 검사이다. 검사일 아침은 식사를 거르고 검사 전에 되도록 배변을 해 놓는다. 검사 후에는 수분을 많이 섭취한다.

혈뇨의 원인을 조사하는 검사

혈뇨(hematuria)는 신장, 요관, 요도에 질병이 있을 때 관찰되며 무증상부터 심한 통증이나 발열을 동반할 수 있다. 혈뇨의 원인을 확인하기 위한 검사의 하나가 이 신우조영검사(pyelography)이다.

이 검사를 통해 신장의 결석, 종양, 결핵이나 요관결석, 방광의 종양이나 결석, 유주신장(wandering kidney), 수신증(hydronephrosis) 등을 진단한다.

결석은 검고 작게, 때로는 하얗게 보인다

조영제는 X선을 통과(투과)시키지 않으므로 신우나 요관의 형태 그대로 하얗게 보이고, 돌이 있으면 조영제를 튕겨내서 검고 작은모양으로 보인다. 돌에 칼슘이 부착되면 하얗게 보인다.

방광종양(tumor of the bladder)은 종양 모양의 결손(검은 덩어리)으로 보인다.

배설성 조영은 약 30분, 역행성 조영은 약 60분 만에 종료

신우조영검사는 조영제를 주사(배설성 조영)하는 것과 요도로 가는 관(카테터)을 넣어서 조영제를 주입(역행성 조영)하는 것이 있으나 일반적으로 배설성 조영을 실시한다.

배설성 신우조영검사(excretory pyelography)는 검사복을 갈아입고 검사대에 바로 눕는다. 먼저 신장, 요관의 단순촬영(조영제를 사용하지 않는 촬영)을 하고, 이어서 조영제 100mL를 1~2분에 걸쳐서 주사하고 주사를 놓은 5, 10, 15분 후에 신장, 요관을 촬영한다. 그 후 배뇨를 하고 선 자세로 방광을 촬영하며 약 30분이면 검사가 종료된다.

역행성 신우조영검사(retrograde pyelography)는 검사복으로 갈아입고 검사대에 바로 눕는다. 마취약이 든 젤리를 바른 방광경(지름 3~5mm)을 요도구를 통해 목적지인 요도나 신우까지 삽입하고 조영제를 주입하고 촬영하며 약 60분 만에 검사는 종료된다. 이 검사는 검사 후 약 1시간 정도 안정을 취한다.

검사 전에는 되도록 배변을 한다

전날의 식사는 평소처럼 하고 당일 아침은 식사를 거른다. 당뇨병약 이외의 상용약은 복용해도 괜찮으며 검사 전에는 되도록 배변을 한다. 이것은 장의 가스상이 겹쳐서 판독하기 어려워질 때가 있기 때문이다.

검사 후에는 요오드제를 배출하기 위해 수분을 많이 섭취한다. 〈역행성 신우조영〉은 소량의 혈뇨가 반나절 정도 계속될 수 있으며 많이 나오는 것 같으면 병원에 연락한다.

요오드제에 알레르기가 있는 사람이나 임신 중 혹은 임신 가능성이 있는 사람은 〈조영촬영〉을 하지 않으니 의사에게 미리 이야기한다.

천식이나 알레르기가 있는 사람, 신장기능이 나쁜 사람은 〈조영촬영〉에 주의가 필요하므로 사전에 이야기한다.

의심스러운 주요 질병의 추가 검사는?

- 신장결석→소변검사(잠혈반응, 침전), 복부초음파, 복부CT 등
- 요관결석→소변검사(잠혈반응, 침전), 복부초음파, 복부CT 등
- 방광종양→방광경(생체검사), 복부CT, 복부초음파, 방광요도 조영 등

방광요도조영검사

전립선비대증, 전립선암의 진단에 중요한 검사

전립선(prostate)은 남성에게만 있는 생식기관이다. 남성의 대부분은 50세 후반부터 소변에 힘이 떨어지고, 소변이 잘 끊기며, 소변이 나오기까지 시간이 걸리는 등의 증상을 자각하기 시작한다.

이런 증상들은 전립선비대로 인한 초기증상으로 여겨지며, 이때 시행하는 검사 중 하나가 방광요도조영검사(cystourethrography)이다.

전립선은 요도의 근원부(방광과 경계)에 있고 이것이 비대해지면 요도를 압박해서 배뇨장애(micturition disorder)를 일으킨다. 전립선암(prostate cancer)도 전립선이 커져서 초기에는 전립선비대증과 같은 증상을 나타낼 수 있다. 이외에도 요도협착, 요도게실, 외상, 방광암 등의 진단을 위해서도 실시한다.

전립선비대증은 방광의 바닥이 매끄럽게 들어 올려진다

전립선비대증(benign prostatic hyperplasia)은 방광의 바닥이 매끄럽게 들어 올려지고, 후요도(posterior urethra)의 압박과 앞으로 굽은 것(청대완두 모양)을 볼 수 있다.

전립선암은 종양이 요도나 방광에 퍼지므로 방광 바닥이나 후요도의 벽이 불규칙해진다.

요도구(urethral meatus)로 카테터를 넣어서 촬영

배뇨한 후 검사를 시작한다. 먼저 바지와 속옷을 벗고 수건으로 허리를 감고 검사대에 바로 누워서 방광의 단순사진(조영제를 사용하지 않은 사진)을 1장 찍는다.

이어서 외요도구부터 마취약이 든 젤리를 바른 가는 카테터를 약 3cm 넣고(가벼운 통증이 있을 수 있음), 카테터를 통해서 조영제〈60% 우로그라핀(urografin)〉를 30mL 주입하면서 요도 정면 사진을, 그리고 45° 정도 옆으로 몸을 돌아 누워서 조영제를 주입하면서 같은 부분의 사진을 찍는다.

마지막으로 약 40mL의 조영제를 주입하고, 방광의 정면상을 촬영한다.

조영제 주입 시 통증은 거의 없으며 약 10분 정도면 종료된다.

검사 전에는 완전히 배뇨한다

검사 당일에는 평소처럼 아침식사를 하고 상용약을 복용해도 괜찮지만, 검사 전에 배뇨는 완전히 한다.

검사 후 수분을 많이 섭취하고 소변량을 늘려서 조영제를 빨리 배출한다. 검사 후

■ 전립선비대증

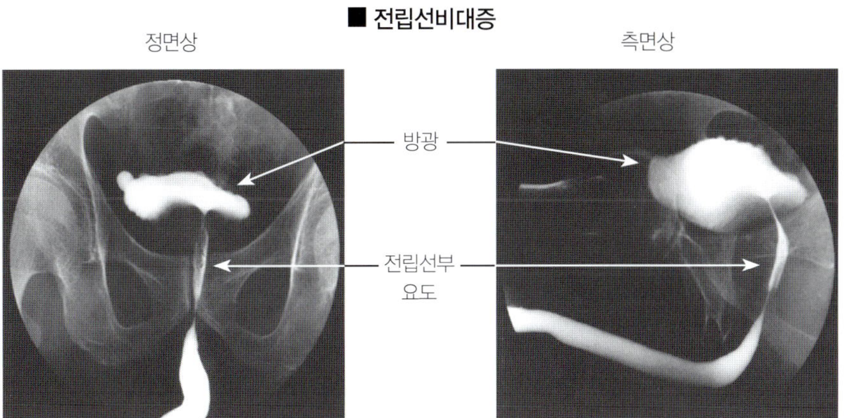

방광 아래에 전립선이 있으며 이것이 비대해져서 방광 아래가 매끄럽게 올라와 있다. 또한, 전립선부의 요도가 배대로 인해 눌러져서 청대완두 모양이 된다.

에 소량의 출혈이 있으나 곧 좋아지며 출혈이 많을 때는 병원에 연락한다.

여성의 경우

방광요도 조영검사의 대상은 대부분 남성이다. 여성도 소변이 잘 안 나와서 요도의 이상을 검사할 때는 체인 방광요도조영검사를 한다.

이 검사는 체인이 달린 작은 소식자(bougies, 가는 관)를 방광까지 삽입한 후 조영제를 주입해서 촬영한다.

의심스러운 주요 질병의 추가 검사는 ?

- 전립선비대증→전립선 초음파 및 조직검사, 잔뇨량 판정 등
- 전립선암→전립선 초음파, 방광경(조직검사), 종양마커(γ-Sm, PSA) 등
- 방광암→복부초음파 방광경(조직검사) 등

신장스캔검사

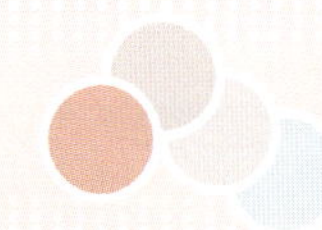

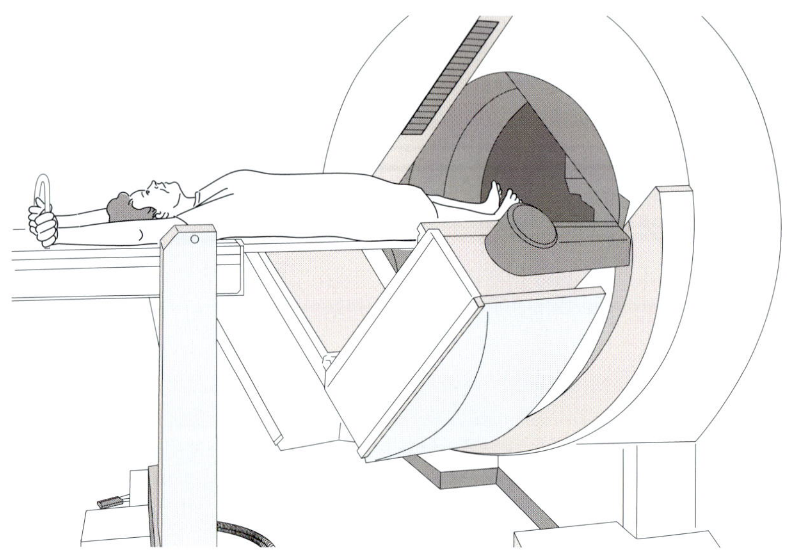

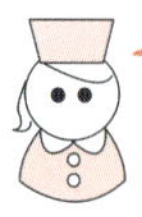

섬광카메라를 사용해서 신장의 변화를 조사하는 검사이다. 검사복은 필요 없으나 금속류는 제거한다. 검사 후 주의사항은 특별히 없다.

신장의 움직임을 보는 검사

신장은 요소와 크레아티닌 등 몸의 노폐물을 여과해서 소변으로 배출하거나 몸 안의 수분, 전해질(나트륨, 칼륨 등)의 조절, 그리고 혈압을 조절하는 호르몬의 일부를 분비하는 작용을 한다.

신장스캔검사는 이런 신장의 작용을 조사하는 검사로 방사성동위원소(radioisotope)를 표시하는 약물을 몸 안에 주입해서 신장의 변화를 특수한 검출기인 섬광카메라(scintillation camera)로 검출하고(촬영) 영상 처리해서 판정하는 것이다.

신장스캔은 신장관류스캔(dynamic renal scintigraphy)과 신장피질스캔이 있다. 신장관류스캔은 신장의 혈액 흐름이나 사구체의 여과능력 등 신장기능을 평가하는 검사로 실시되며 신장기능도(renogram)라고도 한다. 신장피질스캔은 신장에 생긴 종양 등을 조사하는 등 주로 구조적 이상 진단을 목적으로 한다.

만성신부전(chronic renal failure)에서 소변배출이 저하

신부전(renal insufficiency)이란 신장기능의 주체인 사구체 여과능력이 저하된 상태이다. 신장관류스캔은 몸에 투여된 동위원소가 신장에 모여, 소변으로 배출되는 상태를 검사하기 위해 신부전에서는 신장혈류의 저하, 신장의 위축과 소변배출량의 저하를 나타낸다.

신종양(renal tumor)은 종양 부위에 동위원소의 축적이 적고 일그러져 보인다.

신혈관성 고혈압의 진단에 실시

신장 사구체는 신장의 혈액 흐름을 감지하고 조절한다. 동맥경화 등으로 신장의 혈관이 좁아지고 혈류가 적으면 혈관을 수축시켜 혈압을 올리는 물질(레닌, 앤지오텐신)이 신장(사구체)으로부터 분비되어 혈압이 상승한다. 이것을 신혈관성 고혈압(renovascular hypertension)이라고 하고 이때도 신장관류스캔 검사를 한다.

검사는 40분 정도로 종료

신장관류스캔은 신장을 통과하는 요량을 확보하고 검사 결과를 평가할 수 있도록 검사 20~30분 전에 약 300~500mL의 물을 마시고 배뇨를 한 후 핵의학 검사실에서 검사를 한다. γ선을 내는 동위원소를 정맥에 주사한 직후부터 γ선을 감지하는 감마카메라(gamma camera)를 허리에 대고 30분 연속해서 촬영하고 영상 분석을 한다. 신장은 몸의 등 쪽에 있으므로 뒤에서 촬영한다.

신장피질스캔은 동위원소를 주사하고 2~4시간 후에 촬영한다.

동위원소(isotope)는 몸에 어떠한 해도 없다

검사 당일은 평소처럼 식사를 해도 상관없다. 검사복으로 갈아입을 필요는 없으나 금속류는 영상처리에 영향을 주니 모두 제거한다.

검사 후 주의사항은 없으며 몸에 들어간 동위원소는 미량으로 즉시 소변을 통해 배출되므로 몸에 쌓일 걱정은 없다.

의심스러운 주요 질병의 추가 검사는?

- 신종양→요세포진, 복부초음파, 복부CT, 배설성 신우 방광조영 등
- 만성신부전→복부초음파 등

갑상선초음파검사

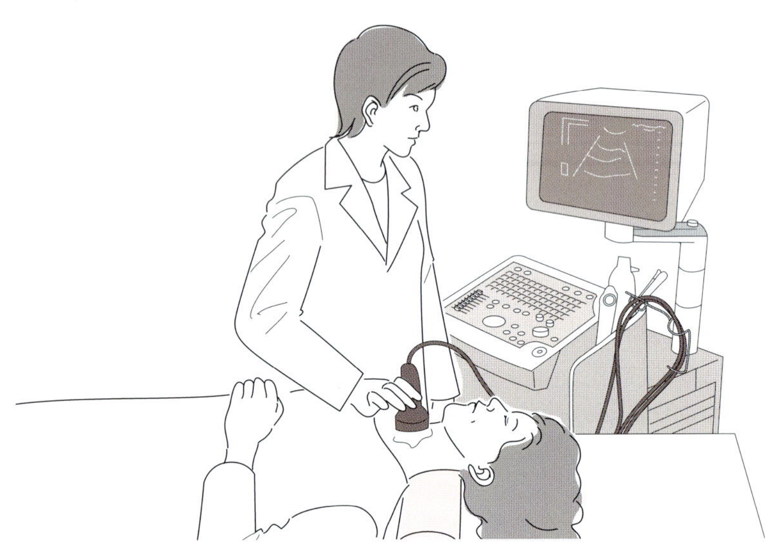

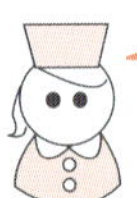

목에 젤리를 바른 후 초음파로 갑상선을 조사하는 검사이다. 종양이 의심스러울 때는 검사 후 세침흡인검사를 한다. 세침흡인검사 후 목욕이나 심한 운동은 피한다.

갑상선기능항진증(hyperthyroidism) 등을 조사하는 검사

갑상선은 목의 앞쪽에 있는 둥근 연골(소위 목젖)의 바로 아래, 좌우 양쪽으로 나비모양(butterfly shape)을 한 내분비 장기(우측 페이지 참조)이다.

이름 그대로 갑상선에 어떤 이상이 생겼을 때 하는 검사가 갑상선초음파검사로 갑상선기능항진증을 시작으로 하는 갑상선이 붓는 질환〈갑상선암(thyroid carcinoma), 갑상선종(goiter), 갑상선염(thyroiditis)〉 등의 감별을 위해 실시한다.

갑상선기능항진증은 갑상선이 팽창한다

갑상선기능항진증이 되면 갑상선호르몬이 지나치게 많이 만들어져서 두근거림, 손의 떨림, 눈의 돌출, 체중감소, 다한, 목의 부기 등 증상이 나타난다. 갑상선기능항진증의 대부분은 그레이브스병(graves disease)으로 여성에게 많은 병이다.

초음파검사는 갑상선의 좌우가 같게 전체가 팽창한 상으로 비친다.

갑상선암은 선명하지 않은 혹의 그림자

갑상선에 암이 생기면 약간 단단하고 한정된 갑상선의 부기를 볼 수 있다. 갑상선암도 여성에게 많이 발병한다.

초음파검사에서는 경계가 불명료한 혹으로 보인다. 병변을 세침으로 흡인하여 세포를 확인한다.

갑상선 부위의 심한통증이나 부기, 열이 있을 때는 아급성 갑상선염(subacute thyroiditis)이 의심된다. 이것은 바이러스 감염(viral infection) 때문에 생기는 것으로 여겨진다. 혈액검사로 CRP 양성, 적혈구침강속도의 항진, 갑상선호르몬의 상승, 초음파검사에서 갑상선 전체가 붓는 것 등으로 진찰할 수 있다.

검사는 10분 이내

검사대는 위를 보며 목을 살짝 뻗어서 어깨 베개 위에 눕는다. 목에 젤리를 바르고 초음파를 내는 탐촉자(변환기, transducer)를 목에 댄 후, 초음파를 화면에 표시하며 사진을 찍는다.

좌우 양쪽을 검사한다. 통증도 없으며 10분 이내로 종료된다.

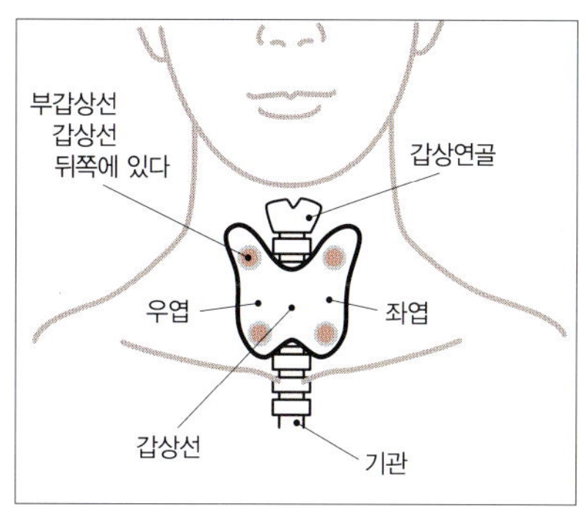

종양이 의심될 때는 세침흡인 검사를

검사 당일 평소처럼 식사를 해도 상관없으며 검사 전의 다른 주의사항은 특별히 없다. 목이 충분히 드러나도록 셔츠 등을 벗지만, 속옷은 입은 채로 검사한다.

종양(tumor)이 의심될 때는 초음파검사가 종료된 후 가는 침을 갑상선에 삽입해서 세침흡인검사를 하며 이때 마취는 하지 않는다. 짜릿한 통증이 느껴지나 한순간뿐이다. 생체검사 후에 소독을 하고 종료하며 당일은 목욕이나 심한 운동을 피한다.

의심스러운 주요 질병의 추가 검사는 ?

- 갑상선기능항진증→갑상선CT, 갑상선 신티그래피 등
- 갑상선암→갑상선CT, PET-CT, 칼륨 신티그래피, 세침흡인검사 등

경동맥 초음파검사

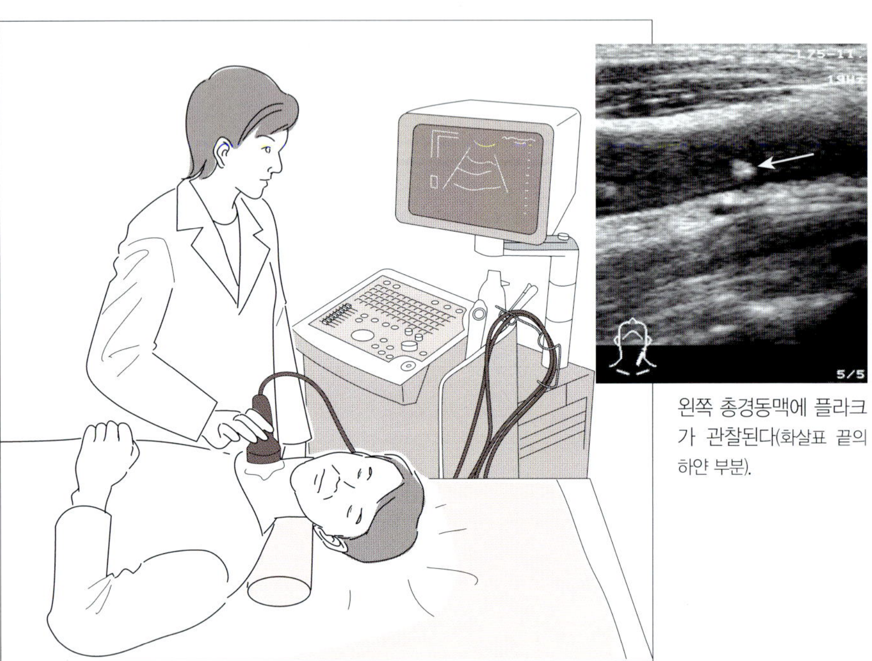

왼쪽 총경동맥에 플라크가 관찰된다(화살표 끝의 하얀 부분).

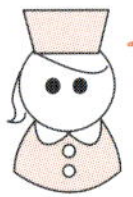

총경동맥, 내경동맥, 외경동맥의 상태를 초음파로 조사하는 검사이다. 안전하고 통증이 없는 검사이므로 누구나 편안하게 받을 수 있다.

동맥경화(arteriosclerosis)의 지표로 검사

사람의 몸 밖에서 혈관을 직접 관찰할 수 있는 곳은 안저(ocular fundus)의 혈관뿐으로 예전부터 동맥경화 판정을 위해서는 안저의 동맥을 조사했다.

최근에는 초음파검사로 혈관의 동맥경화 정도를 판단할 수 있게 되어 목의 동맥에서 실시하고 있다.

총경동맥(common carotid artery)은 목앞부위의 좌우 양쪽에 있고, 내경동맥(internal carotid artery)과 외경동맥(external carotid artery)으로 나뉘며 머리로 혈액을 보내는 중요한 혈관이다. 경동맥 초음파검사는 총경동맥과 내경동맥, 외경동맥의 상태를 검사한다.

동맥경화로 혈관이 두꺼워진다

혈관벽(vessel wall)은 세 층(내막, 중막, 외막)으로 이루어져 있어서 동맥경화가 생기면 내막(혈관 안쪽의 막)과 중막(혈관 안쪽과 바깥쪽 사이에 있는 막)이 두꺼워져서 초음파검사에서는 벽이 비대하게 보인다.

또한, 동맥경화가 자행되면 혈관의 안쪽 공간이 좁아지고, 안쪽 공간의 일부가 혈관 한쪽으로 부풀어 오른 플라크(판, plaque)를 만든다. 플라크가 관찰될 때는 통계적으로 뇌경색(cerebral infarction)이나 협심증(angina pectoris), 급성심근경색증(myocardial infarction)을 합병하는 비율이 높다.

무증상성 뇌경색일 때 이상이 나타난다

최근에는 뇌 검사를 위해 뇌의 CT를 실시한다. 마비나 두통 등의 뇌경색 증상이 없을 때 검사를 했더니 뇌경색이 발견되는 무증상성 뇌경색이 늘고 있다. 이때는 경동맥 초음파검사에서 경동맥의 혈관벽이 비대한 동맥경화 변화나 혈관벽이 부풀어 오른 플라크가 관찰되거나 한다. 무증상성 뇌경색일 경우 경색이 없을 때보다 3~4배 이상 소견이 관찰된다.

이상지질혈증(dyslipidemia)이나 당뇨병(diabete mellitus) 등은 동맥경화를 동반할 때가 많으므로 자주 경동맥 초음파검사를 한다. 혈관벽의 비후나 협소화, 플라크의 존재가 관찰된다.

검사는 20~30분 정도면 종료

목이 잘 보이도록 상의를 벗고 검사를 한다. 턱을 약간 들고 목을 살짝 옆으로 기울인 상태로 검사대에 눕는다.

목에 젤리를 바른 후 탐촉자를 이동하여 초음파의 반사파를 영상화한다. 왼쪽 경동맥(carotid artery)을 검사할 때는 약간 오른쪽을 향하고, 오른쪽 경동맥을 검사할 때는 약간 왼쪽으로 기울이다.

20~30분이면 검사가 종료되며 통증은 전혀 없다.

누구나 편안하게 받을 수 있다

검사 당일 평소처럼 식사를 해도 상관없으며 검사 전이나 후의 주의사항도 특별히 없고, 안전하고 통증이 없는 검사이므로 누구나 편안하게 받을 수 있다.

의심스러운 주요 질병의 추가 검사는?

- 뇌경색→두부CT, MRI, PET-CT 등
- 당뇨병→혈당검사, 당부하시험, 안저검사 등

경부CT검사

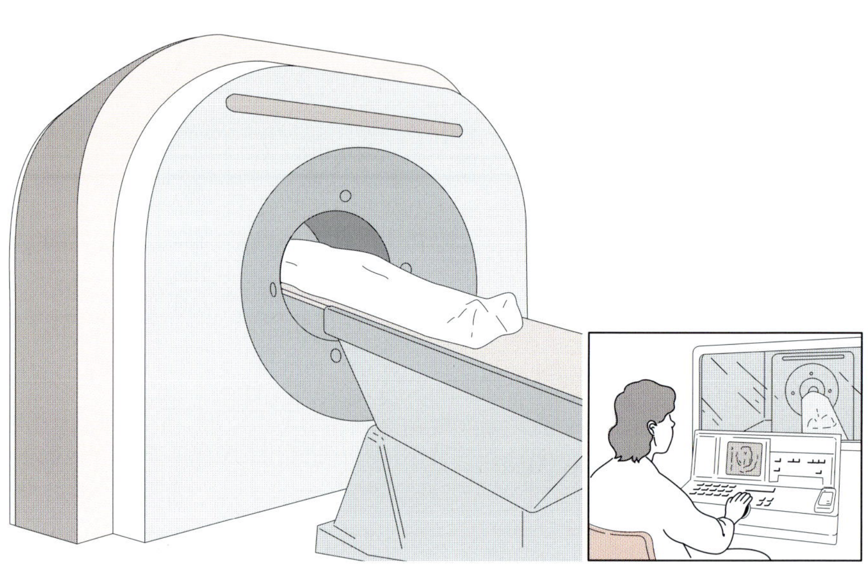

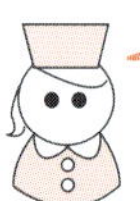

목의 이상을 조사하는 검사로 촬영을 할 때는 숨을 20~30초 정도 멈출 필요가 있다. 검사를 할 때 목 주변의 금속이나 의치를 제거하며, 검사 후 수분을 충분히 섭취한다.

갑상선종양(thyroid tumor)의 진단에 유용

목에 응어리(mass)가 생기면 눈에 보이거나, 손으로 만지면 그 존재를 알 수 있다. 이 응어리가 무엇인지 구별하기 위해 경부CT(컴퓨터단층촬영)검사를 하며 갑상선 종양의 진단에 유용하다.

목의 림프선 증대와 이하선(parotid gland), 악하선(submandibular gland)에 종양이 있을 때도 이 검사를 한다.

CT는 X선을 쏴서 그 변화를 컴퓨터로 분석하는 목의 단층사진으로, 조영제를 사용하지 않는 〈단순촬영〉과 사용하는 〈조영촬영〉이 있고, 후자는 더욱 명확히 판정할 수 있다.

갑상선상은 저흡수상

갑상선은 CT에서는 기관을 둘러싼 덩어리(결절상)로 보이지만 암이 생기면 밝기가 적은(저흡수상) 원형 종양 형태가 보인다.

갑상선이 부은 것뿐일 때는 일정한 밝기

의 갑상선이 크게 보일 뿐이므로 암과 구별할 수 있다.

후두암(laryngeal cancer)의 진단에도 실시된다

연하장애와 후두의 위화감, 쉿소리 등의 증상으로 후두암이 의심될 때에도 이 검사를 한다.

최근에는 목에 걸린 생선뼈의 부위확인을 위해서도 시행되며 뼈는 하얗고 확실하게 비친다.

검사는 15분 정도면 종료

〈단순촬영〉과 〈조영촬영〉을 모두 실시하는 것이 일반적이다. 검사복으로 갈아입지는 않지만, 목의 금속이나 의치는 제거한다.

검사대에 바로 누워 머리가 움직이지 않도록 밴드로 고정한 후, 갠트리(검사대, gantry)라고 불리는 둥근 돔 안에 목이 들어갈 때까지 검사대가 이동한다.

먼저 위치를 정하기 위해 촬영을 한 후 약 20~30초간 숨을 멈추고, 조영제(요오드제)를 사용하지 않고 〈단순촬영〉을 한다. 이어서 80~100mL의 조영제를 주사한 후 마찬가지로 20~30초간 숨을 멈추고 촬영한다.

조영제 주사로 몸이 뜨겁게 느껴질 때가 있으나 바로 가라앉으며 검사는 15분 정도면 종료된다.

알레르기가 있는 사람이나 임신 중인 사람은 미리 신고를

검사 전날은 평소처럼 저녁식사를 하지만 당일 아침은 식사를 거르며 당뇨병약 이외의 상용약은 복용해도 상관없다.

검사 후 안정은 필요 없고 식사를 해도 상관없으며, 수분은 많이 섭취해서 조영제를 소변으로 배출하도록 한다.

요오드제에 알레르기가 있는 사람이나 임신 중 혹은 임신 가능성이 있는 사람은 〈조영촬영〉을 하지 않으니 의사에게 미리 이야기한다.

그리고 천식이나 메밀 알레르기가 있는 사람, 신장기능이 나쁜 사람은 〈조영촬영〉에 주의가 필요하므로 사전에 이야기한다.

의심스러운 주요 질병의 추가 검사는?

- 갑상선암→MRI, 생체검사, PET-CT, 신티그래피 등
- 후두암→후두내시경, PET-CT 등

근전도검사

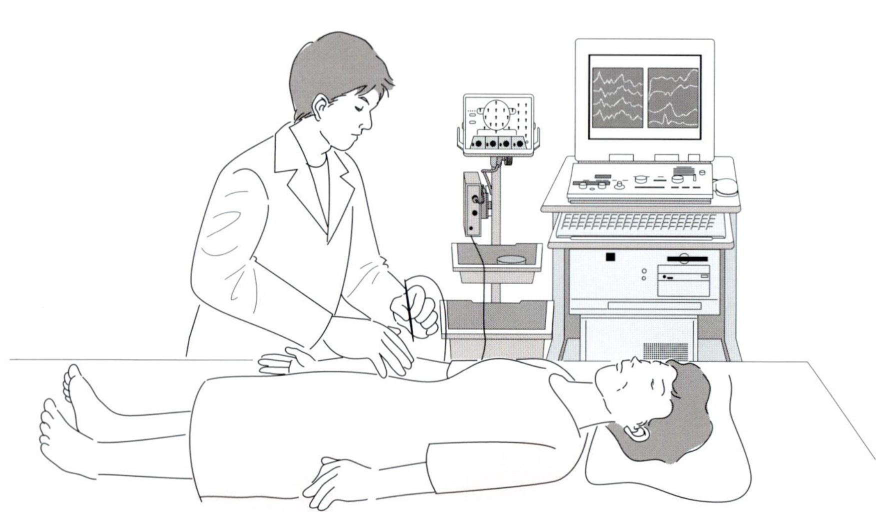

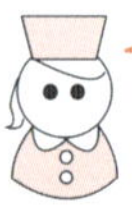

얼굴이나 팔, 다리의 근육 이상이 근육 자체의 이상인지, 신경에서 유래한 것인지를 조사하는 검사로 가는 침으로 근육을 찔러서 실시하는 침전극법이 일반적이다.

근육의 활동성을 조사하는 검사

근육(muscle)은 신경의 지배를 받아서 수축하고, 몸을 지지하고, 움직이고 있다. 근육이 제대로 작동하지 못하면 서거나 앉는 것도 곤란해진다.

이런 근육의 이상이 근육 자체의 변화인지(근육질환), 신경으로부터 자극이 전해지지 않아서 근육의 움직임이 약해진 것인지(신경질환)를 조사하는 검사가 근전도검사(electromyography)이다.

근전도검사는 피부 표면에 전극을 부착하고 검사하는 신경전도검사와 가는 침을 근육에 찔러서 검사하는 침전극법이 있으며 의심하는 질환에 따라 다양한 검사를 선택하여 시행한다.

일반적으로 골격근을 조사한다

몸의 근육은 2종류로 나뉜다. 자신의 의사로 움직일 수 있는 수의근(voluntary muscle)과 자신의 의사와 관계없이 활동하는 불수의근(involuntary muscle)이다.

수의근은 뼈에 붙어서 몸을 지지하고 움직이는 근육으로 골격근(skeletal muscle)

이라고 하며 내장의 근육이나 심장근육은 자신의 의사로 움직이거나 멈출 수 없으므로 불수의근이라고 한다.

일반적으로 근전도검사는 골격근을 조사하며, 팔과 다리의 근육을 주로 검사하나 몸통의 근육을 검사할 때도 있다.

근육이나 신경, 척수의 질병 검사에 유용

근전도검사는 척추근병증 (radiculopathy), 말초신경병증(peripheral neuropathy) 진행성 근육퇴행위축(muscular dystrophy), 중증근무력증(myasthenia gravis, MG), 다발성근염 및 피부근염(polymyositis –dermatomyositis), 신경염(neuritis), 근육경련 (muscle cramp), 근육위축(amyotrophia), 척수종양(spinal cord tumor), 근위축측삭경화증(amyotrophic lateral sclerosis) 등이 의심될 때에 실시한다.

통증이 있으나 참아야 함

팔의 검사는 앉은 자세로 할 때도 있으나, 검사대에 바로 누워서 검사하는 것이 일반적이다.

먼저 검사할 근육에 접지선을 붙인다. 이어서 근육을 알코올 솜으로 소독하고 근전도검사 장치와 접속된 가는 전극침을 1개 삽입한다. 마취 없이 삽입하므로 통증이 있다. 삽입하는 깊이는 검사하는 부위에 따라 다르며, 수 mm에서 수 cm를 삽입한다.

전극침은 전극장치와 연결되어 있어서 근육에 삽입하면 화면에 바로 근육의 수축 파형이 나타난다. 가만히 있을 때의 파형과 근육에 힘을 줄 때의 파형을 기록하고 해석하며, 질병에 따라서는 여러 군데의 근육을 조사할 때도 있으므로 인내가 필요하다.

검사 전후의 특별한 주의사항은 없음

검사 당일은 평소처럼 식사를 해도 상관없으며, 검사전과 후의 특별한 주의사항은 없다.

검사부위를 노출하기 편한 검사복으로 갈아입을 수 있다.

검사 후 약간의 통증이 남을 수 있으나 2~3일이면 사라지므로 걱정할 필요가 없고, 검사당일 목욕해도 괜찮다.

의심스러운 주요 질병의 추가 검사는 ?

- 진행성 근육퇴행위축→근육 조직검사, 혈액검사 등
- 중증근육무력증→근육 조직검사, 텐실론검사, 흉부CT, 혈액검사 등

골밀도검사

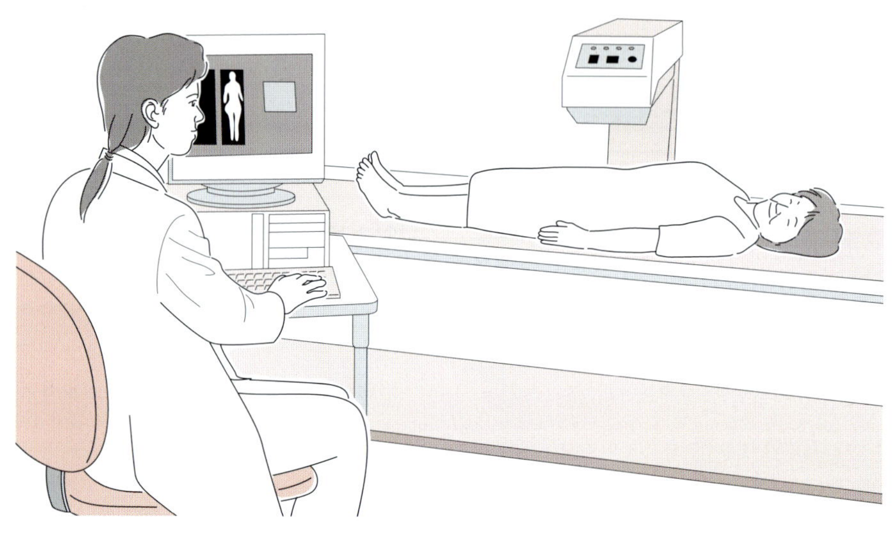

뼈의 밀도를 측정하는 검사이다. 요추, 고관절을 스캔하며, 검사 전후의 특별한 주의사항은 없다.

골다공증의 진단에 실시하는 검사

40세를 지날 때부터 허리나 무릎에 통증을 느끼는 때가 많아지는데, 원인은 다양하며 골다공증(osteoporosis)도 그중 하나이다.

뼈(골, bone)는 끊임없이 낡은 뼈를 흡수하고(골흡수, bone resorption), 새로운 뼈를 만든다(골형성, bone formation). 하지만 나이가 많아지면 골형성 이상으로 골흡수가 많아져서 골밀도(bone density, 골량)가 엉성해진다. 이 변화가 비정상적으로 심해진 상태, 소위 뼈에 구멍이 숭숭 뚫린 상태를 골다공증이라고 하며 사소한 충격에도 쉽게 골절이 된다.

이런 뼈의 밀도를 계산하는 검사가 골밀도검사로 골다공증의 진단에 사용된다.

골다공증은 골 무기질이 감소

뼈의 강도는 콜라겐(아교질, collagen)세포와 거기에 포함된 미네랄(주로 칼슘)의 양과 구조로 유지되고 있으나 골다공증이 생기면 골흡수(bone resorption)가 활발해져서 뼈의 칼슘이 적어지고 골밀도가 감소한다. 측정하면 골 무기질(bone mineral)량이 적어진 것을 알 수 있다.

특히 폐경 후의 여성에게 많은 골다공증

골다공증은 여성, 특히 폐경(menopause, 폐경기) 후에 많이 발병한다. 폐경이 오면 에스트로겐(estrogen)이라는 여성호르몬이 감소하고, 뼈의 대사순환이 강화되지만 골흡수가 골형성보다 강화되어 골밀도가 저하되고 골다공증이 발병하기 쉬워진다.

이외에도 칼슘(calcium)의 섭취부족, 운동부족, 흡연 등도 골다공증의 원인이 된다.

부갑상선기능항진증에서 골밀도 측정

혈액 속 칼슘이나 인의 농도가 저하되면 뼈에서 칼슘이나 인(phosphorus)이 유출되어 골밀도가 저하된다.

부갑상선호르몬은 칼슘이나 인을 조절하므로 뼈의 변화를 초래하는 부갑상선기능항진증(hyperparathyroidism)도 골밀도를 측정해야한다. 또한, 난소 적출 후의 경과를 볼 때와 갑상선기능항진증(hyperthyroidism) 등에도 이 검사를 한다.

허리, 대퇴 2곳을 검사

검사복으로 갈아입고 척추(vertebra), 대퇴골두(head of femur) 2곳을 촬영하고 해석한다.

검사대에 바로 누워서 제2~4요추를 1~2분 정도 스캔한다. 마지막으로 왼발을 안쪽으로 굽히고 바로 누워서 고관절을 스캔한다.

모든 검사는 10~15분이면 종료되고 데이터를 해석할 수 있다.

검사 당일은 평소처럼 식사를 해도 괜찮으며 검사 전, 후의 특별한 주의사항은 없다.

의심스러운 주요 질병의 추가 검사는?

- 골다공증→MRI 등
- 부갑상선기능항진증→혈액검사, 경부초음파, 경부CT 등

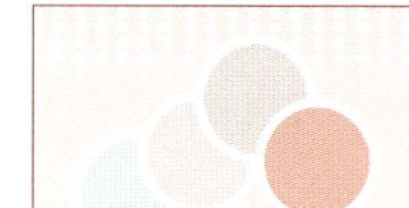

시력검사

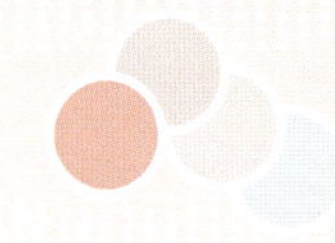

해당하는 줄에서 3개 이상이 보이면, 그선이 당신의 시력을 나타낸다.
가장 위쪽의 0.1을 판독할 수 없을 때는
〈0.1×○m÷5=시력〉 식의 ○에
측정 거리를 집어넣는다.
가령 2m에서 측정했다면
〈0.1×2÷5=0.04〉로 시력은 0.04가 된다.

시력검사표

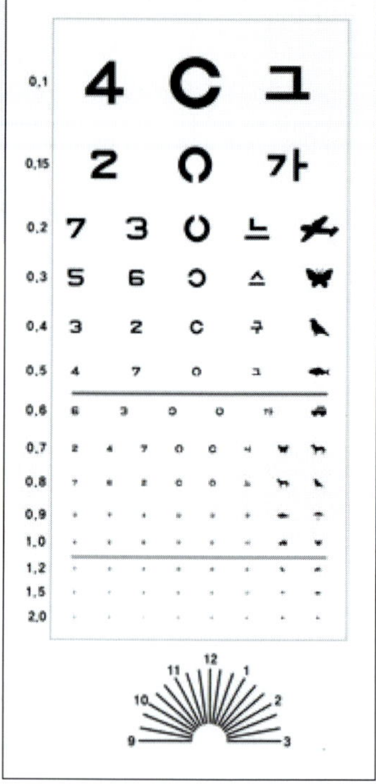

■ 눈의 구조

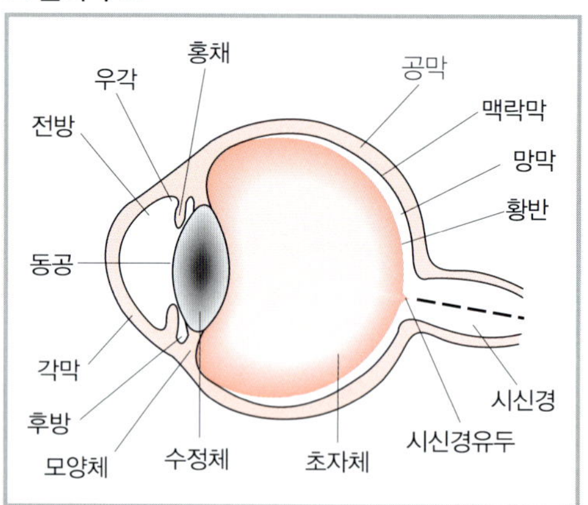

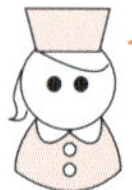

근시/난시 등의 굴절이상에서 주관적인 이상을 검사한다. 검사를 할 때는 눈을 가늘게 뜨지 않도록 한다. 가늘게 뜨면 실제보다 시력이 좋게 측정될 수 있다.

시력에 이상이 있을 때 가장 먼저 하는 검사

시력(visual acuity)이란 사물을 구분하는 능력을 말한다. 사물이 잘 안 보이거나 이중으로 보이는 등의 증상이 있을 때 가장 먼저 하는 것이 시력검사로 일반적으로 위에 표시한 시력검사표(visual acuity test chart)를 사용해서 조사한다.

시력의 이상은 각막의 변화〈헤르페스(herpes)나 각막염(keratitis)〉, 수정체의 이상(혼탁으로 인한 백내장), 안압 상승에 따른 녹내장, 굴절조절의 이상(근시, 노안, 난시), 망막의 이상(안저출혈, 망막박리), 시신경 이상〈신경염(neuritis), 뇌종양(brain tumor)〉 등에서 볼 수 있다.

교정시력이 1.0 이상이라면 '눈은 나쁘지 않다'

시력이란 교정한 시력을 가리키며 가령 안경을 쓰고(콘택트렌즈를 사용하고) 시력이 1.0이라면 눈이 나쁘다고 할 수 없다.

직업의 종류나 나이에 따라 다르지만 나안시력(naked vision)이 0.7 이하일 때는 안경이나 콘택트렌즈로 교정할 때가 많다. 운전면허증 1종은 두 눈으로 볼 때 0.8 이상의 교정시력이 필요하다.

시력검사에서 알 수 있는 것은 주관적인 증상일 뿐이므로 앞에서 이야기한 다양한 질병을 진단하기 위해서는 기본적으로 시력을 측정한 후 다른 검사를 시행하게 된다.

해당 줄에서 3개 이상이 보이면 〈올바로 읽은 것〉

시력을 검사하기 전에 굴절측정계(refractometer)라는 기계를 사용해서 눈의 굴절검사(원시, 근시, 난시의 정도)를 한 후 시력검사를 할 수 있다.

시력검사용 안경 틀을 쓰고 5m 떨어진 거리에서 시력검사표를 읽는다.

먼저 나안(naked eye)으로 오른쪽 눈(왼쪽 눈은 차단)부터 시작하며 가장 위의 0.1부터 아래로 읽어가고, 해당 줄의 반 이상(3개 이상)의 문자나 기호를 판독했을 때는 올바로 읽은 것으로 이것을 나안시력으로 한다.

0.1이 판독되지 않을 때는 0.1을 판독할 수 있는 곳까지 다가가서, 그 거리를 좌측 페이지에 표시한 계산식에 넣어서 시력을 구한다.

시력이 0.01 이하일 때는 눈앞에 손가락 수를 세거나 손가락을 움직여서 방향을 판정하거나, 빛의 점멸 등을 판정하는데 이것을 판단하지 못 할 때에는 시력을 0으로 한다.

시력이 1.0 미만인 사람은 나안검사가 끝나면 교정시력검사를 한다. 1.0이 보일 때까지 도수가 다른 렌즈를 사용해서 조사하며 5~10분이면 모든 조사가 종료된다.

또한, 검사를 할 때는 눈을 가늘게 뜨지 않도록 주의해야 하는데 이렇게 하면 실제보다 시력이 좋게 평가되고 만다.

의심스러운 주요 질병의 추가 검사는 ?

- 근시→안저검사, 시야검사, 초음파 등
- 원시→안저검사, 초음파 등
- 백내장→세극등현미경검사, 초음파, 망막전위도 등

안압검사/안저검사

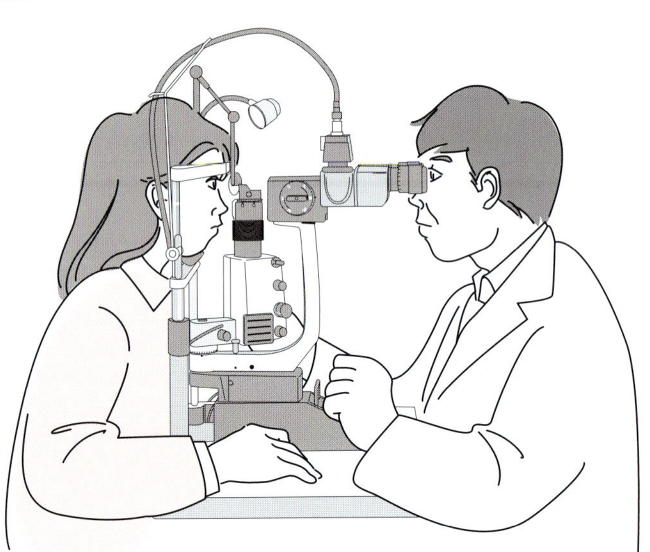

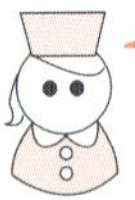

전방 안구방수의 압력을 조사하는 것이 안압검사이며, 눈 속의 망막, 혈관 등의 이상을 조사하는 것이 안저검사이다. 산동하여 검사하는 경우, 검사 후 운전 등을 주의한다.

〈안압검사〉

녹내장(glaucoma)의 진단에 중요

안압검사(안압측정법, tonometry)란 안구내액의 압력을 측정하는 검사로 주로 녹내장 조사가 목적이다. 녹내장이란 어떤 원인으로 안압이 상승해서 시신경(optic nerve)이 압박 및 장해를 받아 시력저하나 시야협착이 나타나는 질병으로 눈의 통증이나 가려움, 충혈, 두통, 구역질 등의 증상이 나타날 때도 있다. 물론, 정상압의 녹내장도 있다.

정상압은 10~20mmHg이며 21mmHg 이상일 때는 녹내장을 의심하고 더욱 자세히 검사한다.

검사시간은 1~2분

몇 가지 검사방법이 있으나 일반적으로 직접 안구에 접촉하지 않고 마취도 필요없이 압착공기를 불어넣어 각막이 패인 정도로 안압을 측정하는 방법이 넓게 이용되고 있다. 자세한 검사를 위해 세극등현미경(slit lamp microscope)을 장착한 골드만안압계(goldman's applanation tonometer)로 측정할 수도 있다.

이 때는 암실에 있는 검사대 앞에 앉아서 턱받침에 턱을 올리고 마취약을 점적주입한 후 안압계를 각막 중앙에 밀착시켜 안압을 측정한다. 검사는 1~2분 정도면 종료되고 검사 후 안정을 취할 필요는 없다.

〈안저검사〉

동맥경화 등 전신상태의 지표

안저검사(funduscopy)란 눈의 안쪽 망막과 혈관, 맥락막, 시신경유두 등이 있는 부분의 이상을 조사하는 검사로 망막박리(amotio retinae)와 안저출혈(fundus hemorrhage), 녹내장(glaucoma) 등 눈의 질병을 조사할 때 실시한다.

또한, 망막(retina)은 사람의 몸에서 유일하게 혈관을 직접 관찰할 수 있는 부위이므로 이곳을 관찰하면 동맥경화, 뇌종양, 고혈압, 당뇨병 등 전신의 질병을 추측할 수 있어서 생활습관병(lifestyle related disease)검사에서도 중요하다.

가령 망막박리가 생기면 하얗고 혼탁하게 보이고 더욱 진행되면 부풀어 오르고 주름 모양이 보이며, 당뇨망막증(diabetic retinopathy)은 안저의 모세혈관 미세혈관류(capillary microaneurysm)나 혈관신생(neovascularization), 줄혈반(ecchymosis)을 볼 수 있다.

■ 안저검사

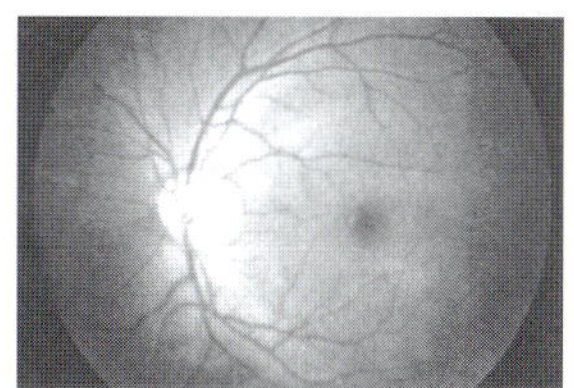

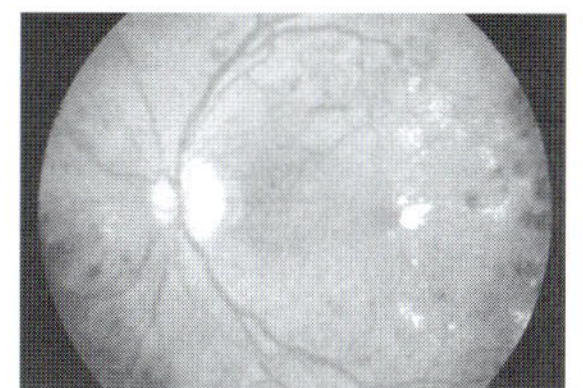

위는 정상, 아래는 당뇨병 망막증

검사시간은 총 30여 분

먼저 동공확대를 하지 않고 눈 가까이에서 관찰(직상검안경검사, direct ophthalmoscopy)을 한다. 이어서 약간 떨어져서 관찰(도상검안경검사, indirect ophthalmoscopy)를 한 후 동공확대제(mydriatics)를 점적주입한다.

30분 후에 세극등현미경에 렌즈를 장착한 안저카메라(ophtalmoscope)로 검사한다.

검사대 앞에 앉아서 턱받침에 턱을 올리고 이마 받침에 이마를 확실히 댄 후 양쪽 눈을 떠서 일정한 곳(고정등)을 보며 동공에 빛을 대고 양쪽 눈을 각각 한 장씩 촬영한다.

동공확대(산동, mydriasis)를 한 후 5~6시간은 눈이 부시므로 검사 후 보행에 주의하고 차량운전은 금지한다. 무산동 안저촬영도 할 수 있다.

의심스러운 주요 질병의 추가 검사는 ?

- 녹내장→시야검사, 우각경검사, 세극등현미경검사, 초음파 등
- 망막박리→시야검사, 시력검사, 세극등현미경검사, 초음파, 망막전위도 등

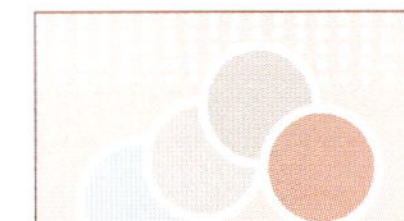

청력검사

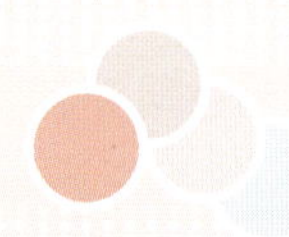

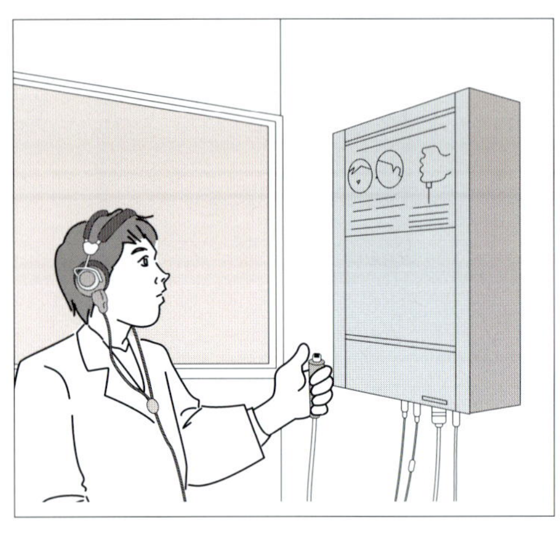

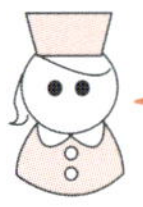

난청의 원인과 정도를 판정하는 검사

주로 소리가 잘 안 들릴 때(난청) 실시하는 검사이다. 난청은 귀의 전음계〈외이(external ear)부터 고막까지〉의 이상으로 생길 때, 감음계〈내이(internal ear)부터 청각신경〉의 이상으로 생길 때 그리고 양쪽 모두 장애가 생긴 혼합성으로 나눌 수 있다.

한편 난청의 원인으로는 노인성, 중독성(스트렙토마이신 등 약물복용), 내이염(labyrinthitis), 중이염(otitis media), 외상, 종양으로 인한 것, 그리고 원인불명의 돌발성 등이 있다.

청력검사(hearing test)는 전음성난청과 감음성난청으로 구별한다.

이외에도 이명과 현기증의 원인해명을 위해서 또는 귀의 염증(외이염, 중이염, 내이염), 메니에르병(menieres disease), 외상(고막손상), 신경종양, 안면마비 등이 있을 때도 이 검사를 한다.

노인성난청(presbycusis)은 높은 소리가 잘 안 들린다

소리는 크기(데시벨, decibel)와 파장(헤르츠, hertz)의 조합으로 들린다. 노인성과 중독성난청(toxic deafness)은 종과 같은 높은 소리가 잘 안 들리고 낮은 음은 들을 수 있다.

약 10~15분이면 종료

방음이 된 검사실에서 청력계(audiometer)라는 기계를 사용해서 검사한다.

먼저 헤드셋(기도청력용)을 양쪽 귀에 쓰고 잘 들리는 쪽 귀부터 검사한다(반대쪽 귀는 음을 차단한다). 단계적인 소리(1초에 2박자의 소리)가 나오는 것을 듣고 이 소리가 들리면 버튼을 누르면서 점점 주파수를 올린 후(높은 음), 이어서 주파수를 내리면서(낮은음) 검사를 한다. 약 10분이면 종료된다.

위의 검사로 청력에 이상이 있다면 이어서 감음성 장애인지, 전음성 장애인지를 구별하기 위해 골도청력(bone conduction hearing)용 이어폰을 꽂고 검사한다.

잘 안 들리는 쪽의 귓불 뒤에 있는 뼈에 골도 단자를 대고(잘 들리는 쪽 귀는 소리를 차단), 다른 파장의 소리를 들을 수 있는지 조사한다.

약 15분 만에 검사는 종료된다.

음악이나 라디오를 들으면서 병원에 오는 것은 금지

검사 전에는 소음이 있는 환경을 피해야 하므로 헤드폰으로 음악이나 라디오를 들으면서 병원에 오는 것을 피한다.

보청기(hearing aid)는 사용하지 않으며, 귀걸이나 목걸이는 제거하고 검사한다.

그리고 몸 상태(스트레스)로 결과가 변동될 때가 있으니 컨디션이 안 좋을 때는 날을 다시 잡는다.

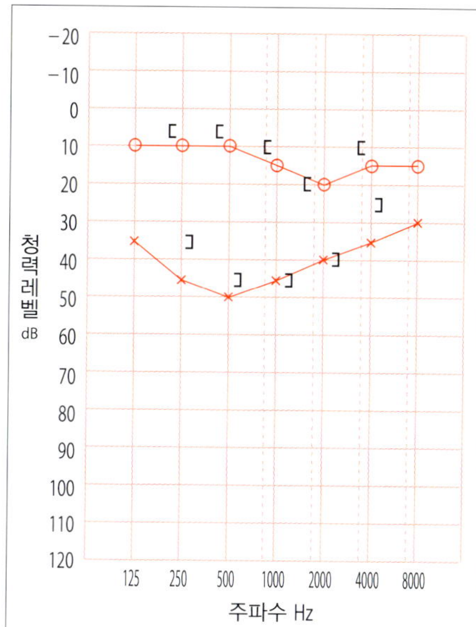

○ : 우청력
× : 좌청력
[: 우골도 청력
] : 좌골도 청력

■ **난청의 정도**

축의 dB는 데시벨(decibel)이라고 하며, 소리의 크기를 나타낸다. 20dB보다 위(작은 소리)가 들리는 것이 정상.

본 예에서는 좌청력(X)이 저하되고, 감음성난청( ])을 보이고 있다.

의심스러운 주요 질병의 추가 검사는?

◆ 메니에르병→평형기능검사, 두부CT, 안진검사(눈떨림검사) 등

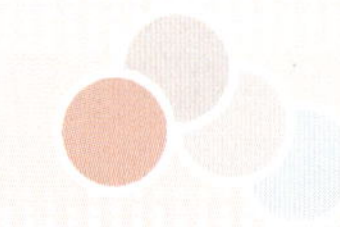

평형기능검사

■ 안진검사

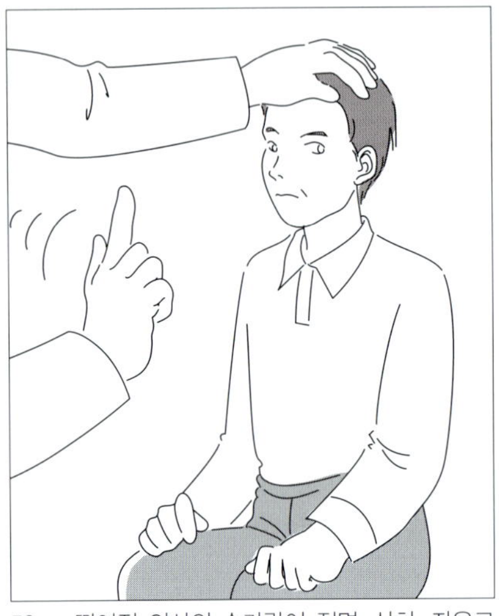

50cm 떨어진 의사의 손가락이 정면, 상하, 좌우로 움직이는 것을 주시하고, 눈에 떨림이 있는지를 조사한다.

■ 체평형기능검사

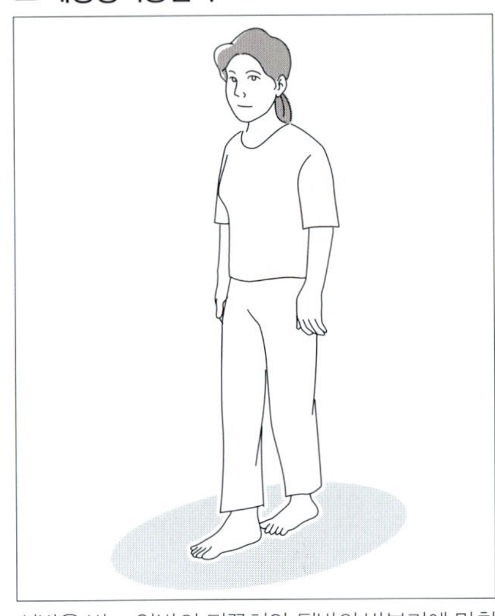

신발을 벗고 앞발의 뒤꿈치와 뒷발의 발부리에 맞춰서 눈을 떴을 때와 감았을 때 몸의 흔들림을 30초간 본 후, 몸의 동요와 몸 가누기를 조사한다.

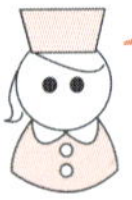

현기증의 원인이나 정도를 조사하는 검사이다. 현기증을 유발하는 검사도 포함되어 있으니 검사 중에 증상이 나타날 때는 참지 말고 이야기한다.

현기증의 원인해명에 중요한 검사

현기증(dizziness)이 있을 때 원인과 정도를 조사하는 검사이다.

현기증은 몸의 평형 밸런스를 잡는 부위(내이의 진정기관이나 소뇌)의 장애로 인해 느껴지는 것으로 원인에 따라 중추성과 말초성으로 나뉜다.

말초성 현기증은 회전성(빙글빙글 돎), 발작성, 반복성으로, 메니에르병이나 돌발성 난청, 내이염, 두위변환성 현기증 등 내이의 변화로 생긴다.

중추성 현기증은 비회전성(비틀거림), 지속성이며 소뇌의 변화, 두부외상, 뇌출혈, 뇌경색, 뇌종양 등으로 인해 생긴다.

4가지 검사를 연속으로 실시

평형기능검사는 안진검사, 체평형기능

검사, 시자극운동검사, 냉온교대 안진검사로 나뉘며 전부 연속으로 실시한다.

- **안진검사**

안진(nystagmus)이란 안구의 떨림을 말한다.

먼저 50cm 떨어진 의사의 손가락이 정면, 상하좌우로 움직이는 것을 주시한다. 이어서 수중안경 같은 안경을 쓰고 앉은 자세 및 바로 누운자세로 머리를 전후좌우로 움직였을 때, 그리고 앉은 자세에서 누운 자세, 누운 자세에서 앉은 자세가 되었을 때, 안진이 생기는지를 조사한다.

- **체평형(몸의균형)기능검사**

신발을 벗고 앞발의 뒤꿈치와 뒷발의 앞부리를 맞대고 눈을 떴을 때와 감았을 때 몸의 흔들림을 30초간 관찰한다. 이어서 걷기검사(walking test)와 필기검사(writing test)를 한다.

- **시자극운동검사**

얼굴의 5곳(이마, 좌우의 눈꼬리, 왼쪽 눈의 위아래)에 전극을 붙이고, 안진을 그래프로 그린다. 이어서 안진계(nystagmograph, 눈떨림검사계)에서 나오는 하나의 빛을 쫓는 시표추적검사(eye tracking test), 3점의 빛 흐름을 쫓는 시운동성안진검사(test, optokinetic nystagmus)를 한다.

- **냉온교대 안진검사**

0℃의 냉수 200mL를 외이도에 주입하고 온도안진검사(caloric test, 칼로릭 검사)를 한다.

모든 검사는 40~50분 정도면 종료된다. 안진검사는 안진이 관찰되는 것이 정상이며, 말초성 현기증은 안진을 볼 수 없다. 필기검사는 말초성 전정기능 장애가 있는 쪽으로 글씨가 기울어진다.

뒤꿈치가 낮은 신발과 바지 차림으로 검사

검사 당일 식사는 가볍게 하고 상용약은 복용해도 괜찮다.

하이힐은 금지, 뒤꿈치가 낮은 신발을 신고 스커트가 아닌 바지를 입으며 화장은 지운다.

또한, 현기증을 유발하는 검사도 포함되어 있으니, 검사 중 증상이 심할 때는 참지 말고 이야기한다.

의심스러운 주요 질병의 추가 검사는?

- 뇌종양, 소뇌종양→두부CT, MRI, PET-CT, 혈관 조영 등
- 돌발성난청→청력검사, 청기CT, MRI 등

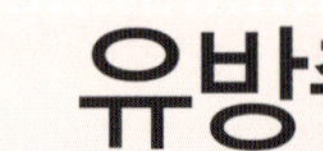

유방촬영검사

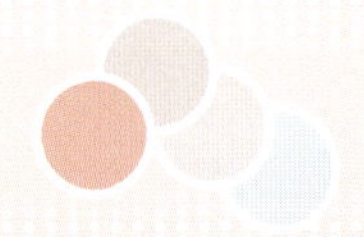

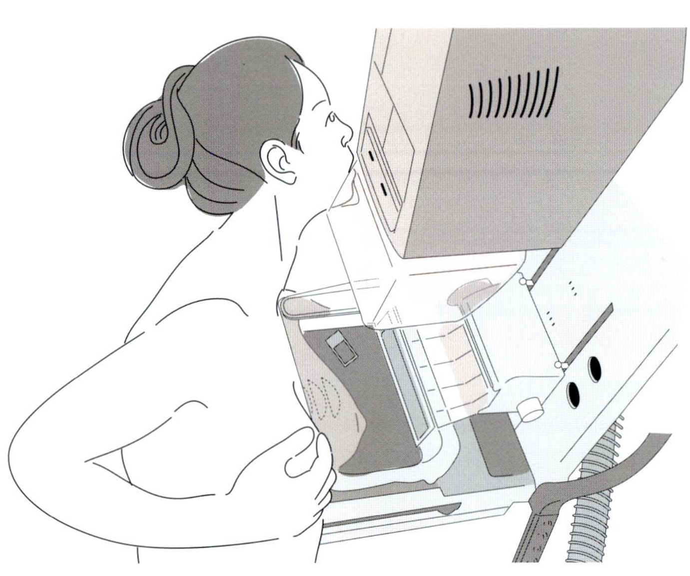

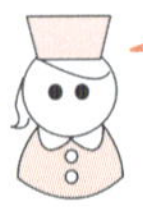

검진에서도 실시하는 유방암검사이다. 유방을 위아래로 압박하기 때문에 약간의 통증이 있으나 몇 초만 참으면 되는 검사이다.

유방암 검진에서도 실시하는 검사

유방의 응어리(mass)를 찾으면 유방암을 의심하고 유방암 검진을 하는 검사가 유방촬영검사이다.

유방암(breast cancer) 대부분은 응어리로 발견되지만, 응어리가 있다고 해서 모두 유방암인 것은 아니다. 유방암의 응어리는 단단한 무통성의 표면과 높낮이의 경계가 확실하지 않은 응어리가 특징이다.

유방암은 연한 그림자로 비친다

유방암은 약간 불규칙한 원형으로 주위에 약간 보풀이 일어난 연한 그림자 형태로 비치며 대부분 석회화(calcification)를 동반한다. 크기가 2cm를 넘으면 약 70%는 암이라고 생각되고 있다.

젊은 사람은 유선(mammary gland)의 실질이 풍부해서 유방촬영검사로는 암이 잘 검출되지 않으므로 초음파검사를 한다.

50세 이상의 사람은 유방촬영으로도 잘 보일 수 있다.

유방암과의 감별이 필요한 질병으로 유방병(mastopathy), 유선염(mastadenitis), 양성종양(benign tumor) 등이 있다.

유방을 압박해서 검사

사복으로 갈아입고 목걸이를 제거한다. 상반신을 탈의하고 유방촬영장치 앞에 서서 오른쪽 유방의 전체가 비치도록 앞으로 당겨 촬영장치의 검사대에 올린다.

유방(breast)의 두께가 4~5cm가 되도록 유방을 위아래에서 압박한다. 이때 통증이 있으나 촬영시간은 1초도 걸리지 않고, 압박도 몇 초에 지나지 않으므로 참는다. 이어서 왼쪽 유방도 마찬가지 방법으로 촬영한다.

정면촬영(anteroposterior view)이 끝나면 비스듬히 촬영한다. 오른쪽 유방은 왼쪽 위에서 유방을 압박하며 왼쪽 유방은 오른쪽 위에서 압박한다.

모든 검사는 몇 분 만에 종료되고 X선은 2~3초 정도만 방출되므로 몸에 영향은 없으며 때로는 측면촬영을 할 때도 있다.

유방촬영은 좌우의 비교가 굉장히 중요하므로 반드시 양쪽 유방을 촬영하고 수유중이라도 검사할 수 있으며 임신 중에는 허리에 보호대를 하고 촬영한다.

남성도 실시

유방암은 대부분 여성에게 발병하지만, 드물게 남성에게도 보인다(여성 99%, 남성 1% 정도). 남성이라도 유방암이 의심스러울 때는 위와 마찬가지 촬영방법으로 검사한다.

정기적으로 자가검진을

검사 당일의 식사는 평소처럼 해도 상관없으며, 검사를 전후해서 특별한 주의사항은 없다. 고지방식(high fat diet, 고지방식이)을 자주 먹어 비만한 사람, 초경(menarche)이 빨리 온 사람, 출산경험이 없는 사람, 고령에 출산한 사람, 폐경(menopause, 폐경기) 나이가 늦은 사람 등은 유방암의 리스크가 높다고 여겨진다.

유방암은 스스로 발견하기 쉬운 암이므로 리스크가 있는 사람은 물론이고, 없는 사람도 정기적으로 자가검진을 한다. 20세가 지난 사람은 매월 생리가 끝나고 며칠 이내에, 폐경 후나 생기가 없는 사람은 매월 정해진 날짜에 응어리의 유무를 확인한다.

의심스러운 주요 질병의 추가 검사는?

- 유방암→유방초음파, 초음파하의 천자 흡인 세포진, 유두분비액 세포진, 세침흡인검사, PET-CT 등

자궁세포병리검사

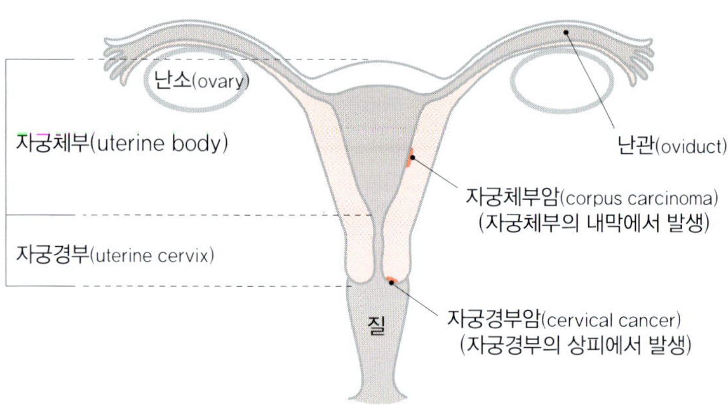

자궁점막을 긁어서 세포를 채집한 후 암세포가 있는지를 조사하는 검사이다. 검사한 날은 목욕을 피하고, 자궁체부의 세포병리검사를 했을 때는 항균약을 복용한다.

자궁암진단에 중요한 검사

부정성기출혈(atypical genital bleeding)이 주요 증상인 자궁암은 암이 생긴 부위에 따라 자궁경부암(cervical cancer)과 자궁체부암(corpus carcinoma)으로 분류되며 각각 성질이 다르다.

발생 빈도는 경부암이 많아서 약 7:3의 비율이다. 발생연령은 경암(scirrhoma, 경성암) 쪽이 젊고 최근에는 20대부터 발병이 급속도로 늘고 있다. 한편 암세포의 형태도 경부암은 편평상피암(squamous cell)이 많은 것에 비해서 체부암은 거의 선암(adenocarcinoma)이다.

암은 암세포(cancer cell)를 찾아서 최종적으로 진단하므로 어떤 방법으로든 세포를 채취해야 한다. 자궁점막은 긁어서 직접 세포를 채취할 수 있고, 이 검사를 찰과세포병리검사(scraping smear, brushing smear)이라고 한다.

채취한 세포는 즉시 도말하여, 알코올로 고정하고 염색한 후 현미경검사(microscopy)로 암세포인지 아닌지를 판정한다.

경부검사는 20~30초, 체부검사는 5~10분

검사를 위한 사전준비는 특별히 없다. 윗옷을 벗지 않고 산부인과용 검사대(내진대라고 함)에 바로 눕는다.

■ 자궁경부암과 자궁체부암의 주요 특징

	자궁경부암	자궁체부암
호발연령	40대 전후(폐경 전에 많음)	50~60대(폐경 후에 많음)
위험인자	인유두종바이러스 감염(대부분 성전파)	폐경 후, 미출산, 비만/고지방식 등
조직형	주로 편평상피암	주로 선암
증상	접촉출혈(성교 시 출혈), 비정상출혈, 대하, 동통 등	비정상출혈, 대하 등

• **자궁경부의 세포병리검사**

먼저 촉진과 시진을 한다. 이어서 질경(vaginoscope)을 사용해서 진찰을 하며 이때에 변화가 있는 부분을 면봉으로 여러 차례 긁어서 세포를 채취한다. 찰과 후 소독을 한다. 통증은 없고 20~30초 정도면 종료된다.

• **자궁체부의 세포병리검사**

먼저 질경을 사용해서 자궁경부를 소독한다. 이어서 자궁에 겸자로 자궁 입구를 약간 넓힌다. 이때 약간 통증이 있다. 이어서 가는 브러시를 자궁 속에 넣고 자궁의 내측(내막) 전체를 긁어서(curettage, 소파술, 긁어냄술) 세포를 채취하며 이때 약간 통증과 출혈이 있다. 소파 후 질부를 소독하고 5~10분 만에 종료된다.

출혈이 많을 때는 탐폰을

검사 후 출혈은 거의 없고 약간 배어 나오는 정도이지만 생리대를 착용하는 것이 좋으며, 출혈이 많을 때는 반나절 정도 탐폰을 삽입해 둔다. 출혈이 지속되면 의사에게 연락하고 당일 샤워는 괜찮으나 목욕은 피한다. 또한, 자궁체부의 세포진을 했을 때는 감염예방을 위해 2~3일 항균제를 복용한다.

암이 의심스러우면 조직진을

세포진으로 암이 의심되거나 암세포를 발견했을 때는 조직 일부를 채취해서 현미경으로 조직학적 검사(histological exam)가 실시된다. 자궁경부 조직채취를 할 때는 질경을 사용하고 자궁내막 조직채취를 할 때는 소파기(curet)를 사용한다.

의심스러운 주요 질병의 추가 검사는?

◆ 자궁경부암/체부암→조직진, 초음파, 종양마커(SCC, CEA, CA125), 골반CT, 골반MRI, PET-CT 등

피내 알레르기 테스트

■ 주요 알레르겐(allergen)

흡입 알레르겐	하우스 더스트(실내먼지), 진드기, 꽃가루(볏과 생물, 잡초, 수목 등), 곰팡이류, 동물의 표피(고양이, 개, 잉꼬 등), 메밀껍질 등
음식물 알레르겐	우유, 흰자위, 메밀, 보리, 생선, 고기, 게, 새우, 굴, 땅콩 등
약제 알레르겐	페니실린 등
곤충 알레르겐	모기, 개미 등
접촉 알레르겐	색소 등

■ 피내(intradermal) 테스트

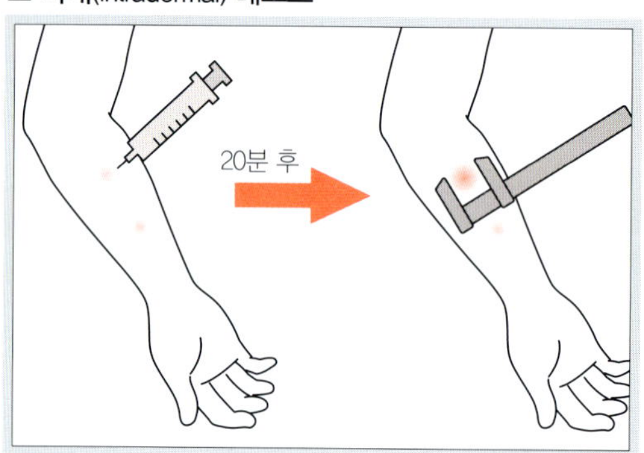

아토피(atopy)란?

알레르겐에 접촉하면 즉시 증상이 나타나는 일군의 병. 이것들에는 유전성이 있어서 이런 즉시성 알레르기반응을 일으키기 쉬운 체질을 아토피라고 한다. 꽃가루 알레르기, 기관지천식, 알레르기성 비염, 아토피성 피부염 등이 아토피성 질환

■ 스크랫치 테스트(scratch test)

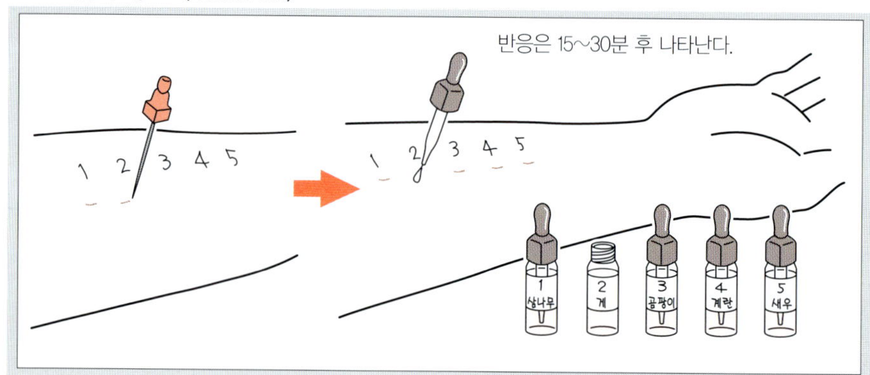

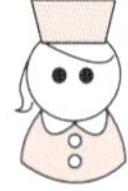

다양한 물질로 인한 과민증(알레르기)의 유무를 조사하는 검사이다. 피내 테스트, 스크래치 테스트, 패치 테스트 등이 있다.

알레르기가 있는지 없는지를 조사하는 검사

우리의 몸은 몸 밖에서 침입해오는 외적(항원, 알레르겐)에 대해서 저항하는 물질(항체)을 만들어서 스스로 방어하고 질병을 미리 방지하는 시스템을 갖추고 있는데 이것을 면역(immune)이라 한다. 면역은 정상이나 어떤 특정 알레르겐에 대해서만 과잉 방어반응을 보이고 몸에 해를 끼치는 현상을 알레르기(allergy, 반응)라고 한다.

피내 알레르기 테스트는 어떤 알레르겐에 알레르기가 일어나는지를 조사하는 검사로 특정 알레르겐을 검출한다. 주요 알레르겐은 왼쪽 표에 실렸다.

이것들로 인해 생기는 병을 알레르기 질환이라 하며, 꽃가루 알레르기, 아토피성 피부염, 기관지천식 등을 포함하여 많은 종류가 있다.

피내 테스트, 스크레치 테스트, 패치 테스트 등으로 검사

- **피내 테스트**

  피부에 피내 테스트용 알레르겐을 주사하고 일정 시간 내에 그 부위에서 일어나는 피부반응(붉어지거나 붓거나 단단히 짐)을 조사한다.

  목적은 ① 약물 과민증의 유무 ② 감염증의 진단 ③ 알레르겐의 검출 등 이다.

  페니실린(penicillin) 등의 항생물질, 피린계(pyrine)의 해열제 등을 사용 전에 이 물질들에 과민성(hypersensitivity)이 있는지 검사도 함께 한다. 투베르쿨린 반응(tuberculin reaction)도 결핵 진단을 위한 피내 테스트이다.

- **스크랫치 테스트(scratch test)**

  주사침으로 피부에 선모양의 상처를 입힌 후, 각종 알레르겐을 떨어트려 이 부위가 붉게 부풀어 오르는지를 관찰한다.

- **패치 테스트**

  알레르겐으로 의심되는 약물과 물질을 패치 테스트용 반창고 조각에 스며들게 한 후 이것을 팔 등의 피부에 붙여서 일정 시간이 지난 후 벗겨서 피부 상태를 관찰한다.

이상의 테스트로 피부반응(skin reaction)을 관찰해서 붉어지거나, 붓거나, 작은 물집이 생겼을 때는 양성으로 판단하고 적절한 조치와 치료를 한다.

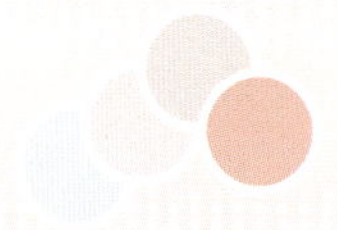

MRI검사

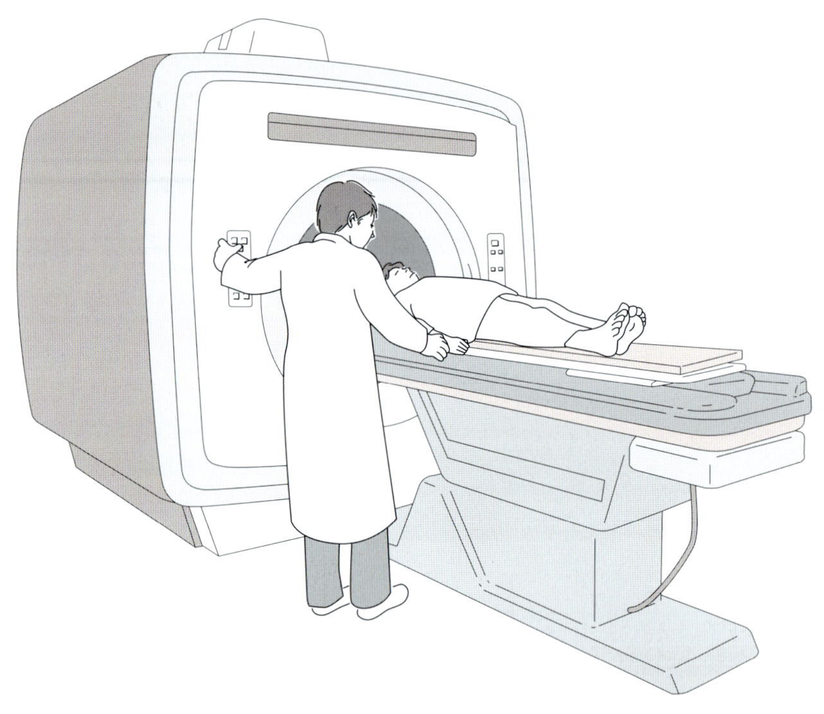

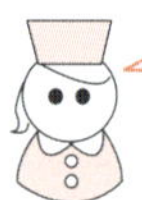

강력한 자장 속에서 고주파를 쏴서 몸 안을 조사하는 검사이다. 페이스메이커(pacemaker, 심박조율기)를 사용하고 있는 사람 등은 이 검사를 하지 못할 수 있다.

거의 모든 장기의 진단에 이용

MRI(자기공명영상, magnetic resonance imaging)은 고주파를 사용해서 몸과 상호작용(interaction)으로 얻어지는 변화를 컴퓨터로 영상 진단하는 것으로 근육이나 지방, 섬유조직, 혈관계통 등 부드러운 부분의 변화에 대한 촬영이 뛰어나며 또한 수평 단층상 뿐 아니라 촬영방향이 다양(시상단층 등)해서 각 장기를 더욱 입체적으로 볼 수 있는 특징이 있다.

그러므로 뇌를 비롯한 척수나 관절, 산

부인과 질병이나 흉부, 복부, 신장, 비뇨기 등, 또는 이비인후과나 안과 영역 등 전신 대부분 장기의 형태적 진단에 사용되고 있다.

뇌경색(brain infarct)의 조기진단에 유용한 검사

편측마비나 언어장애, 의식장애 등은 뇌출혈이나 뇌경색 때에 보이는 가장 중요한 증상이다. 이런 증상이 나타날 때는 먼저 두부CT를 실시할 때가 많으나, 뇌경색은 CT로 뇌의 변화를 확실히 관찰하기 위해서는 발병 후 2~3일을 필요로 한다.

이에 비해 두부 MRI는 발병 몇 시간 이내에 변화를 알 수 있어서, 뇌경색의 조기진단에 매우 유용한 검사이다.

척수나 관절의 진단에도 유용

MRI는 뇌척수액(cerebrospinal fluid, CSF)으로 둘러싸인 척수나 신경근, 그리고 골수, 연골, 인대 등을 입체적으로 묘사할 수 있으며 정형외과(orthopedics) 영역의 질환 진단에도 중요한 검사이다.

요통이나 다리 통증의 원인인 요추 추간판탈출증(lumbar herniated intervertebral disc, 허리디스크)은 허리의 뼈(요추) 사이를 잇는 추간판 일부가 튀어나와(탈출), 신경을 압박하는 상태이다. MRI검사에서는 추간판(intervertebral disc)이 등 쪽으로 돌출되는 검은상으로 보인다.

단순X선 촬영은 인대나 근육이 확실히 비치지 않아서 인대, 근육을 보기 힘드나 MRI는 이를 빠른 시간 안에 볼 수 있게 해준다.

MRA와 MRCP

MRI를 응용한 검사는 MRA(MRI혈관 촬영)과 MRCP(MRI췌담관 촬영)이 있다. 이것은 MRI의 단층 영상 다수를 3차원으로 재구축해서 진단에 사용하는 것으로 촬영방법은 MRI와 동일하다.

- **MRA(자기공명혈관조영술, magnetic resonance angiography)**

  혈관계(vascular system, 혈관계통) 진단에 실시한다.

  심한 두통이나 구역질, 급격한 의식장애 등으로 생긴 지주막하출혈(subarachnoid hemorrhage)은 반수 이상이 뇌동맥류(cerebral aneurysm)로 인해 발병한다. 뇌동맥류가 생겨도 평소에는 거의 자각증상이 없다. 이런 뇌동맥류를 찾을 때 뇌의 MRA가 유용하다.

  또한, 혈액의 흐름이 적고, 다리의 저림과 보행 시 통증을 조래하는 병으로 폐색성 동맥경화증(arteriosclerosis obliterans, ASO)이 있으나 이런 병의 혈관 상태를 볼 목적으로 말초의 MRA를 실시하기도 한다.

- **MRCP(자기공명췌담관조영술, magnetic resonance cholangio pancreatography)**

  췌장관(pancreatic duct)과 담관(bile duct), 즉 췌장암(pancreatic cancer)이나 만성췌염(chronic pancreatitis), 총담관결석(common duct stone), 총담관암(carcinoma of common bile duct) 등을 진단하기 위해 실시한다.

  췌장관이나 담관은 복부CT나 MRI의 영상이 선명하지 않고, 또한 관의 입체상을 얻을 수 없으므로 MRCP가 유용하

■ 뇌경색(MRI)

A는 수평단층 영상, B는 영상. 화살표 끝에 고 시그널(신호) 영역의 하얀 경색부위가 관찰된다.

■ 만성췌염(MRCP)

주췌장관은 확장하고, 췌두부에 낭포를 볼 수 있다.

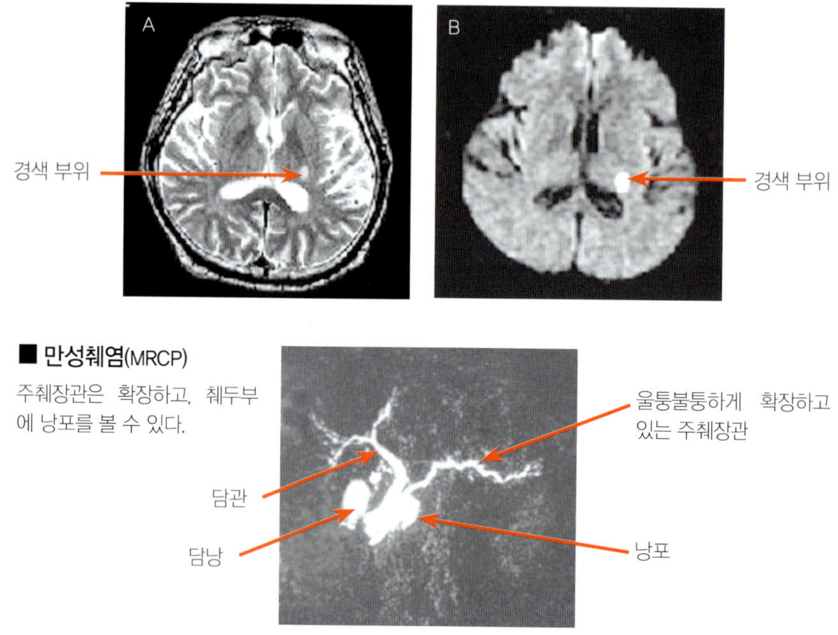

다. 역행성 췌담관조영검사같이 십이지장 파이버스코프(fiberscope, 굴곡내시경)를 입에서 십이지장까지 넣을 필요가 없으므로 통증은 거의 없다.

검사는 40~50분 정도, 통증은 없다

검사 부위에 따라 방법은 약간 바뀐다. 복부 검사 때는 당일 아침을 거르지만 다른 부위를 검사 할 때는 상관없다.

시계나 목걸이, 안경, 의치, 액세서리 등 몸에 착용하는 금속류나 자기카드(현금카드 등)는 모두 제거(검사실에 들고 가지 않는다) 후 검사복으로 갈아입는다.

특별한 경우 복부의 MRI검사는 장운동을 멈추는 주사를 놓을 수도 있지만, 이외에는 특별한 전처리는 없다.

검사대(gantry)에 누워 고주파가 나오는 통에 머리부터 몸이 들어간 후(검사대가 이동한다), 조용히 누워있는 것만으로 검사가 진행된다.

복부장관내촬영을 할 때는 약간 철 맛이 나는 조영제를 50~300mL 복용하며, 종양이나 염증이 의심스러울 때는 철제를 포함한 조영제 10mL를 1~2분 정맥에 주사한다.

촬영할 때 쿵쿵 하는 소리가 계속된다. 고주파가 나올 때 통증은 없으며, CT에 비해 검사시간은 오래 걸린다.

반복검사도 가능

평소 치료를 위해 먹는 약은 복용해도 상관없으나 복부검사로 금식(fasting, 공복)을 할 때도 당뇨병약 이외에는 복용해도 상관없다.

고주파를 사용하므로 심장 페이스메이커를 사용하고 있을 때는 MRI검사를 할 수 없다. 또한, 금속제의 심장혈관 스텐트, 몸 일부에 인공관절을 사용 중일 때는 감사를 할 수 없으니 미리 확인해야 한다.

검사 후 휴식은 필요 없다.

또한, MRI는 방사선을 사용하지 않고, 고주파를 사용하는 검사이므로 반복검사도 가능하다.

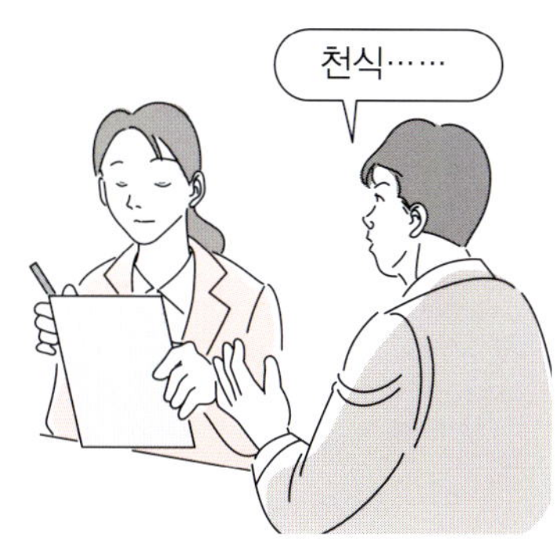

의심스러운 주요 질병의 추가 검사는 ?

- 뇌경색→뇌혈관 신티그래피(SPECT), 뇌혈관조영술 등
- 뇌동맥류→뇌혈관조영술 등
- 뇌종양→PET–CT, 두부혈관조영, 안저검사 등
- 간암→종양마커(AFP, PIVKA–II), PET–CT, 두부혈관조영 등
- 췌장암→종양마커(CEA, CA19–9), PET–CT, 역행성 췌담관조영, 복부혈관조영 등
- 자궁암→조직진, 종양마커(CA125, CEA), PET–CT 등

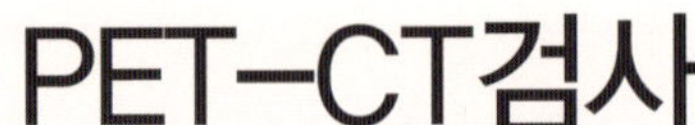

PET-CT검사

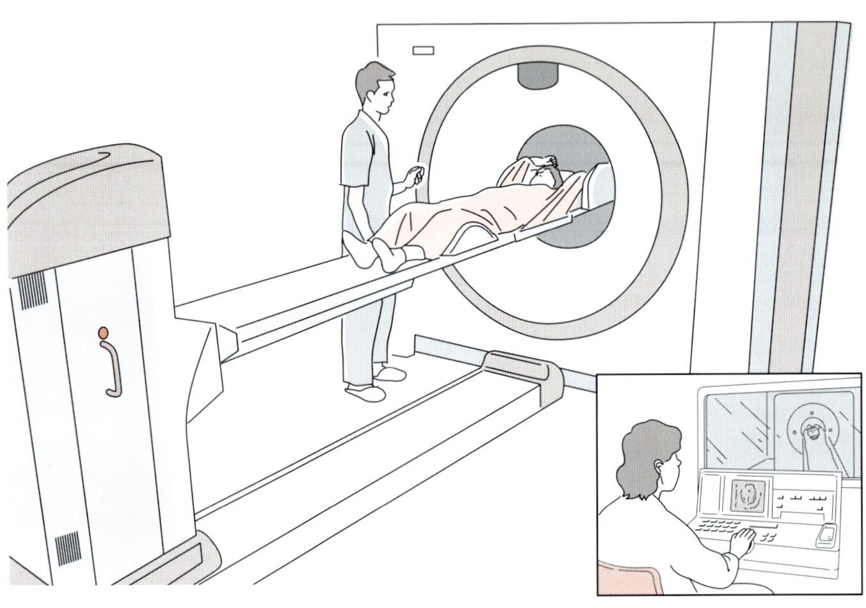

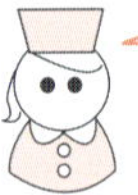

2종류의 영상검사를 한 번의 검사로 시행하고 전신의 병소 유무, 활동성 등의 상세사항을 조사할 수 있다. 전신 대부분의 암진단에 유효한 검사이다.

PET와 CT를 동시에 실시하는 검사

PET(positron emission tomography, 양전자단층촬영) 검사란 인체에 투여된 양전자(=positron)에서 방출되는 물질(방사성동위원소)의 체내분포를 검출해서 단면상으로 나타내는 것으로 세포의 '활동(대사, 기능)'을 이용한 검사이다.

한편 CT(computed tomography, 전산화단층촬영)검사는 몸 밖에서 X선을 쏘아 투과되는 정도를 영상화하는 것으로 장기의 '형태'를 나타내는 검사이다.

PET-CT검사는 이 PET와 CT를 동시에 촬영하는 검사로써 2개의 영상을 겹치는 것으로 한 번의 검사로 전신의 병소, 활동성 등 상세사항을 조사할 수 있게 된다.

■ 폐암

PET 전신상: PET-CT는 전신 변화를 판단할 수 있게 전신상으로도 영상을 처리. 왼쪽 폐 상부에 FDG의 축적상을 볼 수 있다.

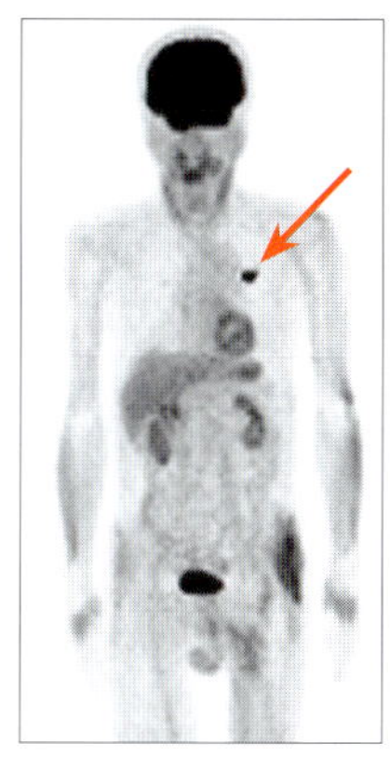

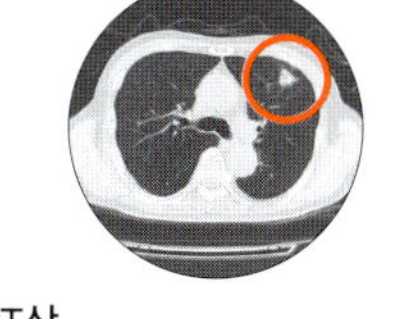

CT상
좌측 폐영역에 결절영을 볼 수 있다.

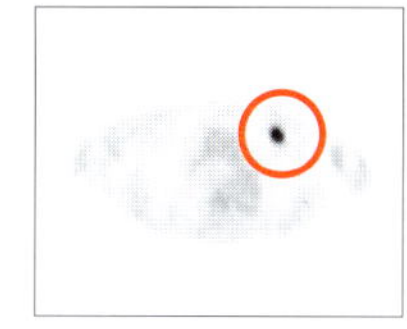

PET상
CT와 같은 부위에 약제(FDG)가 축적된 결절을 볼 수 있다.

PET-CT영상

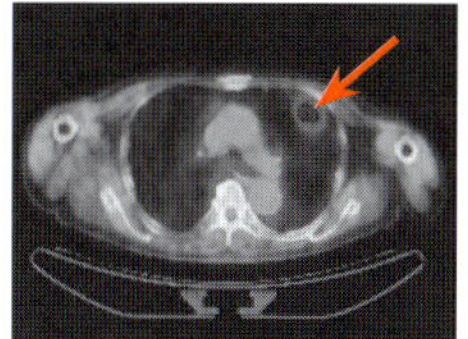

좌측 폐영역에 FDG가 축적된 결절 (화살표)을 볼 수 있다.

전신의 암진단에 유용

PET-CT검사는 전신 대부분의 암진단, 암의 진전 상황의 평가, 암치료 효과의 판정, 암수술 후의 재발 여부 조사에 유용한 검사이다.

몸 안에 생긴 종양(암)에는 수많은 혈관(영양 혈관)이 분포하며 암세포는 정상적인 세포에 비해 몇 배의 포도당(glucose)을 세포 속으로 흡수하여 활발한 당대사(glycometabolism)를 하는 성질을 가지고 있다. PET-CT검사는 암세포의 이런 성질을 이용한다.

즉 이 검사는 FDG(fluorodeoxyglucose, 방사성의약품)라는 검사약을 가지고 하는데, 이것은 방사성동위원소(불소, F-18)로 표시된 포도당과 비슷한 약물이다. 몸 안에 주입된 FDG는 활발한 당대사를 하는 암세포에 많이 흡수되어(축적), 양전자를 방사하므로, 이 양전자들이 검출되어 영상에 나타남에 따라 암을 찾을 수 있게 된다.

검사시간은 약 30분, 통증은 전혀 없음

검사 당일은 식사를 거르며 오후 검사일 때는 검사 전 4~5시간 공복을 유지한다. 물이나 차 등은 가능하지만, 당분이 포함된 주스류는 마시지 않는다.

검사 전에 1mL의 채혈을 해서 혈당치를 조사한다. 앞에서 이야기한 것처럼 FDG는 포도당 제제이므로 혈당치의 영향을 크게 받는다. 그러므로 혈당치가 높으면 이상이 있는 부위의 영상이 선명하게 나타나지 않으며, 종양세포가 올바르게 평가되지 않을 수 있으므로, 검사 전에 혈당치를 측정해서 고혈당(hyperglycemia)이 없는지를 확인한다(고혈당일 때는 검사가 중지될 수도 있다).

검사복으로 갈아입고 물을 약 300mL 마신 후 배뇨한다. FDG를 혈관 내에 약 2분간 주사하고, 약물이 전신에서 대사작용을 하는 사이에 1시간 정도 조용히 의자에 앉아 안정을 취한다. 그 후 검사대(CT검사대 테이블)에 누워서 검사를 시작한다.

먼저 갠트리(검사대)라는 X선이 나오는 통으로 천천히 이동해서 전신의 CT촬영을 실시하고, 이후 갠트리 내에 달린 검출기를 사용해서 전신의 PET촬영을 한다.

촬영에는 약 30분이 소요된다. 촬영 중에는 조용히 누워 있으면 되므로 통증은 전혀 없고, 호흡도 평소처럼 하면 된다. 촬영 종료 후 FDG를 소변으로 배출하기 위해 다시 한 번 물을 충분히 마신 후, 30분 정도 의자에 앉아 안정을 취하고 소변채집컵에 배뇨하면 종료된다.

FDG는 방사성물질(radioactive material)을 포함하고 있으나 소변을 통해 배출되므로 부작용의 걱정은 없다. 단 검사 후 약 2시간 정도는 적은 방사성이 몸 안에 남아 있으니, 만일을 위해 화장실에 간 후 손을 잘 씻고 임산부나 영유아와 접촉을 피한다.

암의 종류 등에 따라 보험 적용이 결정되고 있다

PET-CT검사는 임신한 사람, 임신 가능성이 있는 사람, 수유 중인 사람은 원칙적으로 검사를 받을 수 없으며, 당뇨병이 있는 사람, 혈당치가 높은 사람은 사전에 주치의와 상담한다.

이 검사는 대부분의 암진단에 유용하지만 조기위암, 전립선암, 간암 등 종류에 따라서는 발견하기 힘든 것도 있다. 또한, 암 종류와 상태에 별로 보험적용 여부가 세세하게 정해져 있으니 자세한 것은 주치의와 상담한다.

상부소화관(식도 · 위 · 십이지장) 내시경검사(Esophagogastroduodenoscopy, EGD)

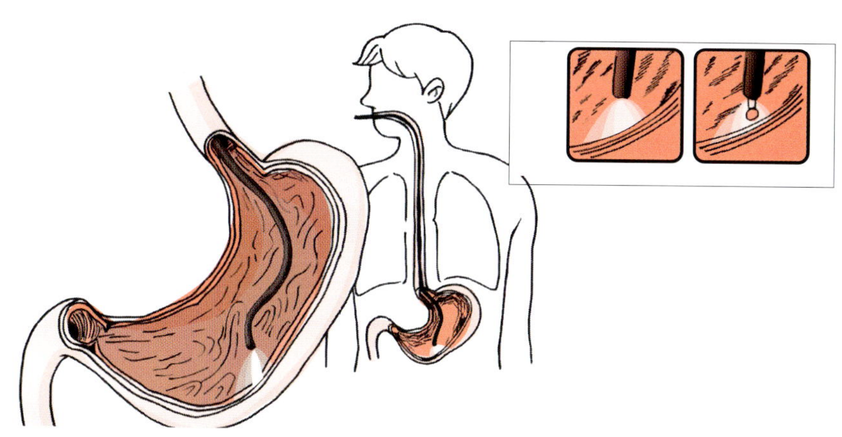

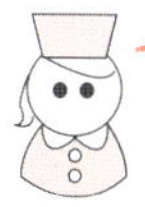

심장 및 호흡질환자, 치아 중 앞니가 흔들리는 환자, 중증고혈압환자, 검사 시 협조가 잘 안 되는 환자는 의사와 상의하고 검사여부에 신중해야 한다.

EGD검사란?

EGD검사는 직경 1센티 정도의 가는 관 끝에 렌즈가 달린 내시경을 입으로 삽입하여 X선 검사로 확인하기 어려운 식도, 위, 십이지장이 병소(losion) 부위를 지접 관찰하면서 검진한다.

식도, 위, 십이지장까지의 점막을 내시경과 연결된 카메라로 촬영하면서 모니터로 선명하게 직접 확인하면서 진행하는 검사이다.

필요에 따라 조직 일부를 생검(biopsy)하여 조직검사를 시행하기도 하고 지혈, 식도확장, 폴립절제술(polypectomy) 등 내시경을 이용한 치료도 할 수 있는 유용한 검사이다.

검사는 10분정도로 금방 끝나지만 폴립을 설제할 경우라던가 내시경을 통한 치료를 할 경우에는 30분정도 걸리게 된다.

EGD검사 대상

검사대상으로는 연하곤란, 소화불량, 구토, 복통, 급격한 체중감소, 속쓰림 등의 증상이 있는 경우, 방사선(X선) 검사결과

염증, 협착, 기형, 종양 등의 질환이 발견 또는 의심되어 조직검사가 필요한 경우 및 위출혈이 의심되는 경우 등이 있다.

검사 전 주의사항

심장질환, 녹내장, 전립선 비대증, 중증 고혈압, 편도선염, 천식, 폐 결핵, 간염, 결핵이나 기타 전염성 질환으로 현재 치료를 받고 있는 경우나 간경변증, 출혈경향이 있는 혈액 질환, 복부수술을 받은 환자, 임신 중인 환자는 검사 전에 의사에게 미리 알려 주어야 한다.

틀니를 착용하고 있는 환자는 반드시 틀니를 빼야 하며 그밖에 귀금속 등을 제거한다.

부작용의 발생시 적절한 대처를 위하여 정맥 주사로를 확보 해야한다.

검사 시 주의사항

환자는 전신의 힘을 빼고 배로 숨을 쉬며 관을 삼키도록 한다.

트림을 하지 않도록 참아야 한다. 위 안으로 공기를 넣으므로 환자는 팽만감이나 구토감을 느끼게 되나 참아야 한다. 환자가 도저히 괴로워 못 견딜 때는, 입안과 위장속에 내시경이 삽입된 상태이므로 소리를 내거나 검사중인 관(파이버스코프)을 잡지 말고 손으로 신호를 하도록 지도한다.

검사 후 주의사항

검사 후에도 마취로 인한 저림이나 목의 묵직한 느낌이 남아 있으므로 1~2시간은 식사를 하지않는 것이 바람직하다. 검사 후 토혈이나 각혈이 있으면 곧 의사나 간호사에게 연락해야 한다.

검사결과 정상소견은 식도, 위 및 십이지장 점막이 엷은 붉은색을 띄며, 부드럽고 매끈하다거나 염증, 궤양, 협착 또는 다른 비정상 소견이 관찰되지 않는 것이다.

검사 후 발생 가능한 증상

검사종료 후 불편감과 복부팽만감이 일어날 수 있는데, 이는 검사 중 장내에 공기를 주입하여 생긴 증상이므로 시간이 지나면 자연적으로 소실되며, 검사로 인해 소실되지 않는 심한 복통을 비롯하여, 흑색변, 토혈, 발열, 하혈 등이 나타나면 즉시 의료진에게 알려야 한다.

검사 후 발생 가능한 합병증으로는 조직검사 부위 등에서 감염, 출혈, 천공 등의 합병증이 발생할수 있다.

전 처치 약물인 진정제 또는 진경제에 의하여 눈이 부시거나, 청색증, 호흡곤란, 어지럼증이 있을 수 있으므로 검사 후 즉시 운전은 삼가하고 충분히 안정을 취한 후 귀가하여야 한다.

환자간호

환자간호로는 검사 전 환자의 불안감 감소를 위해 검사의 목적, 검사과정, 식이에 관한 교육을 시행하며, 검사과정이나, 느낌, 호흡방법을 설명하여 이완을 도와준다.

혈압이 높은 경우와, 의식불명, 부정맥, 호흡곤란, 과다한출혈 등 검사 진행에 장애가 되는 요소를 파악하여 기록, 보고하며, 검사 진행에 문제가 없을 때 전 처치 투약을 시행한다.

검사 중 변화되는 증상이나 환자의 활력 징후를 모니터로 관찰하고, 검사 전과 활력징후의 변화와 연하능력, 동통부위의 정도를 확인하고, 췌장염 및 천공, 출혈 등의 합병증 발생에 관련된 증상과 검사 후 혈장 amylase를 측정하여 확인한다.

검사종료 후 치아보호용 덮개 제거와 분비물을 닦아주고 추가 검사 시 검사 진행을 도와준다.

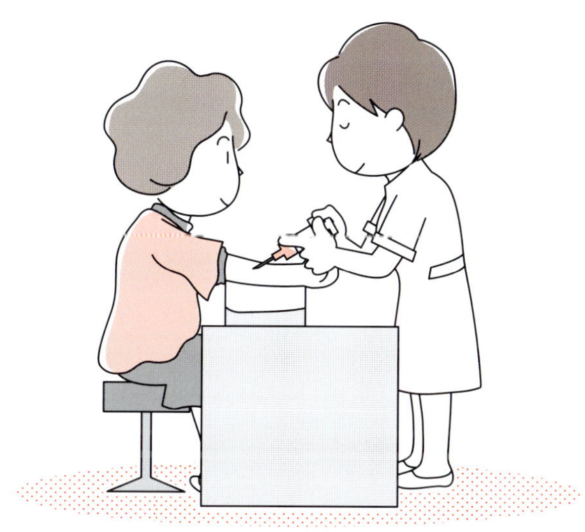

경흉부심장초음파검사
(Transthoracic Echocardiography)

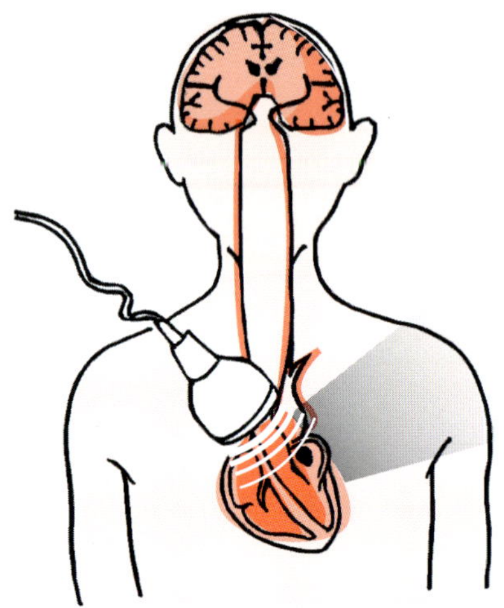

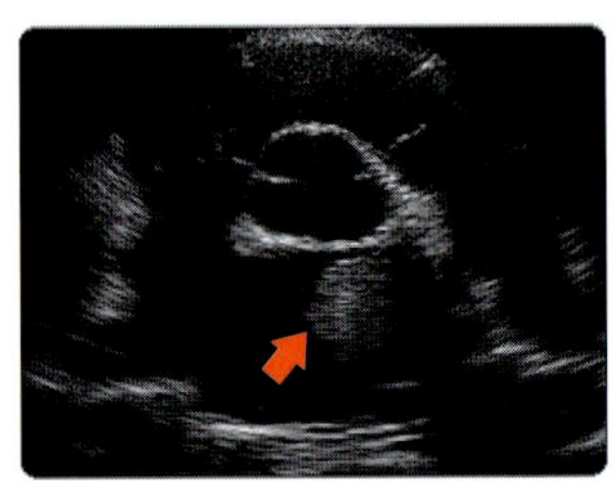

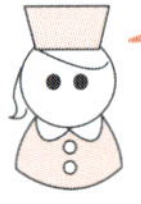

초음파는 성질이 다른 두 물질이 만나는 면에서는 반사되어 나오고 같은 성질의 물질은 잘 통과 한다. 액체는 초음파가 잘 통과하며 화면에 검게 표시되지만 근육등은 반사가 되어 초음파가 잘 통과 하지 못하고 반사되어 모니터 영상에서 희게 표시된다.

경흉부심장초음파검사란?

경흉부심장초음파검사란 초음파의 특징을 이용하여 판막(valve)의 움직임과 심방 및 심실의 크기와 상태, 혈류의 움직이는 양과 속도 등 심장의 구조와 기능을 알아보기 위한 검사다. 최근에 개발 된 칼라 초음파 진단기는 혈류의 방향과 속도를 파란색과 빨간색의 농도 차이로 나타낸다. 심방의 종양이나 혈전을 진단하며, 심장 발작 후 심장의 움직임을 관찰하는데 좋은 검사다. 검사를 하기위한 특별한 준비사항은 없으며, 선천성 심질환, 협심증 및 심근질환, 심낭 및 심외막의 삼출액을 진단하기 위해 시행한다. 또한 심방, 심실, 판막, 대동맥과 같은 심장의 구조에 문제가 있는 경우와 흉통, 심전도 상의 이상소견이 있는 경우, 흉부 X-선 촬영시 심장의 비대가 관찰된 경우에 시행하기도 한다.

소요시간은 30분~1시간 정도

검사의 소요시간은 30분~1시간정도로 검사 중 환자가 느끼는 불편감은 없으며 검사를 하기위해 검사대 왼쪽으로 눕고, 가슴에 젤리를 바른 후 가슴표면 위에 작은 탐촉자를 놓고 심장 위를 따라 움직여 가며 심장구조를 관찰하는데 좋은 영상을 얻기 위해 검사 중 잠시 숨을 참아야 할 때도 있다. 또한 호흡기질환, 비만인 경우는 영상이 분명하지 않으므로 경식도초음파검사(transesophageal echocardiography)를 시행할 수 있으며 검사가 종료되면 검사에 사용된 젤을 닦을 수 있도록 수건이나 휴지를 준비해 둔다.

갑상선스캔(Thyroid scan)

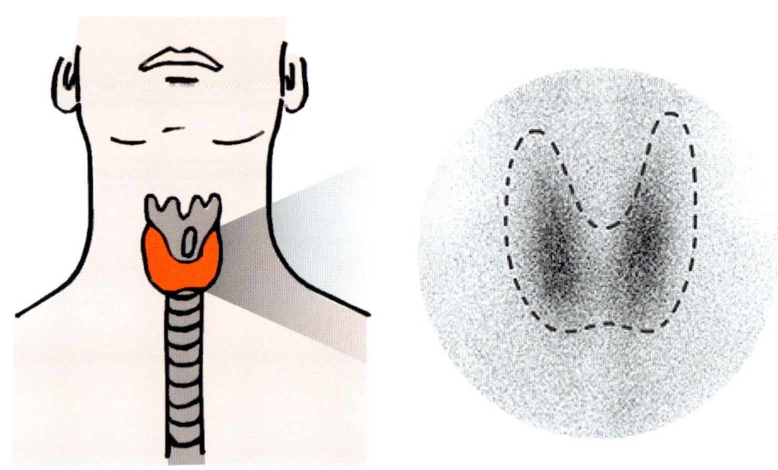

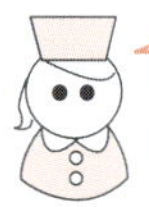

갑상선 암을 검사하는 방법은 초음파검사, 미세침 흡인검사(조직검사), 갑상선스캔(핵의학검사) 등 3가지가 있다.

갑상선스캔이란?

갑상선스캔이란 방사선 핵 스캔을 사용하여 갑상선의 해부학적 기능과 모양, 위치, 크기 등을 평가하는 방법으로서 환자에게 방사성 동위원소(요오드나 테크네슘 등)를 주어 갑상선이 이를 섭취 또는 섭취하지 않는지를 검사하게 되며 이때 방출되는 방사선을 목 부위를 지나가는 스캐너로 읽어서 그래프로 만들고 X-선 필름이나 사진으로 나타나게 하는 것이다.

임신부나 수유중인 여성은 주의

갑상선스캔검사는 임신부는 금기이며, 수유중인 여성도 테크네슘스캔을 할 수 있으나 스캔 시 24시간 수유를 중단한다. 갑상선기능 항진증 및 저하증 환자, 갑상선이 커진 환자, 원발부위가 갑상선이 의심되는 전이암(metastatic cancer)을 가진 환자, 목이나 흉골 밑에 덩어리가 만져지는 환자, 결절을 가진 환자, 갑상선 수술 전, 후의 환자를 대상으로 시행한다.

검사를 하기 전 2~3주 동안은 요오드가 함유된 약물과 음식을 금해야 하며 방사성 요오드의 흡수에 영향을 미치는 요인(갑상선 억제 약물이나 항 갑상선 약물을 복용했는지 등)이 있는지 확인한다. 또한 금속류는 촬영에 방해가 되므로 제거하며 의사의 처방에 따라 검사 전 2~4시간 동안은 음식과 수분을 제한시킨다.

검사방법

검사방법에 있어서는 처방에 따라 희석된 ^{99m}Tc-pertechnetate 또는 요오드 제제(I-123)를 섭취하게 되며 갑상선에 흡수가 완전히 될 때까지 기다려야 한다. 첫 스캔(scan)은 요오드가 섭취된 후 4~6시간 뒤에 하게 되며, ^{99m}Tc-pertechnetate을 이용한 경우에는 20분 후에 영상촬영을 한다.

스캔은 24시간 후에 시행하는데 요오드가 갑상선에 완전히 흡수된 뒤에 촬영 테이블에 앙와위(Supine Position, 바로누운 자세)로 누워 목과 가슴을 촬영기 아래에 위치하게 하여 감마선(gamma ray) 검출기가 갑상선 부위를 지나가는 동안 움직이지 않아야 정확한 측정이 이루어진다.

검사 후 발생 가능한 증상

갑상선스캔은 갑상선의 모양이 정확한 크기와 형태를 가지고 적절한 위치에 균등하게 있어야 하며, 만약 갑상선이 커져 있거나 다른 한쪽을 누르고 있는 경우, 종양을 의심할 수 있으며(이 부분은 거의 밝게 보인다) 결절들은 요오드를 더 많이 또는 더 적게 흡수하여 더 밝거나, 더 어둡게 나타난다.

또한 갑상선이 보다 밝게 보이는 경우는 비정상소견으로서 갑상선의 기능부전이 있을 수 있다. 의료진은 검사가 종료되면 환자에게 수분의 섭취를 권장하여 동위원소(isotope)의 배출을 촉진해야 하며 검사결과 알 수 있는 정확도는 약 80~85%이다.

간스캔(Liver scan)

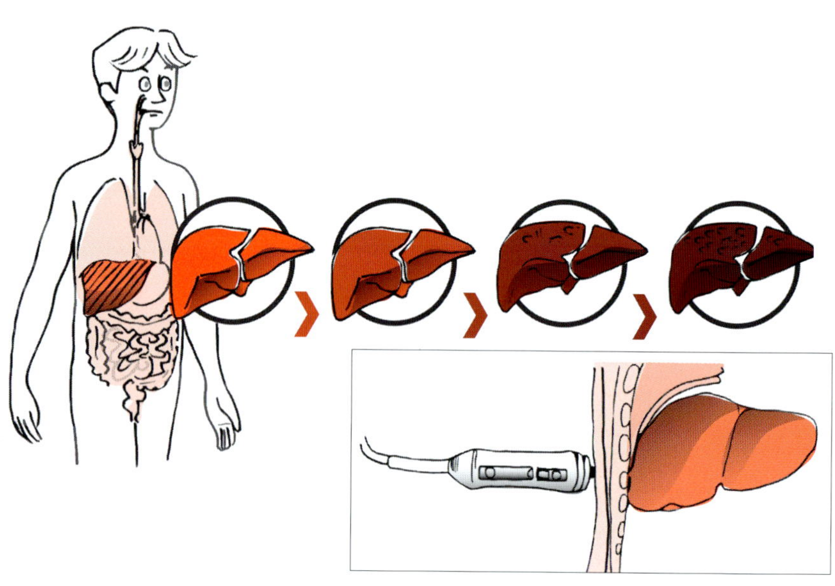

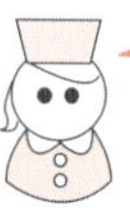

촬영하는 방법으로는 흡수된 후 간을 정지된 상태로 촬영하는 방법과, 방사선 물질을 정맥 투여하고 직후에 복부 대동맥에 흡수되는 동영상을 촬영하는 방법이 있다.

간스캔이란?

간스캔이란 핵의학 태동기였던 1953년에 Stirret와 Uhl에 의해서 시작된 이래 계속 발전하여 간의 구조와 기능상태의 이상(간염, 알코올성 간질환, 전이성 종양, 농양, 혈관종 등)을 진단하기 위해 시행하는 핵의학검사이다. 검사를 하기위한 특별한 준비사항은 없으며 간스캔검사에 있어 장내에 바륨(barium)이 남아있거나, 수유부, 임산부는 검사를 할 수가 없지만 간암(hepatoma)으로의 진행 위험이 높은 간경화 환자, 비정상 간 효소치가 측정된 환자에게는 시행할 수 있으며 전이성 종양을 확인하거나 암의 단계(staging)를 알아보고자 하는 경우에도 시행하고 진단과 치료에 반영한다.

스캔 촬영 방법

촬영하는 방법으로는 흡수된 후 간을 정지된 상태로 촬영하는 방법과, 방사선동위원소를 정맥 투여하고 직후에 복부 대동맥에 흡수되는 동영상을 촬영하는 방법이 있으며, 정지 촬영 시 1시간 정도가 소요되며 환자의 통증은 없다.

검사과정으로는 검사 테이블에 앙와위(supine position)로 눕게 하고 말초정맥을 통하여 방사선동위원소를 주사하며 직후나 20~30분 후에 감마선 감지기를 복부에 대고 촬영하면 흡수되고 있거나 흡수된 방사선동위원소가 기록된다. 여기서 자세를 교정하거나 호흡을 정지하고 촬영하는 것은 검사 중 예민도를 높이기 위한 방법이다.

검사 후 발생 가능한 증상

검사 후 발생 가능한 합병증은 없으며, 아주 미량의 방사선동위원소가 사용되므로 인체에 아무런 해가 없다. 또한 병변이나 비정상 조직이 있는 부분은 다른 색깔로 촬영되고 간스캔에서 흡수된 방사능 분포가 균일하게 보이는데, 비정상일 경우에는 알코올성 간질환(alcoholic liver disease), 감염(infection), 간경화(liver cirrhosis), 간염(hepatitis), 간농양(hepatic abscess), 외상(injury), 비정상 생성물, 문맥고혈압(portal hypertension) 등을 진단할 수 있다.

심전도(ECG: Electrocardiogram)

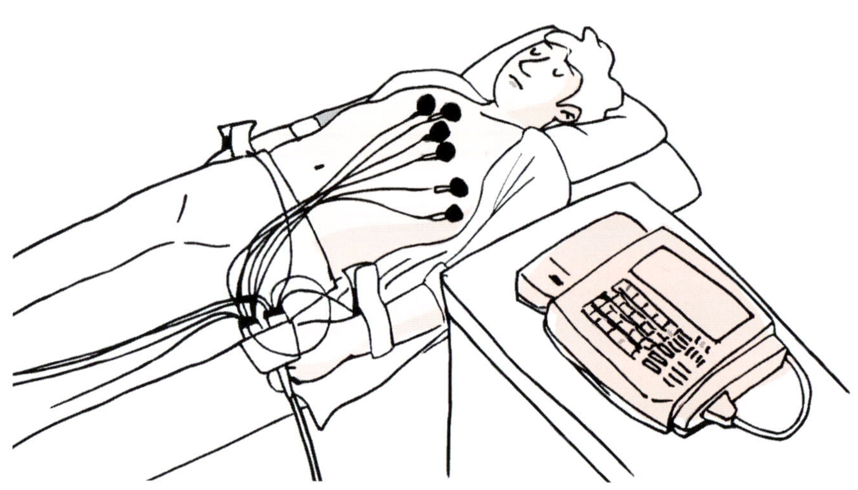

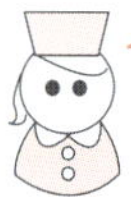

정상인이나 심장병환자에게 나타나는 심전도 소견은 매우 다양하여, 심장병 환자가 정상 심전도 소견을 보일 수도 있으므로 심전도는 환자가 호소하는 임상증상 소견과 함께 판독해야 한다.

심전도란?

심전도란 심근의 수축 및 이완과 같은 심장의 규칙적인 움직임의 원천이 되는 미량의 전기적 활동의 변화를 신체 표면에 부착한 전극으로 포착하여 심전계로 증폭시켜 그림으로 기록하는 검사이다. 즉, 심장을 구성하는 한 부분인 전도계(pacemaker)는 전기자극을 형성하여 심장을 체계적이며 효과적으로 박동하게 함으로써 우리의 몸에서 필요한 혈액을 공급하게 하는 역할을 하는데, 여기서 발생되는 전기적 신호를 측정하는 것이 심전도 검사이다.

검사 전 특별한 준비사항은 없다

검사 전 특별한 준비사항은 없으며 검사의 소요시간은 5분 이내로 환자는 침대에 앙와위로 누워 검사한다. 전극을 부착하는 부위에 전기의 전도를 증가시키기 위하여 젤리나 전극연고를 발라준다. 또한 분비물을 제거하기 위하여 알코올 솜으로 닦아주고 피부 모발이 많은 경우는 면도를 부분적으로 시행하며, 흉부와 사지에 6~15개의 전극을 부착한다. 기계와 전극을 연결하고 기계를 작동하여 표준화와 속도를 확인하며 기록한다. 검사 후 도포한 크림이나 젤리가 끈적거리므로 옷에 묻지 않도록 완전히 닦아준다.

검사 후 발생 가능한 증상

검사 후 발생 가능한 합병증은 없으며, 심박동수가 분당 60~100회/min이며 각 리듬이 지속적이고 지연이나 반복 등이 나타나지 않고, 정상 심전도 파형이 나타나는 경우는 정상이다. 심전도검사는 호흡곤란, 흉통 등의 증상이 있는 환자에게서 시행하며, 약물의 작용 정도를 관찰하는 데 이용하기도 하고 입원 시, 수술 전 환자에게 기본 검사로 시행하며 관상동맥질환, 선천성 기형, 부정맥(빈맥, 서맥), 심근질환, 심장 비대, 전해질 불균형, 심장판막질환, 심장의 염증성 질환 등을 진단한다.

심도자검사(Cardiac catheterization)

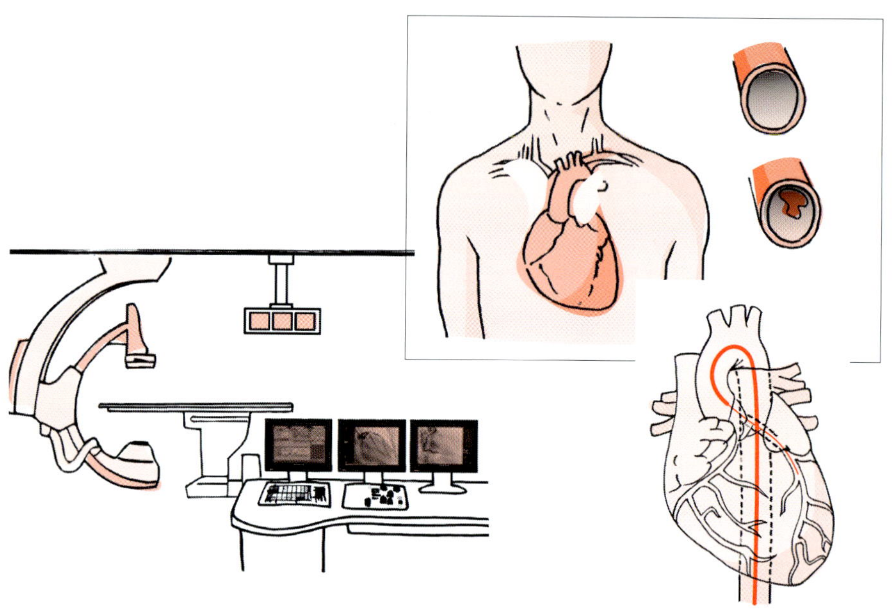

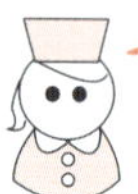

검사 중에는 움직이지 말아야 하며 조영제 주사시 전신의 화끈거림과 금속성의 느낌을 몇 초간 느낄 수 있고 카테터삽입(catheterization) 시와 삽입하는 동안 압박감을 느낄 수 있다.

심도자검사란?

심도자검사란 임상적으로 심혈관의 기능과 심장을 정확하게 진단할 수 있는 검사 중의 하나로서 심장으로 가는 혈관으로 도관(catheter)을 삽입하여 대혈관, 심방, 심실, 심장판막 등 순환계구조와 기능에 대한 자세한 진단적 정보를 얻을 수 있는 검사다.

검사 시 부동자세 유지

검사를 하기 위해 검사 시 부동자세를 유지할 수 없는 환자는 신중하게 시행하여야 하며, 임신상태인 경우나 심장의 병리적 상태를 교정하는 심장 수술을 원하지 않을 때, 조영제에 알러지가 있을때, 심한 감염, 비가역적인 뇌 손상, 울혈성 심질환 등이 있을 때에는 시행하지 않는다. 또한

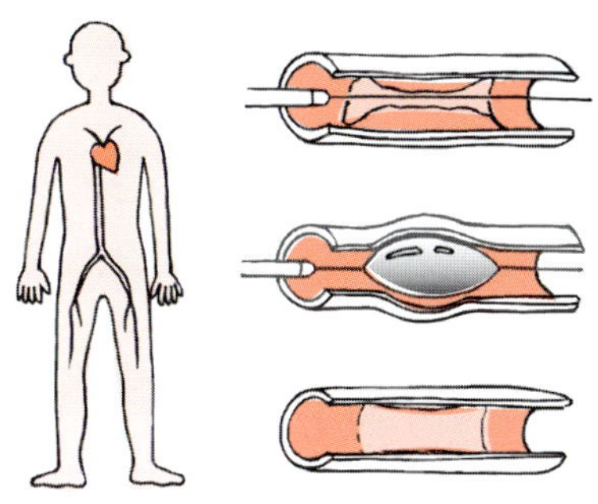

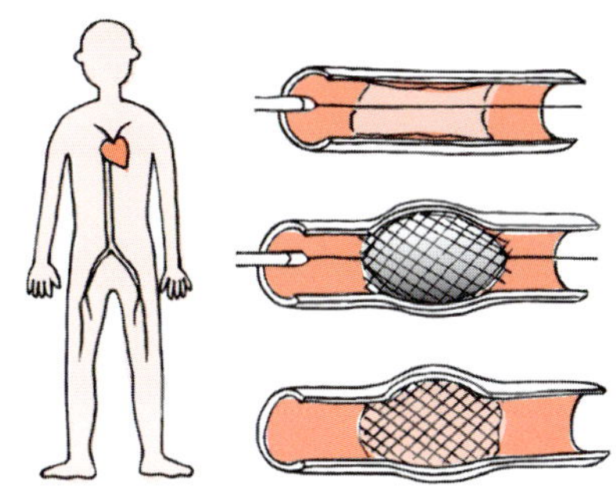

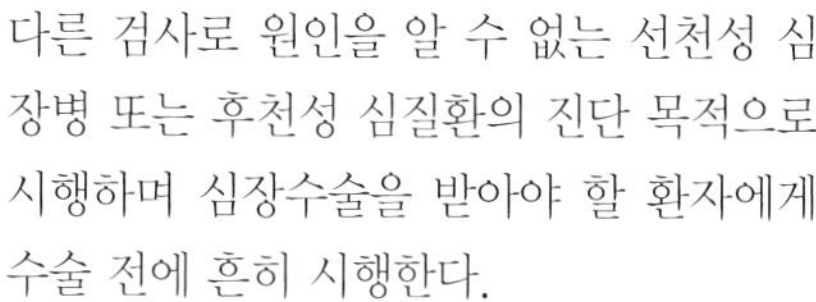

다른 검사로 원인을 알 수 없는 선천성 심장병 또는 후천성 심질환의 진단 목적으로 시행하며 심장수술을 받아야 할 환자에게 수술 전에 흔히 시행한다.

검사 전 주의사항

검사를 하기 위해 적어도 8시간은 금식해야 하며, 검사 전에 배뇨를 하도록 한다. 검사 전 검사동의서를 작성하고 의치나 안경, 보청기를 제거하고, 조영제 투여 용량을 결정하기 위해 몸무게, 키를 측정하며 검사 동안 필요한 수액과 약물을 투입하기 위해 정맥주사 부위를 확보한다. 또한 심전도, 혈압, 맥박를 측정하고, 족배동맥(dorsalis pedis)의 맥박을 촉지할 부위를 표시하며, 검사 시작 30분 또는 1시간 전에 처방된 항불안제(anxiolytic), 진통제(analgesics)를 투여한다.

또한 검사실에 심실부정맥이나 다른 합병증이 생길 경우 치료를 위한 장비(lidocaine, Bretylium, epinephrine, atropine, isoprotemenol 등과 같은 약물을 비롯하여 air way, 심폐소생술 기구, 기관내삽관튜브, 제세동기, 산소, 흡입기, 산소포화도 측정장치, 맥박과 혈압 및 심전도측정을 위한 기계, 일시적인 체외심박동기)와 물품이 구비되어 있는지 확인하고 용이하게 사용할 수 있도록 배치 해두어야 한다.

검사 시 주의사항

검사 중에는 움직이지 말아야 하며 조영제 주사시 전신의 화끈거림과 금속성의 입맛을 몇 초간 느낄 수 있고 도관삽입(catheterization) 시와 삽입하는 동안 압박감을 느낄 수 있다.

검사과정 중에 시행되는 모든 절차는 무균술(aseptic technique)로 시행되며 검사를 하기 위해 환자를 앙와위로 검사테이블에 눕히고 정맥주사 부위와 수액주입 속도를 확인하며 지속적인 혈압, 심박동 및 심전도 측정기계를 환자와 연결한다. 검사부위의 무균영역을 확보하기 위하여 소독포와 방푸를 도포하고 도관을 삽입할 부위에 국소마취를 하며, 소아의 경우에는 전신마취를 한다.

검사도중 모니터를 통하여 환자의 활력징후(vital sign)를 지속적으로 확인하며, 검사 후 첫 1시간 동안은 매 15분마다 4회 측정하고, 다음 1시간 동안은 매 30분마다 2회 측정하며, 이후 1시간마다 측정 관찰한다.

우심도자의 경우에는 대퇴정맥, 전박정맥을 통해 멸균(sterilization) 도관을 방사선투시(fluoroscopy)를 보면서 삽입하는데 도관은 하대정맥을 거쳐 우심실, 우심방, 폐동맥까지 진입시킨다. 좌심도자법의 경우에는 대퇴동맥을 통하여 복부대동맥, 대동맥궁, 복부대동맥을 거쳐 좌심실로 진입하게 된다. 삽입할 정맥부위나 동맥부위를 특수 바늘로 천자한 후 바늘구멍을 통해 유도철사(guide wire)를 삽입한다.

다음으로 유도철사는 삽입한 채로 두고 바늘만 제거한다. 이때 유도철사를 도관을 혈관으로 삽입하게 되는데 방사선투시를 보면서 삽입하며 도관 삽입이 다 된 경우에는 유도철사를 제거하고 도관 끝에 연결된 압력계기를 이용하여 심장 또는 혈관의 압력, 혈액량을 측정한다. 또한 헤파린(heparin) 처리가 된 주사기로 혈액을 채취하여 산소포화도(oxygen saturation)를 측정한다.

조영제를 주입한 직후 방사선 촬영을 한다. 검사 종료시 도관을 제거하고, 천자 부위를 직접 압박하여 지혈한 후 무균 압박 드레싱(dressing)을 한다.

검사 후 발생 가능한 증상

검사 후 발생가능한 합병증으로는 호흡곤란, 빈호흡, 흉통, 빈맥, 혈전, 정맥염, 감염, 출혈, 부정맥, 심장압전(cardiac tamponade) 등이 있을 수 있으며, 조영제(iodine이 포함된)에 대한 과민 반응으로 호흡 및 맥박의 변화 및 가려움증, 발진, 두드러기 등의 증상이 있을 수 있다.

검사결과

검사결과로 심방, 심실과 폐동맥압력, 심박출량(cardiac output), 분출율(Ejection fraction), 혈액량(blood volume) 및 산소포화도, 대혈관의 크기, 구조, 기능, 혈관의 흐름이 나타난다.

검사 후 지혈시간은 대개 1~2시간 정도 소요

검사 후 환자는 천자부위를 지혈하고 무균 압박 드레싱을 한 후 병실로 오게 되는데 지혈시간은 동맥천자의 경우 사용한 도관의 굵기에 따라 다르며 대개 5~8시간 정도 소요된다. 출혈예방을 위해 모래주머니를 천공부위에 8시간정도 올려 놓아야 하고, 24시간동안 침대에서 안정을 해야하며, 시술한 부위를 구부리거나 움직이면 안 된다.

또한 지혈하는 동안 어지러움증이나 출혈, 오심, 구토 및 요통 등의 증상이 나타날 수 있고 특별한 금기사항이 없는 한 1~2시간 후 간단한 음료나 식사를 할 수 있으며 다음 날 압박 드레싱을 풀고 소독을 하게 된다. 검사한 쪽 하지의 혈액 순환을 관찰하기 위하여 양쪽 사지의 색깔, 온도, 피부상태 등을 점검하고 족배동맥의 맥박을 측정한 다음 도관을 삽입하지 않은 사지 부위의 운동은 격려하며 검사 후 심전도(electrocardiogram)를 기록하고 지속적으로 관찰하며 조영제배설을 위하여 수액을 공급하고 합병증과 관련된 증상이 나타나는지 주의깊게 관찰하고 기록한다.

환자간호

환자간호로는 검사 전 환자와 보호자에게 검사 목적과 과정에 대해 잘 설명하고 검사를 위해 필요한 사항을 교육하여 지키도록 해야하며 투여약물 및 요오드에 대한 과민반응의 유무, 심장질환의 병력, 심장기능 등에 관한 자료를 확인한다. 조영제로 인한 알러지반응을 감소시키는 스테로이드(steroid)나 항히스타민제(antihistamine)를 투여할 수도 있으며 의사의 처방에 따라 항응고제(anticoagulant drug)복용 또는 특정약물을 일시적으로 중지하기도 한다.

척수조영술(Myelography)

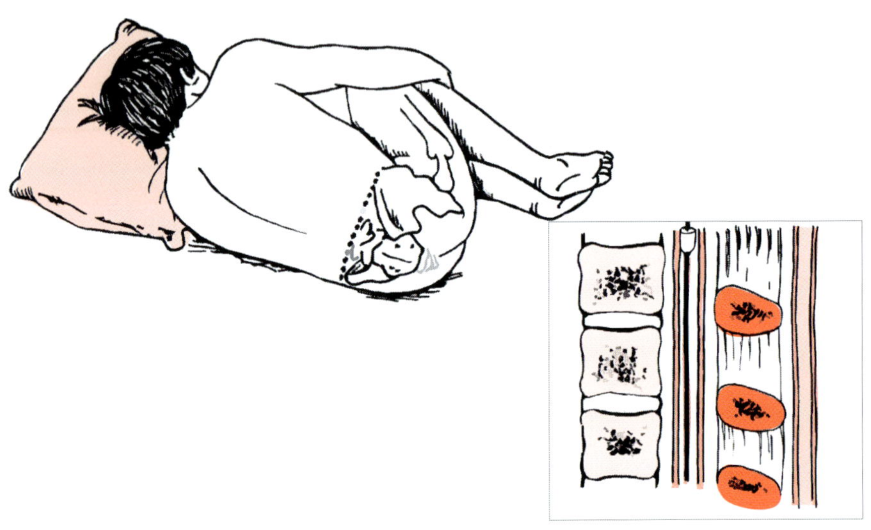

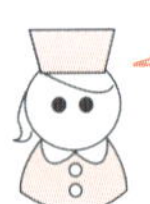

요추부위의 감염, 조영제 알러지, 뇌척수압이 현저히 증가된 경우에는 시행할 수 없으며, 심한 허리통증 또는 척추관의 질환으로 의심되는 신경증상이 있는 경우에 시행하게 된다.

척수조영술이란?

척수조영술이란 1920년대부터 사용되기 시작하였는데 척추관과 척추의 지주막하 부위를 보여줌으로써 이 부위의 이상을 진단 할 수 있는 검사이며 요추천자(lumbar puncture)를 통해 조영제를 척추관에 주입하여 척수의 모양을 알아보기 위해 촬영하는 특수 엑스레이검사다. 척수경막을 뚫고 조영제를 주입한 후 단순 X선검사를 시행하여 척수내 종양, 추간판탈출, 낭종, 척추의 골격구조변화, 악성종양의 척수내전이, 등을 검사할 수 있는 척수조영술은 자기공명영상검사(MRI)가 나온 이후 시행 횟수가 급속히 감소하였다. 요추부위의 감염, 조영제 알러지, 뇌척수압이 현저히 증가된 경우에는 시행할 수 없으며, 심한 허리통증 또는 척추관의 질환으로 의심되는 신경증상이 있는 경우에 시행하게 된다.

검사 전 8시간이상 금식

검사를 받기 위하여 환자는 검사 전 8시간이상 음식을 금하고, 검사를 받기 3시간 전부터 주스, 물등 액체류는 금하도록 하는데, 약물의 복용이 필요한 경우에는 검사 당일 아침에 물과 함께 복용할 수 있으며, 검사 전날 수분을 많이 섭취하도록 권장한다. 또한 가능하면 검사 전날 저녁에 좌약(suppository), 관장, 완화제를 사용하여 장을 비우게 하고, 검사 직전에 방광을 비우도록 한다.

검사를 위해 검사복으로 갈아입고 방사선 비투과물질이나 귀금속 등을 모두 제거하며 조영제나 천식, 임신 등 약물에 알러지반응이 있었는지 확인한다. 또한 병원의 외래로 방문하여 검사를 받는 경우에는 검사가 끝난 후에 혼자서 집까지 가는 것이 매우 어려우므로 보호자의 동반이 필요하며 처방에 의해 검사 전 진정제를 투여 할 수 있다.

검사과정

환자를 옆으로 눕힌 다음, 등의 일부를 소독 솜으로 닦고 주변을 멸균영역으로 유지하면서 국소마취제를 주입한다. 이후 요추의 경막을 뚫고 주사 바늘을 삽입한 다음 주사 바늘을 통해 엑스레이 촬영을 위한 조영제를 투여한다.

환자는 조영제가 투여될 때 묵직하다는 느낌과 압력을 받는 느낌이 있을 수 있으며 드물지만 현기증(dizziness)이나 구역질(retching) 등이 나타날 수도 있다. 조영제가 투여된 후 환자를 엎드려 눕힌 후 체위를 변화시키거나 테이블을 움직이면서 엑스레이 촬영을 하게된다. 검사가 끝나면 바늘을 제거하고 드레싱을 하는데 검사 중 요추천자 과정에서 척수액을 채취하여 검사할 수도 있다.

검사 후 발생 가능한 증상

검사 후 발생 가능한 합병증으로는 조영제(iodine이 포함된)에 대한 과민반응으로 인한 가려움증, 발진, 두드러기, 호흡 및 맥박의 변화와 두통, 경련 및 뇌막염(meningitis), 뇌탈출증 등이 나타날 수 있다.

검사 후 주의사항

검사를 마친 다음 침상에 누워서 약 2시간 가량 회복시기를 갖으며 소변을 볼 때에도 침상에 누워서 침상변기를 이용하여야 한다. 이때 허리의 통증, 두통, 다리의 통증 등을 느끼고 구역질증상과 두통이 지속된다면 의사에게 알려야 하며 검사 후 환자가 직접 운전을 하기는 어려우므로 보호자의 부축이 필요하며 집에 돌아가서는 모든 활동을 줄이고 휴식을 취하여야 한다. 검사를 마친 후 음식은 섭취할 수 있으며 많은 양의 물을 마셔야 한다.

환자간호

환자 간호로는 검사 전 목적과 과정에 대해 잘 설명하고 검사를 위해 필요한 준비사항과 식이를 교육하여 지키도록 한다. 또한 투여약물 및 요오드(iodine)에 대한 과민반응 유무 등과 척추질환의 병력에 관한 자료를 사정, 기록하고 처방에 따라 관장을 시행하며 완화제를 투여하거나 전 처치 약물을 투여한다.

조영제로 인한 오심, 발한, 피부발진, 심계항진, 호흡 및 활력징후의 변화 등과 같은 과민반응이 있으면 기록하고 보고하며 필요하면 프레드니손(prednisone, 스테로이드 제제), 항히스타민제 등을 투여하고 심폐소생기구를 준비한다. 또한 정맥주사 부위의 부종과 발적이 관찰되면 기록, 보고하며 필요시 팔을 올리고 온습포(hot pack)를 적용하며 유성조영제를 사용한 경우 복위로 2시간 정도 쉬게 한 다음 앙와위(바로누운 자세, supine position)로 2~4시간 쉬게 하며 수용성조영제를 사용한 경우 반좌위(45°)를 취해 주고, 공기를 조영제로 사용한 경우는 머리를 몸보다 낮게 해준다. 계속해서 요추천자 부위의 출혈 및 기타 부작용의 증상이 없는지 관찰, 기록하고 8시간정도 휴식하도록 한다.

뇌 전산화 단층촬영
(Brain CT-Head and Intracranial Scanning)

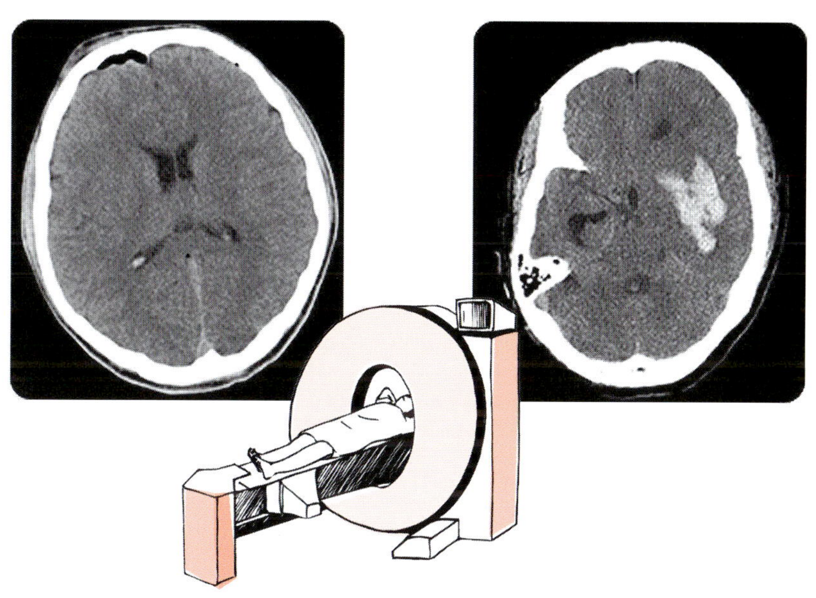

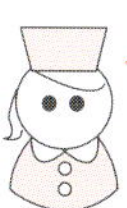

뇌 전산화 단층촬영 검사는 뇌의 내부를 보기 위한 간단하고 안전한 방법으로서 검사 시 전혀 아프지 않으며, 소요시간으로는 약 10분 정도의 시간이 소요된다.

뇌 전산화 단층촬영이란?

뇌 전산화 단층촬영이란 두개골 X-ray 단순 촬영이 뇌손상을 직접 보여주지 못하는 것과는 달리, 두부외상은 물론 뇌의 다른 여러 질병의 진단에도 우수한 검사로서 뇌출혈, 뇌경색, 뇌종양 등을 알아내는 데에도 많이 이용되는 검사방법이다. 촬영영상은 회백질, 백질, 뇌척 수액, 지방조직의 순서로 음영이 낮아지며 정상인의 뇌 전산화 단층촬영에서 가장 희게 나타나는 부위가 두개골(skull)이다.

검사대상

조영제를 투여하고 촬영하는 조영검사의 경우에는 조영제에 과민반응이 있는 환자나, 임신한 여성은 시행할 수 없으며, 갑작스런 지속적인 두통(headache)과 두부외상 등 갑작스런 신경학적 이상 등이 있을 때 시행한다.

검사대상은 질환 및 증상에 따라 선별

비용면에서는 자기 공명영상(MRI) 이 가장 비싸고 단순 X-ray촬영이 가장 저렴하지만, 급성 뇌출혈의 경우에는 뇌 전산화 단층촬영이 비용-효과면에서 가장 뛰어나다. Brain-CT가 MRI보다 더 우수하다. 이처럼 검사대상은 질환 및 증상에 따라 선별해야 한다.

검사 전 준비사항

검사 전 준비사항으로는 검사의 목적, 과정에 대하여 설명하여 불안감을 감소시키고 귀금속 등 방사선 비투과물체를 제거하고 검사용 가운으로 갈아입는다. 조영검사의 경우에는 조영제를 주입하기 위한 정맥용 주사를 확보하고 조영제가 투여될 경우 4시간 이상 금식하여야 한다. 또한 영아나 3세 이하의 소아, 협조가 잘 안되는 성인, 좁은 공간에 대한 폐쇄 공포증(claustrophobia)이 있는 경우에는 검사 전 움직이지 않도록 하기 위해 진정제을 투여하고 추후 비교를 위해 활력징후를 측정해 둔다.

소요시간은 약 10분 이내

뇌 전산화 단층촬영 검사는 뇌의 내부를 보기 위한 간단하고 안전한 방법으로서 검사 시 전혀 아프지 않으며, 총 10분 이내의 시간이 소요된다.

바륨관장검사(Barium enema)

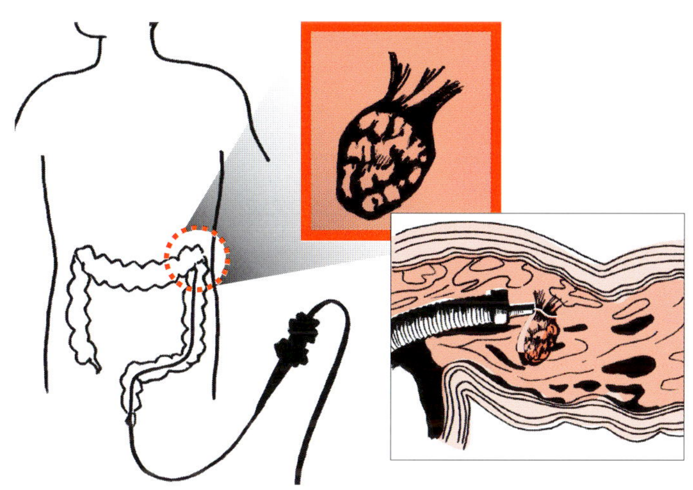

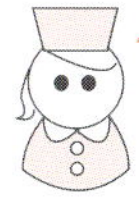

바륨관장검사는 환자에게 있어 다소 불편한 검사이며 환자의 연령이나 각 기관에 따라 시행 방법에 차이가 있으며 보편적으로 약 15~20분이 소요된다.

바륨관장(barium enema)검사란?

바륨관장(barium enema)검사란 대장의 종양(tumor)이나 대장의 기능부전 등의 병변을 발견하기 위하여 조영제(바륨)을 직장으로 투입하고 공기를 이용하거나 바륨으로 대장을 충분히 팽창시킨 후에 X선 투시방법을 통하여 촬영하는 검사로서, 검사 전 장 청결이 매우 중요하다.

검사 1~2일 전부터 저잔여식을 권장하며, 수분의 섭취를 늘린다

검사방법에 있어서 검사 시 거동할 수 없는 환자, 장천공(enterobrosia)과 거대결장(giant colon) 환자는 시행할 수 없으며, 염증성 장 질환이나 장내 종양이 의심되는 경우, 설사, 복통, 심한변비, 잠혈(occult blood)의 증상이 있거나, 장 협착으로 인한 폐쇄성 장 질환이 의심되는 경우, 대장의 수술 전, 후 상태를 평가하기 위해 시행된다.

검사 당일은 약을 포함하여 금식하도록 하며 자극을 완화하기 위하여 주입기가 삽입되는 항문주위에 연고를 발라준다. 또한 검사를 하기 위하여 장 청결을 시행하는데 장 청결의 방법은 각 병원에 따라 정해진 약물이나 식이가 있으므로 그에 따라 시행하도록 한다. 주로 검사 1~2일 전부터 저잔여식을 권장하며, 수분의 섭취를 늘리고, 장 청결을 위하여 구연산마그네슘(magnesium) 제제와 둘코락스(dulcolax) 제제를 검사 전날 저녁과 당일 아침에 복용 또는 관장하게 된다.

검사과정

검사는 환자를 침대에 앙와위(supine position)로 눕히고 윤활제(lubricant)를 바른 관장튜브를 항문에 삽입하여 바륨이 주입되도록 위치시킨다. 반대쪽 끝에 달려있는 풍선을 팽창시켜 압력에 의해 바륨이 장내로 주입되도록 하며 바륨이 대장과 소장의 이행부위 끝까지 도달하면 투시를 시작한다.

촬영을 하는 동안 방사선 조영기의 침대를 상, 하 또는 좌, 우로 움직이기도 하고 환자가 앞, 뒤로 돌아 누우면서 여러 방향으로 촬영하게 되는데 영상을 선명하게 보기 위하여 병원에 따라 이중 대비검사를 시행하기도 한다. 촬영이 끝나면 바륨(barium)을 흡인해 내고 튜브를 제거하고 결장에 남아 있는 바륨을 제거하기 위하여 환자가 배변할 수 있도록 도와준다. 바륨관장검사는 환자에게 있어 다소 불편한 검사이며 환자의 연령이나 각 기관에 따라 시행 방법에 차이가 있으며 보편적으로 약 15~20분이 소요된다.

검사 후 발생 가능한 증상

검사 후 발생 가능한 합병증으로 천공과 바륨으로 인한 감돈(impaction)이 있을 수 있으며, 검사 시 사용된 바륨은 굳는 성질이 강해서 변비를 유발할 수 있으므로 수분의 섭취를 늘리고 필요시 하제가 처방되며 이를 이용하여 빠른 시일 내에 바륨이 섞인 변을 배출해 내는 것이 좋다.

환자간호

환자간호로는 검사진행 중에 환자의 불편감이 증가할 수 있으므로 이를 환자가 잘 견디고 검사자에게 협조할 수 있도록 호흡을 조절하고 이완하도록 격려하며 검사 전 검사의 목적과 과정, 주의사항과 필요한 식이를 교육하고 검사중 환자의 체위변경을 도와 준다. 또한 천공의 증상인 심한 복통, 오심 구토가 있는지 관찰하며 검사 종료 후 바륨제거를 위해 수분섭취를 교육하고 미온수를 이용한 관장을 시행하거나 하제를 투약하고 바륨의 배출을 확인하여 기록한다.

정맥신우조영술 (Intravenous Pyelography: IVP)

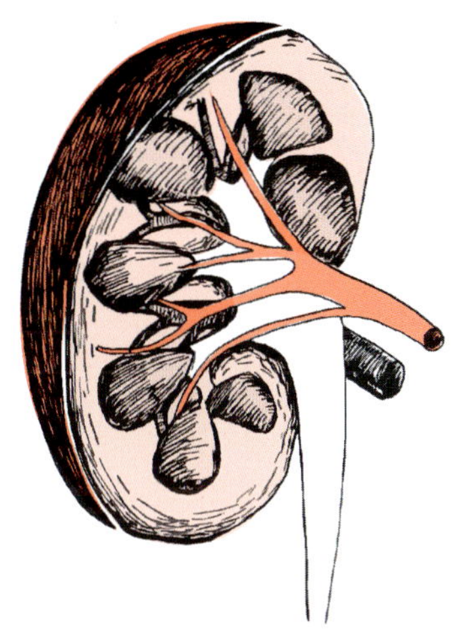

정맥신우조영술이란?

정맥신우조영술이란 신장의 신배(calyx)와 신우(pelvis), 요관(ureter), 방광(bladder) 등과 관련된 질환이 의심될 때 이들을 검사하기 위해 수행되는 검사이다. 조영제를 정맥내로 주입하여 검사하며, 주입된 조영제는 요이 배설경로를 따라 흘러 내려가서 신세뇨관(renal tubule) 내에 농축되므로 이 검사는 배설성 신우조영이라고 불리기도 하며 신조영(nephrogram) 및 연속적인 신단층 촬영(nephrotomography)도 포함할 수 있다.

검사 대상

심한 탈수가 있는 환자나 심한 신부전이 의심되거나 BUN 수치가 40mg/ml 이상인 경우에는 시행할 수 없으며, 조영제나 요오드에 과민반응이 있는 환자는 시행할 수 없거나 프레드니손(prednisone)을 전처치로 투여하고 시행하여야 한다. 비뇨기계의 종양, 외상, 요도협착(urethral stricture)이 의심되고 혈뇨, 요결석(urinary calculus)으로 인한 통증이 있는 환자 또는 골반수술을 계획하고 있는 환자 등에서 시행된다.

검사 전 주의사항

검사 전날 수분을 많이 섭취하도록 권장하고 검사 전날 저녁에 좌약, 완화제 복용 또는 관장을 시행한다. 엑스레이에서 신장이 잘 보이게 하기 위해 검사 전날부터 유동식 또는 부드러운 음식을 먹게 하고 2시간 이전부터 수분의 섭취를 금하며 최소한 4시간 전부터 음식의 섭취를 금한다. 또한 약물의 복용이 필요한 경우에는 검사 당일 아침에 물과 함께 복용할 수 있으며 검사 직전에는 방광(bladder)을 비우도록 한다.

혈액검사를 시행하여 BUN/Creatine(Cr)의 수치를 확인하며 검사실에서 검사복으로 갈아입고 방사선 비투과물질과 귀금속을 모두 제거하며 천식이나 임신, 조영제 또는 약물에 알러지(allergy)반응이 있었는지 확인한다.

검사 시 주의사항

검사의 소요시간은 약 1시간 정도이나 필요한 사진을 찍기 위해서는 시간이 더욱 연장되는 경우도 있으며 시험 엑스레이 촬영으로 인해 신장위로 많은 양의 장 내용물이나 가스가 관찰될 경우 촬영은 다른 날로 연기되기도 한다. 또한 아무런 이상이 발견되지 않을 시에는 먼저 팔에 정맥내주사(intravenous injection) 바늘을 꽂고 특수 엑스레이 조영제를 주입하는데 엑스레이 상에 요로계와 신장의 윤곽이 잘 나타날 수 있도록 한다.

조영제를 투여 한 후 엑스레이 사진을 많이 촬영하게 되는데 환자는 잠시 동안 숨을 멈추고 있어야 하며 의사는 신장이 잘 기능하는지와 요로계의 구조를 계속해서 관찰하며 조영제로 채워진 방광을 관찰한 후 환자는 화장실로 가서 소변을 본 후 비워진 방광의 엑스레이 촬영을 하게된다.

검사 후 발생 가능한 증상

발생 가능한 합병증으로 심한 경우에는 쇼크(shock)와 호흡곤란(dyspnea) 등의 증상과 조영제의 배설이 지연되는 경우 신부전이 올 수 도 있으며 조영제로 인한 부작용 증상으로는 두드러기, 가려움, 경미한 열감, 화끈거림 등이 있을 수 있다. 검사 결과로는 고혈압의 원인이 되는 신장의 기형, 방광 기형 및 이상, 전립선비대, 신장 조직의 비정상 석회화 · 경화, 신장결석, 선천성기형, 종양, 외상 등을 진단할 수 있다. 검사가 끝나고 나면 식사는 바로 할 수 있으며 조영제의 빠른 배출을 위하여 수분의 섭취를 증가시킨다.

환자간호

환자간호로는 투여 약물 및 요오드(iodine), 신장 질환의 병력, 심장기능에 대한 과민반응 유무 등에 관한 자료를 사정, 기록하며 환자에게 목적과 과정을 설명하고, 필요한 식이와 준비사항을 교육한다.

혈액검사시 비정상 신장기능(renal function)이 의심되거나 정맥주사 부위의 부종(edema), 발적이 관찰되면 기록하고 보고하며 필요시 온습포(hot pack)를 적용하고 팔을 상승시킨다. 또한 처방에 따라 관장을 시행하거나 완화제를 투여하고 전 처치 약물을 투여하거나 필요하면 심폐소생기구를 준비 또는 프레드니손(prednisone, 스테로이드 제제)을 투여한다. 검사 중 조영제가 주사 오심, 호흡 및 활력징후의 변화, 피부발진, 발한, 심계항진 등의 과민반응(allergy)이 있으면 기록하고 보고한다.

폐기능검사(Pulmonary Function Test, PFT)

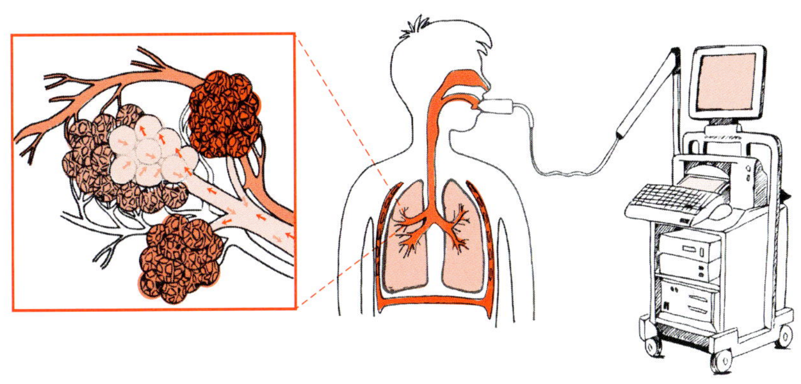

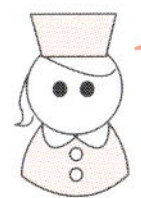

폐기능에는 환기기능과 호흡기능이 있는데 일반적인 폐기능검사는 환기기능의 검사만을 의미한다.

폐기능검사란?

폐기능검사란 호흡기능검사 라고도 하며, 조직세포의 대사과정에서 생성된 이산화탄소(carbon dioxide)를 체외로 배출시키고, 산소를 흡입하여 조직세포에 공급하는 폐기능에 대한 진단적 정보를 얻기 위한 검사로서, 가스교환(gas exchange)으로 잘 알려져 있는 확산(diffusion, 폐포막, 모세혈관 막을 통한 기체의 이동), 호흡(respiration, 들숨과 날숨), 조직으로의 관류(perfusion, 신체 조직으로 폐혈관 계 혈액의 이동)등을 통해 호흡기계에 증상이 나타나기 전 비정상적인 폐기능 이상, 폐질환 소견의 양상과 정도를 알 수 있으며 폐합병증을 예방할 수 있는 진단검사이다.

환자에게서 호기나 흡기능력에 영향을 주는 흉통(chest pain)이 있을 때나, 감기나 급성기관지염 같은 상기도감염(upper respiratory infection: URI)이 있을 때나, 최근 심근 경색이나 심부전이 있었을 때에는 금기이며, 치료제의 효과 확인과, 폐절제술 · 폐엽절제술 후 폐기능 평가를 위해 폐질환 위험군(폐질환의 유전적 성향이 있는 환자, 흡연가, 유해물질 흡입을 할 수 있는 직업)에서 폐질환(pulmonary disease)의 조기발견을 위한 경우, 호흡곤란, 기침 및 천명(wheeze, 기관지 협착시에 들리는 쌕쌕거리는 호흡음)의 증상이 있는 환자의 원인과, 흡입제(inhalant)에 대한 알러지반응, 수술 전후 폐에 대한 기능을 확인하는 경우에 시행한다.

검사 전 준비사항

검사를 하기 위한 준비사항으로 기관지 확장제와 흡연은 검사 4시간 전부터 금해야 하고, 음식은 먹을 수 있으나 많이 먹으면 횡격막(diaphragm)을 압박하고 호흡에 영향을 미치므로 피한다. 그리고 신장과 체중, 활력징후와 호흡곤란 같은 비정상적인 상태를 측정, 기록하며 의심되거나 알려진 호흡양상, 약물, 폐질환, 이전의 검사결과 등의 병력을 확인한다.

폐기능검사는 간이 폐기능검사, 선별 폐기능검사로 구분

폐기능검사는 크게 간이 폐기능검사, 선별 폐기능검사로 구분할 수 있으며 선별 폐기능검사의 종류로는 시간폐활량(1초 강제호기량: FVC1.0, 1초 강제 호기율, FVC1.0%), 강제폐활량(forced vital capacity, FVC), 강제 호기유속 및 폐확산능이 있다. 간이 폐기능검사 중 하나인 환기량 측정검사(ventilationmetry)는 장소에 상관없이 가볍고 크기가 큰 호흡계(respimeter)를 이용하여 분시 환기량 및 폐활량, 호흡수, 일회 호흡량을 간편하게 측정할 수 있는 비침습적인 검사로서 환자로 하여금 최대로 공기를 들이마신 뒤에 양쪽 코를 막고 호흡계의 호기구(expiratory port)를 통해 빠른 속도로 힘껏 공기를 내쉬도록 하여 폐활량(vital capacity)을 측정하는 검사로서 보통 2~3회 반복 실시한 후 평균치를 계산한다. 그러나 하나의 폐기능검사로는 폐기능의 이상 정도를 구별할 수 없기 때문에 컴퓨터화한 폐기능 검사기를 이용하여 위에서 설명한 선별 폐기능검사(screening pulmonary function test)를 시행한다. 또한 폐기능검사를 하기전에 폐색성 호흡질환이 있는 환자는 힘들어 할 수 있으며 검사 중 통증은 없다. 검사의 소요되는 시간은 종류에 따라 각각 다르나 대개 1시간 정도가 소요된다.

컴퓨터를 이용한 검사의 과정

컴퓨터를 이용한 검사의 과정으로는 검사용 의자에 환자를 앉도록 하고 비호흡을 제한하기 위해 집게로 코를 막고 구강호흡(mouth breathing, 빠르고 깊게 숨을 쉬는 연습)을 하도록 한다. 준비가 끝나면 마우스피스를 입에 물도록 하고 입술로 마우스피스 주위를 밀폐하도록 한다. 폐기능검사 항목에 따라(정상 폐활량 혹은 강제 폐활량 측정) 다양한 방법으로 시행하는데 가능한 한 많은 양의 공기를 깊게 들이마시고 마우스피스 내로 빠르게 내쉬도록 한다. 또한 폐질환이 있는 환자에서 예측치를 능가하여 폐환기가 증가되어 있다면 이를 밝히기 위해 반복 검사 시 기관지확장제(bronchodilator)를 투여하고 검사해야 한다.

폐확산능력(pulmonary diffusing capacity) 검사는 주머니 속에 들어 있는 혼합가스(10%의 He, 0.3%의 CO와 실내공기)를 깊게 흡기한 후 10초간 숨을 참았다가 내쉬도록 하는데 마우스피스에 연결된 튜브는 측정용

실린더에 연결되어 있고 실린더는 컴퓨터와 연결되어 검사에서 얻어 진 값을 측정하고 기록한다. 검사가 끝나면 코의 클립(clip)과 마우스피스를 제거하고, 대기실에서 쉬게 한다.

검사 후 발생 가능한 증상

검사 후 발생 가능한 합병증으로는 검사 중의 과호흡에 의한 기절, 두통, 유발 검사 시 천식발작이 있을 수 있으며, 폐기능 검사결과를 분석하면 제한성 환기장애(restrictive ventilatory defect) 또는 폐쇄성 환기장애(restrictive ventilatory defect)와 두 가지가 복합적인 경우가 있다. 예를 들어 흉곽 운동의 제한으로 폐량이 감소되는 환기장애로 흉곽의 신경이나 근육 병변이 있을 때 흔히 나타나며, 폐와 흉곽의 탄성이 감소되어 있는 것이 특징인 제한성 환기장애(restrictive ventilatory defect)가 있다.

만성 폐쇄성 폐질환, 기관지 분비물의 흡인 또는 이물질 등으로 기도의 저항이 커졌을 때 나타나는 환기장애로 검사결과 1초 강제호기량(FEV1.0) 및 1초 강제호기율(FEV1.0%)의 저하, 기도의 저항 증가, 폐 확산능의 저하인 폐쇄성 환기장애 등이 있다.

검사결과에서 울혈성 심부전증(제한성), 폐기종(폐쇄성)이 같이 있거나 비만증(제한성), 기관지 협착증(폐쇄성)이 같이 있는 경우처럼 한 가지 이상의 심폐질환(cardiopulmonary disease)이 있으면 폐쇄성 폐기능장애, 제한성 폐기능장애가 동시에 올 수도 있으며 복합성 환기 장애가 있으면 FVC, FEV1.0, FEV1.0%, 최고중간호기유속(FEF 25~75%) 및 전폐기량이 감소하며, 제한성 폐질환을 진단하기 위해서는 FEV1.0, FEV1.0%, 감소와 더불어 전폐기량의 감소가 있어야 한다.

검사 전 환자에게 충분한 설명

검사를 하기 전에 검사과정을 설명하여 환자의 충분한 협조를 구하고, 검사과정 중 천식발작 또는 심한 호흡곤란으로 인한 실신(syncope)이 있을 수 있으므로 응급 처치에 대한 약물과 기구를 준비해 둔다. 또한 검사 전과 다른 양상의 호흡, 활력징후가 나타나는지 관찰, 기록하고 심한 폐질환 환자는 검사 도중에 휴식을 취하게 하며, 호흡곤란, 무호흡 등의 호흡 양상(respiratory pattern)을 관찰한다. 검사 후에는 중단하였던 약물을 다시 투여하도록 한다.

자주 쓰이는 용어

호흡기능검사에서 자주 쓰이는 용어로는 폐활량(vital capacity), 날숨예비량(expiratory reserve volume), 전폐기량(total lung capacity), 일회호흡량(tidal volume), 들숨예비량(inspiratory reserve volume), 남은공기량(잔기량, residual volume) 등이 있다.

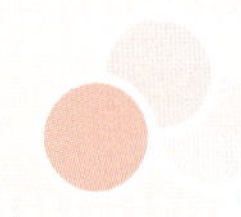

소변검사(Urinalysis)

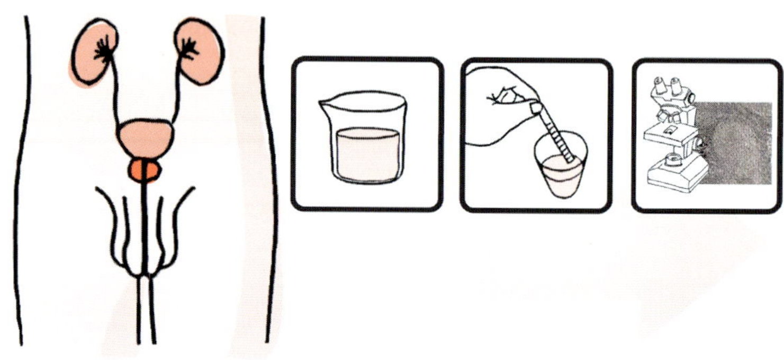

소변검사 시 2시간 이내로 검사실로 보내야 하며, 그보다 더 시간이 지연되는 경우는 검사결과가 부정확하게 나올 수 있어 주의를 요한다.

소변채취는 쉽기 때문에 항상 진단의 참고 자료로 사용한다

소변채취는 쉽기 때문에 항상 진단의 기본 참고 자료로 이용되고 있으며 이는 요로계의 감염 및 질환의 여부와 신장의 질병을 확인하기 위해 실시되고, 신장과 관련이 없는 전신성질환이나 대사이상 질환을 위해서도 이용된다. 소변 내 물질들의 성질과 양은 건강 및 질병상태의 생리과정을 잘 반영하는데 소변은 혈액의 여과물이기 때문에 혈액 내의 많은 물질들이 소변에서도 발견되며 소변에서 발견되는 물질들의 농도는 내분비 기능, 신체활동, 식이섭취, 신체대사, 체위, 시간에 따라 영향을 받는다. 때문에 소변검사 결과는 환자의 과거나 현재의 건강상태에 관련시켜 평가되어야 하며 어떤 물질의 혈장농도가 높으면 정상 신장기능 상태에서는 소변으로 더 많이 상실되고, 혈장 농도가 너무 낮은 물질들은 재 흡수된다. 소변검사는 검사의 종류에 따라 소변을 하루종일 일정시간이나, 혹은 24시간이상 채취하는 경우도 있고 식이 섭취가 제한되는 경우도 있다.

일반소변검사는 입원시나 수술시 신체검사의 필수 선별검사이다

검사를 하기 전에 검사의 목적과 적절한 검사물 수집을 위한 방법을 환자에게 설명한다. 남성의 경우 적절한 표본 수집용기와 여성의 경우 중간 소변 수집용 기구를 제공하며, 도관을 통한 수집시 정체 도관을 삽입하기 위한 기구를 준비하는데 일반소변검사는 입원시나 수술시 신체검사의 필수적인 선별검사이며, 전신질환 및 신장질환이 의심되는 환자에게 시행한다. 또한 당뇨 및 임신중 합병증, 비뇨기계 감염, 비뇨기관의 출혈이 의심되는 경우에도 시행한다.

소변채취 시 주의사항

소변검사는 채취한지 15분 이내에 검사하는 것이 가장 좋으며, 소변을 적절한 방법으로 채취하는 화학적검사(chemical tests), 물리학적검사(physical tests), 현미경적검사(microscopic tests) 등이 있으며, 소변을 채취하는 방법으로는 24시간 뇨, 아침 첫 뇨, 중간뇨(midstream urine), 수시방출뇨 등이 있다.

● 24시간 뇨

24시간 소변검사에서는 환자에게 방광을 완전히 비우도록 하고 시간을 기록하여 24시간의 시작으로 표시한다. 이 시간으로부터 24시간이 될 때까지 모든 소변은 수집 병에 모아야 하며 24시간이 되었을 때 방광을 비우도록 하여 이 소변까지 검사물에 포함시키고 나면 검체를 접수시킨다.

● 아침 첫 뇨

아침 첫 배뇨 검사물에서는 아침에 깨어서 첫 번째 배뇨한 검사물은 산성(acid)이 가장 강하며 농축이 가장 잘 되어 있기 때문에 희석된 소변 검사물로 알아낼 수 없는 것을 알아낼 수 있으며 신뢰도가 높다.

● 중간뇨

중간뇨 검사물(clean catched, midsteam specimen)에서는 요도입구에 남아있는 세균, 농, 소독용액이 섞이지 않게 하여 오염을 예방하는 방법으로 먼저 요도입구를 소독용액으로 깨끗하게 닦고 변기에 배뇨를 하며 처음과 마지막 소변이 아닌 배뇨 중간에 검사실에 가져갈 용기에 적당한 양의 소변을 받고 검체를 접수시킨다.

● 수시방출뇨

수시방출뇨(random specimens)에서는 아무때나 깨끗한 용기에 수집한 소변검사물로 보통 15~60ml(검사하기에 충분한 양)를 수시 방출뇨로 일반적인 정성검사(qualitative test)를 하여 비정상상태를 쉽게 변별해 낼 수 있다. 환자로 하여금 지정된 소변용기에 직접소변을 받도록 하는데, 수집한 후 2시간 이내로 검사실로 보내야 하며, 그보다 더 시간이 지연되는 경우는 검사결과가 부정확하게 나올 수 있어 주의를 요한다.

정상 소견인 경우

소변검사의 정상치로 빌리루빈(bilirubin), 백혈구, 당, 케톤(ketone), 단백질(protein) 및 잠혈은 모두 음성이다.

● **색(color)**

색(color)은 전형적인 소변의 노란색 즉, 밀짚(straw) 혹은 호박색(amber)이나 무색이며, 보다 농축된 소변은 희석된 소변보다 더 진한 노란색을 띠며 방금 채집된 소변은 혼탁하지 않고 투명하다.

● **비중(specific gravity)**

비중(specific gravity)의 정상범위는 1.010 ~1.025 이며 이것은 소변에 용해된 물질을 측정한 것으로서 증류수의 비중은 1.000으로 이것은 아무것도 녹아 있는 것이 없음을 의미한다. 그러므로 비중의 숫자가 클수록 더 많은 물질이 녹아 있음을 의미하며 소변의 비중은 신장의 농축 능력의 지표가 된다.

비정상 소견인 경우

● **Ketonuria(케톤뇨)**

Ketonuria(케톤뇨)는 소변에 케톤이 보이는 것으로 케톤은 에너지원으로 사용되는 지방과 단백질로 형성되며 소변에 케톤이 소량 보이는 것은 정상이다. 그러나 케톤의 수치가 높다는 것은 에너지원으로 사용하는 지방과 단백질의 양이 증가한 것을 의미하는 것으로 이것은 탄수화물 (carbohydrate) 대사의 기능이상(예를 들어 당뇨병)이나 고단백 식이에 기인한다.

● **Proteinuria(단백뇨)**

Proteinuria(단백뇨)는 소변에 단백질이 보이는 것으로 이것은 사구체의 투과율이 높아진 것을 의미하며 신장에 질환이 있음을 추측할 수 있다.

● **Hematuria(혈뇨)**

Hematuria(혈뇨)는 소변에 적혈구가 보이는 것으로, 사구체 병변 혹은 요로계 출혈을 의미한다. 출혈의 위치를 알기 위해서는 보다 특수한 진단검사가 요구된다.

● **Glycosuria(당뇨)**

Glycosuria(당뇨)는 소변에 당이 보이는 것이다. 혈당이 정상이라면, 여과되는 당의 양도 정상 수준일 것이며 재흡수도 정상이다. 치료되지 않은 당뇨의 경우, 예를 들어 혈당이 너무 높은 경우는 여과되는 당의 양도 높아지고, 미처 재흡수되지 못한 당은 사구체 여과액에 남아 소변으로 배출되는 것이다.

● **Bacteriuria(세균뇨)**

Bacteriuria(세균뇨)는 박테리아가 보이는 것으로 소변에 박테리아가 있을 경우 소변의 색이 뿌옇게 보이며 백혈구가 나타나기도 한다. 소변에 박테리아가 보이는 것은 요로계 어딘가에 감염이 있다는 것을 의미하며 정확한 감염의 위치를 알기 위해서는 다른 검사가 요구된다.

검사 후 발생 가능한 증상

검사결과 발생 가능한 합병증은 없으며 현미경적 검사에서 포도당(glucose) 백혈구나 병리적 결정체, 혈액이 섞인 소변이 나타나면 중요 질환들을 감별진단 해야한다. 검사물의 수집시간은 결과의 평가와 정상, 비정상 구분 시에 중요하므로 기록해야 하며, 검사결과가 나오면 비정상 수치에 대하여 기록하고 보고한다.

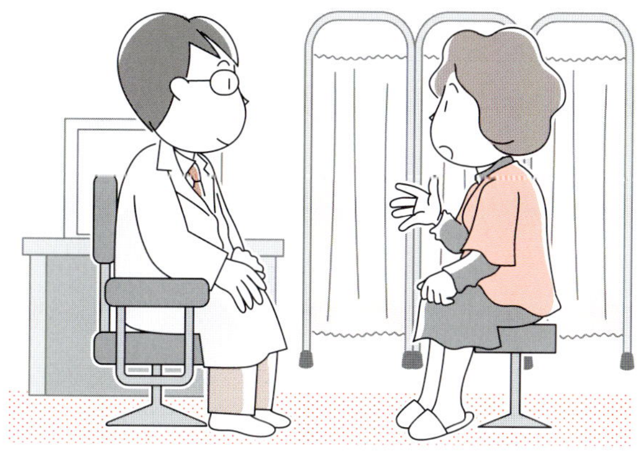

전혈구검사(complete blood count, CBC) 및 말초혈액도말검사 (peripheral blood smear, PBS)

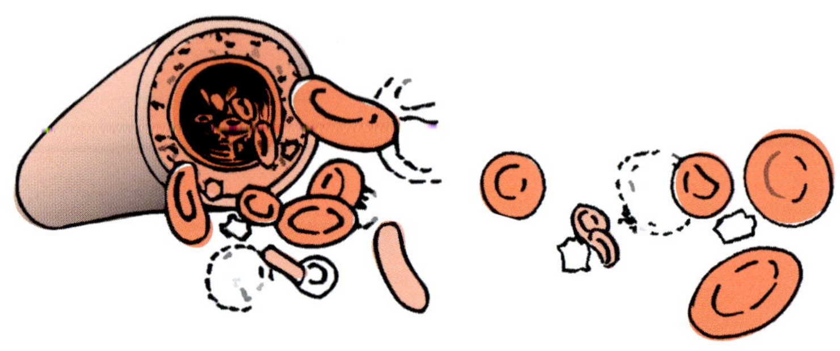

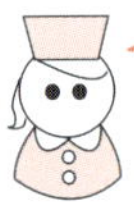

혈액(blood)의 채취는 주로 손이나 팔의 전박부위의 정맥에서 시행하게 된다.

전혈구검사 및 말초혈액도말검사란?

일반적으로 가장 많이 하는 혈액검사 중의 하나인 전혈구검사(complete blood count, CBC)및 말초혈액도말검사 (peripheral blood smear, PBS)는 혈액의 세포수계산, 적혈구 지수의 평가, 도말염색 표본으로 세포의 형태를 보는 등 혈액의 중요한 구성요소의 상태를 측정하는 검사로 평균 혈구 혈색소, 평균 혈구 혈색소 농도, 평균 혈구 용적, 혈소판 수, 적혈구수, 백혈구수, 혈액 내의 전체 혈색소(hemoglobin) 양, 혈액세포감별, 적혈구용적율(hematocrit) 등을 포함한다.

• CBC는 신체검진 및 입원이나 수술시 기본(routine) 혈액검사의 일부분으로 시행되는데, 환자의 신장, 영양상태의 문제, 혈액, 심장을 포함하여 많은 발병을 진단하는데 도움이 되며, 조혈(hematopoiesis)의 비정상적인 유전적 소견이 있을 때, 조혈장애, 신생물, 면역학적 소견이 의심스러울 때 시행하고, 약물치료 시 효과와 부작용을 모니터하기 위하여 시행되곤 한다.

• 말초혈액도말검사는 적혈구, 백혈구, 혈소판의 혈구모양을 직접 현미경으로 관찰함으로써, 각 분획 빈도와 형태학적 이상을 발견할 수 있으므로, 전혈구검사와 함께 기본검사로 시행하기도 한다. 어렵지 않은 검사로 혈액에 영향을 미치는 많은 질환을 진단하거나 배제할 수 있는 정보를 주기도 한다.

혈액(blood) 채취

혈액(blood)의 채취는 주로 손이나 팔의 전박부위의 정맥에서 시행하게 된다.

• 채취할 정맥의 피부를 소독 솜으로 닦아내고 압박대(tourniquet)나 굵은 고무튜브를 팔의 상부에 감아 혈액의 흐름을 막아 줌으로써 정맥의 굵기를 증가시킨 다음 바늘을 정맥으로 천천히 삽입하고, 압박대를 제거하는데 환자는 순간의 따끔함을 느낄 수 있다.

• 주입 후 정맥에서 바늘로 혈액이 흘러나오고 주사기나 채혈튜브에 혈액을 모으고 바늘을 제거한 다음 바늘을 삽입했던 부위에 출혈을 예방하기 위하여 잠깐동안 알코올(alcohol) 솜이나 밴드(band)를 이용하여 압박해 준다. 만약 오랜시간 출혈이 멈추지 않는 경우는 간호사나 의사와 상의하도록 한다.

검사 후 발생 가능한 증상

검사결과 발생 가능한 합병증으로는 종창, 발적, 감염, 동통 등이 있으며 정상검사치는 [적혈구 용적율(hematocrit)남자: 40.7-50.3, 여자: 36.1-44.3(단위-%)], [혈색소(hemoglobin)남자: 13.8-17.2, 여자: 12.1-15.1(g/dL)], [평균적혈구용적(MCV)80-95(femtoliter)], [평균적혈구혈색소(MCH)27-31(pg/cell)], [평균적혈구혈색소농도(MCHC)32-36(단위-g/dL)], [적혈구수(RBC)남자: 4.7-6.1, 여자: 4.2-5.4(million cells/mL)], [백혈구수(WBC)4,500-10,000(cells/mL)], [혈소판 수(Platelets count) 150,000~450,000(μL)] 등이 있다.

※ 단위: [cells/μL= cells per microliter], [g/dL = grams per deciliter], [pg/cell = picograms per cell]

검사결과 비정상적으로 증가, 감소된 경우

● 백혈구수(white blood cell) 감소

백혈구수(white blood cell)가 감소된 경우에는 감염증(결핵, 장티프스, 바이러스 등)으로 인한 세포에 대한 독성 물질의 존재, 항암제 등 골수억제 인자의 작용으로 인한 골수부전, 간 · 비장 질환, 방사선 노출 등이 있다.

● 백혈구수 증가

백혈구수가 증가된 경우에는 심한 신체적 스트레스, 수술, 급성심근경색 등으로 인한 조직장애 · 손상, 감염, 염증성 질환, 백혈병 등이 있다.

● 적혈구(red blood cell)수 증가

적혈구(red blood cell)수가 증가된 경우에는 호흡곤란을 야기할 수 있는 폐섬유증, 폐조직의 경화, 혈액내 낮은 산소압, 선천성 심장질환, 심한 설사 등으로 야기된 탈수, 높은 에리트로포에틴(erythropoietin: 적혈구생성인자) 생산물을 가진 신장, 체액의 부족 등이 있다.

● 적혈구수 감소

적혈구수가 감소된 경우에는 혈액과 골수의 암, 다발성 골수종, 출혈 등의 혈액손실, 에리트로포에틴 결핍(신장에서 호르몬의 생성이 충분하지 않은 경우), 용혈, 골수 부전, 빈혈로 인한 적혈구의 파괴, 백혈병, 영양실조, 과탈수, 체액의 과흡수 등이 있다.

● **적혈구용적율 증가**

적혈구용적율이 증가된 경우에는 적혈구수의 비정상적 증가, 진성다혈구증, 쇼크, 탈수, 영상, 설사 등을 의심할 수 있다.

● **적혈구용적율(hematocrit) 감소**

적혈구용적율이 감소된 경우에는 적혈구의 산소를 운반하는 요소인 혈색소가 적혈구에서 분리, 백혈병, 영양실조, 다발성 골수종, 과탈수, 류마티스성 관절염 또는 빈혈, 혈액손실, 골수부전, 용혈 등을 알 수 있다.

● **혈색소(hemoglobin) 감소**

혈색소가 감소된 경우에는 혈액손실, 빈혈 등을 알 수 있다.

검사 전 주의사항

정맥을 천자 할 경우 정맥의 상태를 관찰하여 부종, 발적, 정맥염이 있는 부위는 피해야 하며, 전혈구검사의 경우 보라색 뚜껑의 항응고제(anticoagulant)가 담겨져 있는 EDTA 채혈관에 2cc 이상 채혈하여 응고되지 않도록 가볍게 흔들어 준다. 또 주사기로 혈액을 과도하게 빨아들이거나, 시험관에 든 혈액을 너무 세게 흔드는 경우에는 용혈이 될 수 있으며, 이물질이 섞인 경우 재검사를 해야 하므로 주의해야 한다. 수집된 검체는 즉시 검사실로 보낸다.

골반초음파검사(Pelvic ultrasonography)

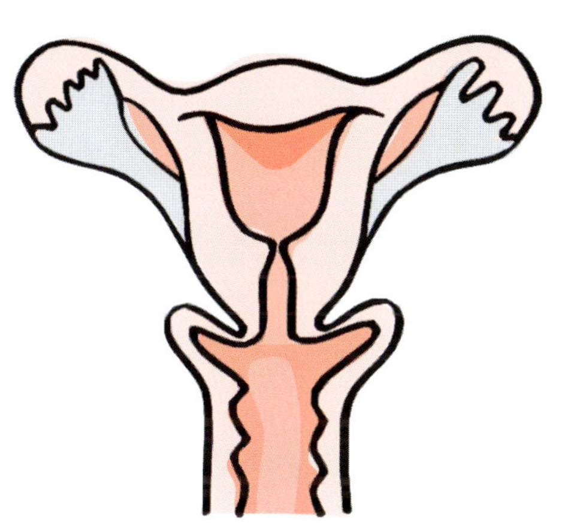

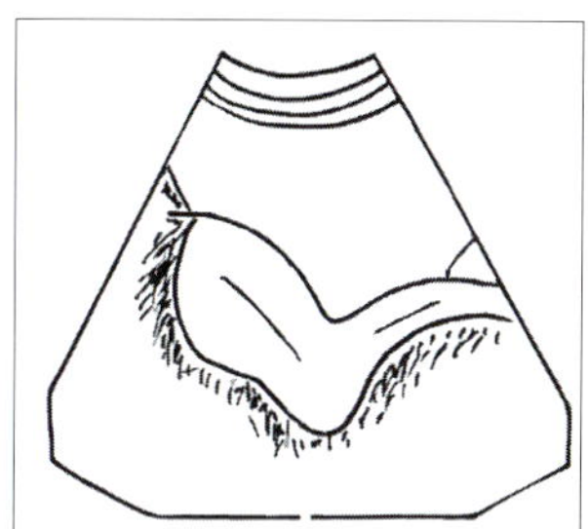

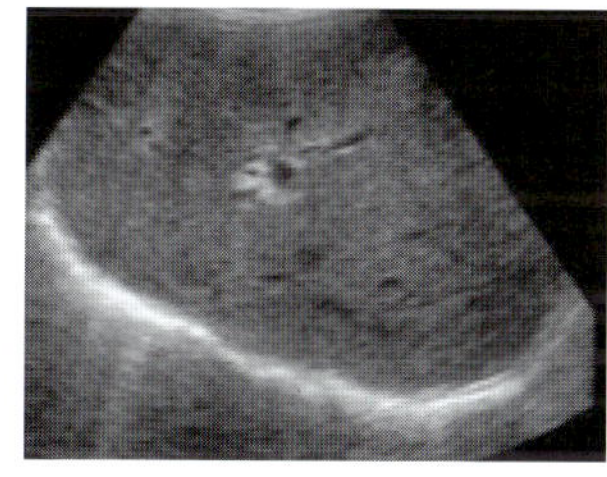

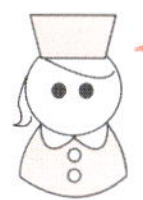

여성의 내부생식기 중 자궁경부를 제외한 나머지는 골반초음파로서 진단이 가능하다.

질식초음파검사 • 복부초음파검사

자궁 체부, 자궁 경부, 난소, 난관으로 구분되는 여성의 내부생식기 중 자궁경부를 제외한 나머지는 골반초음파로서 진단이 가능한데 이 골반초음파검사는 탐촉자를 질내에 위치하고 시행하게 되는 질식(transvaginal)과 탐촉자를 배 위에 대고 하는 복부식 등 2가지 방법이 있는데, 임신한 여성의 경우 임신 후 처음 3개월 동안은 질식초음파검사를 시행하며, 복부초음파검사는 임신 후반기에 시행하게 된다.

검사 전 준비과정

검사 전 준비과정으로 질식초음파만 시행하는 경우 방광을 채울 필요가 없으며 복부초음파는 소변을 참지 못하는 환자 및 금식환자, 임신 6개월 이전의 임산부는 단순 도뇨관을 삽입하여 방광 안으로 식염수 400cc를 멸균적으로 주입하고 소변을 스스로 참을 수 있으며, 구강섭취가 가능한 환자는 검사 2~3시간 전에 물이나 음료수를 500cc 이상 마시고 소변을 참아 방광을 채워야 한다(단, 우유나 탄산음료는 마시지 않는다).

소요시간은 약 10분 정도

검사방법에 소요되는 시간은 약 10분 정도이며 질식(transvaginal)인 경우 산부인과 진찰대를 이용하여 탐촉자에 고무 튜브를 씌우고 윤활제를 발라 질내에 삽입하여 초음파 모니터를 보면서 관찰하게 되며, 복부 피부위로 시행하는 경우는 복부 초음파 검사와 동일한 방법으로 검사한다.

검사 후 발생 가능한 증상

검사로 인한 합병증은 없으며, 검사를 통하여 여성의 임신의 진단, 난관, 난소, 자궁을 관찰할 수 있으며, 임신한 여성의 경우 태아와 태반, 태아의 위치와 크기가 정상이 아닐 경우 태아사망(fetal death), 다태임신(plural pregnancy), 자궁외 임신(ectopic pregnancy) 및 비정상임신, 태아의 위치이상, 난관의 신생물(neoplasm) 및 낭종, 태아 발육부진, 골반의 염증 및 농양, 태아의 수두증, 태반의 위치이상 등을 진단할 수 있다.

환자간호

환자의 간호로는 검사를 하기 전 검사방법에 대해 설명을 하고 검사 전 방광을 채우도록 교육한다. 또한 질식초음파인 경우 검사를 한 후 환자에게 있어 특별한 주의사항은 없으나 검사 시 환자의 탈의한 부분을 가려주고 가능한 한 환자와 검사자 사이를 가려주며, 검사가 끝나면 검사를 위해 바른 윤활제를 닦아내고 소변을 볼 수 있게 해준다.

S결장경검사(Sigmoidscopy)

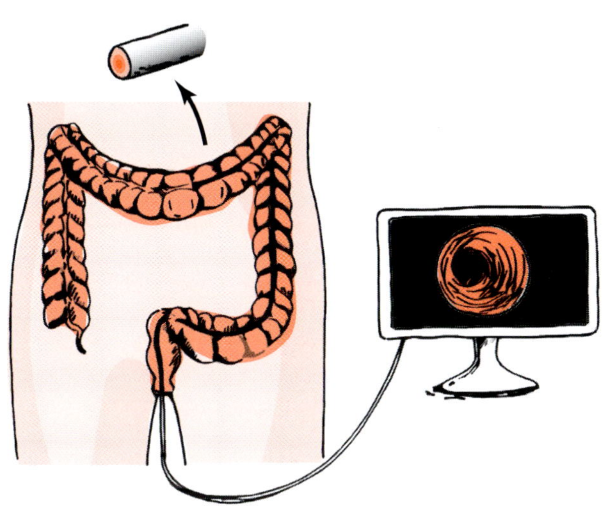

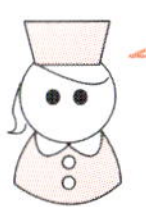

내시경검사시 진정제나, 진경제를 투여한 경우, 어지럼증이나 눈이 부실 수 있으므로 검사 후 즉시 운전이나 과격한 운동은 삼가해야 하며 충분히 안정을 취한 후 귀가하여야 한다.

S결장경검사란?

S결장경검사란 직장의 내시경검사로서 내시경을 항문으로 직장내에 삽입하여 직장, S결장하부를 관찰하여 진단, 치료하기 위한 검사다. 대장 전체에 걸쳐 대장의 질병을 진단하고 특정부위의 병변을 제거할 수 있으며, 동시에 생검도 할 수 있는 검사이다. 검사대상으로는 증상이 없는 40세 이상을 대상으로 건강검진을 시행할 수 있으며, 배변 후 설사, 변비, 혈변, 검은변, 통증, 작열감, 복통 등의 증상이 있거나 방사선검사에서 기형, 염증, 협착, 용종, 종양 등의 질환이 의심되어 조직검사가 필요한 경우의 진단과 대장내시경을 통한 용종절제술, 출혈부위제거 및 방전, 장내의 이물질 제거 등 치료를 목적으로 시행된다.

간단한 관장(enema) 후 검사 가능

경우에 따라 금식을 요하기도 하지만, 검사를 하기 위해 금식이나 특별한 전 처치없이 검사 당일 아침에 간단한 관장(enema) 후 검사가 가능하다.

검사방법

검사방법으로는 하의를 속옷까지 모두 벗고, 검사용 하의로 갈아입은 후 검사실로 들어가서 양다리를 구부리고 무릎을 배에 붙인 자세로 옆으로 누워 항문으로 직장경(proctoscope)을 삽입한다.

항문에서 약30~50cm까지 내시경을 삽입시킨 후 내시경을 빼면서 서서히 검사를 하는데, 내부를 잘 보기 위해 검사 중 공기주입으로 다소 통증을 느낄 수가 있다. 필요에 따라 조직검사를 할 수 있으며 검사 소요시간은 10-15분으로 검사 시 필요에 따라 조직검사, 색소도포검사 등을 추가로 시행할 수 있다.

검사결과

검사결과로는 염증성장질환(inflammatory bowel disease), 항문 열상(anal fissures), 용종(polyp), 직장염(proctitis), 궤양(ulcer), 종양(tumor), 치질(hemorrhoid), 게실(diverticulum) 등의 질환을 진단할 수 있으며 검사 후 합병증으로는 드물게 조직검사 부위에 천공, 출혈, 감염 등이 발생할 수 있다.

검사 후 발생 가능한 증상

검사가 끝나면 복부 팽만감과 불편감이 일어날 수 있는데, 이것은 내시경검사 시 장내에 공기를 주입하여 생긴 증상이므로 시간이 지남에 따라 자연적으로 소실된다. 시간이 지나도 소실되지 않는 심한 복통, 하혈 및 흑색변, 토혈 등이 나타나면 즉시 주치의 또는 내시경실로 연락해야 하며 검사 후 식사는 즉시 가능하고, 내시경검사시 진정제나, 진경제를 투여한 경우, 어지럼증이나 눈이 부실 수 있으므로 검사 후 즉시 운전이나 과격한 운동은 삼가해야 하며 충분히 안정을 취한 후 귀가하여야 한다.

환자 간호

환자 간호로는 검사의 목적, 검사과정, 식이에 관한 교육과 호흡방법을 설명하여 이완을 도와주고 혈압이 높은 경우, 의식불명, 부정맥, 호흡곤란, 과다한출혈 등 검사 진행에 장애가 되는 요소를 파악하고 기록, 보고하며, 검사 진행에 문제가 없을 때 전 처치 투약을 시행한다. 또한 검사 중 변화되는 증상이나 환자의 활력징후를 관찰한다.

간생검(Liver biopsy)

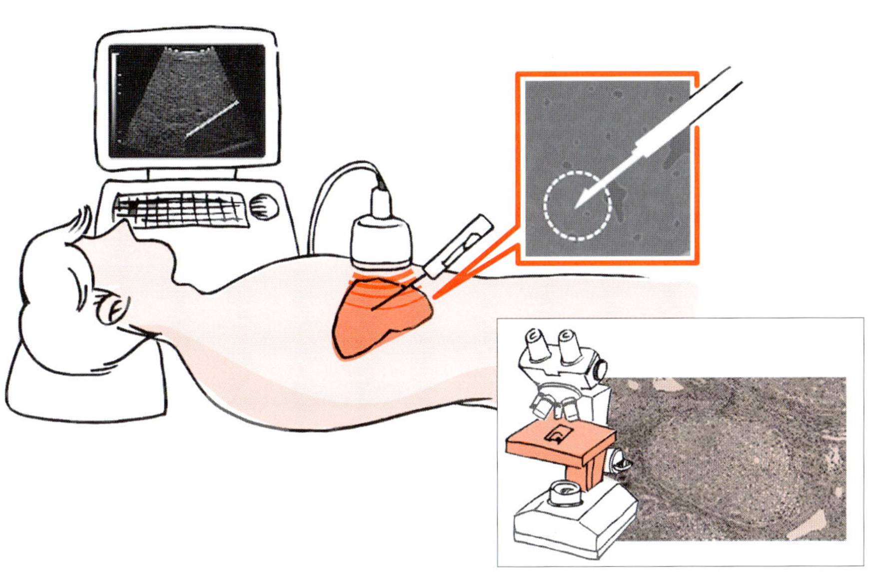

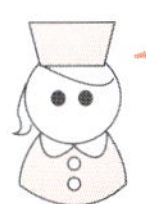

검사 후 환자는 천자 부위의 지혈을 위하여 최소 6시간은 모래주머니를 대고 압박을 해 주어야 하며, 절대안정하고 움직임을 제한하며 이후에도 하루동안은 안정해야 한다.

간생검이란?

간생검이란 간질환이 해부병리학적 진단을 위해 바늘을 복벽이나 늑골간을 통해 간으로 삽입시켜 간 조직을 아주 소량 채취하는 것으로서 대부분 입원하여 수행되며 정확한 검사부위를 결정하기 위해 CT 촬영과 병행하게 된다. 또한 검사를 하기 전에는 주사를 이용하여 진정제와 진통제를 투여하며, 환자는 침대에 바르게 누워서 오른손을 머리로 올리게 된다. 이것은 시술자가 천자 할 부위를 확보할수 있게 하므로 아주 중요하다. 의사는 주로 초음파로 간을 살피면서 바늘을 삽입할 부분을 정하여 표시해 두고 피부를 소독한 후 국소 마취를 하고 초음파 유도하에 바늘을 삽입한다. 이때 환자는 숨을 참고 움직여서는 안되는데 그 이유는 바늘이 폐를 찌르거나 간이 찢어지는 것을 막기 위해 서이다. 환자는 마취를 위해 주사바늘이 들어갈 때 깊숙한 곳에서 느낌이 올 수 있고 생검 바늘에 의해 압박감이나 묵직한 통증을 느낄 수 있으며 이러한 통증은 어깨까지 올 수 있다. 하지만 바늘이 들어가는 부위는 국소마취를 하기 때문에 전혀 감각은 없다. 바늘을 제거하여 조직을 채취하면 검사용기에 담고 생검부위는 붕대를 대고 출혈을 막기위해 압박을 가한다.

소요시간은 약 10~20분 정도

검사의 소요시간은 약 10~20분이며 천자 시 오른쪽 흉막강에 염증이 있거나, 지혈 기능에 문제가 있는 환자, 폐색성 황달, 혈관종(hemangioma)이 있는 환자는 시행할 수 없다. 간생검은 많은 간질환의 진단에 도움이 되는데 간기능 검사상 간 효소 수치가 비정상적으로 높거나 초음파검사에서 간염, 간경화, 간농양, 간암등으로 진단된 환자에게서 병리학적 진행 정도를 알고 치료의 계획을 위해 시행된다.

검사 전 준비과정

검사를 하기 위한 준비과정으로는 혈액 검사가 혈액 응고의 이상 여부를 확인한다. 검사 8시간 전에는 음식이나 음료를 먹어서는 안되며, 필요한 경우 정맥로를 확보하고 진정제 등 전 처치 투약을 하기도 한다.

검사 후 발생 가능한 증상

검사 후 의심되는 합병증으로는 폐를 찌르는 경우 폐가 찌그러지거나 신장이나 담낭(gallbladder)에 손상을 입을 수 있으며, 천자 시 폐로 공기가 들어가 발생하는 기흉(pneumothorax)이 있다. 가장 심한 합병증은 내부에서의 출혈이며 복강안에 출혈이 되는 경우가 있을 수 있다. 검사 후 비정상 소견으로는 결핵, 간암, 간경화, 간염 등의 간 질환을 나타내는데, 진단될 수 있는 병으로는 레이증후군, 윌슨(Wilson) 질환, 양성종양(선종), 악성종양(전이성, 원발성), 간염, 간 농양, 낭종, 간 경화 등이 있다.

검사 후 주의사항

검사 후 식사는 당일 저녁부터 가능하며 샤워는 24시간 후에 검사 부위에 출혈이 없으면 가능하다.

또한 드물게 합병증이 발생하여 조직 검사한 부위에서의 출혈, 호흡곤란, 어지럼증, 지속되는 심한 통증 등이 있거나 식은땀이 나는 경우에는 보호자를 통해 반드시 의사나 간호사에게 알려야 한다. 검사 후 환자는 천자 부위의 지혈을 위하여 최소 6시간은 모래주머니를 대고 압박을 해 주어야 하며, 절대안정하고 움직임을 제한하며 이후에도 하루동안은 안정해야 한다.

환자간호

환자간호로는 목적, 과정, 식이에 관한 교육과 불안감을 감소시키며 혈액응고이상(hemostatic disorder)이나 다른 검사에 영향을 주는 병력이 있는지 조사하고 처방된 전 처치 약물을 투약한다. 검사가 진행되는 동안 환자의 활력징후나 상태 변화를 관찰해야 하며 검사 시 드레싱(dressing), 시술의 기구와 물품사용을 도와준다. 또한 채취된 검체는 용기에 보관하고 검사실로 보내며 검사 후 천자 부위를 압박해주는 등 지혈을 위해 절대 안정을 교육하며 검사 후 천자부위의 출혈이나, 호흡곤란 등의 합병증세가 없는지 관찰한다.

경식도 심장초음파검사 (TEE: Trans-esophageal Echocardiography)

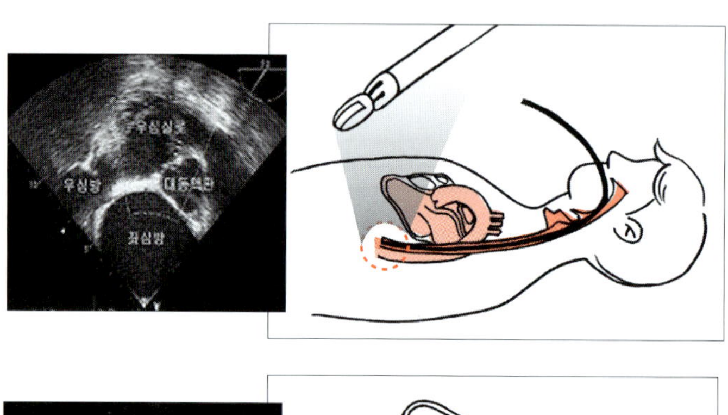

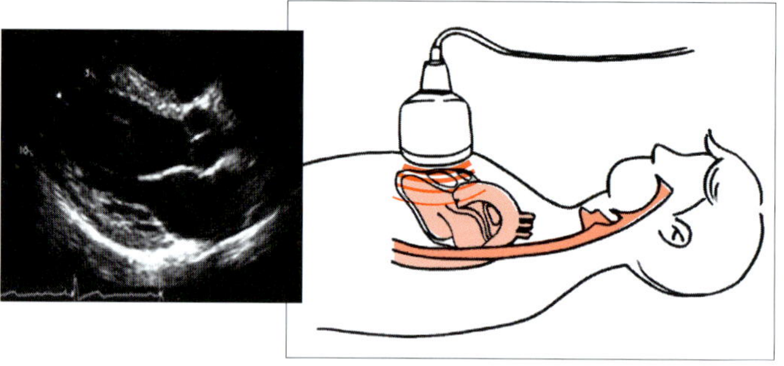

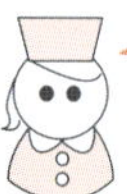

검사 종료 후 목이 쉬거나 아플 수가 있으며 금연 및 분비물이 잘 배출되도록 충분한 수분섭취와 마취한 약물의 효력이 없어질 때까지 침상에서 안정한다.

경식도 심장초음파검사란?

경식도 심장초음파검사란 심장이 식도(esophagus) 앞에 위치한다는 점을 이용해서 내시경처럼 생긴 초음파 탐촉자를 상부, 식도 위에 위치하고 심근, 판막과 심장기능, 대동맥에 대한 정확한 정보를 관찰하는 검사다. 즉 식도에 붙어있는 심장을 육안으로 관찰하기 때문에 해상도가 뛰어날뿐 아니라 심장내부의 구조적인 변화를 정밀하게 진단해야하는 심내막염, 심장내의 혈전, 기타 판막질환 등의 정확한 진단을 위해 시행된다.

소요시간은 약 20~30분 정도

검사의 소요시간은 약 20~30분 정도이

며 탐침(probe)이 목으로 들어갈 때 불편감을 줄이기 위해 국소마취 약물을 10cc 정도 목 깊숙히 머금고 있다가 삼킨다. 약물을 삼키고 나서는 검사대 위에 왼쪽으로 눕고 입에 보호구(마우스피스)를 물고 끝에 초음파 기구가 달린 내시경을 삽입하여 초음파기계를 통하여 심장의 구조와 기능을 검사하는 데 기구가 삽입되는 동안은 위내시경과 같이 다소 불편을 느낄 수 있으며 입안에 고인 분비물은 삼키지 말고 입밖으로 흘려보낸다.

검사 전날 밤 12시부터 금식

검사에 있어 식도정맥류, 식도에 질환이 있는 환자는 시행 시 특별히 주의를 해야 하며, 심근질환, 선천성 심질환, 관상동맥 질환자, 심낭 및 삼출액을 진단하기 위한 경우나 흉부외상, 비만, 만성폐쇄성폐질환(chronic obstructive pulmonary disease) 등이 있어 심장초음파로 원하는 상을 얻지 못한 경우에 시행하게 된다. 또한 판막, 대동맥, 심방, 심실과 같은 심장의 구조에 문제가 있거나 흉부X-선 촬영시 심장의 비대가 관찰된 경우, 흉통, 심전도 상의 이상 소견이 있는 경우에 시행한다. 검사를 하기 위해 검사 전날 밤 12시부터 금식을 해야하며 검사방법과 부작용 등에 대하여 설명하고 동의서를 작성한다. 또한 검사 전 콘텍트렌즈, 의안, 틀니, 안경 등을 빼서 안전한 곳에 보관하며 약물을 주입하는 경우에는 정맥주사를 맞는다.

검사결과

검사가 끝나면 드물게 출혈이나 천공, 부정맥(arrhythmia)이 나타날 수 있으며 검사결과로는 심장의 혈전(blood clots), 심장판막질환(heart valve disease), 심낭 및 심외막의 삼출액(fluid), 심근경색증(myocardial infarction) 및 심장근육의 약화, 심장기형(heart abnormalities) 등의 질환을 진단할 수 있다.

검사 후 주의사항

검사 종료 후 목이 쉬거나 아플 수가 있으며 금연 및 분비물이 잘 배출되도록 충분히 수분을 섭취해 마취한 약물의 효력이 없어질 때까지 침상안정(bed rest)을 해야 하며, 음식물을 삼킬 수 있을 때까지 금식 후 부드러운 음식부터 식사한다.

환자간호

환자간호에서 전 처치 투약은 검사진행에 문제가 없을 경우에 시행한다. 혈압이 높은 경우나 부정맥, 호흡곤란, 과다한 출혈, 의식불명 등 검사 진행에 장애가 되는 요소가 있는지 파악 및 기록, 보고해야 하며, 검사과정, 호흡법, 느낌을 설명하여 이완을 도와준다. 검사가 진행되는 동안 환자의 증상이나 증세의 변화와 활력징후를 관찰해야 하고, 검사 종료 후 마우스피스를 제거해주고 분비물을 닦아준다. 또한 검사 진과 활력징후의 변화가 있는지 확인하고 동통부위, 연하능력 정도를 확인하고, 천공, 출혈 등의 합병증발생과 관련된 증상이 있는지 관찰하며 추가 검사 시 검사 진행을 도와준다.

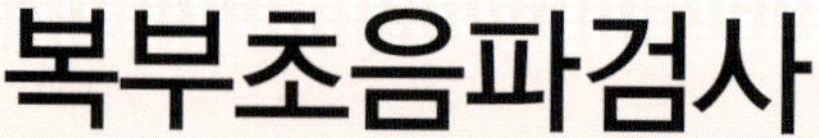

복부초음파검사 (Abdominal ultrasonography)

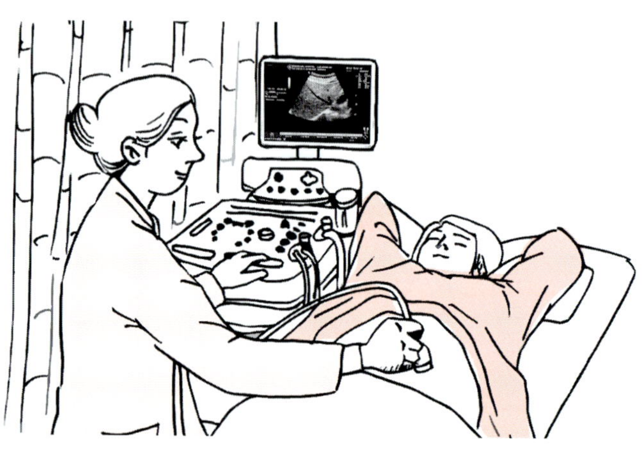

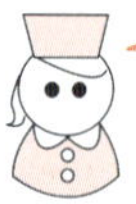

검사의 소요시간은 약 10분 정도이며 통증은 전혀 없다.

복부초음파검사란?

복부 초음파검사란 인체에 무해한 초음파를 이용하여 복부 즉, 간, 비장, 신장, 췌장, 담과, 담낭의 형태학적 이상 유무를 확인하기 위한 검사로서 검사 전 8시간 이상 금식해야 하며 황달(jaundice)이나 우측 상복부 통증 등과 같은 췌, 담도 증상이 있는 환자와 간질환, 신장의 이상이 의심되는 환자에게 시행되는 검사로서 검사의 소요시간은 약 10분 정도이며 통증은 전혀 없다. 침대에 앙와위(supine position)로 편히 누운자세에서 검사부위에 윤활제를 바르고 검사자의 요청에 따라 숨을 들이쉬고 내쉬는 행위를 반복하면서 피부위로 탐촉자를 움직여, 초음파진단기의 화면을 통해 형태학적인 이상 유무를 확인한다.

검사 후 발생 가능한 증상

검사 후 발생 가능한 합병증은 없으며, 검사가 종료되고 나면, 검사 시에 사용한 윤활제를 닦아내고 금기사항이 없을 시 즉시 식사를 할 수 있으며, 환자의 이동을 도와준다.

안압검사(Tonometry)

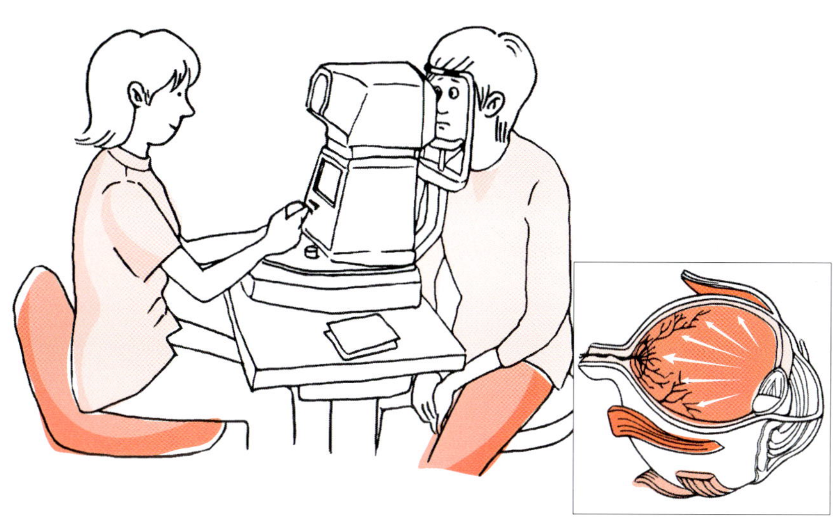

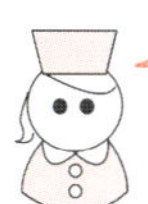

검사로 인하여 손상을 받을 수 있는 각막 궤양, 감염이 있을 시에는 검사를 하지 않는다.

국소마취제를 점안한 후 안압 측정

주로 함입안압계(indentation tonometer)와 압평안압계(applanation tonometer) 등을 이용하여 측정하며 국소마취제를 점안한 후 안압을 측정한다.

● 함입안압계

함입안압계는 슈웨츠(Schiotz) 안압계가 대표적으로 안압계 막대 플렁거(plunger) 무게에 의해 각막이 어느 정도나 눌려 들어가는가에 따라 안압을 측정하는 방법이며, 간편하지만 공막 경도에 따른 오차가 큰 것이 단점이다.

● 압평안압계

압평안압계는 골드만(Goldmann) 안압계가 가상 많이 쓰이며, 각막의 일정한 면적을 편평하게 만드는 데 필요한 힘을 측정하여 안압을 측정하고 슈웨츠 안압계로 측정하는 것보다 오차가 적다.

검사 후 30분 동안은 눈을 비비지 않도록 하고, 2시간 동안은 콘택트렌즈(contact lens)를 착용

검사를 하기 위해 검사 목적과 과정을 설명하고 렌즈(lens)를 제거하며 움직이지 않고 그대로 누워 있어야 하는 것의 중요성에 대해 설명한다. 또한 이미 알고 있거나 의심되는 안구질환에 대한 병력, 이미 시행된 검사 및 그 결과에 대한 정보, 안구통, 시력의 변화 등을 수집한다.

검사 후 30분 동안은 눈을 비비지 않도록 하고, 2시간 동안은 콘택트렌즈(contact lens)를 착용하면 안되며 검사 동안 안압계의 움직임으로 긁힌 듯한 느낌이 있을 수 있으나 24시간 후에는 완화된다.

검사동안 환자의 움직임을 예방하기 위해 이완법(relaxation therapy)을 사용할 수 있으며, 각막박리가 일어날 수 있으므로 안압계(tonometer)를 계속 잡고 있는다. 또한 속눈썹 자극으로 눈을 깜박일 수 있으므로 검사 중 주의해야 하고, 필요시 안위와 각막보호를 위해 안대(eye patch)를 대어 준다.

검사 시 주의사항

검사를 하기 위해 환자를 검사 테이블에 똑바로 눕도록 하고 검사하는 동안 눈꺼풀(eyelid)을 깜박이지 않도록 한다. 양안에 각각 마취를 위한 안약을 한 방울씩 점적하고, 약이 공막 위로 넓게 퍼질 수 있도록 눈을 감게 하며 안압계의 바늘이 영점에 있는지 확인한다.

다음 천정의 한 점을 보면서 정상적으로 호흡하도록 하고 속눈썹을 건드리지 않으면서 한손의 엄지손가락과 집게손가락을 이용해 환자의 한쪽 눈의 눈꺼풀을 부드럽게 누른 후 다른 한손의 엄지손가락과 집게손가락으로 안압계를 들고 각막의 정상에 기구의 발판을 놓는데, 각막박리가 일어날 수 있으므로 손이나 압력계로 각막에 압력을 주지 않도록 하고 계측기의 바늘이 움직이는 것을 관찰해야 한다.

소요시간은 1~2분 정도

안압검사의 소요시간은 1~2분 정도가 소요되며 검사 후 발생 가능한 합병증으로는 과도한 압력으로 인한 각막박리가 있을 수 있으며 검사결과로 정상 안압은 10~20mmHg이며 정상보다 높을 때는 급성 녹내장, 정상보다 낮을 때는 망막박리, 맥락막 박리, 심한 탈수, 안구 위축, 안구 천공상 등을 의심한다.

PET/CT(양전자방출, 전산화단층촬영기)
(PET: Positron Emission Tomography/CT: Computed Tomography)

PET/CT란?

PET/CT란 양전자 방출 촬영기(Positron Emission Tomography)와 컴퓨터 단층 촬영기(Computed Tomography)를 하나로 합친 장비를 말하며, 몸의 대사활동 이상 유무를 검사하는 PET와 몸의 구조적 유무를 검사하는 CT의 장점이 결합된 최첨단 장비로서 암의 조기발견, 전이여부에 대한 판별과 병소의 위치를 기존 PET 보다 정확하고 빠르게 판단할 수 있는 검사이다.

또한 CT나 MRI같은 방사선 촬영검사로 이미 발견된 이상 소견에 대해서 조직의 기능과 대사 변화에 대한 추가적인 정보를 제공하여, 보다 정확한 진단이 이루어지게 하며, 방사선검사에서 미처 발견하지 못한 다른 부위의 이상을 발견할 수도 있다.

검사과정이나 검사 전 후 주의사항은 PET와 동일하나 기존의 PET에서 10분 이상 소요되던 전도 스캔(transmission scan)을 30초의 CT scan으로 대신하여, 검사시간이 20분으로 단축되며 종류로는 전신 PET-CT, 뇌신경계 PET-CT, 심상 PET-CT가 있다.

PET(양전자방출단층촬영)는 암세포가 좋아하는 포도당과 방사선동위원소인 불소화합물을 만들어 체내에 주입하고 이를 암세포가 대사하게 한 후, 전신 촬영을 하여 암세포를 역으로 찾아내는 획기적인 암 진단 방법이며 양전자를 방출하는 방사성의 약품(FDG 등)을 체내에 주사하면 주변 전자와 만나서 180도 반대방향을 가진 두 개의 감마선을 체외로 방출하게 되는데, 이 두 개의 감마선을 PET의 원형 검출기에서 동시 인식하여 컴퓨터를 통해 영상화하는 것을 PET라고 한다.

암의 조기진단 및 미세 암진단에 우수

CT, MRI 검사에서 암인지 아닌지 알기 어려운 경우에 PET을 찍으면 암인 경우 밝게 나타나므로 쉽게 진단이 가능하다. 또한 CT나 MRI는 종양의 크기나 모양을 보지만 PET검사는 모양보다는 암세포의 특성을 영상화하기 때문에 양성과 악성종양을 감별하는데 큰 도움이 된다.

즉 구조적인 변화보다 생화학적 변화가 먼저 일어나기 때문에 암의 조기진단 및 미세 암진단에 우수하다는 것을 알 수 있다. 또한 PET/CT를 이용한 암 진단의 중요한 점으로 암의 정확한 위치 파악, 암에 가장 효율적인 치료법 선정, 환자에게서의 암의 유무 판별, 암 치료 후 재발여부 확인, 암의 시기 진단과 전이여부 구별, 암 치료 중의 환자 상태의 개선 여부, 암의 시기 진단과 전이여부 등을 구별할 수 있다.

치매, 파킨슨씨병, 간질의 진단에도 유용

PET 검사는 주로 뇌, 심장 질환의 진단과 각종 암의 조기 발견이나 치료 효과를 판정하는 데에 사용되며 이외에도 암의 치료효과 판정, 암 수술 후 재발여부의 판정, 심근경색증 때 심근의 회생여부를 판정할 때, 기타 치매, 파킨슨씨병, 간질의 진단에도 유용하게 이용된다.

검사과정

검사과정에서는 방사성의약품 주사 후 전신에 분포가 잘 되도록 안정을 취하면서 약 45분~1시간 정도 기다린 후 바로 누운 상태에서 촬영을 하며 검사시간은 검사부위에 따라 다르나 약 30~40분 정도 소요된다.

임신부나 임신 가능성 있는 사람은 검사할 수 없으며, 검사 전 날은 과도한 운동은 삼가고 충분한 수면을 취하도록 한다. 또한 옷에 금속성 물질이 있으면 검사 전에 제거하며, 검사 전에 맞는 동위원소는 포도당과 유사한 형태이기 때문에 당뇨가 있는 경우 검사 전에 의료진과 상의해야 한다.

물은 1리터 이상 충분히 섭취

검사 전 적어도 8시간 이상 금식하나, 동위원소가 소변으로 잘 빠져나갈 수 있도록 금식 중이라도 물은 1리터 이상 충분히 섭취(주스, 커피, 사이다 등 당분이 함유된 것 제외)해야 하며, 촬영을 시작하기 전에는 화장실에서 방광을 완전히 비울 수 있도록 소변을 보고, 소변이 옷이나 몸에 묻지 않도록 절대 주의 하여야 하며 촬영 시 움직이지 말아야 한다.

검사가 끝난 후 식사는 가능하며, 검사 후 하루정도는 물을 충분히 마시고, 소변도 자주 보도록 한다.

자기공명영상
(MRI: Magnetic resonance imaging)

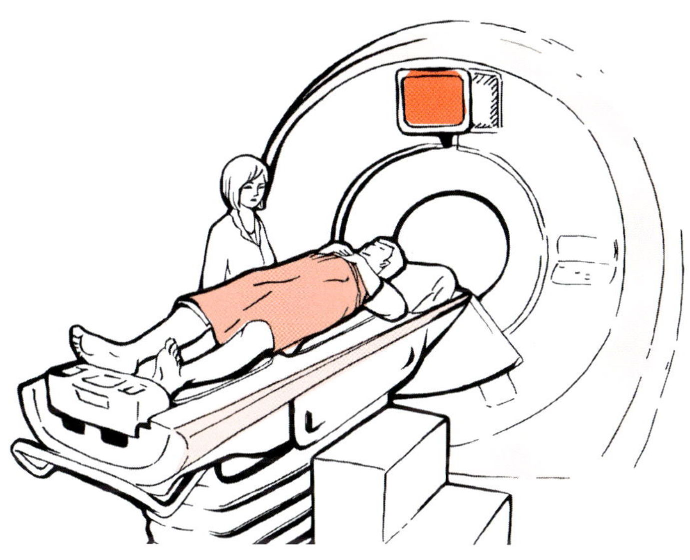

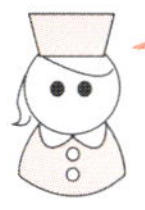

환자는 검사하는 방사선기사의 지시에 따라 테이블 위에 눕고 촬영이 진행되는 동안 절대로 움직이면 안된다.

MRI(자기공명영상)란?

MRI는 CT에 비해 연부조직(soft tissue)의 음영대조(contrast)가 훨씬 뛰어나고 방사선을 사용하지 않는다는 큰 장점을 가지고 있다. 현재 신경계, 근골격계 질환 및 심혈관계 질환의 진단에 있어서 정확한 병터의 위치파악 뿐만 아니라 수술방법의 결정 및 치료계획수립에 이르기까지 매우 유용하게 사용된다.

• 최근에는 폐쇄공포증(claustrophobia)을 감소시키는 개방형 장비도 나오고 있다.

• 검사를 하기 위해서는 부정치아교정 장치가 있는 경우에 사전에 수파수(frequency)를 조절해 주어야 하며, 금속성의 생명 보조장비를 체내에 이식한 환자, 안구내 상자성 물질이 있는 환자, 인공와우 이식환자, 폐쇄공포증 환자는 금기이다.

• 환자의 병과 검사를 받을 신체 부위를 고려해서 조영제 주사 투여 여부를 결정

하며, 수소원자의 양이 매우 적은 석회화(calcification) 병변이나 골피질을 평가하는 데는 적합하지 않다.

검사 전 주의사항

복부 또는 골반 부위의 MRI검사 시에는 검사 전 6시간 동안 음식, 음료를 먹어서는 안되며, 복부 또는 골반 부위의 검사가 아니라면, 평상시대로 식사를 해도 된다. 그 외 부위의 촬영에서는 적어도 1시간 동안 음식을, 2시간 동안 카페인(caffeine) 함유 음료, 알코올, 흡연을 금하는데 영상화를 방해할 수 있는 철분함유 약물을 제외한 다른 약들은 그대로 복용해도 무관하다.

검사 전 준비과정

검사 전 준비과정으로 환자는 인공 보철물(prosthesis)이나 인공 심박동기 혹은 동맥류 클립 등 의료 용구가 몸 안에 있으면 촬영 결과에 영향을 주기 때문에 반드시 담당 의사나 방사선기사에게 미리 알려야 하며, 금속류는 검사결과를 부정확하게 하므로 반드시 몸에서 제거해야 한다. 또한 보석과 같은 장신구와 중금속이 함유된 화운데이션 화장품 등 눈 화장도 검사결과에 영향을 줄 수 있으므로 화장은 되도록 하지 않는 것이 좋으며 소아(pediatric)의 경우 움직이지 않도록 하기 위해 진정제를 투여하기도 한다.

소요시간은 검사를 받는 부위나 환자에 따라 다르다

MRI검사는 전혀 통증 없는 검사로서 각 사진의 촬영은 수 초에서 약 15분 정도 걸리며 전체 검사 시간을 계산해본다면 20분~1시간 30분이 걸릴 수 있으나 검사소요 시간은 검사를 받는 부위나 환자에 따라 다르다.

촬영이 진행되는 동안 절대로 움직이면 안된다

환자는 검사하는 방사선기사의 지시에 따라 테이블 위에 눕고 촬영이 진행되는 동안 절대로 움직이면 안된다. 자기장 튜브는 검사를 마칠 때까지 열려있는 상태이므로 환자는 갇혀진 것은 아니며 검사를 하는 동안, 쿵쿵 하는 소리가 여러 번 나는데 이 소리는 작지 않은 소리여서 귀에 거슬릴 수도 있지만 촬영이 이루어지는 동안 기계의 내부 장치에 의해 소리가 발생되는 것이며, 촬영이 끝날 때면 약간의 진동과 두드리는 소리를 느낄 수 있다.

MRI는 고가인 의료장비 특성 때문에, 검사료가 비싼 단점이 있지만 대수술 후 경과의 관찰 등 실제로 사용범위는 비교적 넓다.

단순흉부촬영(Chest X-ray)

단순흉부촬영이란?

단순흉부촬영이란 병원에서 가장 빈번하게 행해지는 방사선검사 중 하나이며, 입원 시 정규검사로 행해져 쇄골(clavicle)과 늑골(rib, 갈비뼈), 폐부위, 횡격막과 흉추, 심장연, 종격 등을 검사한다. 전면-후면(후면-전면), 또는 측면으로 촬영할 수 있으며 응급 시 이동식촬영도 가능하게 해주는 흉부 X선 촬영은 심장과 폐 계통에 관해 많은 정보를 주는 중요한 검사이다.

검사 전 주의사항

검사 전 상체부위에 X선이 투과되지 않는 물질 및 귀금속류는 모두 제거해야 한다.
검사는 신체검사의 기본 항목 중 하나로 수행되며 대부분이 수술 전에 시행된다. 또한 기침, 혈액이 섞인 객담, 감염, 가쁜 호흡(gasping respiration), 흉통(chest pain: 가슴통증), 흉부외상 등의 흉부증상이 있는 경우에 시행되며, 임신한 여성의 경우는 시행하지 않으나 꼭 필요한 경우 자궁부위를 납치마(Apron)나 방사신 보호내로 방사선 투과를 차단시키고 촬영한다.

소요시간은 약 5~10분 정도

검사를 하기 위해 속옷까지 탈의하고 검사용 가운으로 갈아입는다. 검사는 흔히 서있는 자세로 촬영하나, 앉거나 누워서 촬영할 수도 있는데 촬영기에 흉부를 밀착시키고 촬영하는 동안 호흡을 참도록 한다. 보통 1~2장을 촬영하며 전면과 측면을 촬영하게 되고 촬영이 끝나면 다시 옷을 갈아입고 방사선촬영 시 움직인 경우나 투과되지 않는 물체가 촬영되지 않았는지 확인하여 재촬영이 필요한 경우 반복하여 촬영한다. 소요시간은 약 5~10분 정도이며 불편감은 없다.

검사 후 발생 가능한 증상

검사 후 발생 가능한 합병증은 없으며 검사결과로는 아래의 질환을 진단할 수 있다.

- 공기축적: 기흉(pneumothorax), 만성폐색성 폐질환(COPD)
- 염증(inflammation): 늑막염증(pleuritis), 폐렴(pneumonia), 심낭염증(pericarditis)
- 감염(infection): 결핵(tuberculosis)
- 횡경막탈장
- 종양(tumor): 흉곽골조직종양, 심장종양, 폐종양, 흉곽벽종양
- 체액축적(effusion): 폐부종(pulmonary edema), 늑막삼출액축적(pleural effusion), 심낭삼출(pericardial effusion)
- 흉곽뼈골절: 늑골과 쇄골의 외상

내시경역행췌담관조영술
(ERCP: Endoscopic Retrograde cholangiopancreatography)

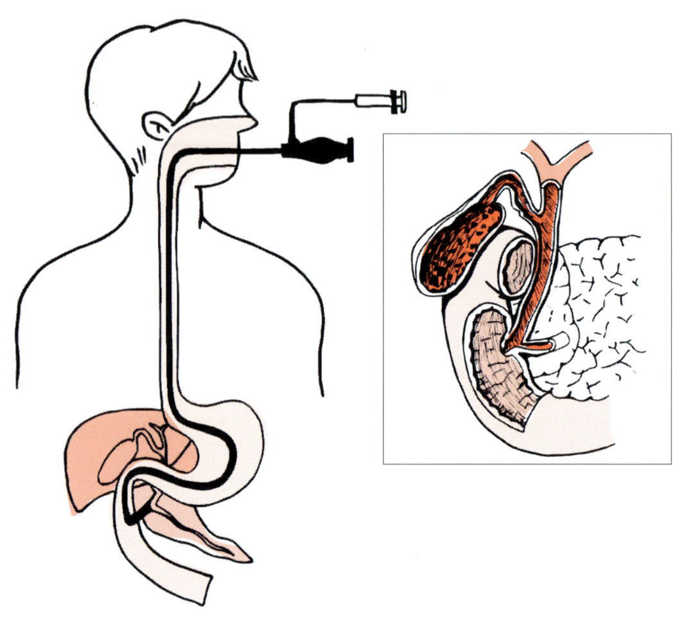

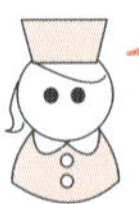

검사소요시간은 20분~1시간 정도이며, 국소마취제(local anesthetic), 진정제(sedative), 기포제거제(antifoaming agent)가 투여된다.

내시경역행췌담관조영술이란?

내시경역행췌담관조영술(ERCP)이란 X선 촬영장치(방사선 조영기)와 내시경(endoscope)을 이용하여 췌·담관이 십이지장으로 개구되는 유두부를 찾아서 내시경과 연결된 모니터를 통하여 육안으로 진단하고, 방사선 조영제를 췌관·담관에 주입하여 방사선 투시 및 촬영을 하고 필요시 유두부를 절개하여 담낭염 환자나 담석증의 병터, 결석, 담관의 폐쇄와 종양 유무 등을 알아보기 위한 검사로써 진단 및 치료의 목적으로 시행된다.

검사대상

검사대상으로는 담도폐색, 황달이 의심되는 환자나, 만성췌장염, 경화성담낭염, 상복부통증이 의심되는 환자이다. 이 질병의 확진 및 조직검사등 진단적 목적과 췌관결석의 제거, 괄약근절개술, 담도확장, 담도 배액관 장치 및 담석으로 인한 췌장염의 치료 등의 치료적 목적으로 시행된다.

출혈가능성이 있는 환자, 혈액응고장애나 상부소화관 협착인 환자는 시행할 수 없으며, 심장 · 호흡질환자, 중증 고혈압환자, 치아 중 앞니가 흔들리는 환자, 검사 중 협조가 안되는 환자는 의사와 상의하여 검사 여부에 신중하여야 한다.

검사 전 준비과정

검사 전 준비과정으로는 위 및 십이지장을 비워야 하므로 검사 전날 밤 12시를 기준하여 물을 비롯하여 일체의 음식을 금해야 하며(NPO, 약 8시간 이상), 심장 · 혈압약을 복용하고 있는 환자는 소량의 물로 약만 복용하게 한다.

• 틀니를 착용하고 있는 환자는 반드시 틀니를 빼고, 녹내장, 천식, 중증고혈압, 편도선염, 폐결핵, 심장질환, 간염, 전립선비대증, 결핵 또는 기타 전염성질환으로 치료를 받고 있는 경우와 간경변증(liver cirrhosis), 출혈경향이 있는 혈액질환, 복부수술을 받은 환자, 임신중인 환자, 약물알러지(drug allergy)반응이나, 앞니가 약한 환자는 검사 전에 의사에게 미리 알려주어야 한다.

• 그밖에 귀금속 등을 제거하고 부작용의 발생으로 인한 적절한 대처를 위해 정맥주사를 확보한다.

검사과정

검사소요시간은 20분~1시간 정도이며, 국소마취제(local anesthetic), 진정제(sedative), 기포제거제(antifoaming agent)가 투여된다.

• 치과용 흡인 기구로 분비물을 배액 시키면서 내시경을 입에 넣는다.

• 구강을 통해 내시경을 식도, 위, 십이지장으로 삽입할 때, 구토가 일어날 수도 있는데 대부분이 수면상태에서 검사를 시행하기 때문에 환자는 느끼지 못하는 경우가 많으며 내시경을 통해 가는 관을 췌장관, 총담관으로 삽입하고 조영제(contrast media)를 주입한 후 방사선촬영을 하는 과정에서, 필요시 조직검사나 내시경을 통한 치료를 하게 된다.

검사결과

담도폐쇄(biliary obstruction), 경화성담도염(sclerosing cholangitis), 담도협착(biliary stricture), 담도염(cholangitis), 췌장암종(pancreatic carcinoma), 총수담관결석증(choledocholithiasis), 담석증(cholelithiasis), 담도암(cholangiocarcinoma), 만성췌장염(chronic pancreatitis), 담도폐쇄(biliary obstruction), 분할췌(pancreas divisum) 등의 질환들을 진단 및 치료 할 수 있다. 특히 ERCP를 이용하면 총담결석의 대부분을 제거 가능하다.

검사 후 발생 가능한 증상

검사 후 환자는 불편감과 복부팽만감이 일어날 수 있는데, 이는 검사 중 장내에 공기를 주입하여 생긴 증상이므로 시간이 지나면 자연적으로 소실된다. 검사로 인해 소실되지 않는 심한 복통을 비롯하여, 흑색변, 토혈, 발열, 하혈 등이 나타나면 즉시 의료진에게 알려야 한다.

검사 후 발생 가능한 합병증으로는 검사 중 흡인으로 인한 청색증(cyanosis), 호흡곤란(dyspnea), 전 처치 약물에 의한 눈부심(photophobia), 어지러움, 내시경의 삽입 과정 중에 의한 천공(perforation), 출혈이 발생 할 수 있으며, 조영제의 배출 지연으로 인해 췌장염(pancreatitis)이 발생할 수 있다.

검사 후 주의사항

검사 후 즉시 운전이나 과격한 운동은 삼가하고 충분히 안정을 취한 후 귀가하여야 한다.

음식물이나 식사 등은 검사종료 약 1시간 후에 마취가 완전히 풀리고 나서 해야 된다.

환자간호

환자간호로는 검사 전 환자의 불안감 감소를 위해 검사의 목적, 검사과정, 식이에 관한 교육을 시행하며, 검사실로 이송 후 검사 시 있을 과정, 느낌, 호흡방법을 설명하여 이완을 도와준다.

- 혈압이 높은 경우, 의식불명, 부정맥, 호흡곤란, 과다한출혈 등 검사 진행에 장애가 되는 요소를 파악하고 기록, 보고하며, 검사 진행에 문제가 없을 때 전 처치 투약을 시행한다.
- 검사 중 증상변화와 환자의 활력징후를 관찰하며, 검사 전과 활력징후의 변화가 있는지 확인하고 연하능력과 동통부위의 정도를 확인한다.
- 췌장염 및 천공, 출혈 등의 합병증 발생에 관련된 증상이 있는지 관찰하고 검사 후 혈장 아밀라 제를 측정하여 확인한다.
- 검사 종료 후 마우스피스를 제거하고 분비물을 닦아준다.

기관지경검사(Bronchoscopy)

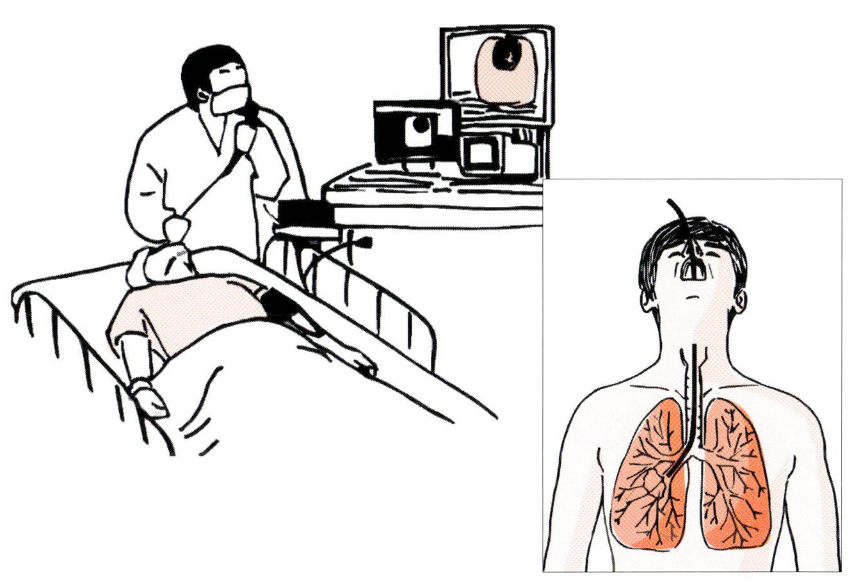

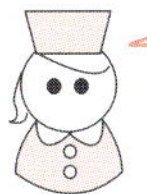

검사 후에는 반좌위로 누워있도록 하고 환자가 의식이 없을 경우는 침상머리를 약간 상승시키고 옆으로 눕히며 검사 후 구개반사(palatal reflex)가 돌아올 때까지 금식시킨다.

소요시간은 30~40분 정도

검사의 소요시간은 30~40분 정도로 검사를 하는 동안 침, 객담 등의 분비물 억제와 불편감을 완화시키기 위해 검사 전 항콜린제, 진정제, 진통제 또는 항불안제(anxiolytic)를 근육, 정맥주사 한다. 검사대에 누운 자세로 국소마취 또는 전신마취(general anesthesia)를 한 후 기관지경을 코 또는 입으로 삽입하는 데, 불편감은 있으나 전신을 이완시키고, 코로 숨을 쉴 수가 있으며, 필요시 조직검사도 시행된다. 검사 중이나 검사 후에는 환자의 호흡상태, 활력징후를 주의하여 관찰해야 하며, 산소포화도(oxygen saturation)를 감시하기 위해 손가락에 기구를 부착하고, 심장활동을 주의 깊게 관찰해야 한다.

검사대상

검사대상으로는 지속적인 객혈과 기침 또

는 목에 쉰 목소리가 있을 때, 흉부방사선검사, 객담검사, 기관식도누공(tracheoesophageal fistula, TEF)의 선천적기형이 의심되는 영아 등 이상소견이 있는 환자에게 실시하며, 심부전 및 부정맥, 폐고혈압 환자, 임산부, 출혈장애가 있는 환자는 주의하여야 한다. 또한 고탄산혈증(hypercapnia)환자, 폐쇄가 의심되는 환자, 심한 호흡곤란 환자 경부의 신전이 제한되는 환자는 검사를 실시하기 어렵다.

검사 전 주의사항

검사 전날 밤 12시부터 금식을 해야하며, 검사 전 의안, 안경, 콘텍트렌즈, 틀니 등을 빼서 안전한 곳에 보관한다. 속옷을 벗고 검사용 가운을 입는다. 검사설명과 부작용 등에 대하여 환자에게 알리고 동의서를 작성하며 환자가 약물이나 마취제에 대한 알러지(allergy)나 호흡기장애등이 있는지 살피고 의심되는 사항을 의사에게 알린다. 또 혈액응고와 혈액학적 상태를 알기 위해 혈액검사를 한다.

검사결과

폐포의 점막이 매끈하고 후두, 기관, 기관지 염증이나 다른 병변이 없는 경우 정상이며, 궤양, 림프절종대, 염증, 부어오름, 기관지벽의 비정상 출혈 등이 있으며, 종양, 결핵, 기관지염, 기관협착 등이 있을 시 비정상으로 진단할 수 있다. 발생가능한 합병증으로는 기흉, 피하기종, 지속적인 출혈, 감염, 호흡저하 등이 있다.

검사 후 발생 가능한 증상

검사 후 목이 쉬거나 아플 수 있으며 목안의 객담을 끌어올리거나 기침을 하면 혈괴(hematoma)가 떨어져 출혈을 일으킬 수 있다. 검사 후 마취와 약물의 효력이 없어질 때까지 충분한 침상안정을 해야한다. 체온상승이나 다른 비정상적인 색깔의 객담, 호흡곤란, 과도한 출혈 및 불편감이 있으면 의료진에게 알려야하며 음식물을 삼킬 수 있을 때까지 금식 후 부드러운 음식부터 식사하고, 분비물이 잘 배출되도록 충분한 수분 섭취(water intake)를 해야한다.

환자간호

환자간호로는 시술 전, 후로 검사를 용이하게 하는 약물을 처방에 따라 투약한다. 시술 후 2~6시간 동안은 화학적폐렴이 발생할 수 있으므로 자주 활력증상을 관찰해야 하며, 검사 시 환자의 의식상태, 기관지 천공이나 누공(fistula)을 의미하는 피하기종과 경련이나 후두부종으로 인한 객혈, 호흡곤란, 기관지경련, 기흉증상이 나타나는지 관찰한다. 생검을 시행했을 때 출혈이 있는지 살피며 목이 심하게 아픈 환자의 경우 따뜻한 생리식염수 가글링 등을 권해준다. 검사 후에는 반좌위로 누워있도록 하고 환자가 의식이 없을 경우는 침상머리를 약간 상승시키고 옆으로 눕히며 검사 후 구개반사(palatal reflex)가 돌아올 때까지 금식시킨다.

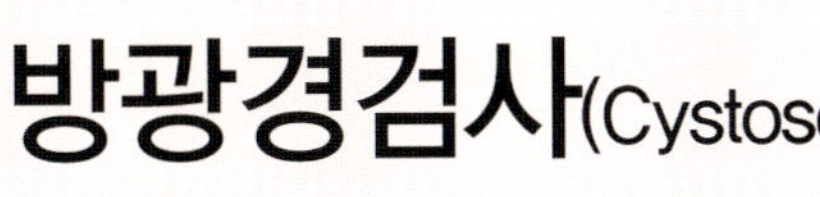

방광경검사(Cystoscopy)

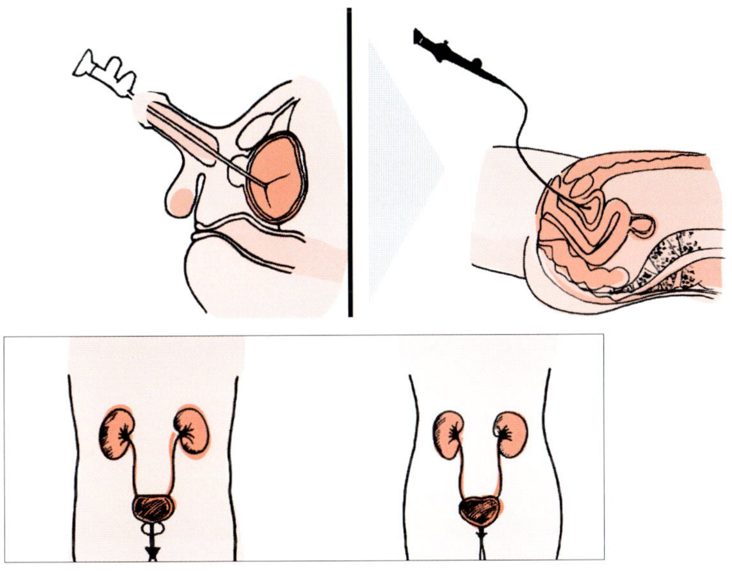

보통 검사의 목적으로 방광경을 하는 경우에는 15~20분 정도가 소요되며, 방광을 살피다가 의심스러운 병변이 있으면 검사 도중에 조직검사를 할 수 있다.

방광경검사란?

방광경검사란 하부요로(방광에서 요도에 이르기까지 소변이 지나가는 길)에 병이 있는지를 확인하기 위해 내시경을 요도로 삽입하여 방광을 보는 검사로, 모니터를 통하여 종양의 위치, 결석, 출혈부위 등을 확인가능하며 조직검사를 위한 종양, 조직표본 채집, 결석 등을 제거하기도 하며 출혈부위 응고나 카테터 삽입을 위한 목적으로도 시행된다. 검사대상으로는 소변배출이 어려울때, 방광염 재발 환자, 혈뇨나 빈뇨, 뇨실금, 소변을 볼 때의 통증, 방광이나 요도에 생긴 종양의 조직 채취를 할 때 시행한다.

검사 전 준비과정

검사 전 준비과정으로는 처방이 있는 경우에는 관장을 시행하고, 검사과정의 통증 경감을 위한 진통제 주사를 투여 받기도 하며, 필요한 경우 정맥 주사를 확보하기도 한다. 출혈 시 지혈능력을 확인하기 위해 필요한 혈액검사를 시행한다. 투여할 마취제의 형태에 따라 수분과 식이를 조절한다. 부분마취인 경우는 수분섭취를 줄이고, 금식은 필요하지 않으나, 전신마취의 경우는 수분섭취를 늘리고 금식을 한다.

방광경검사 검사방법

방광경검사는 일반적인 진단을 위해서는 부드러운 것을 사용하며(연성방광경) 수술 등 치료의 목적으로 사용할 때에는 딱딱한 내시경(경성방광경)을 주로 사용한다. 검사방법은 환자에게 쇄석위(lithotomy position)를 취하게 하고 내시경삽입 후 방광을 물로 가득 채우는데 이때 소변이 마려운 느낌이 들지만, 참을 수 있다. 방광이 물로 가득 차면 방광의 벽이 펴져서 방광의 안쪽이 용이하게 잘 보이게 된다. 의심스러운 병변이 있으면 검사 도중에 조직검사를 할 수 있다.

소요시간은 15~20분 정도

보통 검사의 목적으로 방광경을 하는 경우에는 15~20분 정도가 소요되며, 내시경이 요도를 통해 방광으로 들어갈 때 느낌이 안 좋을 수 있다. 더구나 방광을 액체로 채울 때에는 몹시 소변이 마려운 듯한 느낌을 받게 되며 조직검사를 하게 되는 경우 통증이 있을 수 있으며 방광경을 모두 뺀 후에 요도에 통증이 남을 수도 있다.

검사결과

방광경검사는 특히 혈뇨의 원인을 밝히는데 매우 유용한 검사이며, 또한 방광이나 요도의 염증, 하부 요도의 종양, 요도나 요관 등의 협착, 방광이나 요도내 결석, 전립선비대증 등의 질환을 진단할 수 있다.

검사 후 발생 가능한 증상

검사 후 발생 가능한 가장 흔한 병증으로는 검사과정의 통증이며, 또한 조직검사의 부분에서 출혈이 계속 되는 경우이다. 가능성은 별로 없지만 내시경검사를 통하여 세균감염이 되는 경우, 또한 매우 드물게 방광이 파열될 수도 있다. 검사를 마치고 나서 일시적이지만 소변에 피가 비칠 수 있으며, 이틀 후까지 통증이 있을 수 있으나 3번 이상 소변을 보는데 계속해서 피가 나오거나, 통증 또는 춥고 떨리는 현상, 소변이 잘 안나오는 경우는 반드시 의사에게 알려야 한다.

환자간호

환자간호로는 검사 전 검사의 목적, 과정, 느낌을 설명하여 불안감을 없애며 필요한 식이를 교육하고 처방이 있는 경우 관장을 시행한다. 필요한 경우 확보된 정맥주사로를 통하여 처방된 진정제를 투여하며 검사 전, 후로 배설량과 활력징후를 측정하여 기록한다. 또 감염증상(배뇨시 작열감, 빈뇨, 요의 긴박), 요도출혈(urethrorrhagia)을 관찰하며 감염을 줄이기 위해 충분한 수분섭취를 권장하고 처방에 따른 항생제(antibiotics)를 투여한다.

주요 검체검사
(laboratory tests)

혈액이나 소변 등 생체에서 채취한 세포나 조직(검체)을 조사하는 검사에 대해서 어떠한 목적으로, 어떻게 실시되는가를 설명한다.

적혈구수

기준치
남성 : 420~630 만 / μL
여성 : 400~540 만 / μL

적혈구란?
혈액의 주성분 중 하나로 적혈구에 포함된 헤모글로빈으로 산소를 전신에 운반하고, 불필요해진 이산화탄소를 운반하는 작용 등을 하고 있다.

■ 혈액 성분과 작용

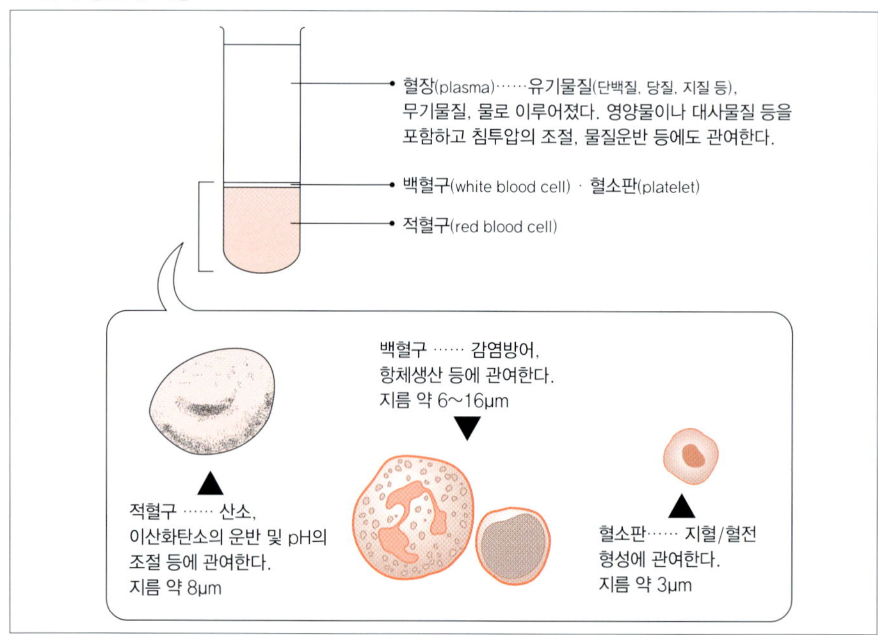

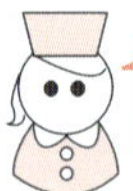

주로 빈혈이나 전신상태를 조사하는 검사이다. 갑작스러운 빈혈이나 현저한 빈혈은 중증의 병일 가능성이 있다.

빈혈에서 낮은 수치, 다혈증에서 높은 수치로

적혈구수(red blood cell count)의 검사는 빈혈 혹은 다혈증이 의심될 때 실시한다.

빈혈(anemia)은 적혈구수가 적어진 상태이며 다혈증(polycythemia)은 반대로 많아진 상태이다. 적혈구수가 변화하는 케이스는 대부분 빈혈이며 다혈증은 드물다.

또한, 적혈구수는 전신상태(general condition)

를 파악하기 위해서도 유효한 검사이므로 혈액 일반검사의 기본항목 중 하나로 반드시 실시하는 검사이다.

여성이 남성보다 수치가 낮다

적혈구 수는 현재는 자동 혈구계측기로 측정된다. 채혈 후 항응고제(EDTA염)와 섞어서 응고를 억제한 후 용적(㎕=mm) 당 적혈구 수를 산정한다.

여성은 남성과 비교하면 낮은 수치로 남성이 525만/㎕인데 비해 여성은 470만/㎕로 10~15% 정도 낮은 수치이다. 특히 사춘기~성년기에 생리가 있는 시기에는 이 차이가 벌어진다.

검사 당일 식사는 평소처럼 해도 상관없다.

갑작스럽게 낮은 수치/높은 수치가 되면 주의가 필요

기준치에서 약간 높은 수치일 때는 평소 염두에 두고 있으면 큰 문제가 없으나, 크게 벗어날 때나 갑자기 낮은 수치나 높은 수치가 될 때는 주의가 필요하다.

갑작스러운 빈혈은 백혈병이나 재생불량성빈혈 등 중증 질병이 원인일 수 있으므로 기준치 이하 혹은 이상일 때는 더욱 자세히 검사한다.

기준치 부근의 낮은 수치일 때는 MCV나 MCHC를 통해 빈혈의 원인을 추측한다. 그리고 MCV가 적을 때는 혈청철(serum iron)이나 총철결합능(total iron binding capacity), 그리고 페리틴(ferritin)을, MCV가 클 때는 비타민B12나 엽산(folic acid)을 측정해서 원인의 치료를 한다.

또한, 현저한 빈혈일 때는 백혈병 등의 악성 질병일 때가 많으니 뒤에서 이야기할 백혈구수, 혈소판수, 백혈구 분류 등의 검사를 한다.

의심스러운 주요 질병의 추가 검사는?

- 높은 수치→다혈증, 탈수 등
- 낮은 수치→각종 빈혈(철결핍성빈혈, 용혈성빈혈, 거대적아구성빈혈, 재생불량성빈혈 등), 백혈병, 임신 등

헤모글로빈

기준치
남성 : 13~17g/dL
여성 : 12~16g/dL

헤모글로빈이란(hemoglobin)?

혈색소라고도 한다. '헤모 + 글로빈'으로 햄이라는 철을 포함한 색소와 글로빈이라는 단백질로 이루어져 있다. 적혈구 속의 대부분은 헤모글로빈으로 산소를 말초조직에 운반하고 있다.

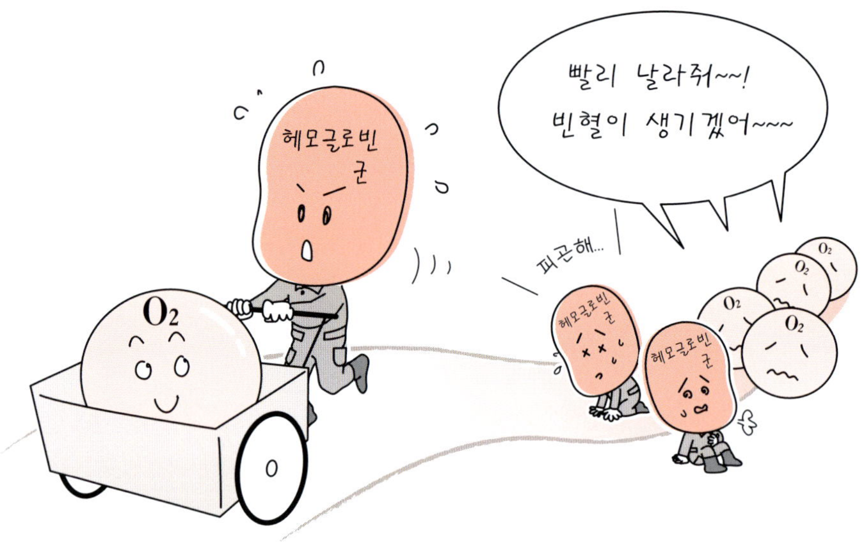

주로 빈혈을 조사하는 검사이다. 헤모글로빈의 농도가 낮아지면 다양한 빈혈이 생긴다. 기준치에서 크게 벗어나는 때나 급격하게 낮은 수치, 높은 수치를 나타낼 때는 주의가 필요하다.

빈혈에서 낮은 수치

헤모글로빈(혈색소)도 적혈구수와 마찬가지로 주로 빈혈을 조사하는 검사이다.

적혈구의 주요 역할인 산소를 말단조직에 운반하는 것이 헤모글로빈이다. 그러므로 적혈구수가 정상이라도 그 안에 헤모글로빈이 충분히 포함되어 있지 않으면 산소 운반(transport oxygen)능력은 저하된다. 따라서 적혈구수보다 헤모글로빈의 양을 빈혈의 지표로 삼는다.

가령 빈혈 중에서 가장 많은 철결핍성빈

혈(iron deficiency anemia)은 적혈구수보다 헤모글로빈 농도가 저하가 심하여, 산소를 충분히 운반하지 못하고 다양한 빈혈 증상이 출현하게 된다.

수혈, 헌혈의 지표

수혈의 지표로는 적혈구수보다 헤모글로빈 농도가 사용되고 있으며, 남녀 모두 10g/dL 이하가 되면 의사는 수혈을 생각한다. 1단위의 수혈에서 헤모글로빈은 1g/dL 정도 보충된다.

헌혈(blood donation)할 때는 그 혈액이 수혈에 적당한 혈액인지 조사하는 검사로 혈액 비중검사가 있다. 이것은 헤모글로빈의 간이검사라고도 여겨지는 검사로 비중이 1.053 이상이 아니면 전혈의 헌혈을 할 수 없다.

여성은 남성보다 낮은 수치

측정방법은 적혈구수와 마찬가지이며 남성보다 낮은 수치가 된다.

남성이 12g/dL, 여성이 11g/dL보다 낮은 수치일 때 빈혈(anemia)이라고 진단하며 반대로 남녀 모두 18g/dL 이상일 때는 다혈증(plethora)으로 진단한다.

검사 당일 식사는 평소처럼 해도 상관없다.

임상적으로 중요한 급성 대량출혈로 인한 빈혈

적혈구수와 마찬가지로 평소에 기준치보다 약간 높은 수치인 것은 문제없으나 크게 벗어날 때 또는 갑자기 낮은 수치나 높은 수치가 되었을 때는 주의가 필요하다.

빈혈일 때는 그 원인을 검사한다.

또한, 임상적으로 중요한 것은 급성의 대량출혈(massive hemorrhage)로 출혈 후 3~6시간 사이에는 혈관이 수축해서 〈빈혈〉증상이 현저하게 나타나지 않으나, 48~72시간 후에 혈관외액(extravascular fluid)이 혈관 속으로 유입되어 출혈량 이상의 〈빈혈〉이 현저하게 나타난다. 그러므로 출혈이 언제 있었는지 의사에게 정확히 이야기한다.

의심스러운 주요 질병의 추가 검사는?

- 높은 수치→다혈증, 탈수 등
- 낮은 수치→각종 빈혈(철결핍성빈혈, 용혈성빈혈, 거대적아구성빈혈, 재생불량성빈혈 등), 백혈병, 임신 등

적혈구 지수

기준치
MCV : 남성: 81~96fL
여성: 79~95fL
MCH : 남성: 27~33pg
여성: 26~32pg
MCHC : 32~36%

■ 표① 적혈구 상수의 산출식

• MCV(mean corpuscular volume: 평균 적혈구 용적)

$$\text{MCV (fL)} = \frac{\text{적혈구용적률(hematocrit) (\%)}}{\text{적혈구수}(\times 10^6/\mu L)} \times 10$$

• MCH(mean corpuscular hemoglobin: 평균 적혈구 혈색소양)

$$\text{MCH (pg)} = \frac{\text{헤모글로빈(g/dL)}}{\text{적혈구수}(\times 10^6/\mu L)} \times 10$$

• MCHC (mean corpuscular hemoglobin concentration: 평균 적혈구 혈색소 농도)

$$\text{MCHC (\%)} = \frac{\text{헤모글로빈(g/dL)}}{\text{적혈구용적률(hematocrit) (\%)}} \times 100$$

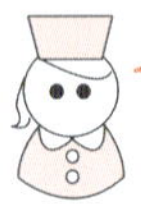

주로 어떤 타입의 빈혈인지를 조사하는 검사이다. 빈혈의 종류를 추측하면 더욱 정밀검사를 할 수 있다.

적혈구의 크기와 헤모글로빈의 양/농도를 조사하는 검사

적혈구 지수(corpuscular index)란 적혈구 1개의 평균 크기와 그 안에 포함된 헤모글로빈(혈색소)의 양이나 농도를 조사하는 검사로 적혈구수, 헤모글로빈의 양, 적혈구 용적률 등 3가지 수치를 가지고 **표①**의 식으로 산출한다.

적혈구 용적률은 일정량의 혈액 속에 적혈구가 어느 정도 포함되어 있는지를 조사하는 검사로 적혈구나 헤모글로빈과 함께 측정한다. 기준치는 남성 39~52%, 여성 36~48%이다.

빈혈의 종류 추측에 유용

빈혈에는 다양한 종류가 있으나 종류에 따라 적혈구의 크기나 그 안에 포함된 헤모글로빈의 양과 농도가 다르므로, 이 검사를 하면 빈혈의 종류나 정도를 대략 파악할 수 있다.

● **적혈구의 양이 적고, 헤모글로빈의 양이 감소하는 빈혈(소구성 저색소성 빈혈, hypochromic microcytic anemia)**

이런 타입의 대표적인 질환이 철결핍성 빈혈(iron deficiency anemia)로서 특히 젊은 여성은 생리로 인한 출혈로 인하여 생길 수 있다. 또한, 소구성 저색소성빈

■ 표② 적혈구 상수에 따른 빈혈의 분류

	MCV(fL)	MCHC(%)	주요 빈혈의 종류
소구성 저색소성 빈혈	79 이하	30 이하	철결핍성빈혈, 철아구성빈혈
정구성 정색소성빈혈	남성: 81~96 여성: 79~95	31~35	용혈성빈혈, 급성출혈, 신성빈혈, 재생불량성빈혈
대구성빈혈	100 이상	31~35	거대적혈아구성빈혈, 간기능장애로 인한 빈혈

혈 중 지중해빈혈(thalassemia)은 헤모글로빈 이상증으로 지중해연안 지방에 많아 붙여진 이름이다.

● **적혈구, 헤모글로빈양 모두 정상인 빈혈 (정구성 정색소성빈혈)**

용혈성빈혈, 신성빈혈 등. 용혈(hemolysis)이란 적혈구가 수명(약 120일) 이전에 파괴되는 것으로 이것 때문에 생기는 빈혈을 총칭해서 용혈성빈혈(hemolytic anemia)이라고 한다.

● **적혈구가 크고, 헤모글로빈양이 증가 또는 정상인 빈혈(대구성빈혈)**

비타민B_{12} 또는 엽산(우측 칼럼 참조)의 결핍으로 인해 생기는 거대적아구성빈혈(megaloblastic anemia) 등

특히 B_{12}의 결핍이 원인인 빈혈을 악성빈혈(pernicious anemia)이라고 한다. 또한, 간기능장애에서는 헤모글로빈의 양은 정상이나 적혈구가 약간 커진다.

이 검사로 빈혈의 종류가 추측되면 그 원인을 찾기 위해 자세한 검사를 하게 된다.

MCHC는 바른 측정의 지표

적혈구 중에 포함된 헤모글로빈의 농도는 구상적혈구증을 제외하고는 거의 일정하다. 따라서 MCHC(평균 적혈구 혈색소 농도)에 극단적이 이상이 보일 때는 적혈구수, 헤모글로빈의 양, 적혈구 용적률이 바르게 측정되지 않은 것을 의미하므로 다시 측정해야 할 수도 있다.

엽산과 비타민B_{12}

엽산은 비타민B의 일종. 양쪽 모두 조혈 비타민이라 하며 이것들이 결핍되면 거대적아구성빈혈(anemia megaloblastic)을 일으킨다. 통상적인 식생활로 필요량은 충분히 섭취한다.

엽산(folic acid)은 닭/소/돼지의 간, 모로헤이야(molokheiya), 브로콜리(broccoli), 시금치, 쑥갓, 콩 제품, 성게 등에 많이 포함되어 있다. 한편 비타민B_{12}는 간, 고기, 생선, 달걀, 조개 등 동물성 식품에 많고, 식물성 식품에는 일부를 제외하고 포함되어 있지 않으므로 채식주의자는 주의가 필요하다.

망상적혈구수

기준치
0.5~2.0%

망상적혈구(reticulocyte)란?

아래 그림에서 나타내는 것처럼 적혈구는 먼저 골수의 간세포에서 적아구가 되어 핵이 빠진(탈핵) 후 혈액으로 들어가 망상적혈구를 거쳐서 성숙한 적혈구가 된다.

망상적혈구란 성숙한 적혈구의 한 단계 전의 미숙한 적혈구를 말하고 특수한 염색을 하면 핵이 빠진(탈핵한) 흔적이 그물 모양/덩어리 모양으로 보이므로 이런 이름이 붙었다.

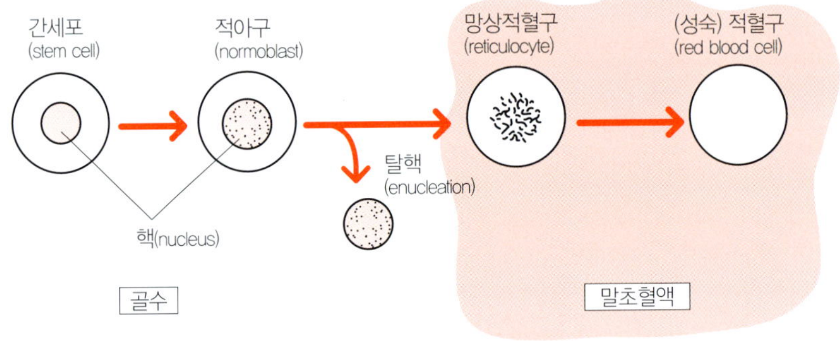

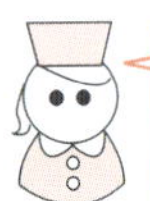

주로 어떤 타입의 빈혈인지를 조사하는 검사이다. 타입에 따라 높은 수치/낮은 수치를 나타낸다.

- 용혈성빈혈 → 골수에서의 적혈구 조혈이 항진 → 망상적혈구가 증가
- 재생불량성빈혈 → 골수에서의 조혈능력이 저하 → 망상적혈구수가 감소

증가는 조혈항진, 감소는 조혈저하

우리가 일반적으로 적혈구라고 하는 것은 성숙적혈구를 가리키며 망상적혈구는 한 단계 전의 아직 미숙한 단계의 적혈구를 말한다.

이 수를 조사하면 골수에서 적혈구가 어느 정도 만들어지고 있는지를 알 수 있다. 수가 늘어 있다면 적혈구의 조혈이 활발(조혈항진)한 것이고, 반대로 줄어 있다면 조혈이 잘 안 되는(조혈저하) 것을 나타낸다.

망상적혈구는 약 2일 만에 그물 모양이 사라지고 성숙한 적혈구가 된다.

빈혈의 종류에 따라 높은 수치 혹은 낮은 수치

이 검사도 주로 빈혈의 종류를 조사하는 때 사용한다. 용혈성빈혈(hemolytic anemia) 등 적혈구가 만들어지는 단계에 이상이 없는 빈혈은, 이것을 보충하기 위해 골수에서 적혈구 조혈이 강화된다.

이럴 때 망상적혈구는 증가하고 많은 젊은 적혈구가 만들어진다.

한편 골수에서 조혈능력이 저하되는 재생불량성빈혈(aplastic anemia)은 적혈구를 만들지 못하므로 망상적혈구는 감소한다.

비율과 절대수로 판정

검사는 망상적혈구수를 자동으로 계측할 수 있는 자동혈구계산기 또는 초생체염색(supravital stain)으로 불리는 염색으로 측정한다. 측정치는 적혈구수에 대한 비율(%)로 나타내며 기준치는 0.5~2.0%이다.

또한, 골수의 조혈능력을 알기 위해서는 망상적혈구의 절대수도 파악할 필요가 있다. 즉 비율이 같은 1.2%라도 적혈구수가 500만/㎕일 때는 6만/㎕이지만, 250만/㎕의 빈혈 상태에서는 3만/㎕로 조혈능력은 반으로 떨어지고 상대비율만으로는 병태를 바르게 파악할 수 없을 때도 있기 때문이다.

검사 당일 아침을 거를 필요는 없다.

1주일 후에 재검사

용혈성빈혈이나 출혈에서는 골수의 조혈능력이 말초혈(peripheral blood)의 망상적혈구수에 반영될 때까지 1주일 정도 걸리므로 이 시기에 재검사할 필요가 있다.

적혈구의 일생

적혈구는 골수에서 태어나 비장 등에서 일생을 마친다. 수명은 약 120일.

적혈구는 원반형으로 되어 있으며 표면적과 비교해서 체적은 적고, 변형능력이 풍부하다.

혈액 중에 나와서 시간이 지나면 콜레스테롤이 쌓이고 변형능력이 저하하므로 비장에 있는 그물눈을 빠져나올 수 없게 되면서 파괴된다.

의심스러운 주요 질병의 추가 검사는?

- 높은 수치→용혈성빈혈, 철결핍성빈혈, 거대적아구성빈혈 등
- 낮은 수치→재생불량성빈혈, 골수섬유증, 급성백혈병 등

백혈구수

기준치
4000~10,000/μL

백혈구(leukocyte, WBC)란?

혈액 중에 포함된 호중구, 호산구, 호염기구, 단구, 림프구의 총칭(다음 항목 참조). 이 백혈구들은 생체 내에 침입한 세균이나 바이러스 등의 미생물을 끌어들여 파괴하거나(탐식작용), 면역항체를 만들어 이것들을 죽이거나 하는(면역반응) 작용을 한다.

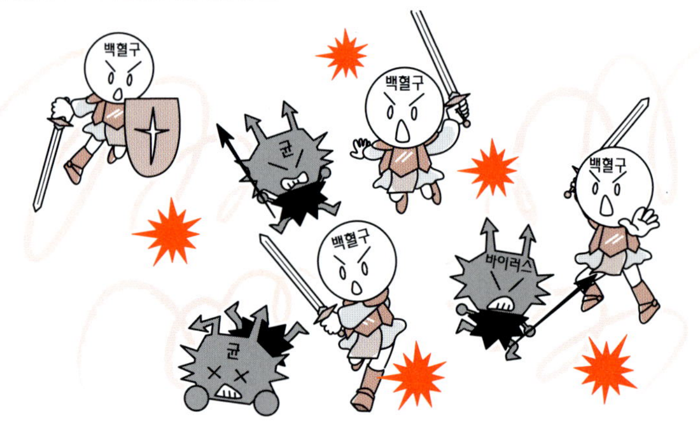

염증의 유무나 면역반응의 이상 등을 조사하는 검사이다. 백혈구수는 생리적 변동이 크므로 기준치를 벗어났다면 며칠 후에 재검사한다.

염증이나 면역반응의 이상으로 높은 수치로

세균(bacteria)이나 바이러스(virus) 등으로 몸 안의 어딘가에 염증이 생기면, 외부의 적을 배제하려고 혈관 주위에 있던 백혈구가 점점 혈액 속으로 나온다. 즉 혈액 속의 백혈구수가 증가한다는 것은 어떤 염증(inflammation)이 생겼거나 면역반응(immunological reaction)에 이상이 생기고 있다는 의미이다. 단 염증이 너무 중증이 되면 오히려 감소할 수도 있다.

오른쪽 페이지 하단의 〈의심스러운 질병〉에 나타낸 편도염(tonsillitis), 폐렴(pneumonia), 담낭염(cholecystitis) 등의 세균감염증, 백혈병 등이 의심될 때는 먼저 이 검사를 한다.

급성충수염 수술의 지표

급성충수염으로 수술할 것인지, 말 것인지의 지표가 되는 것은 백혈구로 1만/μℓ

■ 백혈구수의 생리적 변동

- 일중변동 : 저녁 〉 아침
- 식사 : 식후 30분~1시간에 상승하고, 5~6시간 지속
- 임신 : 증가
- 정신적 : 감정적 스트레스로 상승
- 신생아 : 2만~2만 5000/㎕로 상승
- 근육운동 : 10~20% 상승이 보임

이상이면 수술을 한다. 또한, 2만/㎕ 이상이 되면 봉와직염(봉소염)이라는 중증 염증 상태인 것을 알 수 있다.

낮은 수치가 되면 방어기구가 저하

백혈구수가 3000/㎕로 떨어지면 외부로부터의 미생물 침입에 대한 방어반응(면역반응)이 저하되고 질병에 걸리기 쉬워진다.

백혈구를 만드는 골수의 장애(재생불량성빈혈이나 방사선, 약물로 인한 골수장애)나 백혈구를 파괴하는 비장 기능의 항진이 의심스러울 때도 백혈구수를 조사한다.

생리적 변동이 큰 백혈구

적혈구수와 마찬가지로 자동혈구계산기로 측정한다. 백혈구수가 1만/㎕ 이상을 백혈구증가증(leukocytosis), 3000/㎕ 이하를 백혈구감소증(leukopenia)이라고 진단한다.

백혈구수는 생리적으로 변동되므로(위쪽 표) 근육운동이나 스트레스 등으로 상승하고 식후에는 10~15% 상승하며 흡연으로도 상승한다.

기준치 밖이라면 며칠 후 재검사

백혈구수는 생리적 변동이 크므로 3~7일 후에 재검사해서 증감을 판정한다. 증가할 때는 CRP 등의 염증 마커를 측정하고, 혈청단백 분획도 참고한다.

현저하게 증가할 때는 백혈병 등의 악성 질환이 심하게 의심되므로, 다음 항목에서 이야기할 백혈구분류로 미숙 백혈구의 출현을 확인한다.

의심스러운 주요 질병의 추가 검사는?

◆ 높은 수치→세포감염증(편도염, 폐렴, 담낭염, 신우염, 급성충수염, 봉와직염, 백혈병), 외상 등

◆ 낮은 수치→재생불량성빈혈, 악성빈혈, 골수장애(방사선, 약물), 비장기능항진증 등

백혈구 분류

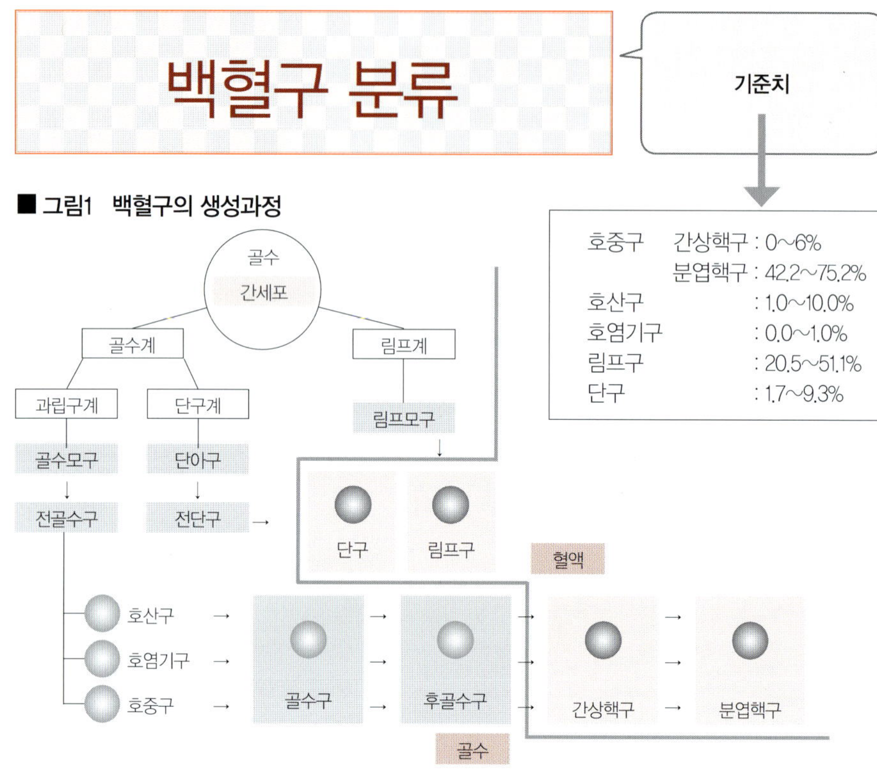

■ 그림1 백혈구의 생성과정

■ 표1 백혈구가 변동하는 병태

호중구	증가	감염증	세균/진균/바이러스감염증
		혈액질환	급성출혈, 골수증식성질환(만성골수성백혈병 등)
		염증, 조직파괴	심근경색, 악성종양, 외상, 외과수술
	감소	감염증	티푸스, 많은 바이러스감염증, 심한 감염증
		혈액질환	재생불량성빈혈, 악성빈혈, 급성백혈병
림프구	증가	감염증	바이러스감염증, 매독
		혈액질환	림프구백혈병
		내분비질환	갑상선질환, 부신질환
	감소	감염증	급성감염증의 초기
		파괴항진	부신피질호르몬의 증가, 방사선요법
		유전성 면역부전	
호산구	증가	알레르기	기관지천식, 아토피피부염, 음식물/약물알레르기
		감염증	기생충, 클라미디아
		혈액질환	림프종, 호지킨병
	감소	스트레스	
		내분비질환	쿠싱증후군
단구	증가	감염증	결핵, 매독, 급성염증에서의 회복기
		혈액질환	만성골수백혈병, 단구백혈병, 호지킨병
	감소	약물	부신피질호르몬
		감염증	중증감염증

5종류의 백혈구로 다양한 질병을 진단하는 검사

사람의 혈액 속에는 5종류의 백혈구(호중구, 호산구, 호염기구, 단구, 림프구)가 포함되어 있다. 이것들은 면역반응에서 생체에 침입하는 미생물에 대한 역할이 다르므로, 이것들의 증감을 조사하면 질병의 진단에 유력한 단서가 된다.

이 검사를 백혈구 분류라고 부르며 백혈구 분류기능을 갖춘 자동혈구계측기로 측정한다.

또한, 채혈액을 직접 슬라이드 위에 도말, 염색하고 현미경으로 백혈구를 관찰하며 산정하는 방법도 있다. 검사 당일의 식사는 평소처럼 해도 괜찮다.

몇 가지 단계를 거쳐서 성숙하는 백혈구

5종류의 백혈구가 만들어지는 대략적 과정을 왼쪽 그림1에 표시했다.

백혈구는 골수의 간세포에서 만들어져 크게 골수계와 림프계로 나뉘고, 골수계는 또 과립구계와 단구계로 나뉜다.

간세포에서 나온 가장 미숙한 세포를 아구라고 하며, 과립구계의 골수아구(myeloblast), 단구계의 단아구(monoblast), 림프계의 림프아구(lymphoblast)가 이것에 해당한다.

각각의 단계를 거쳐 성숙하게 된다. 가령 과립구계는 먼저 전골수구에서 호산성의 과립, 호염기성의 과립 그리고 이 두 가지 과립을 가진 과립 등 3가지 타입으로 나누며, 이것들은 각각 호산구(eosinophil), 호염기구(basophil), 호중구(neutrophil)라고 불린다.

그리고 각각 골수구→후골수구로 분화해서, 드디어 혈액 중에 들어가서 간상핵구→분엽핵구로 분화해 간다.

혈액 속에 존재하는 백혈구를 성숙 백혈구라고 하며, 그 이전의 것을 미숙 백혈구라고 한다. 말초혈액에서 가장 많은 성숙 백혈구는 호중구이다.

미숙백혈구(아구)가 증가/출현하면 상세한 검사가 필요

건강한 사람의 혈액 속에는 성숙 백혈구만 출현하고, 미숙한 백혈구가 출혈할 때는 감염증, 조직의 염증이나 파괴 등을 생각할 수 있다.

나아가 가장 미숙한 아구가 출현해서 증가할 때는 중증 병태이며 그 대표적인 것이 백혈병이다. 이때는 골수천자 등 상세한 검사를 할 필요가 있다.

혈소판수

기준치
13만~40만/$\mu\ell$

혈소판이라?

적혈구 속에 포함된 유형성분의 하나로, 주로 지혈작용을 하고 있다.

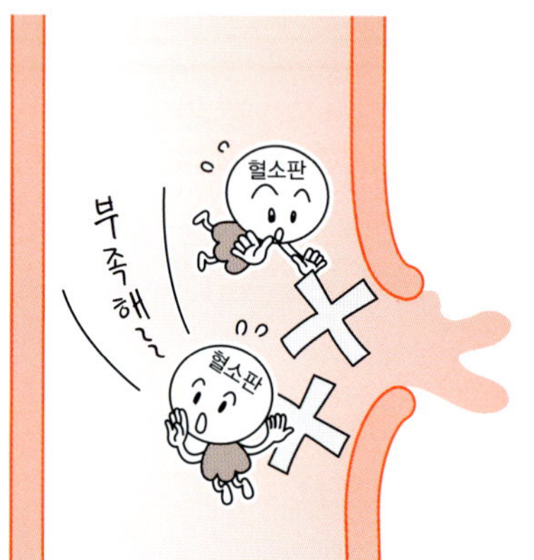

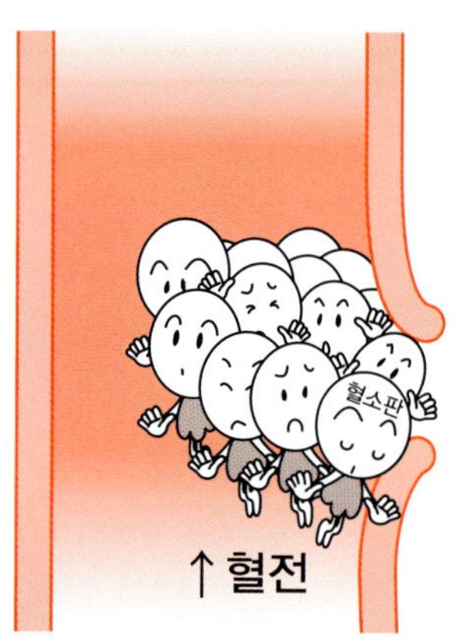

주로 출혈경향이나 빈혈을 조사하는 검사이다. 혈소판은 감소하면 출혈이 생기기 쉬워지고, 응집능력이 높아지면 혈전이 생기기 쉬워진다.

감소하면 출혈이 생기기 쉽고, 피가 잘 안 멈춘다

혈소판의 중심역할은 지혈(hemostasis)이다. 혈소판(platelet)은 접착능력과 응집능력이 있어서 혈관이 손상되면(찢어짐) 혈관벽에 달라붙어서(접착) 활성화되며, 서로 달라붙어(응집) 커다란 덩어리를 만들어 손상부를 막고 출혈을 멈추게 한다.

따라서 혈소판수(platelet count)가 감소하면 출혈이 생기기 쉬워지고, 출혈이 멈추기는 어려워진다. 혈관이나 출혈 응고인자(coagulation factor)의 변화로 인해 출혈이 생기기 쉬워지거나, 지혈이 어려워지는 것을 출혈경향(bleeding tendency, 출혈소인)이라고 하며, 어떤 원인으로 출혈경향이나 빈혈이 나타날 때는 반드시 검사하는 것 중 하나가 혈소판수이다.

증가하면 혈전증(thrombosis)에 주의

골수증식성질환(myeloproliferative disorder)은 혈소판수가 증가하지만, 이때는 혈소판기능이상(platelet function disorder)을 동반하므로 증가에 따른 혈전증과 함께 출혈경향에 주의할 필요가 있다.

5만/㎕ 이하가 되면 50%의 사람이 출혈을 일으키기 쉬워짐

혈소판수는 자동혈구계산기로 측정한다. 13만~40만/㎕이 기준치이며 일반적으로 10만/㎕ 이하가 혈소판감소증, 40/㎕ 이상이 혈소판증가증(thrombocytosis)으로 여겨진다. 혈소판수가 5만/㎕ 이하가 되면 50%의 사람이 출혈을 일으키기 쉬워지고 1.5만~2.0만/㎕ 이하가 되면 출혈경향이 심해진다. 검사 당일 평소처럼 식사를 해도 괜찮다.

응집능력의 증가는 뇌경색이나 급성심근경색 등을 유발

혈소판은 개수뿐만 아니라 응집능력에도 주의해야 한다. 혈소판의 달라붙는 능력이 높아지면 혈전이 만들어져, 뇌혈관이나 심장의 관상동맥을 막아 뇌경색(cerebral infarction)이나 급성심근경색(acute myocardial infarction) 등을 불러일으킨다.

응집능력을 조사하는 검사(혈소판기능검사)는 혈소판수가 기준치 이내에 있어도 출혈경향을 보일 때와 혈소판감소증일 때 실시한다.

혈소판감소증은 뇌출혈 등의 대출혈에 주의

혈소판감소증(thrombocytopenia)은 출혈경향과 직접 관계가 있으므로, 혈소판기능검사에 포함한 정밀검사가 필요하다.

또한, 혈소판감소증은 보라색 반점이나 점막출혈, 코피, 소화관출혈뿐 아니라 뇌출혈 등 생명을 위협하는 대출혈(hematorrhea)을 일으킬 수도 있으니 식사를 시작으로 하는 생활개선이 중요하다.

반대로 혈소판이 극단적으로 증가할 때는 혈전증 예방을 위해 아스피린(aspirin)이나 와파린(warfarin) 등의 약물을 투여한다.

의심스러운 주요 질병의 추가 검사는?

◆ **높은 수치**(혈소판증가증)

→골수증식성질환(본태성혈소판혈증, 만성골수성백혈병 등), 감염증, 혈전증 등

◆ **낮은 수치**(혈소판감소증)

- 생산저하→재생불량성빈혈, 급성백혈병, 거대적아구성빈혈 등
- 파괴항진→비기능항진, 간경변, 반티증후군, 특발성혈소판감소성자반증(ITP), 전신성홍반성낭창(SLE) 등
- 분포 이상→파종성혈관내응고(DIC) 등

적혈구침강속도

기준치
남성 : 9mm/hr
여성 : 20mm/hr

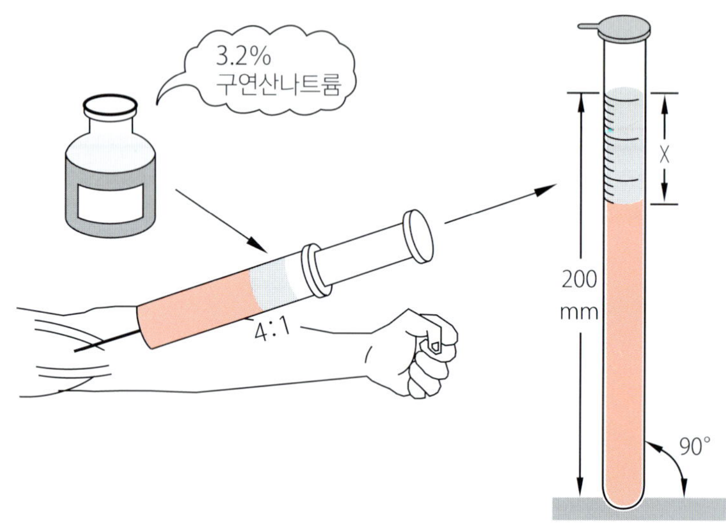

적혈구가 가라앉는 속도를 조사하는 검사이다. 질병으로 항진되거나 지연된다. 경계치는 주의영역으로 생각하고 정기적인 검사를 받도록 한다.

적혈구가 가라앉는 속도에서 전체적인 병태를 파악하는 검사

위의 그림처럼 혈액에 항응고제(anticoagulant drug)를 섞은 후 길고 가는 시험관에 넣고 방치하면, 적혈구는 아래로 가라앉아서(침강) 상층의 액체 부분(혈장)과 하층의 적혈구 부분으로 나뉜다.

이 침강하는 속도가 일정 시간에 어느 정도인지를 혈장층의 길이(그림의 X 부분)로 측정하는 것이 적혈구침강속도(erythroprecipitin, 혈액 침강속도)이다.

적혈구침강속도는 이상 수치를 나타내도 그것이 바로 특정 질병으로 이어지는 것은 아니지만 다양한 질병에서 이상 수치를 나타내므로, 다른 검사와 조합해서 전체적인 병태 파악을 위해 널리 실시하는 검사이다.

최근에는 자동화된 검사기기를 이용하기도 한다.

감염증이나 교원병 등에서 항진, 다혈증이나 DIC 등에서 지연

적혈구침강속도는 적혈구수와 혈장 중에 포함된 단백질 성분에 따라 빨라지거나 늦어진다. 빨라질 때는 조직의 염증이나 파괴, 괴사가 있을 때이며 감염증이나 교원병, 악성종양 등을 의심할 수 있다.

한편 다혈증(plethora)에서는 늦어지며 또한 파종성혈관내응고(disseminated intravascular coagulation, DIC)에서도 혈액 속의 피브리노겐이 감소하므로 늦어진다.

여성은 남성보다 높은 수치

적혈구침강속도는 시험관에 혈액을 넣고 내버려둔 지 1시간과 2시간 후의 수치를 측정하지만, 실용적인 면에서 1시간 측정치가 중시되고 있다.

여성은 남성보다 높은 수치이며 임신을 하면 임신 3개월 이후 높은 수치가 되고, 분만 후 약 1개월이 지나면 원래대로 돌아온다. 검사 당일의 식사는 평소처럼 해도 상관없다.

경계치일 때는 정기적으로 검사를

염증이나 조직의 파괴가 있었을 때 적혈구침강속도의 변동은 30시간 이상이 지난 후 일어난다. 이 때문에 신속하게 검사해야 할 때 적혈구침강속도는 적당하지 않다.

한편 만성감염증(chronic infection)일 때 적혈구침강속도는 재발 발견에 예민하게 반응하는 중요한 검사로, 백혈구수나 체온(body temperature)에 예민하게 변동하는 때가 많다고 할 수 있다. 류마티스관절염(rheumatoid arthritis)일 때는 병세의 지표로 적혈구침강속도를 검사한다.

경계치의 사람은 주의해야 할 영역에 있다고 생각하고 정기적으로 검사할 필요가 있다.

의심스러운 주요 질병의 추가 검사는?

- 항진→악성종양, 혈액질환(다발성골수종, 악성림프종, 재생불량성빈혈, 급성백혈병), 급성/만성감염증, 교원병, 간질환 등
- 지연→다혈증, 파종성혈관내응고(DIC), 저섬유소원혈증 등

백혈구 표면마커

기준치
조건에 따라 변동된다.

백혈구수의 증감이나 면역 이상 등을 조사하는 검사

백혈구 표면에는 다양한 항원(당단백, glucoprotein)이 존재하며 이것을 표면마커(지표)라고 총칭한다. 이 마커를 단클론항체(monoclonal antibody)를 사용해서 분류한 것을 CD라고 한다. 가령 CD3은 T림프구의 표면에 있는 마커로 그 숫자를 조사하는 것이 백혈구 표면마커검사로 주요 마커는 아래 표와 같이 CD번호로 분류되고 있다.

백혈구수의 증감이 보이거나 면역 이상이 예측될 때 이 검사를 한다.

에이즈는 CD4와 CD8의 비율이 감소

면역 이상의 대표적 질환인 에이즈(AIDS)에 감염되면 에이즈 바이러스가 도움T세포(helper T cell, 면역반응을 촉진하는 림프구)에 장애를 일으키고 한편 억제T세포(suppressor T-cell, 면역반응을 억제하는 림프구)는 장애를 일으키지 않는다. 이때문에 도움T세포는 감소하고, 억제 T세포는 감소하지 않으므로 CD4와 CD8의 비율이 감소해서 감염을 의심할 수 있다. 이외에도 말초혈액(peripheral blood) 속의 림프구 마커검사와 혈액종양(blood tumor) 세포의 마커검사가 임상에서 중요하다.

백혈병, 악성림프종은 악성세포(malignant cell)가 어느 세포에서 유래했는지를 검색하고, 유래 세포를 추정해서 적절한 치료와 약물을 선택할 수 있다.

또한, 이 검사의 기준치는 단클론항체(monoclonal antibody)의 종류와 측정하는 기종, 방법 등에 따라 미묘하게 변하므로 각각의 시설별로 따로 설정되어 있다.

■ 주요 백혈구 표면 마커

CD번호	항원분포, 반응세포
CD2	T림프구, NK세포
CD3	T림프구
CD4	도움/유도 T세포(inducer T-lymphocyte)
CD8	억제/세포 상해성 T림프구 (cytotoxic T-lymphocyte), NK세포
CD19	B림프구
CD21	성숙B림프구
CD13	골수구, 단구, 요세관상피
CD14	골수구, 단구
CD34	조혈모세포
CD56	NK세포, 신경모세포종

혈액가스검사

기준치

pH : 7.35~7.45
PaO_2 : 75~100㎜Hg
$PaCO_2$: 35~45㎜Hg
HCO_3^- : 21~27mEq/L

폐의 기능 등을 조사하는 검사

혈액 속에 존재하는 산소나 이산화탄소를 총칭해서 혈액가스(blood gas)라고 한다. 혈액 속의 산소 및 이산화탄소의 분압(partial pressure)은 폐로 인해 언제나 일정하도록 조절되고 있다.

혈액가스검사는 동맥혈액 중의 pH, 산소분압(PaO_2), 이산화탄소분압($PaCO_2$), 중탄산이온(HCO_3-) 등을 측정해서 폐의 기능이나 생체의 산염기평형(acid–base equilibrium) 산증과 알칼리증

산염기평형의 산이란 수소이온을 부여하는 물질로 염기란 수소이온(hydrogen ion)을 받아들이는 물질을 말한다. 이 용액 속의 수소이온농도(hydrogen ion concentration)를 pH라고 하며, 7이 중성, 0~7이 산성, 7~14를 알칼리(용액 중 염기의 총칭)성이라고 한다. 혈액의 pH는 7.35~7.45로 이 기준치보다 낮을 때는 산증(acidosis), 높을 때를 알칼리증(alkalosis)라고 한다.

이것들은 호흡성·대사성의 변화에 따라 일어난다. 가령 폐의 호흡기능에 이상이 생겨서 산소를 충분히 받아들이지 못하면, 산소분압(oxygen tension)이 저하되고 이산화탄소분압(PCO_2)이 상승한다. 이산화탄소는 몸 안에서는 산이 되므로 이산화탄소분압의 상승은 몸 안에 산(acid)이 쌓이는 것을 의미하고 그 결과 산증이 된다.

이런 pH의 변화가 보이면 다른 혈액가스의 수치와 병태 등에서 아래와 같은 질환을 의심해서 더 자세히 검사한다.

■ 산증, 알칼리증을 일으키는 주요 질병 등

- 호흡성산증 → 만성폐쇄폐질환, 폐결핵후유증, 신경근육질환, 수면무호흡증후군, 비만
- 호흡성알칼리증→ 과다환기증후군, 간질성폐렴, 폐섬유증, 폐부종, 간부전, 갑상선기능항진증, 임신
- 대사성산증 → 신부전, 당뇨병성 산증, 설사
- 대사성알칼리증 → 루프이뇨제 투여, 위액의 상실, 중탄산투여로 인한 설사, 원발성 고알도스테론증, 쿠싱증후군

출혈시간

기준치
듀크법(Duke method) : <4분
아이비법(Ivy method) : 2~6분

■ 출혈시간의 측정

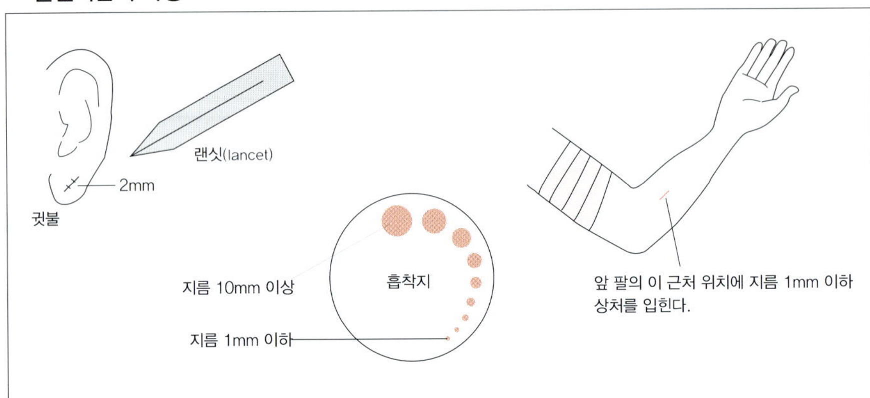

듀크법은 귓불을 랜싯 혹은 메스로 상처를 입혀서, 먼저 30초 후에 출혈액을 여과지로 빨아들인다. 그 후 30초 간격으로 출혈액을 빨아들여 혈흔의 크기가 1mm 이하가 되는 지점(그림에서는 4분 30초)이 출혈시간이 된다. 최초 혈흔의 지름은 10mm 이상이 안 되면 제대로 검사가 되지 않은 것으로 여겨지고 있다.

아이비법은 앞 팔에 상처를 입혀서 듀크법과 마찬가지 방법으로 실시한다.

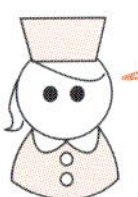

혈소판이나 혈관계의 이상 등을 조사하는 검사이다. 복용하고 있는 약제에 따라 출혈 시간이 늘어나므로 그 사실을 이야기한다.

출혈이 잘 안 멈추는지, 잘 멈추는지를 조사하는 검사

출혈시간은 일정한 크기와 깊이의 상처를 귓불이나 팔에 내고 피부에서 출혈한 혈액이 자연히 굳어서 멈출 때까지 시간을 측정하는 검사로 혈소판, 혈액응고와 모세혈관이 기능을 반영한다.

특히 혈소판의 접착능력과 응집능력에 크게 영향을 준다.

이 검사는 피부 속 얕은 부분에 점상의 출혈반(출혈얼룩, ecchymosis)이나 자색반증(purpura), 혹은 코피(nosebleed) 등이 날 때 혈소판계와 혈관계 이상을 의심해서 실시한다.

또한, 혈소판수가 정상이라도 출혈이 보이고, 혈소판기능이상이 의심될 때는 가장 먼저 이 검사를 한다.

수술 전의 기본검사 중 하나

수술은 몸에 상처를 입히게 되므로 수술 전에 상처에서 출혈이 멈추는지에 대한 검사를 해야 할 필요가 있다. 이 때문에 출혈시간은 중요한 검사가 된다.

단 이 검사는 언제나 일정한 측정치를 얻을 수 없으므로 최근에는 혈소판수, 혈소판 응집능력을 평가하는 기기를 이용하기도 하며, 혈장을 사용한 응고검사〈나중에 이야기할 프로트롬빈시간(prothrombin time)이나 활성 부분트롬보플라스틴시간(activated partial thromboplastin time)〉로 그 능력을 측정하고 있다.

검사는 아스피린이나 소염제에 영향을 받는다

검사법으로는 듀크법(Duke method), 아이비법(Ivy method) 등이 있고 보통 듀크법으로 측정한다. 이것은 귓불에 랜싯(lancet)이라는 날카로운 도구로 상처를 입히는 방법으로 기준치는 <4분이며, 아이비법은 앞 팔에 상처를 입히는 방법으로 기준치는 2~6분이다.

이 검사를 받을 때에는 복용하는 약물에 주의한다. 해열진통제인 아스피린이나 소염제인 인도메타신(indomethacin) 등은 출혈시간을 연장하며, 영향이 없어질 때까지 1주일 정도 약물복용을 쉴 필요가 있으므로 복용할 때는 이야기한다.

시간이 연장/단축될 때는 10~14일 후 재검사

기준치에서 벗어났다면 재검사를 하며, 출혈시간이 연장되었을 때는 위에서 이야기한 것처럼 약물복용을 쉬고 10~14일 후에 측정한다.

출혈시간이 연장될 때는 혈소판감소인지, 혈소판기능이상인지를 먼저 규명하고, 혈소판의 감소가 2만/μl 이하라면 대출혈의 위험성이 크므로 혈소판 보충(혈소판수혈)을 한다.

최근 이러한 출혈시간 검사는 다른 장비를 이용한 검사로 대치되고 있다.

의심스러운 수요 질병의 주가 검사는?

◆ 연장→혈소판감소 : 재생불량성빈혈, 급성백혈병, 특발성 혈소판감소성자반증(ITP), 파종성 혈관내응고증후군(DIC), 중증 간기능장애 등

혈소판 기능이상 : 혈소판기능저하증, 버나드-술리어 증후군, 요독증, 전신홍반루푸스(SLE) 등

기타 : 약제(아스피린, 인도메타신), 유전성 출혈성 모세혈관확장증(오슬러병) 등

◆ 단축→혈전증(뇌경색, 심근경색), 신장증, 동맥경화증 등

프로트롬빈시간

기준치
11~13초
(80~120%)

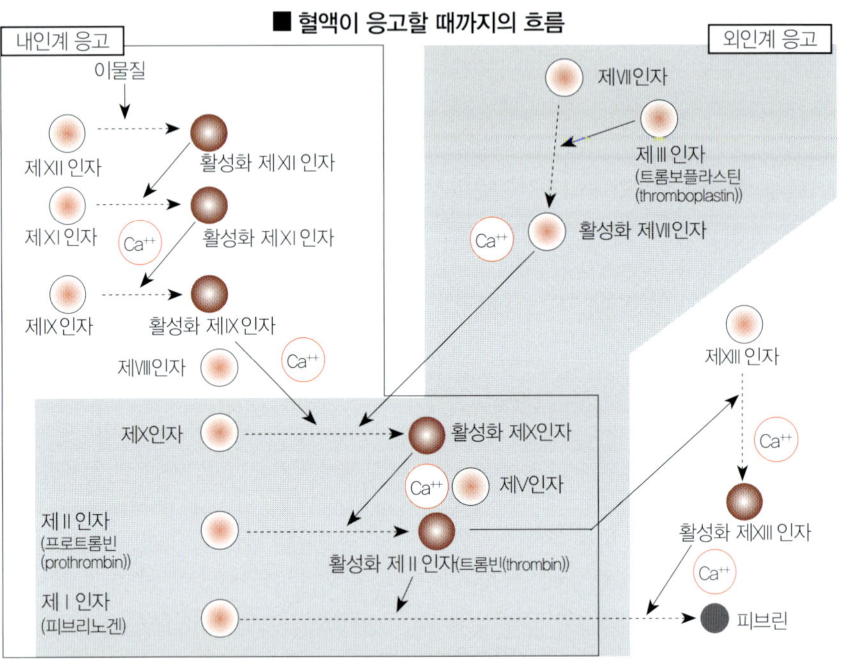

혈액응고인자에는 I부터 XIII까지 있다(제VI인자는 결번). Ca^{++}는 칼슘이온으로 제IV인자.

혈액응고에는 내인계와 외인계가 모두 관여한다. 내인계에서 보면 먼저 출혈이 생기면 제 XII 인자가 활성화 제 XII 인자가 되고 다음에 그것이 제 XI 인자로 작용해서 활성화 제 XI 인자가 되는 식으로 점점 변화와 작용을 반복하고 마지막에 피브리노겐이 피브린으로 되면서 혈액을 굳힌다.

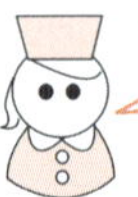

프로트롬빈은 혈액 응고의 제 II 인자이다. 혈액이 응고되기 어려워지면 이 시간이 길어진다.

혈관 외의 응고인자(외인계)의 이상을 조사하는 검사

혈액의 응고에는 위 **그림**과 같이 12가지 응고인자가 관여해서 마지막으로 피브린(섬유소, fibrin)이라는 물질이 되어 피를 굳게 한다. 프로트롬빈(prothrombin)은 제Ⅱ 인자로 출혈을 멈출 때 중심적인 역할을 한다.

혈액이 응고되기 위해서는 내인계(이물 접촉과 혈장 속의 응고인자만으로 시작하는 계열)와 외인계(혈장 속에 없는 조직 속의 인자로 시작하는 계열)의 이 중 외인계 응고인자의 이상을 검사하는 것이 프로트롬빈시간(prothrombin time)이다. 혈액이 응고하기 어려워지면 이 시간이 길어진다.

수술 전 검사

수술 전에는 출혈과 관련된 검사로 최근에는 이 프로트롬빈시간, 혹은 다음에 이야기할 활성 부분프로트롬빈시간(activated partial prothrombin time)으로 혈액의 응고능력을 측정하고 있다.

간의 기능검사로 중요

외인계의 응고인자는 단백질로 간에서 합성된다. 그러므로 간경변이나 간암 등에서 간의 단백질합성능력이 저하되면 프로트롬빈시간은 길어지므로 간기능검사(liver function tests) 중 하나로도 측정되고 있다.

항응고제 치료의 지표

급성심근경색(myocardial infarction)이나 심장의 바이패스수술(bypass surgery), 혹은 정맥혈전증(phlebothrombosis)의 치료에는 혈액을 굳지 않게 하는 항응고제를 투여한다. 이때 항응고약을 지나치게 투여하면 혈액이 굳지 않아서 오히려 위험한 상태가 된다.

이것을 막기 위해서는 어느 정도면 굳지 않을지를 알 필요가 있으며 그 지표로도 이 검사가 사용되고 있다.

프로트롬빈시간이 길어지면 재검사

검사는 구연산나트륨(sodium citrate)을 항응고약으로 사용해서, 혈장에 조직 트롬보플라스틴(thromboplastin)을 추가한 시점에서 응고가 완료할 때까지를 측정한다.

프로트롬빈시간은 채혈방법이나 혈장의 취급법 등에 따라 측정치가 변동되므로, 기준치보다 시간이 길어진다면 채혈방법을 바꾸거나 동일 검체로 재검사를 한다. 파종성혈관내응고증후군(disseminated intravascular coagulation, DIC)은 단시간에 변동되므로 여러 날 계속해서 검사한다.

의심스러운 주요 질병의 추가 검사는?

◆ 연장→혈액응고인자결핍(Ⅱ, Ⅴ, Ⅶ, Ⅹ), 간경변, 간암, 약물(와파린, 헤파린)의 영향, 파종성 혈관내응고증후군(DIC) 등

활성 부분트롬보플라스틴시간

기준치
25~45초

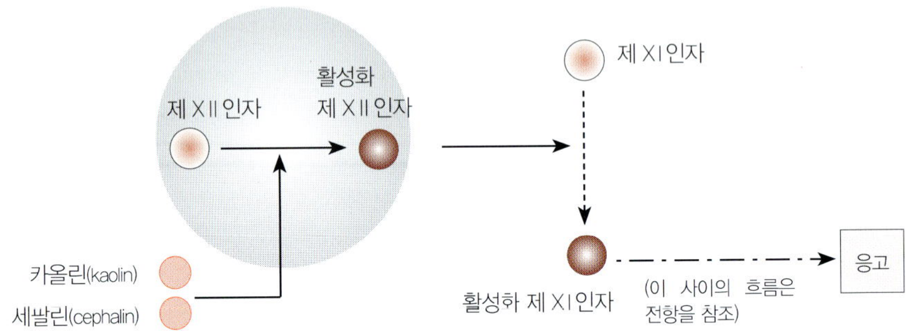

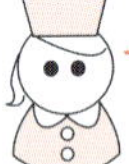

내인계 응고계는 이물면과의 접촉으로 움직이기 시작하는 응고계열로, 혈우병은 이런 내인계 응고인자에 이상이 생겨 활성 부분트롬보플라스틴시간이 길어진다.

내인계의 응고인자 이상을 조사하는 검사

활성 부분트롬보플라스틴(activated partial thromboplastin)이란 혈액응고의 제Ⅲ인자로 제Ⅶ인자와 칼슘이온의 복합체를 만들어서, 제Ⅹ인자를 활성화해서 혈액을 응고시켜간다.

프로트롬빈시간이 외인계(혈관외 인자를 포함한 응고인자)의 응고 이상을 조사하는 것이라면 부분트롬보플라스틴시간은 내인계(혈장 중에 존재하는 응고인자)의 응고 이상을 조사하는 검사이다.

혈우병에서 시간이 연장

내인계의 이상이 생기는 병으로 첫 번째로 들 수 있는 것이 혈우병이다. 혈우병은 유전적으로 제Ⅷ인자, 혹은 Ⅸ인자가 결핍으로 인해 생기는 병으로 이 때문에 혈액응고 시간이 길어지게 된다.

최근에는 활성 부분트롬보플라스틴시간(activated partial thromboplastin time)을 측정

내인계의 응고인자가 활동하기 위해서는 제Ⅻ인자가 활성화될 필요가 있으며, 여기에는 카올린(kaolin), 세팔린(cephalin)이라는 물질이 관여하고 있다. 그래서 최근의 부분트롬보플라스틴시간의 측정은 이런 물질들을 추가한 시약으로 검사한다.

시간이 길어지면 재검사

채혈방법이나 혈장의 취급법 등으로 인해 측정치가 변동되므로 기준치보다 길어

■ 기본적인 지혈 검사법

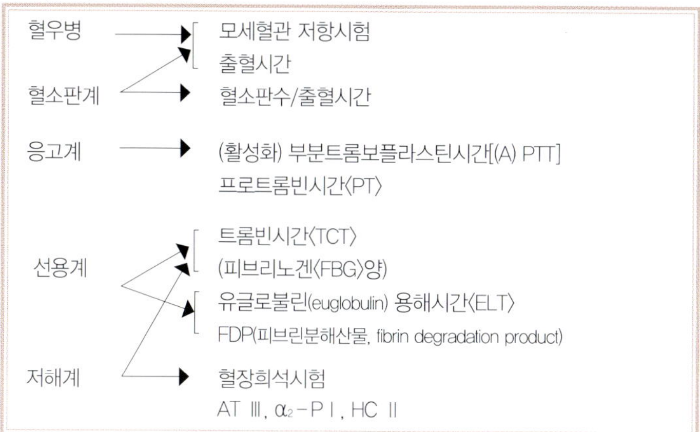

지면 채혈방법을 바꾸거나 동일 검체로 재검사한다. 파종성혈관내응고증후군(DIC)은 단기간에 변동하므로 여러 날 계속해서 검사한다.

활성 부분트롬보플라스틴시간이 현저하게 연장되는 것은 압도적으로 혈우병일 때가 많고, 근육·관절 내를 중심으로 다채로운 출혈 증상을 일으키므로 과격한 운동은 피하고, 출혈 시에는 결핍된 인자를 보충한다.

의심스러운 주요 질병의 추가 검사는?

◆ **연장→혈우병 A**(제Ⅷ인자 결핍증), **혈우병 B**(제Ⅸ인자 결핍증), **혈장응고인자 결핍**(Ⅱ, Ⅴ, Ⅹ, Ⅺ, Ⅻ), **간세포장애, 약물**(와파린, 헤파린)**의 영향, 파종성혈관내응고증후군**(DIC), **루푸스항응고인자 등**

피브리노겐

기준치
200~400mg/dL

피브리노겐이란?
혈액응고인자 중 하나(제 I 인자)로 혈액응고의 메커니즘의 최종 단계에서 피브린이라는 물에 녹지 않은 그물형상의 섬유소가 되어 혈액을 굳히는 역할을 한다.

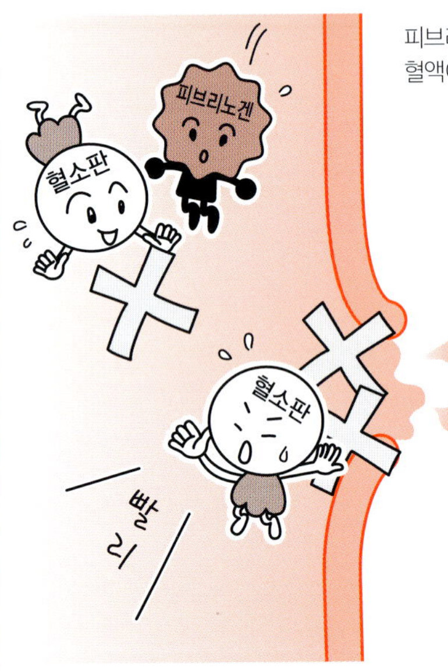

피브리노겐이 저하하면 혈액이 잘 안 굳는다.

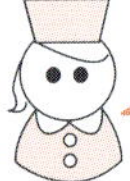

피브리노겐은 혈액응고의 제 I 인자로 급성 반응물질이다. 수치가 낮아지면 출혈이 잘 되고, 수치가 높아지면 혈전이 쉽게 생긴다.

출혈경향, DIC, 간기능장애에서 낮은 수치로

피브리노겐(혈액응고 제 I 인자)도 혈액응고의 이상을 조사하는 검사이다.

피브리노겐(fibrinogen)은 혈액응고의 최종단계에서 그물형상의 불용성 물질인 피브린(fibrin)이 되어, 혈구와 혈소판에 모여 생긴 덩어리(혈전)의 틈새를 메워서 혈액성분이 그쪽으로 새지 않도록 한다. 그러므로 피브리노겐이 저하되면 혈액이 잘 안 굳어서 지혈이 어려워진다(출혈경향).

가령 전신 곳곳에서 혈액이 응고되는 병으로 파종성혈관내응고증후군(DIC)이 있다. 이것은 악성종양이나 중증 세포감염증, 백혈병 등에서 이차적으로 발병하는 병태이다. 전신에서 혈액응고가 생기므로 응고인자가 소모되어서 피브리노겐도 저하되고 출혈경향이 출현하게 된다.

피브리노겐은 또한 간기능검사에서도 이용된다. 이것은 피브리노겐이 간에서 합성되기 때문에 간경변이나 간암으로 간의 합성능력이 저하되면 낮은 수치가 된다.

혈전병, 감염증, 급성심근경색에서 높은 수치로

이 검사는 감염증(infectious disease)이나 급성심근경색(myocardial infarction) 등이 의심될 때 시행한다. 피브리노겐은 몸 안에 염증이나 조직 변성이 생기면, 5~6시간 후에 혈액 속에 증가해서 높은 수치가 되기 때문이다.

혈액응고인자인 피브리노겐이 어떠한 원인으로 인해 증가하면 몸의 곳곳에서 혈전이 생기기 쉬워진다.

검사법에 따른 오차도 있음

검사는 트롬빈(thrombin)을 추가해서 피브리노겐이 피브린이 되는 시간을 측정하는 방법이 사용되고 있다.

피브리노겐에 분자 이상이 있으면 트롬빈시간이 연장되어 피브리노겐 측정치의 감소를 보인다.

파종성혈관내응고증후군(DIC)

- 자색반점
- 하혈
- 주사부위 지혈 곤란
- 핍뇨
- 쇼크

악성종양, 중증 세포감염증, 백혈병, 교원병 등

증상이 가라앉으면 재검사

피브리노겐은 급성의 염증이나 조직 파괴가 있을 때 혈액 속에 출현하는 물질이므로 증상이 가라앉은 시기에 재검사할 필요가 있다. 또한, 100mg/dl 이하일 때는 저피브리노겐 혈증에 주의하고, 50mg/dl 이하에서는 출혈의 위험이 있다.

의심스러운 주요 질병의 추가 검사는?

◆ 높은 수치→임신, 감염증, 급성심근경색 등

◆ 낮은 수치→간기능장애(간경변, 간암), 파종성혈관내응고증후군(DIC), 뇌경색, 급성심근경색 후, 저피브리노겐 혈증 등

FDP, D-dimer

기준치
FDP : <5μg/mL
D-dimer : <0.4μg/mL

FDP, D-dimer란?

FDP란 앞에서 설명한 피브린이 플라스민(plasmin)이라는 효소로 분해된 산물(피브린분해산물). D-dimer는 FDP가 더욱 플라스민에 분해되어 생기는 최종 분해산물.

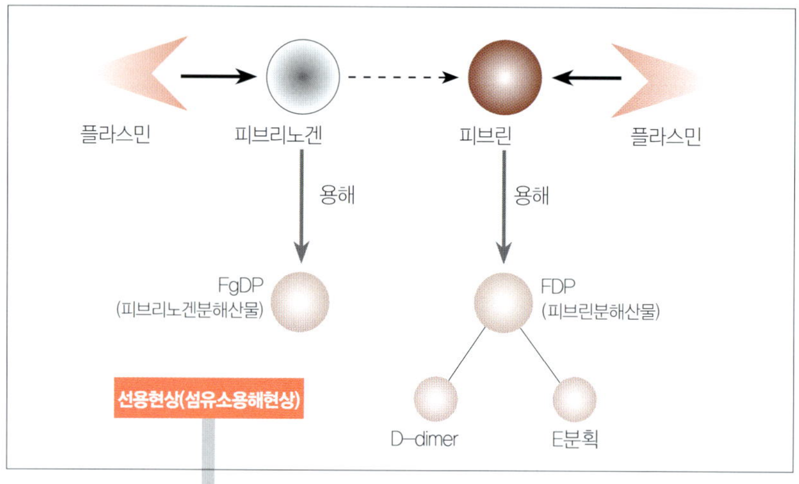

혈전이 있으면 섬유소용해현상이 높아져서, FDP, D-dimer가 증가한다.

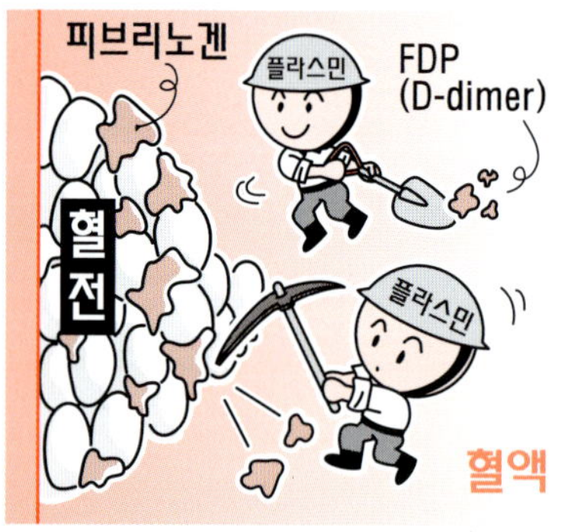

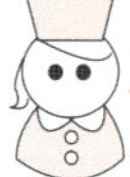

양쪽 모두 혈액의 섬유소용해현상을 조사하는 검사이다. 높은 수치일 때는 몸 안 어딘가에 혈전이 있는 것을 가리킨다.

혈전병에서 높은 수치로

우리의 몸에는 몸 안에 혈전이 생기면 이 혈전을 녹여서(용해해서) 제거하려는 기능이 있다. 이 기능은 플라스민(plasmin)이라는 효소가 가지고 있다.

혈전으로 상처가 지혈되는 것은 몸에는 효과적이지만, 이 혈전이 계속 상처에 머물면 반대로 몸에 해가 되고 만다.

그래서 그렇게 되지 않도록 플라스민이 작용해서 혈액응고인자인 피브리노겐이나 피브린을 용해한다. 이 현상을 섬유소용해현상〈fibrinolysis, 정확히는 섬유소(=피브린) 용해현상〉이라고 하고, 이때 분해되는 물질이 FDP(피브린/피브리노겐 분해 산물)이다. 그리고 FDP는 플라스민에 더욱 용해되어 최종적으로 D-dimer와 E분획이 된다. FDP는 피브리노겐분해와 피브린분해를 종합적으로 반영하지만, D-dimer는 피브린분해만을 반영한다.

FDP, D-dimer 모두 이 섬유소용해현상을 조사하는 검사이다. 몸 안의 어딘가에 혈전이 생기면 섬유소용해가 강화되고 FDP, D-dimer가 높은 수치를 나타낸다.

DIC에서 높은 수치로

피브리노겐과 마찬가지로 FDP, D-dimer도 파종성혈관내응고증후군(DIC)이 의심될 때도 검사한다.

파종성혈관내응고 증후군은 반드시 악성종양이나 중증 세균감염증 혹은 백혈병 등 기초가 되는 질병이 있으며, 이차적으로 발병하는 질병으로 전신의 곳곳에서 혈액응고(blood clotting)가 일어나므로 그것을 녹이려고 섬유소용해현상이 강화되고 FDP, D-dimer가 높은 수치가 된다.

의심스러운 주요 질병의 추가 검사는?

- 높은 수치→파종성혈관내응고증후군(DIC), 악성종양, 약물〈우로키나제(urokinase)〉, 뱀독의 영향 등
- 낮은 수치→저피브리노겐 혈증 등

AST(GOT)

기준치
5~40IU/L
(JSCC권고법)

AST(GOT)란?
몸의 중요한 구성요소인 아미노산의 대사에 관여하는 효소. 대부분 모든 세포에 포함되어 있으나 특히 간, 심근, 골격계 세포에 많다.

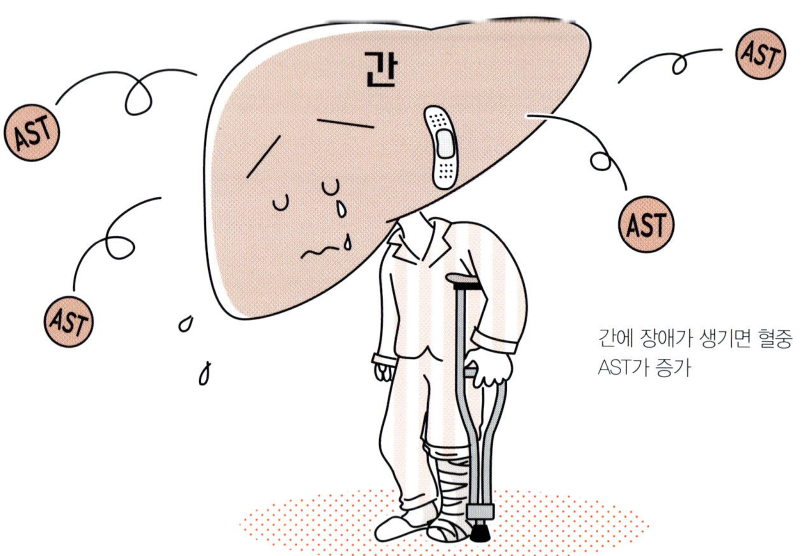

간에 장애가 생기면 혈중 AST가 증가

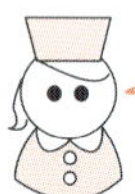

특히 간기능의 지표로 알려진 검사이다. 높은 수치일 때는 간을 시작으로 해서 심장이나 근육의 병을 의심한다. 급성간염이나 급성심근경색 등은 반복 측정할 때가 있다.

간에 장애가 생기면 높은 수치로

간의 기능을 조사하는 지표로 가장 중요한 검사 중 하나이다.

세포(cell)는 끊임없이 만들어지고 파괴되고 있다. 세포가 파괴되면 세포 속에 포함된 AST는 세포에서 밖으로 나가 혈액으로 들어가는데, 건강한 사람은 그 양을 일정하게 유지하고 있다.

AST는 간세포(hepatocyte)에 많이 포함되어 있으므로 간세포의 파괴(장애)가 진행되면 혈액 속 AST의 수치가 이상 상승하게 된다. 간경변의 종류나 장애 정도에 따라 AST의 상승도에 차이가 있고, 세포의 장애가 강할수록 수치가 높아진다.

급성간염(acute hepatitis)의 급성기(발병 1~2주)에는 정상치의 100배 이상 상승하기도 하고, 만성간염, 지방간, 간경변은 정상치의 2~5배 정도로 증가한다.

급성심근경색, 근육퇴행위축에서도 높은 수치로

AST는 간세포 외에 심근(심장의 근육)이나 골격근의 세포도 많이 포함되어 있으므로 이 질병들의 지표도 된다.

급성심근경색으로 심근세포(cardiac muscle cell)에 장애나 근육퇴행위축(muscular dystrophy) 증 등의 근육질환에도 마찬가지로 정상치의 10 배까지 증가하기도 한다.

검사 전일/당일에 심한 운동은 피한다

혈청(serum)을 사용해서 자동분석기로 측정한다. AST는 적혈구 속에도 포함되어 있으므로 채혈, 분리할 때에 적혈구가 파괴되면 AST가 밖으로 나와 가볍게 상승한다.

AST는 골격근 세포에도 많이 포함되어 있어서 심한 운동을 하면 다음날 정도까지 가벼운 상승이 있으므로 검사 전일/당일의 운동은 피한다.

검사 당일은 평소처럼 식사해도 좋다.

급성간염이나 급성심근경색 등의 급성기에는 여러 날 추적 검사

AST가 기준치를 넘으면 증상과 다른 혈액검사를 살펴보면서 간, 심장, 근육의 질병을 의심하고 추가로 필요한 검사를 한다.

이 질병들이 있을 때는 AST만이 높은 수치가 되는 경우는 거의 없다.

급성간염이나 전격간염(fulminant hepatitis), 급성심근경색 등은 급성기인 발병 1~2주 이내의 경과가 중요하므로 여러 날 반복해서 AST를 측정한다.

의심스러운 주요 질병의 추가 검사는 ?

- 높은 수치→간질환 : 급성간염, 만성간염, 간경변, 간암, 지방간, 알코올성 간염 등
  - 심장질환 : 급성심근경색 등
  - 근육질환 : 근육퇴행위축, 근무력증 등
  - 기타 : 격렬한 운동, 용혈 등
- 낮은 수치→인공투석을 하고 있을 때 등

ALT(GPT)

기준치
3~35IU/L
(JSCC권고법)

ALP(GPT)란?
AST와 마찬가지로 몸의 중요한 구성요소인 아미노산의 대사에 관여하고 있는 효소. 주로 간에 포함되어 있다.

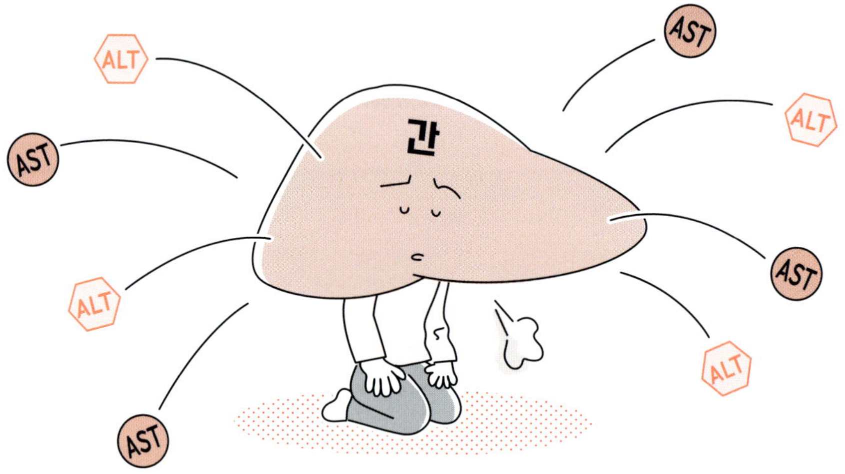

ALT, AST가 고도로 상승 → 급성간염
ALT, AST가 100전후나 이상 → 비만, 과음, 만성간염
ALT가 AST보다 높은 수치 → 급성/만성간염, 지방간, 담석

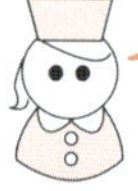

AST와 함께 간장애의 지표로 중요한 검사이다. 양쪽이 모두 높은 수치라면 간의 질병을, AST의 높은 수치가 우위라면 심장이나 골격근의 질병을 의심한다.

간에 장애가 생기면 높은 수치로

앞에서 이야기한 AST와 마찬가지로 이것도 간장애가 의심될 때 실시하는 가장 대중적인 검사의 하나이다.

ALT는 주로 간세포에 포함되어 있으므로, 간세포의 파괴가 심하면 혈액 속의 ALT 수치가 비정상적으로 상승하게 된다.

ALT는 AST와 거의 마찬가지로 변동하며, 급성간염에서는 발병 1~2주 후에 정상치의 100배 이상으로도 상승한다.

ALT는 AST보다 혈액 속에서 소실하는 시간이 걸리므로, 얼마 동안 높은 수치가 지속되며, 급성간염의 급성기에는 AST보다 ALT가 높은 수치가 되고, 이 시기에는 황달(jaundice)도 심해진다.

또한, 만성간염(chronic hepatitis)이나 지방간(fatty liver)에서도 AST보다 ALT가 높은 수치(100~300IU/L)가 된다.

급성심근경색에서는 가벼운 상승

ALT도 AST와 마찬가지로 간세포 이외에도 심근(심장의 근육)이나 골격근의 세포에도 포함되어 있으므로 이런 질병들의 지표도 된다.

단 AST보다 포함된 양이 적어, 상승의 정도가 낮다.

급성심근경색일 때는 AST가 높은 수치가 되며 ALT는 조금 상승하는 등 양쪽의 차이가 큰 것이 특징이다.

ALT는 AST와 다르게 운동의 영향을 받지 않는다

혈청을 사용해서 자동분석기로 측정한다. ALT는 일내변동(diurnal variation)이 없고, AST와 다르게 운동의 영향도 없다.

검사 당일 식사는 평소처럼 해도 좋다.

급성간염 등 급성기에는 추적 검사 필요

ALT는 AST와 비슷한 변동을 나타내므로 양쪽에 이상 수치가 보이면 간장애를 의심하고 정밀검사를 시행한다.

급성간염이나 전격간염 등은 급성기인 발병 1~2주 이내의 경과가 중요하므로 여러 날 계속해서 ALT를 측정할 때가 있다.

AST의 상승이 심하고, ALT의 상승폭이 상대적으로 크지 않다면 심근이나 골격근 장애를 생각한다.

의심스러운 주요 질병의 추가 검사는?

- 높은 수치→간질환 : 급성간염, 만성간염, 간경변, 간암, 지방간, 알코올성 간염 등
  심장질환 : 급성심근경색 등
  근육질환 : 근육퇴행위축 등
- 낮은 수치→인공투석을 하고 있을 때 등

LDH(LD)

기준치
100~225IU/L

LDH(LD)란?
세포 속의 당이 에너지로 바뀔 때 작용하는 효소 중 하나(유산탈수소효소). 전신의 여러 세포에 존재하고 있다.

- LDH가 일시적으로 4~5배 상승
  → 바이러스성 급성간염
- LDH가 2배 이하
  → 알코올성 간염,
  지방간, 만성간염, 간경변
- LDH가 AST, ALT보다 상승
  → 간암(특히 전이성)

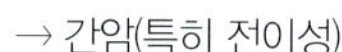

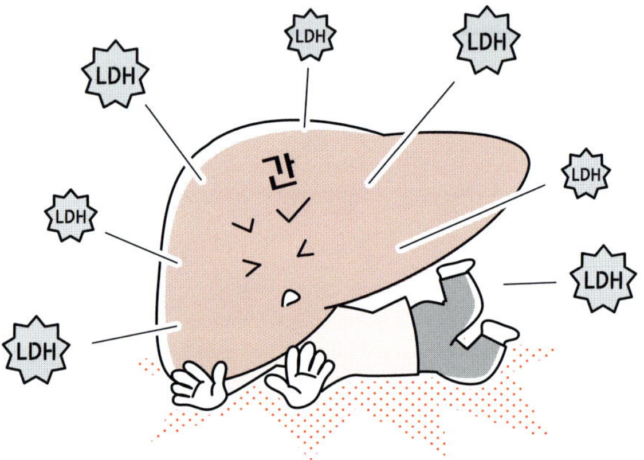

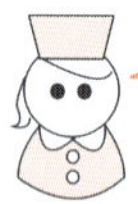

LDH는 AST/ALT와 함께 간기능검사의 세 기둥이다. 이 3가지가 높은 수치라면 간질환이 심하게 의심된다.

간에 장애가 생기면 높은 수치로

LDH도 앞에서 설명한 AST, ALT와 마찬가지로 간기능을 조사하는 검사의 하나이다.

LDH도 간세포 속에 포함되어 있으므로 간세포에 장애(파괴)가 생기면 세포 밖으로 나와서 혈액 속의 LDH 수치가 상승한다.

간장애로 LDH가 가장 높은 수치가 되는 것은 바이러스가 원인으로 생기는 급성간염으로 급성기에는 기준치의 4~5배로 상승한다. 알코올성 간염, 지방간, 만성간염, 간경변은 2배 이내의 상승이 일반적이다.

또한, 간암(hepatoma)에도 상승하지만, 특히 전이성간암(metastatic liver cancer)에서는 AST, ALT의 상승보다 LDH가 더욱 상승하는 것이 특징이다.

급성심근경색에서도 상승

LDH는 간세포 이외에도 심근(심장근육), 골격근, 혈구 등 전신의 여러 세포에 포함되어 있으며 각각 세포의 장애(파괴)로 수치가 상승한다.

급성심근경색에서는 LDH는 발병 6~10시간부터 상승을 시작해서, 24~60시간에 최고치, 정상의 4~5배인 수치가 된다. 이 질병은 발병 1주일이 중요한 시기이므로 증상이 안정될 때까지 LDH를 시작으로 하는 혈액검사를 반복해서 실시한다.

또한, LDH만 비정상적으로 높은 수치일 때는 악성종양의 존재가 의심된다. 암세포는 많은 에너지가 필요하므로 LDH가 다량으로 나오기 때문이다.

검사 전일/당일의 심한 운동은 피한다

혈청을 사용해서 자동분석기로 측정한다. AST, ALT와 마찬가지로 LDH는 적혈구 속에도 들어 있으므로 채혈, 분리할 때 적혈구가 파괴(용해)되면 LDH는 밖으로 나와 가볍게 상승한다.

LDH는 골격근 세포에도 포함되어 있으므로 심한 운동 후에는 다음날까지는 가볍게 상승하는 때가 있으니 검사 전일/당일의 운동은 피한다.

검사 당일의 식사는 평소처럼 해도 좋다.

높은 수치일 때는 동종효소를 측정

간의 질병은 LDH와 함께 AST, ALT도 상승하지만, 심장이나 근육의 질병은 LDH와 AST가 상승하고 ALT는 아주 가볍게 상승할 뿐이다.

LDH는 급성간염이나 급성심근경색에서는 일시적인 수배의 상승으로, 근육이나 혈액의 질병에서는 2~3배의 지속적인 상승을 나타낸다.

LDH가 높은 수치일 때는 추가로 LDH의 동종효소를 측정하면, 원인이 되는 질병의 진단에 도움이 된다.

동종효소(isozyme)란 같은 작용을 하지만 분자구조가 다른 효소군(category)을 말하며, LDH를 더욱 분석하면 LDH~LDH 등 5가지로 나뉜다. 1은 심근과 신장, 적혈구에, 2는 심근과 폐, 3은 폐, 4와 5는 간에 많이 포함되어 있으므로, 어느 동종효소가 많은지를 보면 이상이 생긴 장기를 찾을 수 있는 단서가 된다.

의심스러운 주요 질병의 추가 검사는?

◆ 높은 수치→간질환 : 급성간염, 간암, 전이성간암, 간경변, 만성간염 등
심장질환 : 급성심근경색, 심부전 등
근육질환 : 다발성근염 및 피부근염, 근육퇴행위축 등
기타 : 간경색, 백혈병, 악성빈혈, 용혈, 악성종양 등

γ－GT

기준치
남성 : 11~63IU/L
여성 : 8~35IU/L

γ－GT란?
간에서의 약물대사에 관여하는 물질(글루타티온)의 합성에 관여하는 효소로 신장, 췌장, 간, 비장, 소장 등에 포함되어 있으며, γ－GTP라고도 한다.

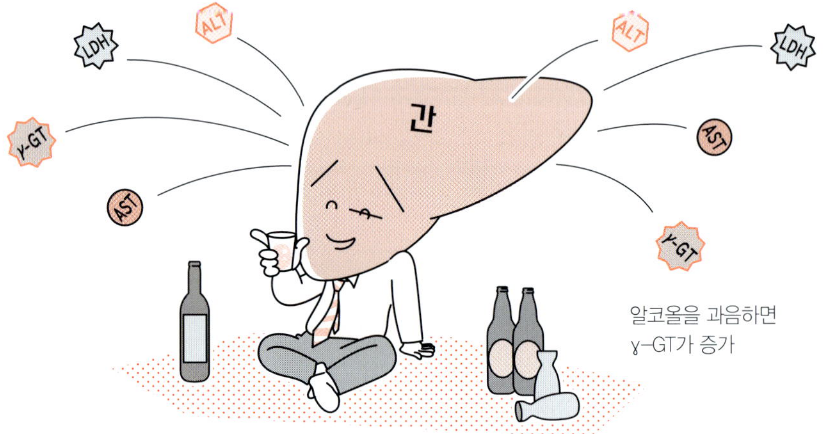

알코올을 과음하면
γ－GT가 증가

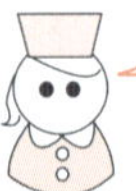
알코올성 간장애의 지표로 알려진 검사이다. 높은 수치일 때는 금주를 한다. 검사 전날에 과음하면 수치가 상승할 수 있으니 주의한다.

알코올의 영향에 비례해서 높은 수치로

γ－GT도 간의 장애를 조사하는 중요한 검사이다. 알코올이 원인으로 장애가 생기면 간세포에 존재하는 γ－GT가 혈액 속에 나와서 특이하게 상승하고, 기준치의 몇 배에서 10여 배까지 높은 수치가 된다. 이것은 알코올이 간세포의 γ－GT 합성을 자극하기 때문으로 생각된다.

알코올성 지방간(alcoholic fatty liver)은 γ－GT 이외에도 AST, ALT, LDH, 나아가 총콜레스테롤이나 트리글리세리드(triglyceride)도 높은 수치가 되나, 알코올이 관여되지 않은 지방간(식사성이나 당뇨병성)에서는 γ－GT의 상승은 그리 심하지 않다.

음주하는 사람은 AST, ALT가 정상이고 γ－GT만이 2~3배 상승하는 때도 있다. 이것은 알코올성 간장애는 일어나지 않았으나, 알코올의 양이 몸에 부담을 주고 있는 상태라고 생각할 수 있다.

γ－GT는 알코올을 마시지 않는 사람의 간

기능장애(간염이나 간경변)에도 상승하지만, 알코올이 원인일 때보다 그다지 높지 않으며 기준치의 2~3배 정도 상승에 머문다.

담도계 내부압력의 상승에서도 높은 수치로

γ-GT는 담도계(biliary tract)의 질병이 의심될 때도 검사한다. 담도염(cholangitis)이나 총담관결석(choledocholith), 종양(tumor) 등에서 담도계의 내부압력이 상승할 때나 담즙울체(stasis) 등에서는 2~3배의 높은 수치가 된다.

검사 전날의 과음에 주의

혈청을 사용해서 자동분석기로 측정한다. 남성은 여성보다 약간 높은 수치이다.

검사 당일은 평소처럼 식사해도 괜찮으나 전날에 음주를 지나치게 하면 일시적으로 가볍게 상승(2~3배)할 수 있으므로 검사 전날의 음주는 피한다.

알코올이 원인으로 높은 수치면 금주

기준치를 넘고 있다면 그 원인이 되는 간질환(liver disease)의 판정을 위해 종종 혈액검사(간염바이러스)나 복부초음파 등으로 정밀검사를 한다.

알코올이 원인으로 높은 수치일 때는 금주가 필요하고 금주 2주일이면 수치는 반 정도 저하하지만, 알코올성 간염(alcoholic hepatitis)이나 알코올성 지방간(alcoholic fatty liver)일 때는 2~3개월 금주를 해야 γ-GT가 정상이 된다.

● 알코올성 간장애

과도한 음주로 생기는 간질환의 총칭. 지방간, 간염, 간경변 등이 있으며 음주량이나 음주 시간에 비례해서 발병하기 쉬워진다. 여성은 남성보다 소량, 단기간의 음주에도 발병하기 쉬운 것으로 알려졌다. 알코올성 지방간은 금주하면 치유될 수 있다.

의심스러운 주요 질병의 추가 검사는?

◆ 높은 수치→간질환 : 알코올성 간염, 알코올성 지방간, 담즙울체성 간염, 급성간염, 만성간염, 간경변, 간암 등

담도질환 : 담도염, 총담관결석, 담도암, 췌두부암 등

알칼리성 인산분해효소(ALP)

기준치
성인 : 380~115IU/L
청소년 : 30~165IU/L
소아 : 60~300IU/L

알칼리성 인산분해효소란?
에너지 대사에 관여하는 효소 중 하나로 대부분 모든 장기나 조직에 포함되어 있다.

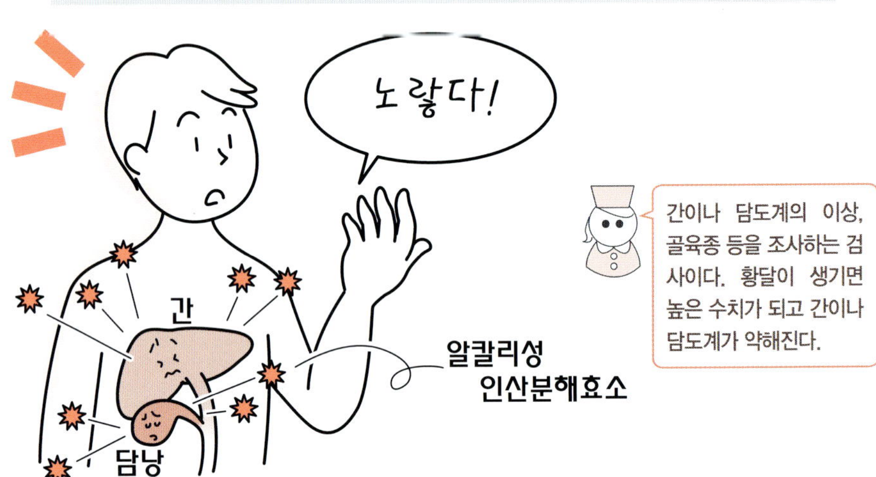

간/담도계의 질병으로 황달이 생기면 높은 수치로

알칼리성 인산분해효소(alkaline phosphatase, ALP)는 담도계(담낭/담관) 상피세포(모세담관)의 세포막에 많이 포함되어 있다.

그 상피세포(epithelial cell)가 염증이나 담즙의 유출저하 등으로 파괴되면 많이 나와서 높은 수치가 되므로, 간이나 담도의 변화(결석과 종양)를 조사하는 검사의 하나로 이용되고 있다.

담즙울체성 간염(cholestatic hepatitis)이나 총담관결석(choledocholith)과 종양으로 황달이 생기면, 알칼리성 인산분해효소(ALP)는 기준치의 몇 배나 상승한다. 항균약 등의 약물을 복용한 후 발생하는 약물성 간염(drug-induced hepatitis)에도 황달과 함께 몇 배로 상승한다. 이것은 담즙울체증(cholestasis)으로 인해 담관의 내압이 상승해서 알칼리성 인산분해효소(ALP)의 합성이 강화되기 때문이다. 역류와 합성항진으로 인해 비정상적인 높은 수치가 된다.

골절, 골육종 등에서도 높은 수치로

알칼리성 인산분해효소(ALP)는 뼈의 질

병으로도 높은 수치가 된다. 뼈의 성장에 관여하는 골모세포(osteoblast)에도 많이 포함되어 있으므로 골절이나 골육종 등에서 뼈가 파괴되었을 때나 뼈가 새롭게 생길 때(성장기)에는 2~3배로 상승한다.

뼈의 질병은 황달이 없고, 간장애를 나타내는 효소(AST, ALT, LDH 등)의 상승도 없는 등에서 간/담도계의 질병과 구별을 할 수 있다.

악성종양(malignant tumor)이 뼈로 전이했을 때 전이된 곳의 뼈에 지속성이 강한 통증과 알칼리성 인산분해효소(ALP)의 상승을 관찰할 수 있다. 골연화증(osteomalacia)에서도 2~3배의 상승이 되므로, 악성종양이나 간장애가 없을 때는 X선 촬영 등의 체크도 참고가 된다.

소아, 임신 시에는 2~3배로 높은 수치로

검사는 혈청을 사용해서 자동분석기로 측정한다. 기준치는 측정법에 따라 다르다. 알칼리성 인산분해효소(ALP)는 뼈의 성장으로도 상승하므로 소아는 성인의 2~4배의 수치가 된다. 또한, 태반(placenta)에서도 만들어지므로 임신 시에는 2~3배의 높은 수치가 될 수 있다. 검사 당일은 평소처럼 식사해도 관계없다.

높은 수치일 때는 동종효소를 측정

기준치를 넘으면 혈액검사, 복부초음파, 복부CT 등을 실시해서 원인을 찾고, 또한 동종효소도 측정한다.

동종효소(isozyme)란 같은 작용을 하는 분자구조가 다른 효소군을 말하며, 알칼리성 인산분해효소(ALP)를 더욱 분석하면 ALP~ALP 등 6가지로 나뉜다. 1과 2는 간기능장애, 3은 골질환, 4는 임신으로 인해 증가하고, 5는 소장에 많이 포함되어 있으므로 동종효소를 조사하면 그 상승이 뼈로 인한 것인지 간, 담도로 인한 것인지를 구별할 수 있다.

의심스러운 주요 질병의 추가 검사는?

◆높은 수치→간질환 : 급성간염, 담즙울체성 간염, 만성간염,간경변, 간암 등
담도질환 : 결석, 종양 등
골질환 : 골절, 골육종, 전이성 골종양, 골연화증 등
기타 : 소아기, 임신 말기, 갑상선기능항진증 등

콜린에스테라아제(ChE)

기준치
203~460IU/L
(효소법)

콜린에스테라아제란?
acetylcholine 등을 분해하는 효소로 간세포에서 합성된다.

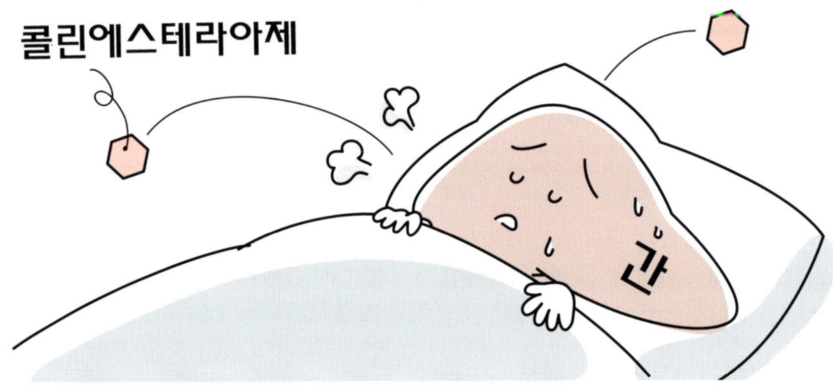

간경변이 생기면 콜린에스테(cholinester)를 만들 수 없어져서 감소.

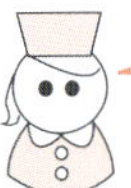

간이나 신장, 갑상선 등의 이상을 조사하는 검사이다. 낮은 수치일 때는 간질환의 종말상인 간경변이 강하게 의심된다.

간경변(hepatic cirrhosis)에서 낮은 수치로

콜린에스테라아제(cholinesterase, ChE)는 간세포에서 합성되어 혈액 속으로 분비되는 효소로 간경변을 조사하는 검사 중 하나이다.

간경변이 되면 간세포가 완전히 파괴되어 간이 딱딱해지고(섬유화, fibrosis), 간세포가 작용하지 않게 되어 콜린에스테라아제(ChE)가 만들어지지 않게 되며 혈액 속의 수치가 낮아진다.

콜린에스테라아제(ChE)를 시작으로 해서 단백질(protein), 알부민(albumin), 콜레스테롤(cholesterol), 혈액응고인자(blood coagulation factor) 등 간세포에서 만들어지는 물질을 조사해서, 이것들의 수치가 낮다면 간의 합성능력이 상당히 저하되고 있는 상태(간경변 상태)를 나타내게 된다.

이외에도 전격간염(fulminant hepatitis)에서도 저하되고, 지속적으로 저하가 심해지는 특징이 있으며 만성간염(chronic hepatitis)에서는 가볍게 저하된다.

갑상선 기능 항진증에서는 높은 수치로

갑상선호르몬(thyroid hormone)은 콜린에스테라아제(ChE)의 합성을 강화하는 작용이 있으므로, 혈액 속에 갑상선호르몬이 높은 수치가 되는 갑상선기능항진증(hyperthyroidism)에서는 콜린에스테라아제(ChE)도 상승한다.

유기인제(organic phosphorus pesticide) 중독에서는 이상 저하

콜린에스테라아제(ChE)는 유기인제 중독에서는 비정상적으로 저하된다. 농약(agricultural chemical)이나 살충제에는 콜린에스테라이제 저해제(cholinesterase inhibitor)가 함유되어 있으므로 콜린에스테라아제(ChE)에 작용해서 활성을 저하시키기 때문이다.

또한, 선천적으로 콜린에스테라아제(ChE) 활성이 낮은 수치 혹은 결손된 사람이 있다. 이런 사람은 수술 시에 사용하는 근육 이완제인 석시닐콜린(succinylcholine)이 분해되지 않고, 무호흡 상태가 지속하므로 주의가 필요하다.

낮은 수치일 때가 중요

혈청을 사용해서 자동분석기로 측정한다. 측정법에 따라 기준치가 달라진다. 일내변동(diurnal variation)이나 운동의 영향은 없다. 검사 당일은 평소처럼 식사해도 좋다.

콜린에스테라아제(ChE)의 이상에서는 낮은 수치일 때가 중요하며, 간세포에서 합성능력이 저하된 것을 반영하고 있다.

간질환이라면 간경변이 진행되고 있는 상태로 간경변에 관한 다양한 혈청검사나 복부초음파, 복부CT 등의 정밀검사가 필요하다. 간경변에서는 콜린에스테라아제(ChE)가 정상으로 회복할 전망은 없다.

또한, 소모성 질환(악성종양 말기, 낮은 영향)에서도 낮은 수치가 되므로 이것들의 감별, 확진을 위한 검사도 중요해진다.

의심스러운 주요 질병의 추가 검사는 ?

- 높은 수치→지방간(과영양성, 알코올성), 신증후군, 갑상선기능항진증 등
- 낮은 수치→간질환 : 간경변, 전격간염, 만성간염, 간암 등
  기타 : 유기인제 중독(농약, 사린 등), 악성종양으로 인한 악액질, 저영양, 선천성 ChE 이상증 등

아밀라아제

기준치
30~118IU/L(혈액 중)
900U/day(요중)
(효소법)

아밀라아제란?
췌장에서 십이지장으로 분비되어 영양소의 하나인 전분(당질)을 분해하는 소화효소

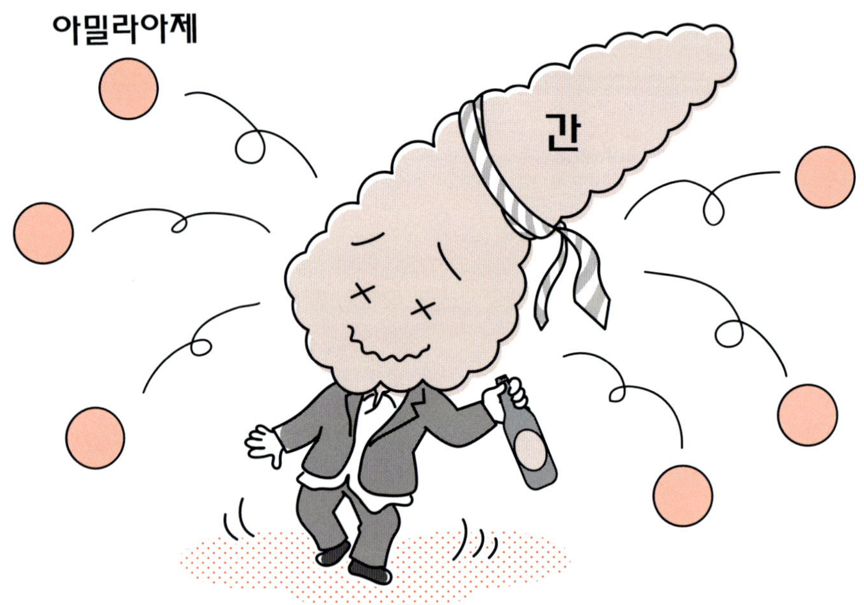

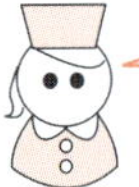

특히 췌장의 이상을 조사하기 위한 검사이다. 알코올의 과음이나 지방의 과섭취 등으로 간세포가 파괴되면 혈액 속에 증가한다.

간염에서 높은 수치로

아밀라아제(amylase)는 주로 췌세포에 존재하며 췌세포가 파괴되면 혈액 속에 나오므로, 이것이 높은 수치를 가리키면 췌장의 장애가 의심된다.

급성췌장염(acute pancreatitis)은 격렬한 통증을 동반하며, 혈액 속의 아밀라아제를 시작으로 하는 췌효소(pancreatic enzyme)가 기준치 10여 배의 높은 수치가 된다.

알코올이 원인의 60~80%를 차지하는 만성간염에서는 지속적인 복통(가벼운 둔

통)과 아밀라아제가 2~3배의 높은 수치가 된다.

췌장암(pancreatic cancer)에서는 2~3배의 가벼운 상승이 일반적이나 암의 급성췌장염(acute pancreatitis)을 합병하면 10여 배의 높은 수치가 된다.

아밀라아제는 혈액 속에서 소변으로 배출되므로 혈액과 동시에 요중 아밀라아제를 측정하는 것도 중요하며 상승의 정도는 혈액 속 아밀라아제에 비례하고, 급성췌장염에서는 10여 배로, 만성췌염이나 췌장암에서는 몇 배가 된다.

유행성이하선염(볼거리)에서도 상승

아밀라아제는 침샘(타액선, salivary gland)에도 많이 포함되어 있으므로, 침샘의 질병이 의심될 때 조사한다.

이 아밀라아제(S형)는 췌장의 아밀라아제(P형)와는 구별할 수 있다. 바이러스가 이하선에 감염해서 발병하는 볼거리는 이하선의 부기와 통증과 함께 아밀라아제(S형)가 2~3배 높은 수치가 된다.

중증 급성췌장염은 2~3주일 반복해서 측정

혈청을 사용해서 자동분석기로 측정한다. 측정법에 따른 기준치가 다르다. 검사 당일은 평소처럼 식사해도 관계없다.

급성췌장염은 발병 1~2일에 아밀라아제의 수치가 최고가 되고, 그 후 급격하게 저하되어 약 1주일 만에 거의 기준치로 되돌아간다. 심한 복통이 있으므로 판별할 수 있지만, 이외에도 혈액 속 췌효소(pancreatic enzyme) 판정이나 복부초음파, 복부CT로 확진한다.

중증 급성췌장염이나 췌낭포가 합병되었을 때는 개선이 늦으므로 2~3주는 반복 측정해서 개선확인을 하는 것이 중요하다.

지속적으로 약간 높은 수치를 나타낼 때는 만성췌염(chronic pancreatitis)이나 췌장암(pancreatic cancer) 등을 고려해 상기 검사 외로 역행성 췌담관조영, MRI(MRCP), 종양마커, PET-CT의 검사를 한다.

의심스러운 주요 질병의 추가 검사는?

- 높은 수치→췌질환 : 급성췌장염, 만성췌염, 췌장암 등
  기타 : 유행성이하선염, 장폐색, 난소종양, 간염, 신부전 등
- 낮은 수치→만성췌염(췌장기능 황폐기) 등

리파아제

기준치
13~60U/L
(비색법)

리파아제란?
췌장에 포함된 소화효소의 하나로 십이지장에서 분비되고, 음식물 중의 지방을 분해하는 작용을 한다.

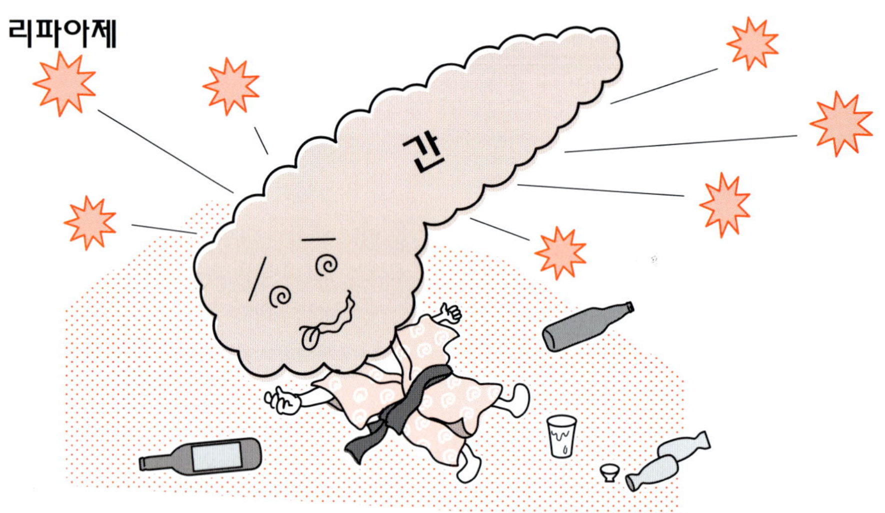

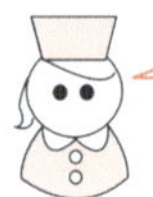

특히 췌장의 이상을 조사하는 검사이다. 알코올의 과음 등으로 췌세포가 파괴되면 혈액 속에 증가한다.

급성췌장염(acute pancreatitis)에서 높은 수치로

리파아제(lipase)도 앞에서 이야기한 아밀라아제와 마찬가지로 췌장의 질병을 조사하기 위한 중요 검사이다. 췌장 등에서 췌세포가 파괴되면 리파아제는 혈액 속에 많이 나와 높은 수치가 된다. 이 변화는 대부분 아밀라아제와 같은 변동을 나타내지만, 리파아제 쪽이 더욱 췌장에 특이적(specific)이다. '특이적'이라는 것은 다른 질병의 영향이 적다는 것이다. 급성췌장염에서는 심한 복통과 함께 리파아제의 수치가 기준치의 몇 배가 된다.

만성췌염이나 췌장암, 췌낭포에서도 상승하지만, 2~3배 정도에서 멈춘다. 하지만 급성췌장염처럼 1~2주일의 상승이 없어도 이상 수치가 지속하는 것이 특징이다.

신부전(renal failure)에서도 높은 수치로

혈액 속의 리파아제는 소변으로 배출된다. 그러므로 신장의 작용이 저하되는 신부전에서는 리파아제의 배설이 나빠져서 췌장염을 일으키지 않아도 혈액 중에서 지속해서 가볍게 상승하는 것을 볼 수 있다.

또한, 간질환에서도 가벼운 상승을 볼 수가 있다.

중증의 급성췌장염에서는 반복해서 측정

측정은 혈청을 사용해서 자동분석기로 측정한다. 측정법에 따라 기준치가 다르며, 검사 당일은 식사를 평소처럼 해도 상관없다.

췌장염에서는 리파아제는 아밀라아제와 거의 마찬가지로 변동하지만, 기준치로 돌아가는데 아밀라아제보다 1~2주 늦는 특징이 있어서 급성췌장염의 회복 지표로 중요하다.

심한 복통을 보이는 급성췌장염의 중증에에서는 경과관찰이 필요하고, 기준치가 될 때까지 반복해서 측정한다.

복통이 있고 리파아제가 상승했을 때는 췌장의 질병을 고려해서 췌효소나 복부초음파, 복부CT, 역행성 췌담관 조영 등으로 정밀검사를 한다.

췌장의 질병은 복부증상(복통)이 있으므로 질병을 추측할 수 있으나, 복부증상이 없고 리파아제가 상승하고 있을 때는 신장으로부터의 배설저하로 생각되므로, 소변검사(urinalysis), 요소질소(urea nitrogen), 크레아티닌(creatinine) 등의 혈액검사, 신우조영술(pyelography) 등이 필요해진다.

의심스러운 주요 질병의 추가 검사는?

- 높은 수치→췌질환 : 급성췌장염, 만성췌장염, 췌장암 등
  기타 : 신부전, 간장애 등
- 낮은 수치→만성췌장염(췌기능 황폐기) 등

크레아티닌키나아제

기준치
20~270IU/L
(효소법)

크레아티닌키나아제란?
근육에 다량으로 존재하는 효소로 근육세포의 대사에 중요한 역할을 하고 있다.

■ 그림① 급성심근경색에서 혈중효소의 변동

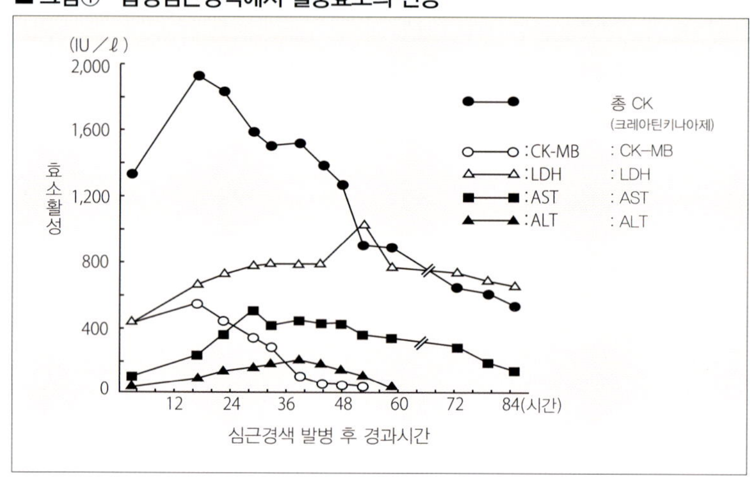

근육의 질병을 조사하는 검사이다. 검사를 받을 때는 4일 전쯤부터 심한 운동을 피한다. 근육의 질병을 측정할 수 없을 때는 갑상선질환을 의심한다.

급성심근경색, 근육퇴행위축 등에서 높은 수치로

크레아티닌키나아제는 근육에 많이 포함되어 있으므로 근육의 질병이 의심될 때 이 검사를 한다.

근육에 상해가 있으면 크레아티닌키나아제가 혈액 속에 출현해서 높은 수치가 되고, 대표적인 근육질환(muscle disease)인 급성심근경색(acute myocardial infarction), 근육퇴행위축(muscular dystrophy)에서 현저하게 상승한다.

급성심근경색에서는 **그림**①과 같이 발작 후 4~5시간부터 상승하기 시작해서, 20~24시간 후에 정점을 찍은 후 4~5일 만에 기준치로 돌아간다. 한편 근육퇴행위축은 근육이 지속해서 상해를 입어서 높은 수치가 계속된다.

CK-MB 동종효소는 급성심근경색의 특이적 지표

동종효소(isozyme)란 같은 작용을 하지

만 분자구조가 다른 효소군을 말하며, 크레아틴키나아제를 더욱 분석하면 주로 CK-BB, CK-MB, CK-MM 등 세 가지로 나눌 수 있다. 이들 중 어느 동종효소가 상승하는 지를 조사해서 이상이 있는 장기를 어느 정도 알 수 있다.

크레아틴키나아제의 동종효소(**그림②**) 중 CK-MB는 특히 심장근육에 많이 포함되어 있으므로 CK-MB가 상승하고 있을 때는 급성심근경색이나 심근염 등 심장 상해로 인한 상승으로 생각할 수 있다.

■ 그림② 각종 장기의 CK 동종효소의 분포

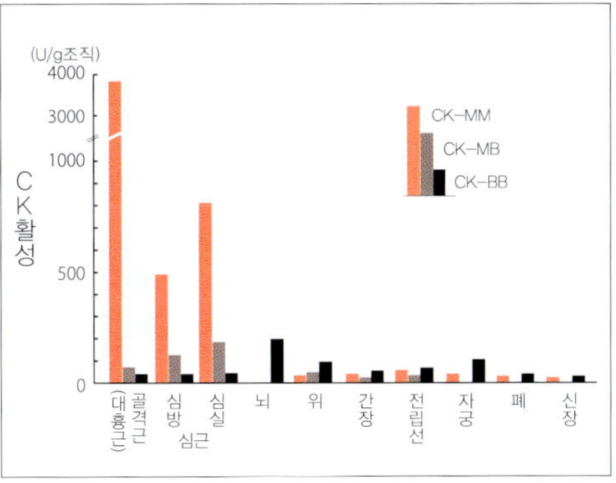

원인불명(unknown cause)일 때는 갑상선질환도 의심할 수 있다

근육의 질병이 특정되지 않을 때는 갑상선의 질병도 생각할 수 있다. 갑상선기능저하증에서는 높은 수치, 갑상선기능항진증에서는 낮은 수치가 된다.

남성은 여성보다 높은 수치

기질(크레아틴인산, creatine phosphate)과 효소가 들어간 시약과 비색계를 사용해서 측정하고, 동종효소도 동시에 분석한다. 크레아틴키나아제는 근육의 양과 관계있으므로 남성은 여성보다 10~15% 높은 수치가 된다.

또한, 근육운동을 하면 근육에서 크레아틴키나아제가 혈액 속으로 새어나와 상승하고, 24시간 전후에서 정점을 찍고 3~4일 후에 원래로 돌아간다. 검사를 받을 때는 4일 전쯤부터 심한 운동은 피하고, 검사 당일에는 평소처럼 식사해도 상관없다.

높은 수치일 때는 재검사

기준치를 넘으면 검사 전의 근육운동 여부를 확인하고, 7~10일 후에 재검사할 필요가 있다. 또한, 동종효소 분석에서 CK-MB의 상승이 보일 때는 심근장애(myocardial damage)를 중심으로 한 정밀검사가 필요하다.

의심스러운 주요 질병의 추가 검사는?

- 높은 수치→급성심근경색, 심근염, 근육퇴행위축, 다발성근염(피부근염), 갑상선기능저하증, 악성고열증 등
- 낮은 수치→갑상선기능항진증, 임신 등

산성인산분해효소(AP)

기준치
남성 : <6.6U/L
여성 : <6.5U/L
(비색법)

산성인산분해효소란?
인산을 분해하는 효소의 하나. 대부분 전신의 조직이나 세포에 존재하지만, 그중에서도 전립선에 많이 포함되어 있다.

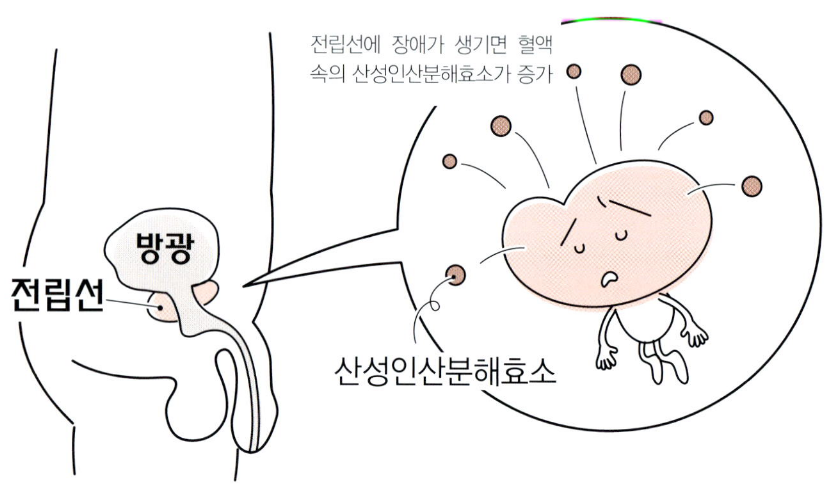

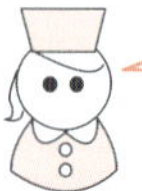

전립선이나 혈액 이상을 조사하는 검사이다. 높은 수치일 때 남성은 먼저 전립선암이나 전립선비대증을 의심한다.

전립선암에서 높은 수치로

산성인산분해효소(acid phosphatase)는 전립선에 많이 포함된 효소이므로 전립선암(prostate cancer)이 의심될 때는 먼저 혈액 속 이 효소의 수치를 체크한다.

단, 이 효소는 전립선비대증(benign prostatic hyperplasia)에서도 상승하므로, 높은 수치라고 해서 바로 전립선암으로 진단되는 것은 아니다. 이 검사에서의 전립선암 확진율은 30% 이하로 여겨지고 있다.

혈소판증가증이나 백혈병 등에서도 높은 수치로

이 효소는 혈소판이나 백혈구 속에도 많이 존재한다. 그러므로 혈소판증가증

(thrombocytosis)이나 백혈병(leukemia), 특히 만성골수성백혈병(chronic myelogenous leukemia)에서 높은 수치가 된다.

검사법에 따라 기준치가 다름

검사법에는 여러 종류가 있으며 이 책에서는 그 중 두 가지 방법의 기준치를 소개했다.

산성인산분해효소는 적혈구에도 존재하므로 적혈구(eythrocyte)가 용혈되면 산성인산분해효소가 밖으로 나와서 소폭 상승한다. 검사 당일에 평소처럼 식사해도 상관없다.

경계치일 때는 재검사

경계치일 때는 채혈한 혈액에 용혈이 없었는지, 또는 혈소판수를 체크해서 위양성이 아닌지를 확인하고 어느 쪽이든 재검사를 한다.

기준치보다 높을 때에 남성은 먼저 전립선의 질병을 생각한다. 전립선암은 전립선비대증보다 높은 수치가 되고, 암의 골전이(bone metastasis)를 볼 수 있을 때는 더욱 높은 수치가 된다. 이때는 병적골절(pathologic fracture)에 주의할 필요가 있다.

임상적 의의가 더욱 높은 PAP

산성인산분해효소는 조직이나 세포에 존재하는 것이 혈액 속으로 새어나온 모든 것을 합친 것을 가리킨다. 그 중의 전립선에서 유래하는 것을 특히 PAP(prostatic acid phosphatase, 전립선 산성인산분해효소)라고 부른다. PAP는 전립선암의 지표로 산성인산분해효소(acid phosphatase)보다 의의가 높고 중요하다. PAP의 기준치는 3.0ng/dL(RIA법)로, 10ng/dL를 넘으면 전립선암을 강하게 의심한다.

현재는 더욱 특이성이 높은 전립선특이항원(prostate specific antigen, PSA)로 검사하고 있다.

의심스러운 주요 질병의 추가 검사는?

- 높은 수치→전립선질환 : 전립선비대증, 전립선암 등
  - 악성종양 : 뼈/간 전이를 동반하는 유방암, 위암 등
  - 혈액질환 : 고셰병, 백혈병, 혈소판증가증 등
- 낮은 수치→저영양

혈청 총단백

기준치
6.0~8.0g/dL

혈청 총단백(total serum protein)이란?

혈액 속에 포함된 단백질의 총칭. 현재 100종류 이상의 단백질이 알려졌으며 그중 가장 많은 것이 알부민, 이어서 항체 활성을 가지는 감마글로불린(γ-globulin)이며, 이외에 미량의 단백질 대부분은 간에서 생성되어 사람의 건강을 유지하기 위해 다양한 작용을 하고 있다.

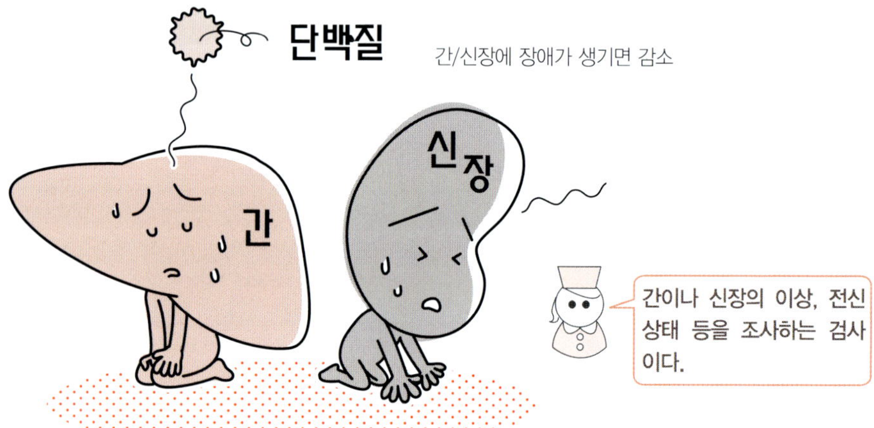

간기능, 신장기능장애에서 낮은 수치로

혈청단백질(serum protein) 중에서 가장 많이 존재하는 알부민(albumin)은 간에서 합성되므로, 간기능장애가 의심될 때는 먼저 이 검사를 한다. 간의 합성능력이 저하되면 알부민이 감소하고, 혈청 속의 총단백량(total protein)은 저하된다. 특히 만성의 간질환(만성간염이나 간경변, 간암)에서는 현저하게 저하된다.

또한, 이 검사는 신기능장애(renal dysfunction)를 조사할 때도 유용하다. 신장에 장애가 생기면 단백질 중 알부민부터 소변으로 새어나와서 혈청 속의 총단백량은 저하된다. 그 대표적인 질병이 신증후군(nephrotic syndrome)이다.

영양상태, 전신상태를 파악하는 지표

혈청단백질의 대부분은 간에서 만들어지고 그때에는 아미노산을 시작으로 하는 다양한 재료가 필요하게 된다. 따라서 영양상태가 나쁠 때는 재료가 부족해서 단백

■ 주요 혈청단백의 종류와 작용

주요 단백질	기능
알부민(albumin)	삼투압 유지, 단백질 공급, 각종 물질의 운반
α_1-리포단백질(α-lipoprotein)	콜레스테롤의 운반
α_1-안티트립신(α-antitrypsin)	단백분해효소(트립신(trypsin), 키모트립신(chymotrypsin) 저해
세룰로프라스민(ceruloplasmin)	구리의 운반
합토글로빈(haptoglobin)	혈색소 결합 단백
α_2-마크로글로불린 (α_2 - macroglobulin)	단백분해효소 저해
트랜스페린(transferrin)	철의 운반
β-리포단백질(β-lipoprotein)	지질의 운반
피브리노겐(fibrinogen)	혈액응고
γ-글로불린(γ-globulin)	항체 활성

질을 합성할 수 없게 되며 혈청 총단백은 저하된다.

또한, 질병 때문에 식사하지 못하면 1주일에 2~4g/dL 저하될 수 있다. 이 검사를 하면 영양상태, 전신상태를 간단하게 알 수 있으므로 중요한 검사 중 하나이다.

검사 당일에는 평소처럼 식사해도 좋음

혈청 총단백은 단백질에 친화성이 있는 색소를 사용한 분석법으로 측정한다. 또한, 굴절계(refractometer)를 사용해서 대략의 농도를 얻을 수도 있다.

기준치는 6.0~8.0g/dL이며 6.0g/dL 이하라면 저단백혈증(hypoproteinemia,), 8.5g/dL 이상이라면 고단백혈증(hyperproteinemia)으로 본다.

검사 당일 평소처럼 식사해도 상관없다.

수치가 높고나 낮을 때 재검사를

총단백은 수치가 높거나 낮으면 이상이 있다고 생각하고 더욱 자세한 검사를 한다. 생리적 요인(가령 누워서 채혈하면 앉아서 채혈하는 것보다 10% 정도 낮은 수치가 된다)으로 인한 낮은 수치의 경우도 재검사가 필요하다.

또한, 영양불량으로 인한 낮은 수치는 급격한 변화를 보이지 않으므로 1주일에 1회 정도 검사로 충분하다.

저단백인 사람은 고단백 식품으로 단백질 공급원을 보충할 필요가 있다.

의심스러운 주요 질병의 추가 검사는?

- 높은 수치→만성감염증, 교원병, 다발성골수종, 원발성 마크로글로불린혈증 등
- 낮은 수치→간기능장애, 영양불량, 단백누출(신증후군) 등

혈청단백 분획

기준치

알부민	: 55.8~66.1%
α_1-글로불린	: 2.9~4.9%
α_2 글로불린	: 7.1~11.8%
β_1-글로불린	: 4.7~7.2%
β_2-글로불린	: 3.2~6.5%
γ-글로불린	: 11.1~18.8%

혈청 총단백 내용을 종류별로 나누는 검사이다. 질병에 따라 특징적 커브를 그리고 있다.

질병의 종류나 중증도를 판정하는 검사

혈청 총단백 검사에서 이상이 보일 때나 간기능장애, 신증후군, 골수종 등이 의심될 때 실시하는 검사로, 전기영동법(electrophoresis)이라는 방법으로 혈청 총단백의 분획을 분석한다.

아래의 **그림①**은 전기영동법을 사용한 혈청단백 분획의 정상상태(normal state)이다.

■ 그림① → 정상상태

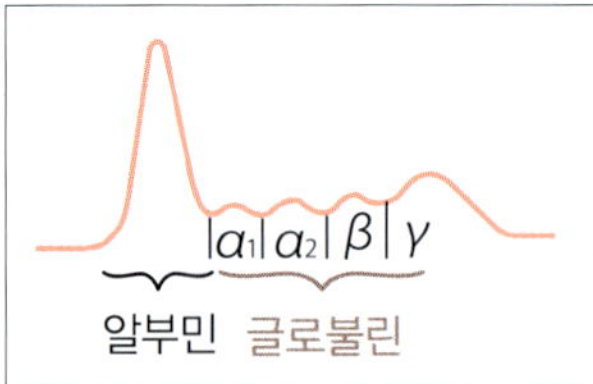

혈청 속의 단백질은 알부민과 글로불린이다. 혈청단백질에 전기를 통과시키면 알부민은 글로불린보다 양극(+) 쪽으로 이동하고, 글로불린은 양극 쪽부터 α_1, α_2, β, γ 등 4가지로 나뉘며, 모두 합쳐서 5가지 그룹으로 분획한다.

이 단백질들은 각각 특유의 역할을 하고, 질병에 따라 수치가 특징적으로 변동되므로 질병의 종류나 중증도를 판정할 수 있다.

간기능장애, 신증후군, 골수종에서 특징적인 분획

■ 그림② → 간경변

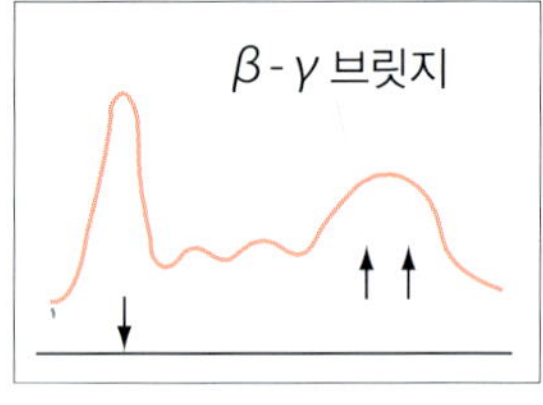

만성 간기능장애(간경변, 만성간염)가 생기면 간의 단백질합성 능력이 저하되므로 알부민의 비율이 낮아지고 면역글로불린(Ig)의 A와 M이 증가한다.

면역글로불린(immunoglobulin)이란 항체 활성을 가지는 γ-글로불린을 말하며 현재 A, M, G, E, D 등 5가지가 알려졌으나, 만성의 간기능장애가 있으면 β분획이 감소하면서 β−γ 사이의 구분이 IgA의 증가로 인하여 없어지면서 특징적인 β−γ 브리지가 형성된다.

신증후군에서는 신장에서 알부민이 새어나와 감소하고, 이것을 보충하기 위해 분자량이 큰 α_2가 상승한 분획비가 된다.

■ 그림③ → 신증후군

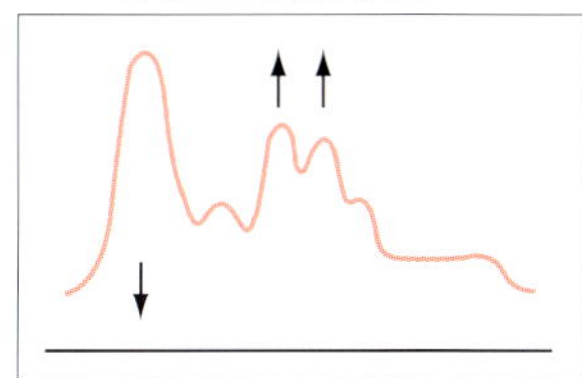

골수종(myeloma)에서는 M피크(monoclonal peak)라고 불리는 날카로운 피크가 특징적이다.

골수종은 골수 안에 존재하는 면역글로불린을 만드는 형질세포(plasma cell)가 종양화한 것으로 이 종양화한 형질세포는 어느 특정 면역글로불린밖에 만들지 않는다. 그러므로 날카로운 피크(최대점)를 형성하는 것이다.

■ 그림④ → 골수종

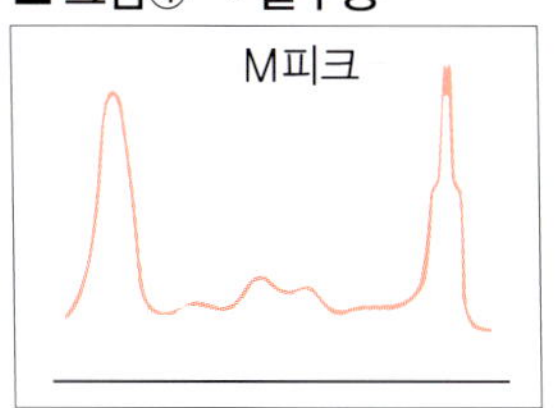

질병에 맞는 생활지도, 치료를

이 검사로 비정상적 분획이 나타날 때는 혈청 총단백양을 추적하는 것이 좋고, 빈번하게 단백분획을 측정할 필요는 없다.

비정상적 분획으로 추측된 병태/질병에 맞는 생활지도 및 치료를 한다.

알부민이 저하하면 부종이 생길 수 있다

혈청단백질은 삼투압을 조절한다. 특히 알부민은 큰 역할을 하고 있으므로, 알부민이 2g/dL 이하가 되면 혈액 속의 삼투압이 저하되어 조절을 위해 수분이 조직으로 이행한다.

이처럼 조직에 수분이 고이면 부종(부기)이 되어 복강 안에 모이면 복수(ascites)가 된다. 간경변 등에서 복수가 모이는 원인의 하나는 혈청단백질의 저하 때문이다.

의심스러운 주요 질병의 추가 검사는?

◆ 분획의 변화→급성간염, 만성염증, 골수종, 신증후군, 만성 간기능장애 등

빌리루빈

기준치
총빌리루빈 : 0.2~1.2mg/dL
직접빌리루빈 : 0~0.5mg/dL

빌리루빈이란?
적혈구 속의 헤모글로빈이 파괴되어 생기는 색소. 간에서 처리되고 담즙을 통해서 십이지장으로 배설된다. 빌리루빈은 3가지가 있으며 간에서 처리되기 전의 빌리루빈을 간접빌리루빈, 처리된 뒤의 빌리루빈을 직접빌리루빈, 양쪽을 합친 것을 총빌리루빈이라고 부른다.

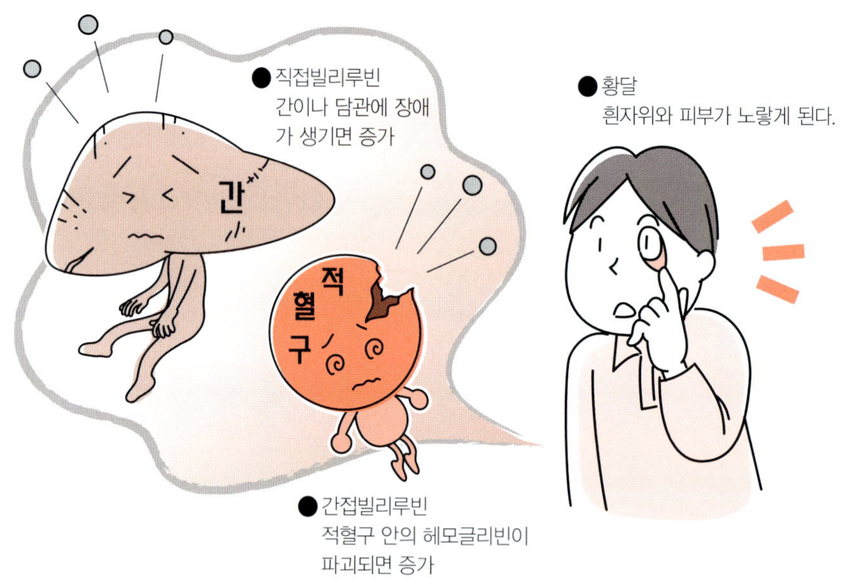

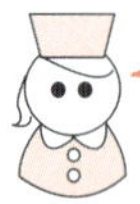

간, 담관, 혈액 등의 이상을 조사하는 검사이다. 빌리루빈의 높은 수치는 간기능장애를 나타내는 때가 많으므로 질병의 원인을 파악하기 위한 기타 검사를 실시한다.

황달에서 높은 수치로 … 총빌리루빈

간접과 직접 양쪽을 합친 총빌리루빈(total bilirubin)은 주로 황달을 확인하는 검사이다. 피부나 눈이 노랗게 되는 것은 빌리루빈이 증가하기 때문으로 혈액 속의 총빌리루빈 농도가 2.0mg/dL 이상이 되면 안구의 흰 부분이 노랗게 되기 시작하고 더욱 늘어나면 피부도 황색이 되어간다.

용혈성 질병에서 높은 수치로 … 간접빌리루빈

어떠한 원인으로 적혈구가 비정상적으로 파괴되는 것을 용혈(hemolysis)이라고 한다. 용혈성의 질병이 있으면 간에서 아직 처리(포합)되지 않은 상태의 간접빌리루빈이 혈액 속에 증가하게 된다.

간기능장애, 담관결석, 종양에서 높은 수치로 … 직접빌리루빈

간에 장애가 생기면 간에서 처리된 직접빌리루빈(direct bilirubin)이 혈액 속에 증가한다. 또한, 담관이 담석이나 종양으로 폐쇄되면 담즙 속으로 배설된 직접빌리루빈이 증가한다.

간접빌리루빈은〈총빌리루빈－직접빌리루빈〉

빌리루빈은 특수한 색소와 결합을 통해 색조의 변화를 측정하는 방법에 머물러 있다.

검사는 총빌리루빈과 직접빌리루빈을 측정해서 총빌리루빈에서 직접빌리루빈을 빼고 간접빌리루빈(indirect bilirubin)을 구한다. 기준치는 총빌리루빈이 0.2~1.2mg/dL, 직접빌리루빈이 0~0.5mg/dL이다.

빌리루빈은 공복 시에 증가하고 식후에 저하된다. 운동으로 인해서도 증가하므로 검사 전날과 당일의 심한 운동은 피한다.

어떤 빌리루빈이 증가하고 있는지 파악해서 원인을 규명

빌리루빈(bilirubin)은 총빌리루빈뿐 아니라 간접/직접빌리루빈 중 어느 것이 증가하고 있는가도 병태 해석의 중요한 지표가 된다.

경계치의 경우는 장시간 공복이나 상용약의 영향도 생각할 수 있으므로, 식사 후 혹은 약물을 중지하고 1주일 후에 재검사한다.

빌리루빈의 높은 수치는 간기능장애에서 유래할 때가 많으므로 여러 가지 간기능검사를 하고 병태를 파악한다.

직접빌리루빈과 간접빌리루빈

직접빌리루빈은 간에서 처리된 뒤의 빌리루빈으로 측정시약과 직접 반응하므로 이런 이름이 붙었으며, 간접빌리루빈은 카페인이나 알코올을 가하면 비로소 측정시약에 반응하므로 이런 이름이 붙었다.

의심스러운 주요 질병의 추가 검사는?

- 높은 수치→용혈성황달, 간세포성황달, 간내 담즙울체(약물성간염, 원발성 울체성 간경변), 신생아황달, 체질성황달, 간외 담즙울체(총담관결석, 총담관종양) 등
- 낮은 수치→철결핍성빈혈 등

총콜레스테롤

기준치
70~240mg/dL미만
(효소법)

콜레스테롤이란?
지질의 일종으로 세포막이나 혈관벽의 구성, 부신피질호르몬이나 성호르몬의 원료, 지방 흡수에 필요한 담즙산이 되는 등 중요한 역할을 하고 있다. 총콜레스테롤이란 혈액 속에 포함된 콜레스테롤 전부의 양을 가리킨다.

콜레스테롤이나 중성지방 등의 지질은 불용성이므로 혈액에는 녹지 않는다. 이 때문에 콜레스테롤은 혈액 속에서는 지방산과 결합된 콜레스테롤에스테르 및 유리 콜레스테롤의 형태로 아포단백질이라는 단백질과 결합해서 복합체의 형태로 전신으로 흘러간다. 이것을 리포단백질이라고 부르며 비중 차이에 의해서 킬로미크론, VLDL, LDL(저밀도 지단백), HDL(고밀도 지단백) 등 4가지로 크게 나뉜다.

■ 지단백의 구조

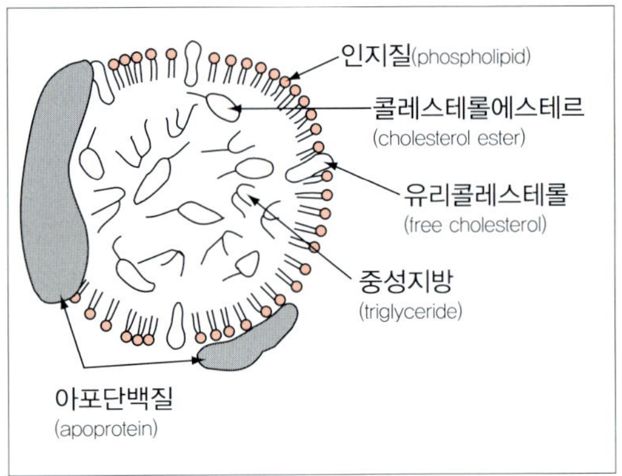

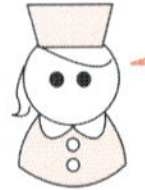

혈액 속의 지질 양을 조사하는 검사이다. 높은 수치가 계속하면 급성심근경색이나 뇌경색 등의 동맥경화성 질병이 생기기 쉬워진다.

높은 수치가 계속되면 동맥경화로

콜레스테롤(cholesterol)은 세포막이나 혈관벽을 구성하고 형태를 유지하는 역할을 한다.

하지만 비정상적으로 높은 수치가 되면 혈관벽에 흡수되어 내부를 향해 혈관벽이 융기해서 내부가 좁아진다. 이것이 동맥경화로 관상동맥질환(협심증, 급성심근경색)이나 뇌경색 등의 동맥경화성 질병의 원인이 된다.

당뇨병, 갑상선질환 등에서 높은 수치로

당뇨병에서는 당대사(glycometabolism) 이상으로 지질대사(lipid metabolism)도 이상이 생겨 혈액 속의 총콜레스테롤이 증가한다.

갑상선기능저하증에서는 대사가 저하되므로 신증후군 등의 신장질환에 걸리면 신장기능이 저하하고 혈액 속의 알부민이 적어지기 때문에 그것을 보충하기 위해 콜레스테롤을 포함한 지단백(lipoprotein)이 증가한다.

또한, 혈액 속에 여분이 된 콜레스테롤은 간에서 담즙 속으로 배설되므로 담관이 폐색되면 역류해서 증가한다.

감소하면 생체의 기능이 저하

콜레스테롤은 부신피질호르몬(adrenocortical hormone)이나 성호르몬(sex hormone)의 원료이며, 또한 지방 흡수에 필요한 담즙산(bile acid)의 재료이기도 하다. 이 때문에 콜레스테롤이 감소하면 생체 기능은 저하한다.

검사 전 12시간 이상은 금식

효소를 사용한 간단한 방법으로 측정할 수 있다. 콜레스테롤은 식사의 영향을 크게 받으므로 검사 전 12시간 이상은 금식이다.

높은 수치일 때는 LDL 콜레스테롤을 조사한다

현재는 지금까지 사용되던 '고지혈증(hyperlipidemia)'이라는 명칭을 '이상지질혈증(dyslipidemia)'으로 변경했다. 그 이유는 지질이상의 중요한 지표 중 하나인 저 HDL콜레스테롤 혈증이 '저'라는 이름이 붙었음에도 불구하고 '고지혈증'이라는 명칭에 묶여있는 모순이 생겨 부적절하기 때문이다.

또한, 다양한 연구를 통해 동맥경화/관상동맥질환을 예방하기 위해서는 다음 항에 설명하는 LDL콜레스테롤(LDL-C)의 수치가 가장 중요하다는 것이 판명되어 이 LDL-C를 중심으로 한 이상지질혈증(dyslipidemia)의 진단기준이 새롭게 만들어져 미국이나 아시아 등에서 총콜레스테롤(TC)은 진단기준에서 빠졌다. 하지만 병원이나 건강진단에서는 현재도 TC는 조사하고 있으므로 TC가 높은 수치일 때는 이하의 방법으로 LDL-C도 조사할 것을 추천하고 있다.

TC가 220~400mg/dL 미만일 때는 TC와 함께 조사하는 HDL 콜레스테롤(HDL-C)과 중성지방(TG) 등 3가지를 바탕으로 LDL-C의 수치를 〈LDL-C=TC−HLD-C−TG/5〉의 식으로 산출한다. TC가 400mg/dL 이상일 때는 직접 측정법으로 LDL-C의 수치를 검사하는 것을 권하고 있다. 그리고 TC가 240mg/dL 이상, LDL-C가 160mg/dL 이상일 때는 고콜레스테롤혈증(hypercholesterolemia)으로 진단된다.

의심스러운 주요 질병의 추가 검사는?

- 높은 수치→가족성 고콜레스테롤혈증, 당뇨병, 갑상선기능저하증, 폐색성황달, 담즙성간경변, 신증후군 등
- 낮은 수치→가족성 고밀도지질단백질결핍, 간실질장애(간경변, 간암), 갑상선기능항진증, 애디슨병 등

LDL 콜레스테롤

기준치
130mg/dL미만

LDL 콜레스테롤이란?

콜레스테롤이나 중성지방 등의 지질은 혈액에는 녹지 않는다. 이 때문에 아포단백질이라는 단백질과 결합해서 혈액에 놓는 형태가 되어 전신에 흘러간다. 이들 지단백은 비중 차이에 따라 킬로미크론, VLDL, LDL(저밀도 지단백), HDL(고밀도 지단백) 등 4가지로 크게 나뉜다. 이 중에 LDL에 포함된 콜레스테롤을 LDL 콜레스테롤(LDL-C)이라고 한다.

● 이상지질혈증의 리스크별 지질관리 목표치

이전 페이지에서 이야기한 것처럼 콜레스테롤이나 중성지방(TG) 등의 지질이 단독 혹은 복합으로 이상치를 나타내는 상태를 총칭해서 이상지질혈증이라고 한다.

이상지질혈증의 상태가 계속되면 특히 심장에 산소나 영양을 공급하고 있는 관상동맥의 동맥경화를 촉진하고, 관상동맥질환(협심증, 심근경색)이 발병하기 쉬워지므로 한국지질동맥경화학회에서는 아래와 같은 〈이상지질혈증 진단기준〉을 설정하고 있다.

한국인의 이상지질혈증 진단기준

총콜레스테롤	(mg/dL)	HDL-C	(mg/dL)
높음	≥240	낮음	40
경계치	200~239	높음	60
정상	<200		
LDL-C	(mg/dL)	중성지방	(mg/dL)
높음	160	높음	200
경계치	130~159	경계치	150~199
정상	<130	정상	150

지질관리와 동시에 다른 위험인자(흡연, 고혈압이나 당뇨병 치료 등)를 개선할 필요가 있다.

* LDL-C 수치 이외의 주요 위험인자

- 나이(남성≥45세, 여성≥55세), 고혈압, 당뇨병〈내당능(glucose tolerance)이상을 포함〉, 흡연, 관상동맥질환의 가족력, 저HDL-C혈증(<40mg/dL)

(한국지질동맥경화학회 "이상지질혈증 치료지침"에서)

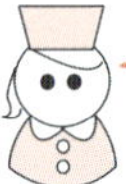

혈액 속의 지방량을 조사하는 검사이다. LDL 콜레스테롤은 동맥경화의 최대위험인자이다. 검사 전 12시간 이상은 금식을 한다.

높은 수치가 계속되면 동맥경화로

콜레스테롤은 리포단백질 중에서 HDL와 LDL에 많이 존재한다. LDL은 말초조직에 콜레스테롤을 운반하는 역할을, HDL은 말초조직에 남은 콜레스테롤을 간으로 운반하는 역할을 하고있다. 이 때문에 HDL 콜레스테롤은 '착한' 콜레스테롤, LDL 콜레스테롤을 '나쁜' 콜레스테롤이라고도 부르고 있다.

이 LDL 콜레스테롤은 동맥경화의 중요 위험인자로 높은 수치가 계속되면 관상동맥 질환(협심증, 급성심근경색)이나 뇌경색 등 동맥경화성 질병의 원인이 된다.

현재 LDL 콜레스테롤이 총콜레스테롤 대신 측정 항목의 하나로 주목을 받고 있다.

검사 전 12시간 이상은 금식

LDL 콜레스테롤은 식사나 음주의 영향을 받으므로 검사 전 12시간 이상은 금식한다. 또한, 검사 전날의 저녁식사는 고지방식이나 고칼로리식이를 피한다.

카테고리별로 관리를

LDL 콜레스테롤 수치가 160mg/dL 이상을 고LDL 콜레스테롤 혈증이라고 한다. 단, 위험인자에 따라 왼쪽 페이지에 실린 것처럼 진단기준이 다르다.

식사나 운동 등의 생활개선 약물요법(pharmacotherapy)이 고려된다.

의심스러운 주요 질병의 추가 검사는?

- 높은 수치→가족성 콜레스테롤혈증, 당뇨병, 갑상선기능저하증, 신증후군 등
- 낮은 수치→간경변, 갑상선기능항진증, 무(저) 지단백혈증, 저영양 등

HDL 콜레스테롤

기준치
남성 : 35~55mg/dL
여성 : 45~65mg/dL

HDL 콜레스테롤이란?

콜레스테롤이나 중성지방 등의 지질은 혈액에는 녹지 않는다. 이 때문에 아포단백질이라는 단백질과 결합해서 혈액에 놓는 형태가 되어 전신에 흘러간다. 이들 지단백은 비중 차이에 따라 킬로미크론(chylomicron), VLDL, LDL(저밀도 지단백), HDL(고밀도 지단백) 등 4가지로 크게 나뉜다. 이중 HDL에 포함된 콜레스테롤을 HDL 콜레스테롤이라고 한다.

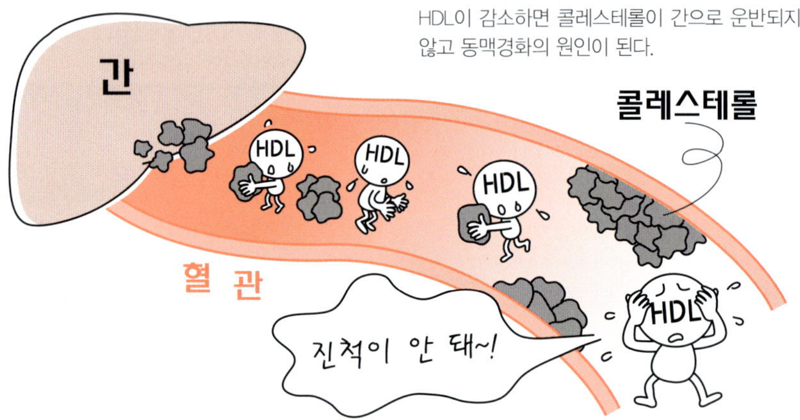

HDL이 감소하면 콜레스테롤이 간으로 운반되지 않고 동맥경화의 원인이 된다.

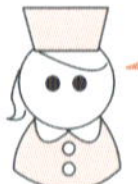

혈액 속의 지질을 조사하는 검사이다. 다른 지질과 달리 낮은 수치일 때 주의가 필요하다. 여성은 남성보다 높은 수치이다.

낮은 수치가 계속되면 동맥경화로

LDL 콜레스테롤과 마찬가지로 HDL 콜레스테롤도 동맥경화(arteriosclerosis)를 조사하는 중요한 검사이다.

HDL은 말초조직에 있는 콜레스테롤을 간으로 운반하는 작용을 하므로 HDL 속의 콜레스테롤이 많을 때는 말초조직의 콜레스테롤이 적어지고, 반대로 적을 때는 콜레스테롤이 충분히 간으로 운반되지 않고 말초조직에 남아 동맥경화를 일으킨다.

HDL 속의 콜레스테롤이 40mg/dL 미만이 되면 동맥경화가 되기 쉬워지고, 관상동맥질환(협심증, 급성심근경색), 뇌경색 등의 뇌혈관장애를 일으키기 쉬워진다.

한편, 높은 수치일 때는 동맥경화가 생기기 힘들고, 장수하는 사람은 80mg/dL 이상이 많다고 알려져서 이것을 장수증후군(longevity syndrome)이라고 한다.

여성은 남성보다 높은 수치

검사는 직접법(direct technic)으로 한다. 여성은 남성보다 높은 수치이며, 이것은 여성호르몬(estrogen)이 HDL 콜레스테롤을 상승시키기 때문으로 여겨지고 있다.

HDL 콜레스테롤은 흡연이나 비만, 운동부족 등으로도 감소한다. 또한, 식사나 음주의 영향을 받으므로 검사 전 12시간 이상은 금식한다. 검사 전날의 저녁식사는 고지방식이나 고칼로리식은 피한다.

낮은 수치라도 총콜레스테롤 수치가 낮으면 문제없다

HDL 콜레스테롤이 40mg/dL 미만이면 저HDL콜레스테롤 혈증이라고 한다.

HDL 콜레스테롤은 총콜레스테롤과 관련 있으며, HDL 콜레스테롤이 낮은 수치라도 총콜레스테롤이 낮은 수치라면 특별한 문제는 없다. 반대로 HDL 콜레스테롤이 높은 수치라도 총콜레스테롤이 상당히 높은 수치일 때는 운동이나 식사(콜레스테롤이나 지방을 과섭취 등)로 개선할 필요가 있다.

또한, 총콜레스테롤을 내리는 목적으로 복용하는 약물 중에는 HDL 콜레스테롤도 낮게 하는 것이 있다. 이것으로는 동맥경화 예방에 충분하지 않으므로 의사에 약물의 효용을 확인하는 것이 중요하다.

■ HDL 콜레스테롤 수치와 관상동맥 질환의 합병률

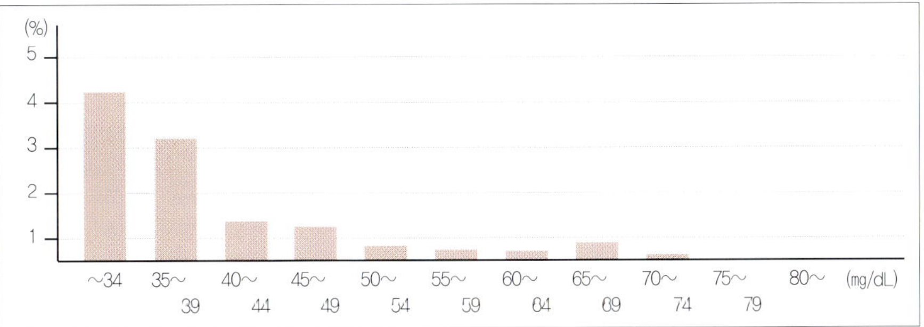

의심스러운 주요 질병의 추가 검사는?

- 높은 수치→장수증후군, 약물〈클로피브레이트(clofibrate), HMG-CoA 환원효소 저해제〉의 영향, CETP 결손증 등
- 낮은 수치→동맥경화, LCAT 결손증, 당뇨병, 간경변, 신장 투석 등

중성지방(triglyceride)

기준치
<200mg/dL
(효소법)

중성지방이란?

콜레스테롤과 마찬가지로 지질의 일종이다. 식사에 포함된 지방분이 장관에서 흡수되는 외에 지방이나 당분을 재료로 간에서도 만들어진다.

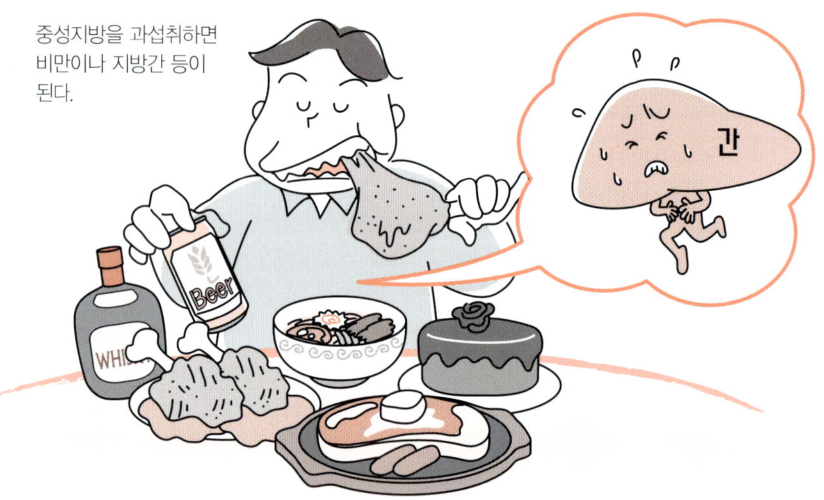

혈액 속 지질의 양을 조사하는 검사로 동맥경화성이 질병을 조사하기 위해 중요하다. 높은 수치가 계속되면 동맥경화가 되고, 또한 비만이나 지방간이 되면 높은 수치가 된다.

높은 수치가 계속되면 동맥경화로

중성지방도 LDL/HDL 콜레스테롤과 마찬가지로 동맥경화성 질병을 조사하기 위한 중요 검사이다.

중성지방은 피하(피부밑)나 간 등에 저장되어 필요에 따라 혈액 속에 보내지며 생명활동 유지에 필요한 에너지가 되지만, 콜레스테롤의 대사는 모두 서로서로 관계되어 있으므로, 높은 수치가 되면 LDL콜레스테롤을 상승시켜 동맥경화(arteriosclerosis)의 원인이 된다.

과섭취와 비만, 지방간 등으로

중성지방은 음식물에 많이 포함되어 있고 음식물 종류나 칼로리 섭취량에 따라서도 변동한다.

일반적으로 지방이나 탄수화물/당분, 알코올 등을 과섭취하면 피하나 간 등에 축적되어 높은 수치가 되고 비만이나 지방간 등이 된다.

특히 알코올은 1g당 7kcal라는 높은 열량을 내며 또한 고영양(hyperalimentation)의 안주를 같이 섭취하는 일이 많으므로, 장기에 걸쳐서 과섭취하면 이상지질혈증(dyslipidemia)의 한 원인이 된다.

검사 전 12시간 이상은 금식

검사는 효소를 사용한 시약으로 측정한다. 중성지방 식후에 상승하고 1~2시간 후에 최대치가 된 후 서서히 감소해서 식사 전의 농도로 돌아가는데 10~14시간 걸린다. 알코올의 섭취도 8시간 후에 최대치가 되고 약 30%나 증가, 게다가 지방과 함께 섭취하면 12시간 후에도 높은 수치가 계속된다.

따라서 중성지방의 정확한 수치를 알기 위해서는 검사 전 12시간 이상은 금식한다.

알코올이나 식사가 원인이 높은 수치는 경과관찰

중성지방 150mg/dL 이상의 경우를 고중성지방혈증(hypertriglyceridemia)이라고 한다. 기준치를 넘었다면 2주일 후 정도에 재검사한다.

중성지방 그 대부분이 알코올이나 식사의 영향, 당뇨병이나 갑상선기능저하증 등의 질병으로 인해 높은 수치가 된다. 알코올이나 식사로 높은 수치가 나올 때는 300mg/dL 정도까지는 운동이나 식사 등 생활습관의 개선이 필요하고 반년에 1회 정도의 체크로 경과를 관찰한다.

중성지방이 400mg/dL 이상이고 HDL 콜레스테롤이 40mg/dL 이하일 때는 약물을 사용한 치료를 하는 것이 일반적이다.

의심스러운 주요 질병의 추가 검사는?

- 높은 수치→가족성 이상지질혈증(Ⅲ, Ⅳ, Ⅴ형), 당뇨병, 신증후군, 갑상선기능저하증, 지방간, 신부전 등
- 낮은 수치→영양불량, 흡수불량증후군, 만성 간기능장애(간경변, 간암) 등

혈당

기준치
70~110mg/dL
(효소법)

혈당이란?

혈액 속에 포함된 포도당(글루코오스)을 말함. 혈당은 췌장에서 분비되는 인슐린이나 글루카곤이라 불리는 호르몬, 갑상선호르몬, 부신피질호르몬 등으로 조절되고, 일정량을 유지하고 있다.

■ 당뇨병의 판정기준

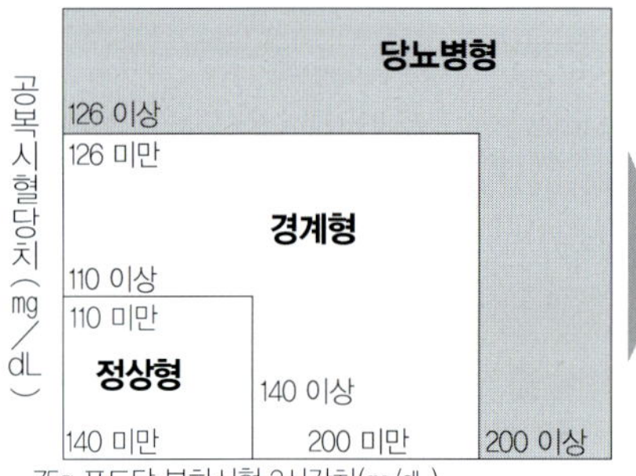

75g 포도당 부하시험 2시간치(mg/dL)

최초의 검사에서
① 공복 시 혈당치가 126mg/dL 이상
② 75g 포도당 부하시간의 2시간치가 200mg/dL 이상
③ 수시 혈당치가 어느 쪽이든 200mg/dL 이상에 해당하면〈당뇨병형〉으로 판정. 또한, 다른 날에 재검사해서 ①~③ 중 어느 곳에서든〈당뇨병형〉이 재확인되면 '당뇨병'으로 확진된다.

단,
- 당뇨병의 특징적인 증상(목마름, 다음, 다뇨, 체중 감소 등)이 있다.
- HbA치가 6.5% 이상
- 과거에〈당뇨병형〉을 나타낸 검사데이터가 있다.
- 확실한 당뇨병성망막증을 보일 때는 1회의 검사로 〈당뇨병형〉 판정되면 "당뇨병"으로 진단된다.

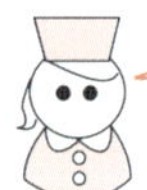

특히 당뇨병을 조사하는 검사이다. 당뇨병은 여러 합병증을 유발한다.

당뇨병에서 상승당뇨병에서 상승

혈당 검사는 당뇨병이 의심될 때 가장 먼저 시행하는 검사이다.

혈당을 조절하고 있는 호르몬은 몇 가지 있으나 특히 중요한 것이 인슐린(insulin)이다. 이것은 식사를 통해 혈액 속에 증가한 포도당을 글리코겐(혈당의 보급, 에너지원으로 사용되는 당류)으로 조직에 저장하고, 혈당치를 내려서 일정하게 유지하는 작용을 하고 있다.

건강한 사람은 식후라도 혈당치가 약 200mg/dL를 넘는 일은 없으나 어떠한 원인으로 인슐린이 감소하거나, 인슐린이 작용할 수 없게 되면 혈당치가 상승한다. 이것이 당뇨병(diabete mellitus)이다.

비만에 주의

혈당치는 당뇨병을 시작으로 하는 아래에 표시한 질병 외에 비만, 폭식 폭음, 운동부족, 스트레스 등의 환경으로도 상승한다. 즉 이것들이 당뇨병의 위험인자로 이 중에서도 비만(obesity)이 가장 강한 위험인자이다.

전날 밤 9시부터 금식하고, 아침에 공복 상태로 측정

이 혈당의 검사는 왼쪽 페이지의 진단기준 ① '이른 아침 공복 시 혈당치'를 말하며 효소를 사용한 시약으로 분석한다. 전날 밤 9시 이후 금식하고, 아침에 공복 상태에서 측정한다.

혈당치는 채혈하는 혈액에 따라 달라진다. 동맥이나 모세혈관에서의 혈당치는 정맥보다 10~20mg/dL 정도 높은 수치가 된다. 이 때문에 당뇨병 환자가 자가 혈당관리에 사용하는 간이혈당측정기로 혈당치를 관찰할 때는 병원에서 측정할 때보다 높은 수치가 되는 것을 알아둘 필요가 있다.

〈당뇨병형〉은 재검사

최초의 이른 아침 공복 시 혈당치가 126mg/dL 이상일 때는 〈당뇨병형〉으로 판정하고, 왼쪽 페이지의 진단기준에 따라 당뇨병인지 아닌지를 판정한다. 그 결과 당뇨병으로 진단되면 먼저 의사의 지도에 따라 식사/운동요법(고단백/저칼로리 식사와 적절한 운동 등)으로 혈당치를 내리는 생활을 하도록 한다.

〈경계형〉이란 〈당뇨병형〉과 〈정상형〉의 사이이다. 당뇨병이 될 위험성이 높은 상태로서 3개월에 1회 정도의 간격으로 대사 상태를 관찰하고, 추가로 생활습관을 개선해서, 당뇨병으로의 진전 예방, 당뇨병으로의 이행 조기발견에 노력한다.

의심스러운 주요 질병의 추가 검사는?

- 높은 수치→**당뇨병**, **췌질환**(췌염, 췌암), **내분비질환**(쿠싱증후군, 갈색세포종, 갑상선기능항진증, 글루카곤증 등), **간질환**(간경변, 만성간염), **기타**(임신, 스트레스, 과잉영양, 비만 등)
- 낮은 수치→**췌질환**(인슐린종), **간질환**(간경변, 간암), **기능성저혈당**(금식, 격렬한 운동, 신성당뇨 등), **선천성대사이상**(당원병, 갈락토오스혈증)

당화혈색소(HbA1c)

기준치
4.0~6.4%

당화혈색소란?

적혈구 속의 헤모글로빈(혈색소)과 혈액 속의 포도당이 결합한 것으로, 당화헤모글로빈(glycosylated hemoglobin)이라고도 한다. 헤모글로빈의 종류를 나누면 HbA, HbA_1, HbA_2, HbF 등 4가지로 나뉘고, 또한, HbA_1은 HbA_{1a}에서 HbA_{1e} 등 5가지로 세분된다.
이 중 HbA_{1c}를 당화혈색소라고 부른다.

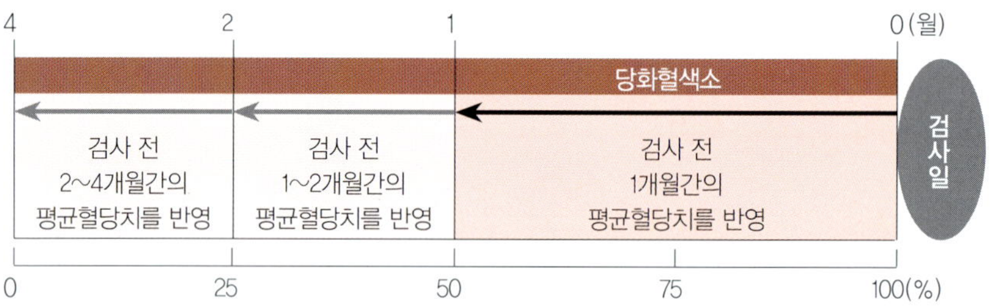

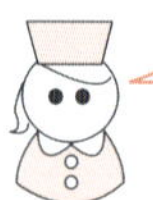

주로 당뇨병의 조절 상태를 판단하는 결과이다. 당뇨병이 조절되지 않으면 결국 다양한 합병증이나 동맥경화가 생긴다.

당뇨병의 컨트롤에 유용

당화혈색소(glycohemoglobin)는 당뇨병 환자가 혈당치를 잘 컨트롤하고 있는지 어떤지를 보는 검사이다.

당화혈색소는 혈당치가 높은 상태가 계속되고 있을 때 혈액 속에서 헤모글로빈과 포도당이 결합해서 생기는 것이나, 적혈구의 수명(약 120일)과 함께 존재하므로 과거 1~3개월의 평균혈당치를 아는 지표가 될 수 있다.

구체적으로 설명하면 당화혈색소의 약 50%는 검사 전 1개월간의 25%는 1~2개월간의, 나머지 25%가 2~4개월간의 평균혈당치를 반영하고, 혈당이 조절되지 않았다면 높은 수치가 된다.

당뇨병 추측에 양호한 지표

당뇨병의 제1차 검사라고 하면 일반적으로 정기건강검진에서 혈당치 혹은 당뇨치를 조사하고 있다. 하지만 이것들은 측정 전의 영향(식사, 정신상태 등)을 반영해서 변동이 크기 때문에 사실 당뇨병을 발견하는 검사로 양호한 지표라고는 할 수 없다.

한편 당화혈색소는 식사 등의 영향이 적고, 과거의 평균혈당치를 반영하므로 최근에는 혈당치보다 당화혈색소치를 당뇨병의 지표로 사용하고 있다.

혈당 조절의 지표와 평가

당화혈색소(HbA1c)를 중시하고 공복 시 혈당치, 식후 2시간 혈당치, 수시 혈당치 등을 병용해서 대사 상태를 종합적으로 판단한다. 단 HbA1c치와 혈당치의 상관성은 개인차와 일내변동(diurnal variation)이 있어 정확히 일치하진 않는다.

컨트롤 평가	우	양	가	불가
HbA1c치(%)	5.8 미만	5.8~6.4	6.5~7.9	8.0 이상
공복 시 혈당치(mg/dL)	100 미만	100~119	120~139	140 이상
식후 2시간 혈당치(mg/dL)	120 미만	120~169	170~199	200 이상

측정법에 따라서는 검사 당일 아침은 금식

측정법에는 HPLC법(고속액체 크로마토그래피법)이나 면역학적 방법, 칼럼법이 있으나 거의 같은 수치는 동일하다. 위에 설명했듯이 당화혈색소는 식사 등의 영향이 적으므로 일반적으로 검사 당일의 식사제한은 없으나, 칼럼법은 식사의 영향을 받기 쉬우므로 이때는 전날 저녁식사 후부터 금식하고, 아침에 공복 상태에서 측정한다.

혈당의 조절은 당화혈색소로 평가

당화혈색소가 6.5% 이상일 때는 당뇨병으로 진단되며 식사/운동요법으로 생활의 개선, 약물요법으로 혈당을 조절한다.

의심스러운 주요 질병의 추가 검사는?

- 높은 수치→당뇨병, 당뇨병성 케토산증, 신부전 등
- 낮은 수치→장기의 저혈당, 각종 빈혈, 이상 헤모글로빈증 등

후락토사민(fructosamine)

기준치
205~285μmol/L
(비색법)

후락토사민이란?
혈당치가 높은 상태로 계속될 때 혈액 속에서 포도당과 혈청단백질이 결합해서 생기는 물질

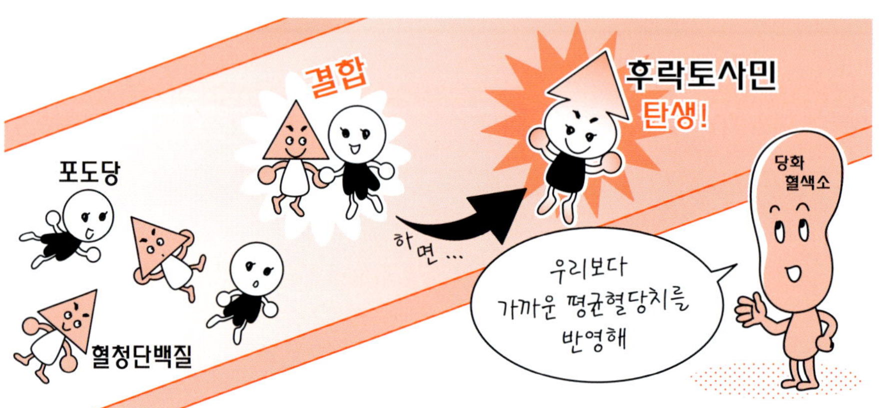

주로 당뇨병 조절을 판단하는 검사이다.

당뇨병의 컨트롤에 유용

당화혈색소와 마찬가지로 후락토사민도 당뇨병 환자가 혈당을 잘 조절하고 있는지를 보는 검사이다.

후락토사민(fructosamine)이란 혈당치의 높은 상태가 계속되고 있을 때 혈액 속의 포도당과 혈청단백질이 결합해서 생기는 당화단백으로 혈청단백질의 반감기는 약 2~3주이므로 후락토사민치는 검사 1~2주 전의 평균 혈당치를 반영하게 된다.

당화혈색소보다 더욱 가까운 과거의 평균혈당치를 반영하며, 이 수치가 기준치를 넘으면 당뇨병의 조절이 잘 안 되는 것을 나타낸다.

후락토사민은 식사의 영향이 적으므로 당뇨병 환자의 치료효과 추적에 이용된다. 단, 혈청단백농도의 영향을 받아서, 당뇨병성 신증(diabetic nephropathy) 등으로 저단백혈증이 되었을 때는 고혈당임에도 불구하고 후락토사민 수치는 낮다.

또한, 취학아동기의 아이는 생리적인 저단백혈증(hypoproteinemia)이므로 후락토사민이 낮은 수치가 될 수 있다.

■ 〈경계형〉의 혈장곡선 (75g 포도당 부하시험)

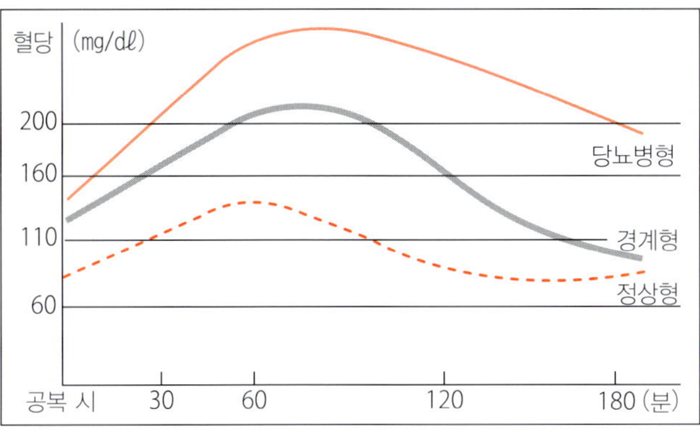

기준치를 넘으면 2주일 후에 재검사

앞에서 이야기했듯이 후락토사민은 식사의 영향이 적으므로 검사 당일 평소처럼 식사해도 상관없다. 그러나 다른 혈당관련 검사를 같이 하는 경우가 많으므로 금식 여부를 꼭 체크해야 한다.

이 검사의 기준치가 넘었을 때는 혈청단백질의 반감기(half-life)가 약 2주일이라는 점에서 2주일 후에 재검사한다.

후락토사민이 경계치일 때는 〈경계형〉 당뇨병일 때가 많이 보인다. 포도당 부하시험 후의 혈당치 패턴에는 위의 그래프처럼 〈정상형〉〈경계형〉〈당뇨병형〉 등 3가지가 있으며, 〈경계형〉은 당뇨병 직전 상태라고 생각되지만 〈경계형〉이 모두 당뇨병으로 이행하는 것은 아니다.

따라서 과식, 운동부족, 비만, 스트레스 등 당뇨병의 위험인자를 제거한 일상생활을 보내고, 혈당을 잘 조절하는 것이 무엇보다 중요하다.

의심스러운 주요 질병의 추가 검사는?

- 높은 수치→당뇨병, 갑상선기능저하증
- 낮은 수치→저단백혈증, 신증후군, 갑상선기능항진증

요산

기준치
남성 : 3.0~7.0mg/dL
여성 : 2.5~5.5mg/dL
(효소법)

요산이란?
핵산 성분 중 하나인 퓨린의 분해산물.

■ 표1 식품과 퓨린체

퓨린이 많은 식품	새우, 말린 오징어, 말린 전갱이, 정어리, 가다랑어, 콩, 아귀의 간, 이리, 맥주 등
퓨린이 적은 식품	조개류, 빵, 고구마 종류, 우유, 치즈, 버터, 계란, 야채류, 김, 차 등

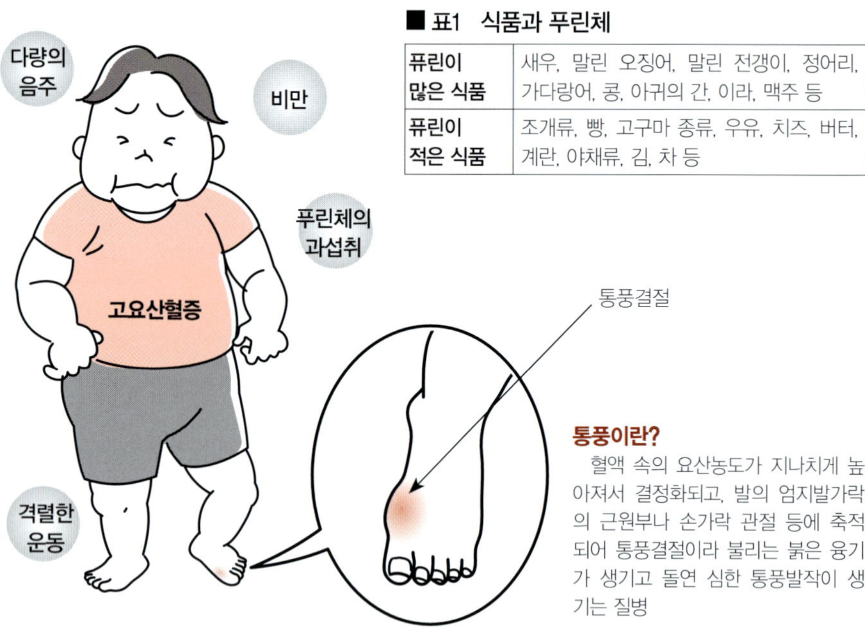

통풍이란?
혈액 속의 요산농도가 지나치게 높아져서 결정화되고, 발의 엄지발가락의 근원부나 손가락 관절 등에 축적되어 통풍결절이라 불리는 붉은 융기가 생기고 돌연 심한 통풍발작이 생기는 질병

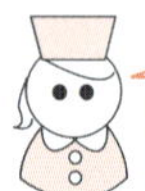

주로 통풍을 조사하는 검사이다. 통풍의 99%는 고요산혈증으로 비만이나 푸린체의 과섭취, 과도한 음주 등으로 생긴다.

통풍(gout)일 때 높은 수치로

이 검사는 통풍이 의심스러울 때 시행한다.

요산치가 10mg/dL를 넘으면 통풍이 생기기 쉬워져서 통풍 환자의 100명 중 99명은 요산치가 10mg/dL 이상이다. 단, 통풍발작(gouty attack) 시에는 요산이 통풍결절(gouty node)에서 결정화하므로 요산치가 그리 높지 않을 수 있다.

그러므로 발작 시에 요산치가 낮다고 해

서 이 발작이 통풍으로 인한 것이 아니라고 단언하지 말고 더욱 자세한 검사를 할 필요가 있다.

높은 수치는 급성심근경색, 뇌혈관장애, 신장기능저하의 원인이

혈액 속의 요산(uric acid)은 혈관에 장애가 생기기 쉽게 하며 혈관이 많이 존재하는 심장이나 뇌, 신장에 축적되어 조직을 파괴하거나 결석을 만들거나 한다. 통풍발작은 특히 통증이 심하지만, 통풍 자체가 목숨과 관련 있는 것은 아니다.

다만, 고요산혈증(hyperuricemia, 후술) 상태가 계속되면 급성심근경색, 뇌출혈이나 뇌경색 등의 뇌혈관장애, 신장기능저하 등이 발생하기 쉬워지는 것이다.

남성은 여성보다 높고, 노인에서도 높다

요산은 혈청에서 비색법으로 측정한다.

일반적으로 7.0mg/dL 이상일 때를 고요산혈증이라고 부른다. 남성 쪽이 여성보다 높고, 또한 나이가 들어감에 따라 높은 수치를 보인다.

검사 당일은 평소처럼 식사해도 상관없다.

높은 수치일 때는 재검사

높은 수치일 때는 재검사를 하지만, 요산치에 영향을 주는 약물이나 식생활의 영향을 생각해서 1~2주일 후 재검사가 바람직하다.

고요산혈증이 되는 원인은 비만, 퓨린이 많이 포함된 음식의 과섭취, 다량의 음주, 격렬한 운동 등이다. 따라서 고요산혈증일 때는 식사는 퓨린이 많은 식품을 금지하고, 지방, 알코올의 과잉섭취는 피한다. 당질, 단백질은 체중을 증가시키지 않는 범위라면 제한하지 않는다.

또한, 통풍의 상태가 아니라도 요산치가 8.0mg/dL, 요중 배설량이 1일 800mg 이상일 때는 약물을 통한 치료가 필요할 수 있다.

의심스러운 주요 질병의 추가 검사는?

- 높은 수치→통풍, 레슈-니한증후군(Lesch-Nyhan syndrome), 신기능장애, 약물성(이뇨제, 강압 이뇨제 등), 과격한 운동, 알코올 섭취 등

요소질소

기준치
10~26mg/dL
(효소법)

요소, 요소질소란?

요소란 단백질이 몸 안에서 분해된 뒤의 최종산물. 요소질소란 요소 안에 포함된 질소분. 요소는 간에서 암모니아와 합성되어 혈액을 통해 신장으로 옮겨진 후 사구체로 여과되어 소변으로 배설된다.

신장기능이 저하하면 요소질소가 증가한다.

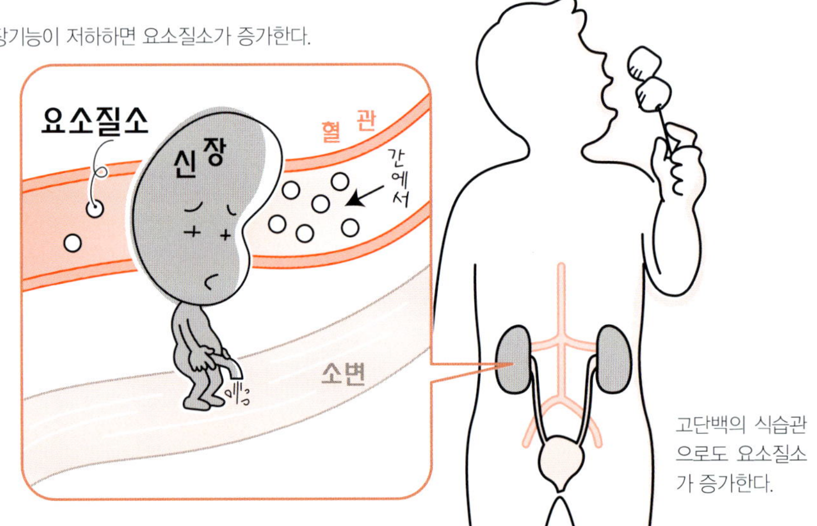

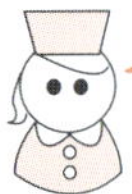

신장이나 소화기 등의 이상을 조사하는 검사이다. 요소질소는 생리적으로도 변동하지만 기준치 이상이면 질병과의 감별을 시행한다.

신장기능이 저하되면 높아짐

혈액 속의 요소는 신장에서 사구체로 여과되고 소변으로 배설된다. 따라서 이 검사는 먼저 신장의 질병이 의심될 때 시행한다.

기준치는 10~26mg/dL이지만 신장기능이 나빠지면 요소를 소변으로 배설 못 하게 되고 혈액 속의 요소질소(urea nitrogen)의 수치가 상승한다. 기능이 거의 없어지는 신부전에서는 100mg/dL 이상이 되는 일도 드물지 않다.

단, 신장기능(사구체여과율)이 정상의 50~75% 이하가 될 때까지는 요소질소의 증가가 뚜렷하지 않으므로 경한 신장기능장애의 판정에는 적당하지 않다. 경한 신장기능장애를 찾기 위해서는 크레아티닌청소율(creatinine clearance)의 검사가 필요하다.

소화기출혈에는 중등도의 상승, 중증 간기능장애에서는 저하

요소질소는 소화기나 간의 질병을 조사할 때도 검사된다.

위궤양이나 암 등으로 소장이나 대장에 출혈이 있으면, 혈액과 함께 소화관에 나온 단백질이 분화되어 암모니아(ammonia)가 되며, 이것이 간으로 옮겨져 요소가 더 합성되어 상승한다. 단 그 상승 정도는 신장기능장애에 비하면 적어서, 50mg/dL 이상은 잘 되지 않는다.

한편 요소는 간에서 합성되므로, 전격성 간염(fulminant hepatitis) 등의 중증 간기능장애가 있을 때는 합성능력이 저하되어 낮은 수치가 된다.

고단백식으로 상승, 임신으로 감소

요소질소는 혈청에서 비색법으로 측정한다.

요소질소의 수치는 질병 이외에, 식습관에 의해서 영향을 받아 고단백식을 많이 섭취하는 사람은 상승한다.

한편 임신 중인 사람은 순환혈액량이 늘어나므로 요소질소가 희석되거나 태아의 발육에 이용되므로 수치가 감소할 수 있다.

검사 당일은 평소처럼 식사해도 상관없다.

지속 증가인 경우 주기적 진찰과 검사

생리적 변동(physiologic variation)이 생각되는 때는 며칠 이내에 재검사한다.

지속적인 증가를 보이면 주기적인 진찰과 검사가 필요하고, 심한 운동을 하지 않으며, 부종(부기)이 없는 한 탈수상태가 되지 않도록 충분히 수분을 섭취한다.

또한, 신장기능장애 등이 급성 악화된 상태에서는 매일 측정하고, 만성의 병태라 월 1~2회 측정할 수 있다.

의심스러운 주요 질병의 추가 검사는?

- 높은 수치→신장기능장애, 소화관출혈 등
- 낮은 수치→간기능장애(간경변, 간암 등의 광범위한 장애) 등

크레아티닌

기준치
0.7~1.4mg/dL

크레아티닌이란?
요소질소와 마찬가지로 몸 안의 단백질이 충분히 분해된 후의 최종 산물. 근육 속에서 크레아티닌이라는 물질이 만들어져 혈액 속에 배출되고, 신장에서 소변으로 배출된다.

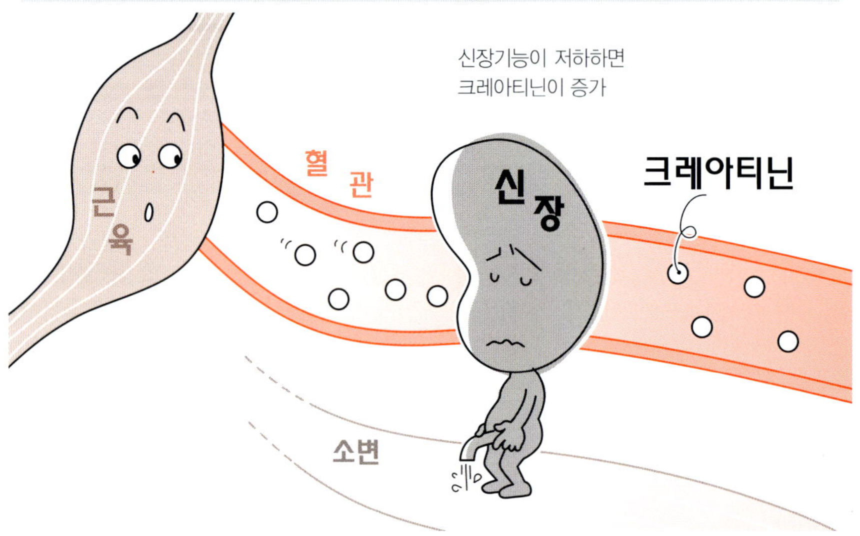

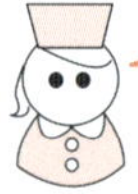

신장이나 근육의 질병 등을 조사하는 검사이다. 높은 수치일 때는 신장기능이 상당히 악화되어 있을 가능성이 있다. 근육이 위축하는 질병일 때는 낮은 수치가 된다.

신장기능이 저하되면 높은 수치로

요소질소와 마찬가지로 신장병(nephropathy)이 의심될 때 시행하는 검사이다.

단 요소질소는 신장의 사구체에서 여과되어 요세관으로 재흡수되지만, 크레아티닌(creatinine)은 사구체에서 여과될 뿐으로 요세관으로 재흡수되지는 않는다. 나아가 크레아티닌은 신장 이외의 영향을 받기 어렵다는 성질이 있다.

그러므로 신장의 배설능력 지표로 더욱 유효하고 크레아티닌의 상승은 신장기능이 저하된 상태를 더욱 잘 반영하고 있다.

하지만 크레아티닌은 신장기능(사구체여과율)이 정상의 50~75% 이하가 될 때까지 상승하지 않으므로 경증의 신장기능장애의 판정에는 적당하다고 할 수 없고, 크레아티닌청소율(creatinine clearance)의 검사가 필요하다.

근육이 위축되는 질병에서는 낮은 수치로

크레아티닌은 근육의 질병을 조사할 때도 검사한다.

근육 속에서 합성되는 크레아티닌의 양은 근육의 양과 비례하므로 근육퇴행위축(muscular dystrophy) 등의 근육이 위축되는 질병이 있을 때는 낮은 수치가 된다.

남성은 여성보다 높다

측정법은 몇 가지가 있고 각각의 기준치가 약간 다르다.

근육량이 많은 남성은 여성보다 10~20% 높은 수치이며, 체격이 좋은 사람은 당연히 높은 수치가 된다. 또한, 나이가 들면서 사구체여과율(glomerular filtration rate, GFR)이 저하하므로 높은 수치가 된다. 하지만 동시에 근육량도 저하하므로 고령자는 신장기능의 지표로서 혈청크레아티닌(serum creatinine)의 상승폭이 적어도 주의가 필요하다.

검사 당일의 평소처럼 식사해도 상관없으며, 전날과 당일의 심한 운동은 피한다.

기준치 이상일 때는 반복해서 검사를

기준치 이상일 때는 반복검사를 실시, 항상 기준치를 넘을 때는 사구체여과율(glomerular filtration rate)은 이미 ⅓~½로 저하되고 있다고 생각할 수 있다.

운동이나 식사 등에 조심하고 탈수, 감염, 임신 등의 악화인자를 피하는 일상생활을 할 필요가 있다.

또한, 만성 신장질환에서는 크레아티닌을 월 1~2회 측정하고, 사구체여과율을 측정하기 위해 크레아티닌청소율을 주기적으로 조사하는 것이 좋다.

의심스러운 주요 질병의 추가 검사는?

- 높은 수치→신부전, 간경변, 강압약 복용 등
- 낮은 수치→근육질환(근육퇴행위축), 장기 자리보존, 임신 등

크레아티닌청소율

기준치
75~125mL/분

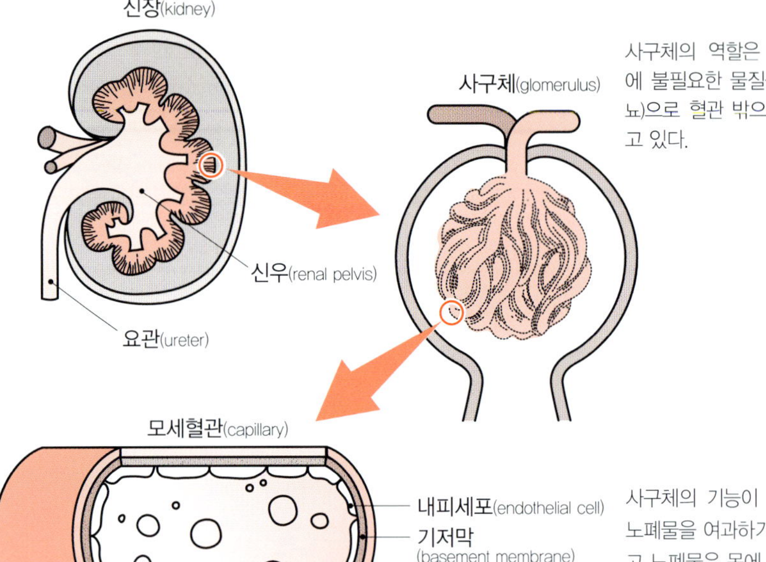

사구체의 역할은 '여과' 몸에 불필요한 물질을 소변(원뇨)으로 혈관 밖으로 배출하고 있다.

사구체의 기능이 저하될 때 노폐물을 여과하기 어려워지고 노폐물은 몸에 남아, 다양한 장애 를 일으킨다.
크레아티닌은 근육 속의 크레아틴 의 최종산물. 이 물질을 통해서 사구체의 여과기능을 조사하는 것 이 크레아티닌청소율

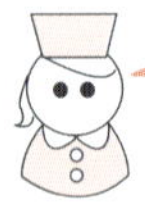

신장의 이상을 자세하게 조사하는 검사이다. 신장기능의 정도를 정확하게 판단할 수 있고, 낮은 수치가 될수록 신장기능의 악화를 나타낸다.

신장기능장애 정도를 정확히 아는 검사

요소질소처럼 크레아티닌도 신장기능의 선별검사(일차검사)로 유용하다.

하지만 이것들의 수치가 높아지기 위해서는 신장기능(사구체여과율)이 정상의 50~75% 이하가 된 후부터로, 경증의 신장기능장애는 발견할 수 없다. 그래서 정확한 신장기능의 상태를 알기 위한 검사가 필요

한데, 그것이 크레아티닌청소율(creatinine clearance)이다.

청소(clearance)란 신장의 사구체가 혈액 속의 노폐물 등을 여과해서 소변으로 배출하는 기능이다.

크레아티닌청소율은 노폐물의 하나인 크레아티닌을 신장의 사구체가 1분 사이에 몇mL 여과하고 있는지를 조사하는 검사로, 사구체의 여과율을 잘 반영하고 있다.

검사를 위해서는 소변과 혈액이 동시에 필요함

24시간뇨와, 소변 수집의 시작이나 종료 때의 혈액에서 크레아티닌을 측정하며, 24시간동안 모은소변량도 중요하다. 이 측정치를 가지고 계산한다.

채취한 혈액에서 혈청크레아티닌 농도(P)를 측정하고, 소변에서 소변 속의 크레아티닌 농도(U)와 24시간 소변양(V)을 측정해서, 〈Ccr(크레아티닌청소율)=(U×V)÷P〉의 식에 대입해서 수치를 구한다.

검사 당일은 평소처럼 식사해도 상관없으며 전날과 당일의 심한 운동은 피한다.

신장기능이 저하됨에 따라 낮아짐

크레아티닌청소율의 기준치는 75~125mL/분이지만 신장기능이 저하되면 수치도 낮아진다.

또한, 크레아티닌청소율에 따라 추정되는 사구체여과율은 나이가 들어갈수록 저하된다. 40대를 100%로 하면 10세씩 나이가 들어감에 따라 10% 정도 저하되어 간다.

최근에는 추정사구체여과율 (eGFR) 이라고 하여 혈청 크레아티닌 농도, 나이, 성별 등에 따라 공식으로 추정하며, 신장과 몸무게가 필요한 공식도 있다.

의심스러운 주요 질병의 추가 검사는?

◆ 낮은 수치→신장기능장애

암모니아

기준치
1~75μg/dL
(효소법)

암모니아란?

주로 장관(대장, 소장)에서 만들어지는 단백질의 분해산물. 혈액을 통해서 주로 간에서 요소를 합성하는 재료가 되고, 신장에서 소변으로 배출된다.

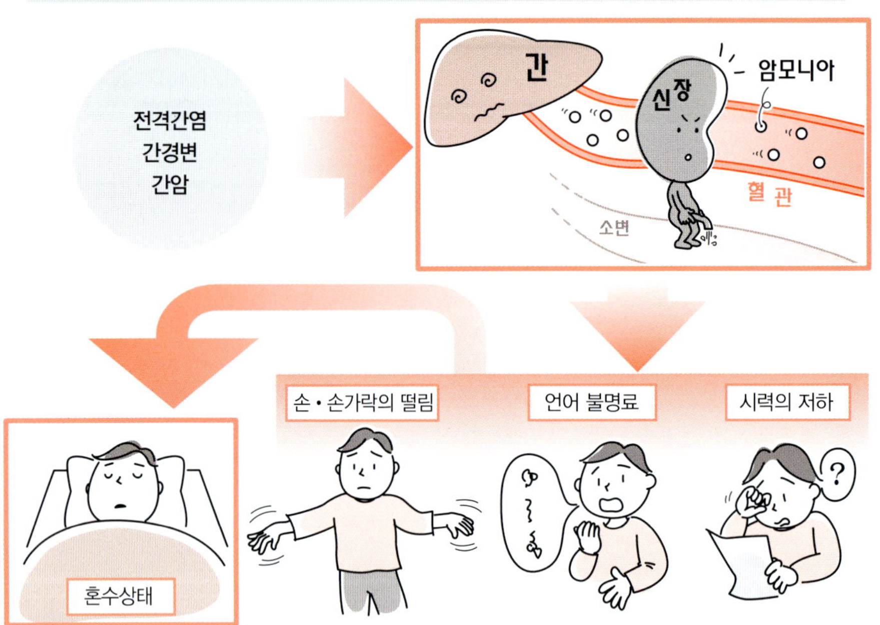

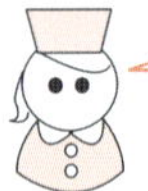

간질환이 진행된 사람이 간성혼수가 될 가능성의 유무를 보는 검사이다. 간성혼수는 생명과 관계 있으므로 그 전조를 놓치지 않도록 한다.

간성혼수의 상태파악에 중요한 지표

간성혼수(hepatic coma)란 중증의 간질환으로 일어나는 혼수로 죽음에 이르는 때도 자주 있으니 간성혼수가 일어날 가능성이 있을 때는 이 검사를 한다.

암모니아(ammonia)는 생체에 독성(신경독, neurotoxin)이 있으므로, 평소에는 간에서 요소의 재료가 되면서 무독화(detoxification)된다. 하지만 전격간염이나 간경변, 간암 등으로 간의 기능이 저하되면 요소를 합성하지 못하므로 혈액 속에서 증가한다.

그 결과 중추신경장애(disorder of central nervous system)가 생겨 손/손가락의 떨림, 언어 불명료, 시력감퇴 등의 뇌 증상을 불러일으키고 결국 혼수상태에 빠진다.

의식장애, 경련 등에도 높은 수치로

암모니아의 검사는 대부분 심한 간질환의 병태를 파악할 때 하는 것이지만 이외로도 소아는 의식장애, 지능장애, 반복되는 구토, 성인은 의식장애, 경련, 암모니아냄새 등의 증상이 보일 때 고암모니아혈증(hyperammonemia)을 의심해서 검사하고 높은 수치일 때는 그 원인을 규명해야 한다.

심한 운동 후나 고단백식에서는 높은 수치로

효소를 사용한 시약으로 측정한다. 기준치는 1~75㎍/dL로 성인보다 소아가 높은 수치이다.

암모니아는 심한 운동을 한 후나 고단백질의 식사를 한 후에 높은 수치가 된다.

간성혼수의 예방은 단백질의 과잉 섭취, 변비/설사 등을 피한다

간성혼수(hepatic coma)의 치료대책은 암모니아 등의 독성물질을 만들지 않도록 하는 것과 혈액 속에 존재하는 유리형 아미노산(free form amino acid)의 질적, 양적 이상을 바로잡기 위한 약물요법이 기본이 된다.

또한, 예방대책으로는 유발요인이 되는 단백질의 과잉섭취를 피하고, 변비, 설사가 생기지 않도록 주의하며 이뇨제 투여를 하지 않도록 한다.

그리고 암모니아의 낮은 수치는 저영양(undernutrition) 상태와 빈혈(anemia)에서 볼 수 있으나 병적 의의는 적으므로 내버려두는 것이 대부분이다.

의심스러운 주요 질병의 추가 검사는?

- 높은 수치→중증 간기능장애(전격간염, 간성혼수), 신부전(요독증의 일부), 고단백식, 소화관출혈 등
- 낮은 수치→저영양, 빈혈 등

혈청철(Fe)

기준치
남성 : 50~170㎍/dL
여성 : 50~130㎍/dL
(비색법)

혈청철(Fe)이란?
몸 안의 효소를 조직으로 운반하는 헤모글로빈의 구성인자 중 하나

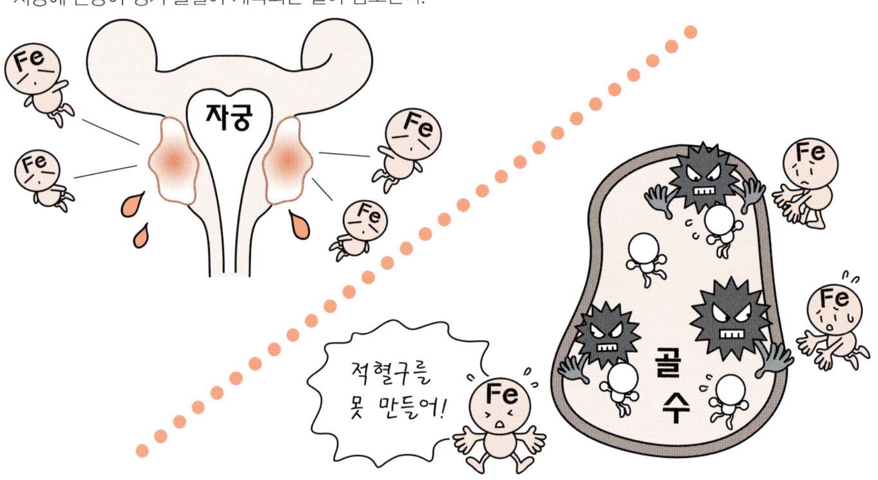

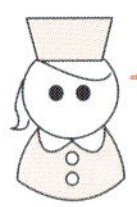

주로 빈혈의 원인을 찾기위해 검사한다.

출혈성빈혈(hemorrhagic anemia) 등에서 낮은 수치로

빈혈의 원인을 조사할 때에 사용하는 중요한 검사이다.

위나 장의 궤양과 암, 자궁근종 등으로 몸 안에서 많은 혈액의 상실(토혈, 하혈, 부정성기출혈)과 심한 빈혈(출혈성빈혈)이 생기면, 동시에 철분도 상실해서 혈액 속의 철은 낮은 수치가 된다.

음식물에서 섭취한 철분은 십이지장에서 흡수된 후, 혈액 속에서는 트랜스페린(transferrin)과 결합해서 골수로 옮겨져서 헤모글로빈(hemoglobin)을 만드는 바탕이 되

며, 이것을 바탕으로 적혈구가 만들어진다.

십이지장(duodenum)에서 철분의 흡수가 안 좋을 때나 식사의 내용이 편향되어 있으면(편식) 혈액 속에 철이 부족해지고, 그 결과 헤모글로빈의 합성이 저하되어 빈혈이 생기고 만다. 젊은 여성에게 많이 보이는 철결핍성빈혈(iron deficiency anemia)이 되는 것이다.

재생불량성빈혈 등에서 높은 수치로

간경변에서는 간이 딱딱해져서 간으로 혈액의 흐름이 안 좋아지고, 대신 비장으로의 혈액 흐름이 늘어, 혈액 속의 철이 높은 수치를 나타낸다.

또한, 골수에서 적혈구를 만들지 못하게 되는 재생불량성빈혈(anemia aplastic)은 원료로서의 철이 이용되지 않으므로 혈액 속에서 높은 수치를 보일 수 있다.

적혈구의 수명은 약 120일로, 골수에서 만들어지고 간이나 비장 등에서 파괴된다.

적혈구가 어떠한 원인으로 수명 이전에 파괴되는 것을 용혈(hemolysis)이라고 하는데, 용혈성빈혈(hemolytic anemia)이 일어나면 혈구가 파괴되고, 헤모글로빈이 혈액 속으로 유출되어 철은 높은 수치가 된다.

여성이 약간 낮은 경향

혈청에서 자동분석기로 측정한다. 여성 쪽이 남성보다 약간 낮은 경향이 있으며 생리 후에는 낮은 수치가 된다.

검사 당일은 평소처럼 식사해도 상관없으나 철은 일내변동(diurnal variation)이 있어서 오전 중에는 높고, 오후에는 낮아진다.

수치가 높거나 낮은 것은 이상이 있다는 것이다.

철의 대사에 관계된 혈액 속 총철결합능(TIBC)이나 페리틴(ferritin), 트랜스페린 포화도(transferrin) 등 혈액검사와 대변잠혈반응검사(fecal occult blood test), 상부소화관내시경, 복부초음파, 복부CT, 또한 산부인과적 검진 등도 필요할 때가 있다.

나아가 골수 일부를 채취해서 조혈능력을 조사하는 검사(골수천자, bone marrow puncture)가 필요할 수도 있다.

의심스러운 주요 질병의 추가 검사는?

- 높은 수치→용혈성빈혈, 재생불량성빈혈, 백혈병, 간경변, 지중해빈혈 등
- 낮은 수치→철결핍성빈혈, 출혈성빈혈, 악성종양 등

구리(Cu)

기준치
70~130μg/dL

생체 필수 미네랄

구리(copper)는 생체에 필수인 미네랄(mineral, 미량금속)의 하나이며 효소와 단백질을 구성하고 있다. 구리는 소장 상부에서 흡수되어 약 95%는 세룰로프라스민(ceruloplasmin)이라는 당단백(glycoprotein)과 나머지는 알부민과 결합한다.

구리의 생리작용은 저장철 동원작용, 혈장철 교체율의 촉진, 철산화 촉매효소로서의 작용, 산화효소(oxidase)의 보조효소 작용, 성장의 촉진 등에 관여한다.

혈청 중 구리의 수치는 여성은 임신 중에는 개월 수에 따라 상승하고, 후기에는 기준치의 2~3배가 되지만, 분만 후 1~2주일 후에는 원래대로 돌아간다. 또한, 스트레스나 심한 운동 등으로도 높은 수치를 나타낼 수가 있다.

윌슨병의 진단에 중요

혈청 속의 구리는 선천성 구리 대사장애(disorders of copper metabolism), 구리 결핍증(copper deficiency), 담도질환(biliary tract disease) 등의 진단이나 악성종양의 선별검사 등을 할 때 검사를 한다. 높은 수치보다 낮은 수치일 때가 오히려 문제로 그중에서도 윌슨병의 진단에 중요하다.

윌슨병(Wilson's disease)은 선천성 구리 대사장애로 인해 조직에 구리가 축적되는 질병으로 간에서 세룰로프라스민의 생성 장애가 원인으로 생긴다. 윌슨병은 뇌의 렌즈핵변성(lenticular degeneration)으로 인한, 신경증상, 간경변, 각막 주변에 침착하는 카이저-플라이셔고리(Kayser-Fleischer's ring) 등 세 가지를 주요 증상으로 하는 질병이다. 이외에는 혈청 속의 구리 수치가 특별히 중요한 열쇠가 되는 질병이나 증상은 없다.

의심스러운 주요 질병의 추가 검사는?

- 높은 수치→감염증, 담도질환(폐쇄성황달, 세담관성 간염, 담즙성 간경변), 철결핍성빈혈, 악성종양, 담도폐쇄증 등
- 낮은 수치: 윌슨병, 멘케스병, 신증후군, 다발성경화증, 영양불량 등

아연(Zn)

기준치
70~121㎍/dL

생체 필수 미네랄

아연(zinc)도 생체에 필수적인 미네랄(미량금속)이다. 70종류 이상의 효소(금속효소)의 구성요소로 다양한 대사계통의 조절에 관여한다. 요즘 종양의 증식이나 면역기능에 작용하는 인자라는 것도 밝혀져서 주목을 받고 있다. 아연의 생리작용은 생식기능, 성장의 촉진, 골격의 발달, 피부 등의 신진대사, 미각이나 후각의 유지, 정신이나 행동에 대한 영향 등이다.

혈청 속의 아연 수치는 채혈할 때 환자 상태에 따라 좌우된다. 검사상 높게 나타나는 요인은 공복, 해산물의 섭취(굴 등), 스트레스, 약물의 복용 등이고 낮은 수치가 되는 요인은 식사섭취 후 2~3시간, 임신, 약물의 복용 등이다.

낮은 수치가 되면 미각/후각 이상이 생긴다

아연은 낮은 수치일 때 임상적 의의가 크고, 성장발육의 장애, 성선기능저하증(hypogonadism) 등을 일으키나 주목해야 할 것은 미각, 후각의 이상과 피부병변(skin lesion)이다. 미각, 후각의 이상은 사람이 살아가는 데 매우 중요하고 화재나 음식물의 부패 등을 알아채지 못하면 위험한 상황에 놓일 수 있다.

또한, 피부병변은 욕창의 치료와 관여해서 검사할 수 있다.

아연 결핍증의 원인으로는 섭취부족이 많으나 저아연식(채식주의자, vegetarian)을 제외하면 대부분의 경우는 질병과 관련되어 있다.

특히 장기 정맥영양(parenteral nutrition)이나 경장영양(enteral nutrition)에 동반하는 결핍증이 중요시되고 있다.

의심스러운 주요 질병의 추가 검사는?

- 높은 수치→**내분비질환**(성장호르몬 결핍증, 갑상선기능항진증, 부신기능저하, 에디슨병), **혈액질환**(용혈성빈혈, 적혈구증가증, 호산구증가증) 등
- 낮은 수치→**섭취부족**(채식, 정맥 영양, 경장 영양, 저영양), **흡수장애**(정성지단피부염, 간장애, 염증성장질환), **과잉상실**(설사, 간경변, 당뇨병 등), **수요증대**(임신, 신생아) 등

심근 트로포닌

기준치
트로포닌T: 0.04~0.5㎍/mL
트로포닌I: 0.01~0.1㎍/mL

심근의 상해로 양성

트로포닌(troponin)은 심근(심장의 근육)의 필라멘트를 형성하는 수축 단백질로 트로포닌T, 트로포닌I와 C로 이루어진다. 이들 중 임상적으로 측정되고 있는 것은 트로포닌T와 트로포닌I이다. 트로포닌은 심근의 구성성분이므로 이것이 혈액 속에 출현할 때는 급성심근경색이나 불안정협심증 등으로 인해 심근이 손상을 입었다는 것을 의미한다.

예전부터 측정되고 있는 크레아틴키나아제(creatine kinase)나 LDH 등의 효소와 미오글로빈(myoglobin)은 심근 외의 골격근에도 다량 존재하므로, 이것들이 혈중에서 보이는 때에는 심근 혹은 골격근의 장애를 감별할 필요가 있다.

한편 트로포닌은 심근의 상해를 판정할 수 있어서 특이성이 상당이 높은 검사라고 할 수 있다.

목적을 가지고 실시하는 검사

이 검사는 심근의 상태를 파악하기 위한 목적을 가지고 시행한다. 트로포닌이 양성이라면 심전도(ECG), 심장초음파, 심근 신티그래피 등을 시행해서 자세히 체크해 간다.

트로포닌은 분자량이 적으므로 급성심근경색 발병 후, 몇 시간 만에 혈액 속에 출현하고 게다가 10~14일간은 비정상적으로 높은 수치가 계속된다.

또한, 근육퇴행위축이나 갑상선기능저하증으로 골격근이 이상의 경우에도 높은 수치를 보일 수 있다.

의심스러운 주요 질병의 추가 검사는?

- 양성→급성심근경색, 심근염, 협심증, 심장수술 후 등(진행성 근육퇴행위축, 갑상선기능저하증에서는 위양성이 될 때도 있음)

나트륨이뇨펩티드(BNP)

기준치
BNP: 20pg/mL 이하

심부전(heart failure) 등을 조사하는 검사

BNP는 뇌나트륨이뇨펩티드(brain natriuretic peptide)라고 하며 주로 심실에서 혈액 속으로 분비되는 호르몬이다.

강력한 물, 나트륨 이뇨작용, 혈관확장 작용을 가지며 심실에 부하가 걸리면 분비되어 교감신경계(sympathetic nervous system) 및 레닌안지오텐신계(renin angiotensin system)를 억제하고 이들 호르몬과 길항적으로 움직여서 심부전 등의 병태를 개선한다.

BNP는 심실기능의 파악, 심부전의 중증도 파악, 심부전이나 심비대의 치료 효과 확인 등을 할 때 검사한다.

	≤45세	45~54세	55~64세	65~74세	≥75세
남성	≤29.4	≤32.8	≤38.8	≤67.6	≤121
여성	≤35.9	≤56.7	≤75.5	≤72.9	≤167

의심스러운 주요 질병의 추가 검사는?

- 높은 수치→본태성고혈압, 울혈성심부전, 만성신부전, 신증후군, 간경변, 임신중독증, 원발성 알도스테론증, 쿠싱증후군, ADH 부적합 분비 증후군(SIADH), 갑상선기능항진증 등
- 낮은 수치→탈수, 이뇨제의 영향 등

당화 알부민

기준치

■ 기준치와 혈당 컨트롤의 기준

	당화 알부민(%)
● 기준치	11.0~16.0%
● 혈당 조절 기준	
우량	16.0 미만
양호	16.1에서 20.0
불량	20.1에서 24.0
지극히 불량	24.1% 이상

혈당 조절의 지표로 유용

알부민은 다른 단백질과 마찬가지로 일부 포도당과 결합해서 당화 알부민으로 존재한다. 알부민의 반감기는 약 20일이므로 당화 알부민은 과거 1~2주일의 평균혈당치를 반영하고, 혈당의 조절 지표로 유용하다.

당화혈색소는 과거 1~2개월의 평균혈당치를 반영하고 있으나 이것으로는 급격하게 혈당 컨트롤이 개선되고 있는 때나, 반대로 악화하고 있을 때에는 움직임이 지나치게 완만하므로 반영할 수 없어서 당화 알부민이 유용해진다.

영양상태 평가 단백 (프리알부민, 레티놀결합단백)

기준치
프리알부민 :
20~40mg/dL
레티놀결합단백 :
2.2~7.4mg/dL

영양상태의 파악에 유용한 프리알부민(prealbumin)

예전에는 알부민, 콜레스테롤, 헤모글로빈 등을 사용하고 있었으나 이것들은 반감기가 길고(가령 알부민은 약 20일), 현재 혹은 가까운 시기의 영양상태를 정확하게 반영하지 않는다.

그래서 최근에는 반감기가 짧은 단백질인 프리알부민(prealbumin)이나 레티놀결합 단백(retinol-binding protein)을 사용하기 시작했다. 프리알부민의 반감기는 약 2일, 레티놀결합 단백은 약 0.5일이다.

프리알부민이란 혈청단백 분획의 전기영동법(electrophoresis)에서 알부민보다도 약간 양극 쪽으로 이동되므로 붙은 이름이지만 최근에는 트랜스타이레틴(transthyretin, TTR), 티록신 결합 프리알부민이라고도 불리고 있다.

수술 후의 감염증 위험 등에 중요

영양평가 단백은 최근의 영양상태를 예민하게 반영하고 있다. 외과적 수술에서의 영양상태 파악은 수술 후의 감염증 발병예방, 퇴원시기의 판정에 중요하다. 따라서 영양평가 단백검사를 통해 영양관리를 할 수 있다.

단, 영양평가 단백은 조직의 염증이나 파괴에도 저하되므로 염증의 마커인 CRP를 동시에 측정해서, CRP가 정상 일 경우에만 영양평가 단백이 정확하게 영양상태를 반영하고 있다고 생각할 수 있다.

의심스러운 주요 질병의 추가 검사는?

- 높은 수치→신장질환 등
- 낮은 수치→저영양상태, 염증성질환, 간장애, 갑상선기능항진증 등

나트륨(Na)

기준치
135~145mEq/L
(이온 전극법)

신부전(renal failure) 등에서 저하

나트륨(sodium)이란 몸의 수분 유지, 침투압 조절(산-염기평형의 조절) 등에 관여하는 전해질(양이온)이다. 나트륨은 신기능의 이상이 의심될 때나 부종(부기) 등의 체액 과잉증상, 요량 이상 등이 보일 때 검사한다.

몸 안의 나트륨의 97%는 세포외액이므로 몸 안의 수분 증가와 나트륨의 체외로의 배출이 많아지면 낮은 수치가 된다.

체내의 수분과 나트륨의 조절은 신장(+요관)에서 이루어진다. 신장의 기능이 저하되어, 신부전이 되면 요량이 감소해서 몸 안의 수분이 밖으로 나오지 못하게 되므로 부종(얼굴이나 손발의 부기)이 되고, 몸 안의 나트륨이 수분으로 엷어져, 혈액 속의 나트륨은 낮은 수치가 된다.

이외에도 간경변이나 심부전에서도 요량이 감소하고, 마찬가지로 나트륨 수치는 저하된다.

과잉 발한, 탈수 등에서 높은 수치로

나트륨은 과잉 발한, 심한 설사와 구토가 보일 때에도 검사한다. 이런 증상들로 인해 몸 안의 수분이 비정상적으로 없어지면 몸 안의 나트륨 농도가 상승하고 혈액 속의 나트륨이 높은 수치가 된다.

나트륨이 높은 수치가 되는 원인은 대부분 수분의 결핍으로, 염분(salt)을 지나치게 많이 섭취해서 나트륨 수치가 상승하는 일은 그렇게 많지 않다. 염분을 많이 섭취했을 때는 몸은 목마름을 느끼고 수분을 많이 섭취하게 해서, 나트륨 농도가 지나치게 상승하지 않도록 조절하고 있다.

이상 수치가 나오면 더욱 자세히 검사를

혈청을 사용해서 자동분석기로 측정한다. 검사 전에 비정상적인 발한이 있거나, 지나치게 염분을 섭취하면 일시적으로 약간 높은 수치가 되는 때가 있다. 검사 당일은 평소처럼 식사를 해도 상관없다.

나트륨의 이상은 낮은 수치일 때가 많으나, 지나치게 높거나 낮은 것은 몸에 좋지 않다. 나트륨 수치의 이상은 질병의 원인이며 결과이기도 하다.

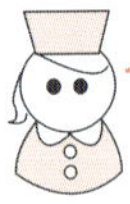

신장의 이상과 부종, 과잉 발한 등이 있을 때 시행하는 검사이다. 높은 수치가 나오는 원인의 대부분은 수분결핍이다.

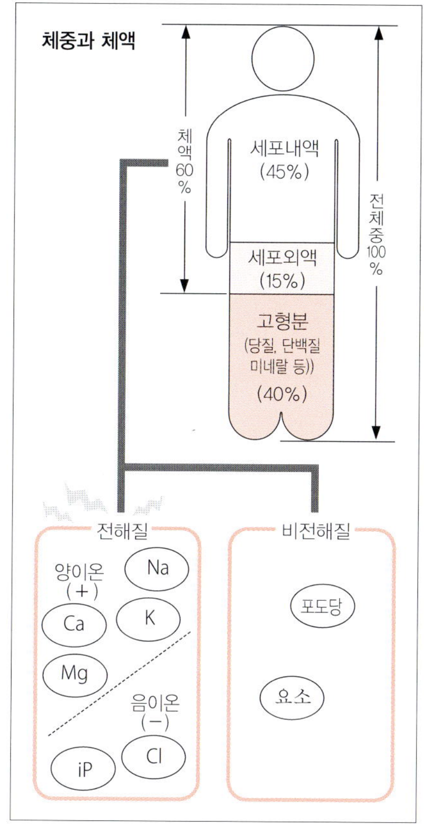

탈수나 부종이 생기면 순환부전(circulatory failure)이 되고 건강상태의 이상을 체크해야 한다.

전해질(electrolyte)이란?

물에 녹으면 이온이 되는 물질, 즉 용해되면 전기를 띠는 물질을 전해질이라고 한다. 이온이란 원자가 전기를 띤 상태에 있는 것이다.

사람 몸의 약 60%는 수분 즉 체액으로, 체액은 세포 속에 포함된 세포내액과 세포 주변에 있는 세포외액(extracellular fluid), (혈액도 세포외액의 일종)으로 구성되어 있다.

체액 속에는 다양한 물질이 녹아 있고, 그 물질을 크게 나누면 물에 녹으면 전기를 띠는(이온이 되는) 전해질과 물에 녹아도 전기를 띠지 않는(이온이 되지 않는) 비전해 물질이다.

전해질은 또한 양이온(+)과 음이온(−)으로 나뉘고 양이온은 나트륨, 칼륨, 칼슘, 마그네슘 등, 음이온은 염화물(chloride), 무기인 등이 있다. 비전해질은 포도당이나 요소 등이 있다.

이상 수치일 때는 그 이유를 확실히 하기 위해 더욱 상세한 혈액검사와 심전도, 흉부 단순X선촬영 등을 실시한다.

또한, 나트륨은 염화물(chloride)과 같은 방향으로 변동하므로 항상 나트륨과 염화물을 동시에 파악하게 된다. 염화물의 기준치는 98 ~ 108mEq/L이다.

의심스러운 주요 질병의 추가 검사는?

- 높은 수치→발한과다, 열상, 심한 설사, 요붕증, 식염 과잉섭취 등
- 낮은 수치→신부전, 신증후군, 울혈성심부전, 간경변, 이뇨약의 과잉 내복, 구토, 설사 등

칼륨(K)

기준치
3.5~5.5mEq/L
(이온 전극법)

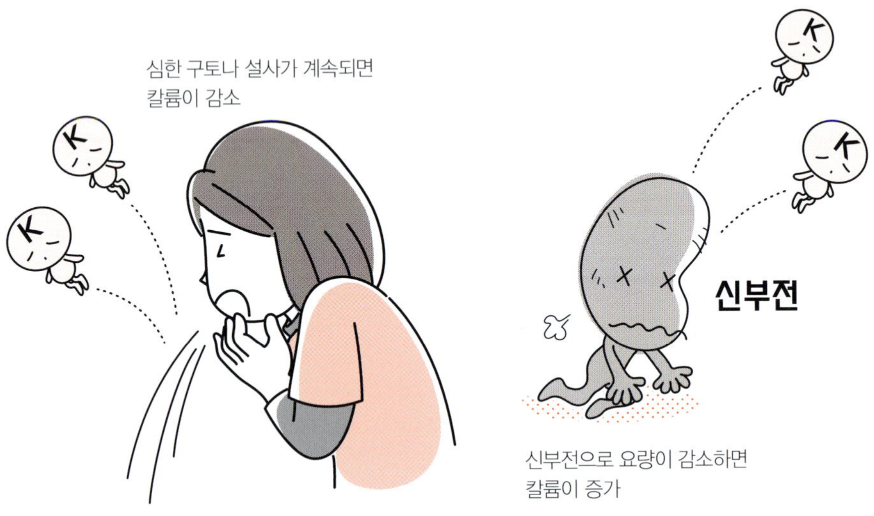

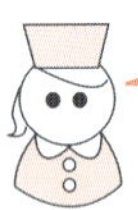

심한 구토, 설사, 내분비와 신장기능의 이상을 반영한다. 이상 수치는 생명과 관계되는 일이 있으므로 조속한 대응이 필요하다.

구토와 설사, 내분비의 질병 등으로 낮은 수치로

칼륨(potassium)이란 신경의 흥분이나 심근의 수축을 돕는, 생명활동의 유지조절에 중요한 전해질(양이온)이다. 칼륨은 심한 구토나 설사가 있을 때나 내분비의 이상 등이 의심스러울 때 검사한다.

몸 안의 칼륨은 구토와 설사가 심하면 구토물이나 변과 함께 몸 밖으로 나와서 낮은 수치가 된다. 또한, 신장에서 칼륨을 비정상적으로 소실하거나〈신혈관성 고혈압(renovascular hypertension), 쿠싱증후군(cushings syndrome), 이뇨제(diuretics)를 많이 복용했을 때 등〉에 낮은 수치가 된다.

몸 안의 칼륨 대부분(98%)은 세포 안에 존재하고, 세포외액(혈액 속)에는 2% 정도밖에 없다. 당뇨병으로 인슐린을 과잉 주사하면 칼륨은 혈액 속의 당분과 함께 세포 밖에서 세포 안으로 이동해서 혈액 속에서는 낮은 수치가 되고 만다.

신부전에서 높은 수치로

칼륨은 신장기능장애에서 높아진다. 몸 속 칼륨의 90%는 소변으로 몸 밖으로 배출된다. 그러므로 신장기능이 저하되는 신부전에서 요량이 감소하면 혈액 속의 칼륨은 높은 수치가 된다.

또한, 어떠한 원인으로 세포 속에 많이 존재하는 칼륨이 세포외액 속으로 이동해 버리면, 혈액 속의 칼륨은 높은 수치가 된다. 이것은 강심제인 디지털리스(digitalis)의 복용, 강압제의 하나인 β-차단제의 복용 그리고 인슐린 결핍에서도 볼 수 있다.

그 외로 칼륨이 많은 음식물을 지나치게 먹거나 수혈(transfusion)이나 칼륨이 많이 함유된 혈액의 점적 등으로 높은 수치가 된다.

이상치를 보이면 즉시 재검사

혈청을 사용해서 자동분석기로 측정한다. 검사 당일의 식사는 평소처럼 해도 상관없다.

칼륨은 신경이나 심장의 작용을 돕는 인자로 몸에는 굉장히 중요한 물질이다. 지나치게 높거나 낮아도 심장이나 신경, 근육의 움직임이 변화하고 만다.

높은 수치(6.5mEq/L)에서는 심전도에 이상이 나타나고, 반대로 낮은 수치(3.0mEq/L)에서는 전신의 경련이나 근력저하, 의식장애 등을 일으킨다.

이상 수치를 확인하면 즉시 재검사를 하고, 나아가 원인이 되는 질병을 확장하기 위해 혈액검사 등의 추가검사를 한다. 비정상적인 칼륨 수치는 조속하게 정상으로 돌리지 않으면 생명이 위험하다.

의심스러운 주요 질병의 추가 검사는 ?

- 높은 수치→신장에서의 배설저하 : 신부전, 에디슨병 등
  - 과잉섭취 : 식사, 수혈, 수액, 약물 등
  - 세포 속으로의 이동 : 인슐린 결핍, 강압제 디지탈리스의 영향, 아시도시스 등
  - 기타 : 용혈, 백혈구증가, 혈소판증가 등
- 낮은 수치→상실 : 구토, 설사, 흡수 불량증후군, 이뇨제의 영향, 쿠싱증후군 등
  - 섭취부족 : 금식, 식욕저하 등

칼슘(Ca)

기준치
8.8~10.5mg/dL
(OCPC법)

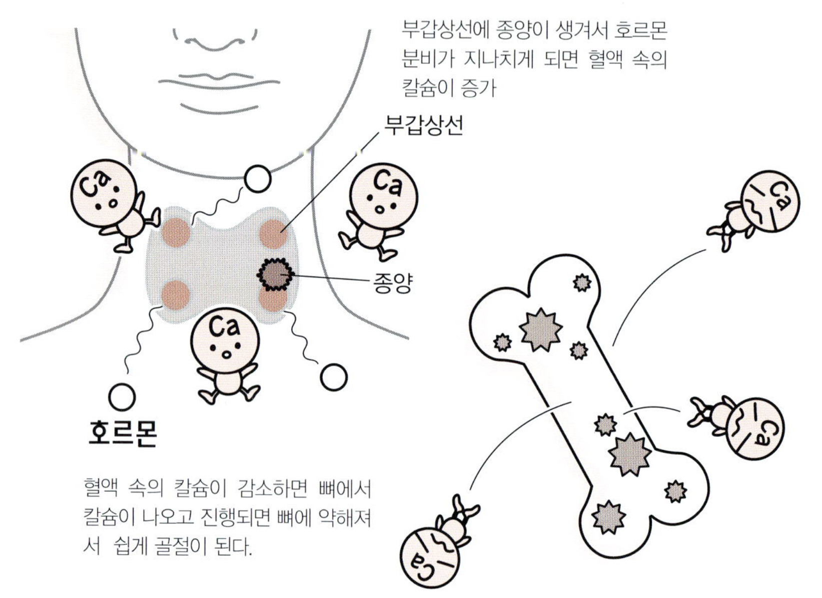

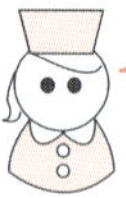

부갑상선이나 뼈 등의 질병을 조사하기 위해 중요한 검사이다. 이상 수치는 생명과 관계 있으므로 조속한 대처가 필요하다.

부갑상선기능항진증, 뼈의 질병 등에서 높은 수치로

칼슘(calcium)이란 뼈와 치아의 형성, 신경/근육의 흥분, 혈액의 응고 등에 관여하고 있는 전해질(양이온)이다.

칼슘은 원인불명의 체중감소, 식욕부진, 갈증, 다뇨 등의 다양한 증상이 생겼을 때, 그리고 부갑상선이나 뼈의 질병이 의심될 때 검사한다.

몸속 칼슘의 99%는 뼈와 치아의 세포에 있고, 남은 1%가 체액 속에 존재한다.

혈액 속의 칼슘은 부갑상선호르몬(parathyroid hormone)과 비타민D로 인해 일정하게 조절되고 있다. 부갑상선호르몬은 뼈에서 칼슘을 흡수하고 혈액 속에 내보내는 작용, 또한 신장에서의 칼슘 배출을 억제해서 혈액으로 내보내는 작용을 하고 있다.

하지만 부갑상선에 종양이 생겨 호르몬이 과잉분비가 되면, 이들의 작용이 강해져서 혈액 속의 칼슘은 높은 수치가 된다. 이것이 부갑상선기능항진증(hyperparathyroidism)이다.

기타로 골절이나 암의 뼈로의 전이, 다발성골수종(multiple myeloma) 등 뼈의 질병에도 칼슘이 높은 수치가 된다.

부갑상선기능저하증 등에서 낮은 수치로

비타민D는 장으로의 칼슘 흡수를 강화하는 작용을 한다. 비타민D가 결핍되면 흡수력이 저하되고 혈액 속의 칼슘이 낮은 수치가 된다. 이것을 보충하기 위해 뼈에서 칼슘이 나와 혈액 속의 칼슘 수치를 유지하려고 하므로, 이것이 진행되면 뼈가 약해져서 골다공증(osteoporosis)이 된다. 또한, 부갑상선기능저하증(hypoparathyroidism)은 부갑상선호르몬이 감소하므로 혈액 속의 칼슘은 낮은 수치가 된다.

이상 수치가 나오면 조속하게 대응

혈청을 사용해서 자동분석기로 측정한다. 검사 당일은 평소처럼 식사해도 상관없다. 이상 수치가 나오면 원인을 명확히 하기 위해 호르몬이나 종양마커의 혈액 검사, 심전도, 뼈 등의 X선촬영을 한다.

칼슘 수치는 질병을 진단하기 위해 중요할 뿐 아니라 칼슘의 이온 이상으로 생기는 몸의 변화는 생체에 굉장히 중요하므로 조속한 대응이 필요하다.

칼슘은 뼈의 형성에 관여하는 외에도 신경이나 심장근육의 움직임에도 관여하고 있다. 기준치의 2배 이상 높은 수치가 되면 근력저하, 부정맥(기외수축), 의식장애 등을 일으키고 만다.

한편 저칼슘혈증(hypocalcemia)은 신경이나 근육의 이상 흥분이 생기고, 경련이나 심차단(heart block)도 일으켜서 위험하다.

의심스러운 주요 질병의 추가 검사는?

- 높은 수치→부갑상선기능항진증, 악성종양(식도/난소/유방/위 등 부갑상선 자극호르몬 생산종양), 뼈로의 암전이, 다발성골수종, 비타민D 과잉 등
- 낮은 수치→부갑상선기능저하증, 비타민D 결핍증, 구루병, 만성신부전, 영양장애 등

무기인(iP)

기준치
성인 : 2.5~4.5mg/dL
소아 : 4.0~7.0mg/dL

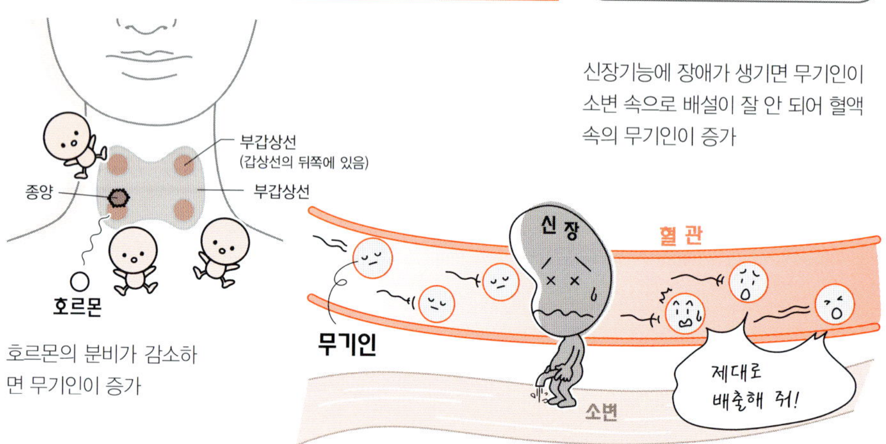

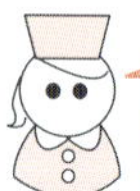

신장이나 부갑상선 등의 질병을 조사하는 검사이다. 신장기능장애에서는 낮은 수치로, 부갑상선의 기능장애에서는 높은 수치/낮은 수치가 된다.

신장기능, 부갑상선 기능 등을 반영

무기인(inorganic phosphate, iP)은 생체 안에서 칼슘에 이어서 많은 전해질(음이온)이다. 생체 속의 무기인의 양은 체중의 약 1%(500~800g)로 그중 80~90%는 뼈에, 약 15%가 연부조직에 존재하고 있다. 뼈와 치아에는 대부분이 칼슘과 결합해서 인산칼슘(하이드록시아파타이트, hydroxyapatite)로 축적되어 있다. 혈액 속의 무기인은 전체의 겨우 0.1%로 인산화합물로 존재한다.

혈액 속의 무기인 농도는 활성형 비타민 D가 장관에서의 흡수를 촉진하고, 부갑상선호르몬이 요세관에서의 재흡수를 억제해서 조절되고 있다. 이외에도 뼈로부터 혈액 속으로의 이행 등도 무기인 농도에 영향을 준다.

무기인은 약 60% 가 신장에서 소변 속으로, 나머지는 장에서 변으로 배설된다. 그러므로 신부전 등의 신장기능장애가 생기면 소변 속으로의 배설이 잘 안 되고 혈액 속에 무기인이 높은 수치가 된다.

또한, 부갑상선호르몬은 요세관에서 재흡수를 억제해서 소변으로의 배설량을 증가시키지만, 부갑상선의 기능이 저하되어 호르몬의 분비가 부족해지면 배설되기 힘들어지고, 혈액 속의 무기인은 높은 수치가 된다. 반대로 부갑상선의 기능이 강화되어 호르몬이 과잉분비되면 무기인은 낮은 수치가 된다.

횡문근융해증(rhabdomyolysis)에서 높은 수치로

이상지질혈증(dyslipidemia)은 치료약(스타틴, statin)을 복용하고 있으면 자주 횡문근융해증(전신의 골격근에 장애가 생기는 질병)과 합병이 된다. 이 질병이 생기면 무기인이 높은 수치가 되고, 동시에 근육 속에 존재하는 칼륨이나 크레아틴키나아제(creatine kinase)도 높은 수치가 된다.

성인과 소아는 농도가 다르다

무기인 농도는 성장기의 소아는 성인보다 1.5~2.5mg/dL 정도 높으며, 또한 2mg/dL 정도의 일내변동(이른 아침은 낮고, 오후는 높음)을 보인다.

이상 수치가 나타났을 때는 원인을 명확히 하기 위해 나아가 호르몬 등의 혈액검사 등을 시행한다.

최근 만성신부전으로 인해 인공투석을 받고 있는 사람이 매년 늘고 있다. 인공투석 합병증의 하나로 이차성 부갑상선기능항진증이 있다. 이것은 만성신부전이 원인으로 생긴 고인혈증(hyperphosphatemia), 저칼슘혈증 등으로 인해 부갑상선호르몬이 계속 많이 분비되는 질병이다. 이 상태가 오래 계속되면 뼈와 관절의 통증, 골절, 근력의 저하, 피부의 가려움, 초조함 등의 증상이 생기거나, 뼈가 녹기 시작해서 약해지는 섬유성골염(ossifying fibroma)이 되거나 한다.

그렇게 되지 않기 위해서 식사(인이 많이 포함된 식품의 지나친 섭취에 주의할 것)나 약물요법과 함께 정기적인 인이나 칼슘 등의 검사를 하는 것이 중요하다. 투석 중인 사람은 인과 칼슘농도의 측정 빈도를 한 달에 최저 1~2회로 해야 한다. 단 이때 농도가 관리목표치부터 이탈했을 때, 혹은 그 위험성이 높을 때는 그 수치가 안정될 때까지 매일 측정해야 한다. 관리목표치는 인이 3.5~6.0mg/dL, 칼슘이 8.4~10.0mg/dL이다.

의심스러운 주요 질병의 추가 검사는?

- 높은 수치: 부갑상선기능저하증, 신부전, 갑상선기능항진증, 횡문근융해증, 비타민D 중독
- 낮은 수치: 부갑상선기능항진증, 구루병, 판코니증후군, 수산화알루미늄을 함유하는 제산약(알루미나겔), 전신권태감/탈력감

마그네슘(Mg)

기준치
1.5~2.5mg/dL

만성 설사나 구토, 알코올 과음 등에서 낮은 수치로

마그네슘(magnesium)은 세포 속의 효소적 반응(특히 ATP생성에 관여하는 경로)이나, 아미노산(amino acids)의 활성화/단백합성에 관여하며 리포솜(liposome)의 보전, RNA와 DNA의 합성반응, 신경/근육에 정보전달 등의 작용하는 전해질(양이온)이다. 음식물 중 마그네슘의 약 50%는 장에서 흡수되고, 혈액 속에 있는 마그네슘은 주로 신장을 통해 소변 속으로 배설된다. 구토나 설사를 반복해서 신장에서 마그네슘 배설이 증가하면 낮은 수치가 된다.

또한, 알코올을 과음하면 설사가 생기기 쉬워서 변 속으로 마그네슘 배설이 증가하고, 혈액 속의 알코올 농도가 높아지면 소변 속에 마그네슘의 배설이 많아지고 낮은 수치가 된다.

한편, 신부전이나 요독증에서는 신장으로부터의 배설이 저하되므로 마그네슘 수치는 높아진다.

특히 낮은 수치에 주의

마그네슘 수치가 높고 낮은 것은 비정상이지만, 특히 결핍증이 문제가 된다. 피곤하기 쉽고, 탈력감, 저림 등을 느끼고 더욱 낮아지면 근육의 경련이나 수축, 떨림 등이 또한 빈맥이나 부정맥, 망상, 불안감 등이 출연하거나 한다.

근육이나 심장, 신경 증상 등을 보이고, 마그네슘이 낮은 수치라면 그 원인을 밝히기 위해 혈액검사 등을 추가한다.

의심스러운 주요 질병의 추가 검사는?

- 높은 수치→각종 신장질환, 탈수, 케토산증, 에디슨병, 비타민D나 리튬 투여 등
- 낮은 수치→소장절제 수술 후, 만성설사, 알코올의존, 각종 약물(gentamicin, carbenicillin, amphotericin B, cisplatin, cyclosporin) 등

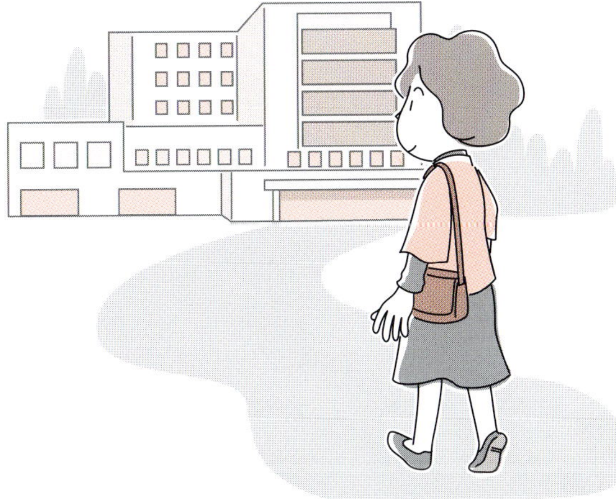

면역 혈청 검사

혈액형

〈ABO 혈액형〉
A형, B형, O형, AB형
〈Rh 혈액형〉
Rh양성(+), Rh음성(–)

■ 헌혈 시의 검사

형	혈구 항원	혈청 항체	한국인의 대략적인 분포
A	A	항 B	30%
B	B	항 A	30%
AB	A,B	없음	10%
O	없음	항 A,항 B	30%

적혈구 표면에 항원 A가 있는 사람은 A형, 항원 B가 있는 사람은 B형, 양쪽이 있는 사람은 AB형, 양쪽이 없는 사람을 O형이라고 한다. 한편 A형인 사람의 혈청 중에는 항B항체, B형인 사람에게는 항A항체, AB형인 사람에게는 둘 다 없으며, O형인 사람에게는 항A, 항B항체가 있다.

■ 헌혈 시의 검사

- 혈액형: ABO, Rh
- 간염바이러스 검사: HBs 항원, HCV항체
- 매독 혈청 검사
- HIV 항체, HIV 핵산 검사
- HTLV 항체
- 간기능검사: ALT(GPT)
- 빈혈검사: 헤모글로빈 등

■ ABO식 혈액판정시험의 순서(슬라이드 시험)

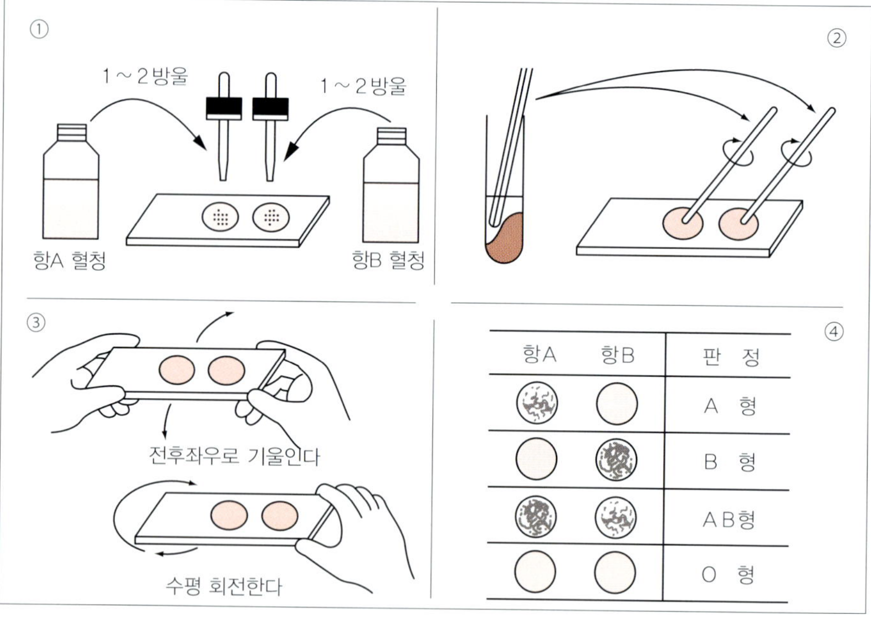

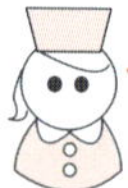

혈액형을 조사하는 방법은 여러 가지가 있으나 일반적으로 검사하는 것은 ABO형과 Rh형이다. 같은 혈액형이라도 수혈 전에 반드시 교차적합시험을 한다.

수혈과 헌혈 시 필요

수혈(transfusion)할 때는 혈액형이 같아야 한다. 그러므로 수혈을 하기 전에는 환자(수혈자)와 헌혈자(제공자)의 혈액형을 검사하며, 헌혈할 때에도 혈액형을 조사한다.

혈액형(blood group)이란 적혈구의 표면에 존재하는 항원과 혈청 속에 존재하는 항체의 종류로 인한 분류이다. 혈액형에는 여러 가지가 있으나 일상적으로 병원에서 검사하는 것은 ABO와 Rh이다. 이것들은 항원성이 강하고, 수혈에서 심각한 부작용을 일으키기 때문이다.

● ABO

A, B라고 불리는 항원이 적혈구의 표면에 존재하는지 아닌지, 또한 이 항원들에 대한 항체가 혈청 속에 존재하는지에 따라 나뉜다. 이 항원과 항체에는 규칙성이 있으므로, 양쪽을 조사해서 혈액형을 판정한다.

가령 A형인 사람에게 O형의 혈액을 수혈하면 O형인 사람의 적혈구 표면에는 A, B의 항원이 없으므로 A형인 사람의 혈액에 들어가도 이상이 없다. 하지만 O형인 사람의 혈청 속에는 항A, 항B의 항체가 있으므로 이것들이 A형인 사람의 적혈구 표면의 A항원과 반응해서, A혈구는 응집/용혈(적혈구가 파괴되는 일)이 생긴다.

● Rh

Rh식에는 C, c, D, E, e 등 5가지 항원이 알려졌고, 이 중에서 D항원이 가장 강한 항원성을 가지므로, 이 D항원이 적혈구의 표면에 존재하는지 아닌지로 나눈 혈액형이다. 존재할 때를 Rh양성(+), 하지 않을 때는 Rh음성(−)이라고 한다.

가령 RhD음성의 환자에게 RhD양성인 혈액형을 수혈하면, D항원이 들어가므로 환자에게 항D항체가 만들어진다. 그러면 다음에 그 사람에게 RhD양성의 혈액을 수혈하면 수혈되는 적혈구와 반응해서 부작용을 일으킨다.

수혈 전에는 교차적합시험 (cross-match test)을

같은 혈액형이라도 혈청 속에 ABO, Rh 이외의 항체를 가진 사람이 있다. 이것은 이전에 수혈한 적이 있거나 임신 등으로 인하여 생길 수 있다. 이 때문에 같은 혈액형이라도 수혈을 할 때는 수혈자와 제공자의 혈액적합성(blood compatibility)을 검사하는데, 시험관내에서 환자의 혈청과 수혈될 혈액의 적혈구를 반응시키는 교차적합시험을 수혈할 때 매번 반드시 실시한다.

면역글로불린

기준치
(아래표 참조)

■ 면역글로불린의 종류, 주요 작용과 기준치

면역글로불린(immunoglobulin)은 혈청단백질글로불린 중 하나이다. 면역에 관여하고 있어서 면역글로불린(Ig)이라 불리고, 다음의 5가지로 분류된다.

면역글로불린	작용	기준치
IgG	혈액 속에 존재하고, 몸 안에 침입해 온 미생물, 이물질과 싸운다. 보체(단백질)를 활성화한다.	700~1600mg/dL
IgA	타액이나 소화액, 가래 등에 존재하고, 점막에서의 방어를 담당한다.	70~400mg/dL
IgM	항원으로 인한 자극 후 가장 빨리 출현해서 미생물, 이물질과 싸운다. 보체를 활성화한다.	40~230mg/dL
IgD	소량이며 알레르기 반응에 역할을 한다고 추정된다.	남성: 0.48~4.10mg/dL 여성: 0.44~8.06mg/dL
IgE	알레르기, 기생충의 감염시 증가한다.	1~183U/mL

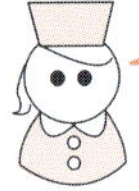

면역의 활동 상태를 조사하는 검사이다. 미생물이나 질병으로 인해 다양한 면역치가 변동한다.

감염증에서는 IgM항체와 IgG항체가 증가

사람의 체내에 세균이나 바이러스 등의 미생물(항원)이 침입하면 그것들을 공격해서 몸을 지키려는 기구가 작용한다. 이 방어기구를 면역기전(immunomechanism)라고 하며 백혈구의 하나인 림프구(lymphocyte)가 그 주역이다.

면역글로불린은 림프구에서 분화된 형질세포(plasma cell)에서 합성되는 단백질로, 항원으로 침입해온 미생물과 결합해서 그것들을 배제하는 작용을 한다.

면역글로불린은 현재 위 표의 5가지가 알려졌다. 미생물(microorganism)이 체내에 침입해서 면역기구에 인식되면 먼저 IgM항체가 만들어져 혈액 속에 증가한다. 이어서 IgG항체가 생산/증가하여 혈액 속에 나타난다.

따라서 미생물에 감염되었는지 아닌지는 혈액 속의 IgM항체와 IgG항체를 측정하는 것으로 추측할 수 있다. 특히 IgM항체는 감염 조기에 증가되므로 감염증 진단에 사용되고 있다.

알레르기에서는 IgE가 증가

알레르기(allergy)란 면역기구의 작용이 생체에 불리한 반응을 일으키는 현상이다.

■ 면역반응의 구조

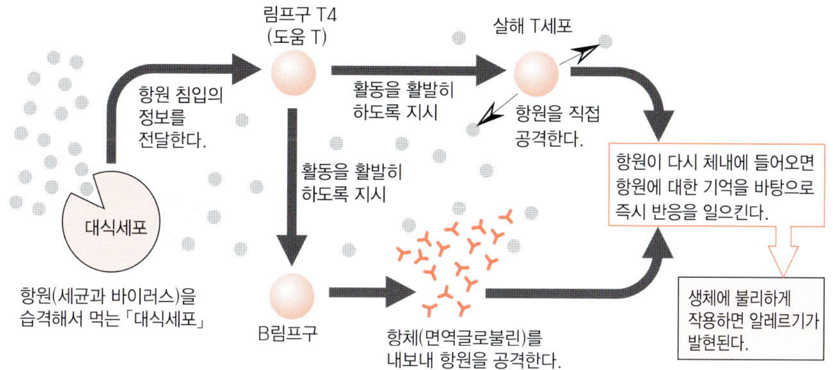

알레르기가 있으면 IgE항체가 증가하고, 기관지천식(bronchial asthma)이나 아토피성피부염(atopic dermatitis), 꽃가루알레르기(pollen allergy) 등이 발병한다.

그 알레르기가 어떤 알레르겐(알레르기 원인이 되는 물질)으로 인한 것인지는 다양한 알레르겐(allergen)과 IgE항체를 반응시켜서 가장 반응이 강한 물질로 감별한다.

저하되면 감염이 쉬워진다

미생물이나 질병으로 면역기구 자체에 장애가 생기면 면역글로불린을 만들기가 어려워져서 대응할 수 없게 되므로 감염이 쉬워진다.

M-단백혈증(monoclonal gammopathy), 간질환, 교원병(collagen disease) 등에서는 반복측정

면역글로불린은 감염증의 진단 외에 다발성골수종 등의 M-단백 관찰, 간질환이나 교원병의 만성화나 활동성을 추측하는 데 이용되고 있다. 이 때문에 반복 측정해서 그 증감에 따라 질환의 치료와 생활지도를 시행한다.

검사는 면역학적 방법으로 측정된다. 검사 당일은 평소처럼 식사해도 상관없다.

의심스러운 주요 질병의 추가 검사는 ?

- 높은 수치→골수종, 원발성 마이크로 글로불린혈증, 만성간염(chronic hepatitis), 간질환, 교원병, 악성종양 등
- 낮은 수치→무-글로불린혈증 등

자가항체

기준치
음성 (−)

자신의 몸을 공격하는 항체 …… 자가항체(autoantibody)

우리의 몸에는 세균, 바이러스 등 미생물이나 이물질이 몸에 침입하면(이 침입물들을 항원이라고 함), 이것에 저항하는 물질(항체라고 함)을 만들어 이물질을 배제하고, 몸을 일정한 상태로 유지하는 작용이 있다.

이것을 면역기전(immunomechanism)이라고 하며, 이 항체는 정상일 때 자신의 몸을 공격하는 일은 없다. 하지만 어떠한 원인으로 면역기구에 이상이 생기면 자신의 세포성분에 대해 항체를 만들어서 자신의 몸을 공격하는 일이 있으며, 이 항체를 〈자가항체〉라고 한다.

자가항체가 생기는 메커니즘으로는

① 지금까지 면역조직에 항원으로 인식되지 않았던 것이 〈비자기(non-self)〉로 인식된다.

② 약물이나 미생물 등으로 인해 자기조직이 변화한다.

③ 약물이나 미생물의 구조가 자기 조직과 매우 유사해서 구별되지 않는다.

등을 생각할 수 있으나 현 단계에서 모두 설명할 수는 없다.

자가항체로 인해 생기는 질환 …… 자가면역질환(autoimmune disease)

자가항체에게 공격을 받아 생기는 질환을 〈자가면역질환〉이라고 하며, 오른쪽 페이지의 표로 나타낸 것처럼 다수가 있다.

자가면역질환에서는 많은 사람에게 자가면역질환으로 인식되지 않는 것도 적지 않다. 악성빈혈이나 I형 당뇨병 혹은 특발성 혈소판감소성 자반증, 위궤양성 대장염 등도 실은 자가항체(autoantibody)로 인해 발병하는 자가면역질환이다.

또한, 표의 하단에 있는 전신성홍반성낭창, 피부근염(다발성근염), 강피증, 류마티스관절염 등 전신의 다양한 부위에 장애가 생기는 질환을 합쳐서 교원병(collagen disease)이라고 부른다. 혼합성 결합조직병(mixed connective tissue disease), 쇼그렌증후군(sjogren syndrome)도 아주 비슷한 증상을 나타내므로 교원병에 포함되는 때도 있다.

자가항체 '양성'이라면 자세히 검사

자가항체에는 장기 혹은 질환과 지극히 밀접한 관계가 있는 것과 많은 장기, 질환에도 출현하는 것이 있다.

■ 자가면역질환과 출현 자가항체

질환	자가항체
하시모토병	항사이로글로불린항체(anti-thyroglobulin antibody)
점액수종	항갑상선마이크로좀항체(anti-thyroid microsomal antibody)
악성빈혈	항내인자 항체(anti-intrinsic factor antibody), 항위벽세포항체(anti-parietal cell antibody)
자가면역성 위축성 위염	항위벽세포항체(anti-parietal cell antibody), 항내인자항체(anti-intrinsic factor antibody)
에디슨병	항부신피질세포항체(anti-drenocortical cell antibody)
I 형 당뇨병	항췌도항체(anti-langerhans islets antibody)
중증근무력증	항아세틸콜린수용체항체(anti-acetylcholine receptor antibody)
불임증	항정자항체(anti-sperm antibody)
수정체 기인성 포도막염	항수정체항체(anti-lens ntibody)
자가면역 용혈성빈혈	항적혈구항체(anti-erythrocyte antibody)
특발성 혈소판감소성자반증	항혈소판항체(antiplatelet antibody)
원발성담즙성 간경변	항미토콘드리아항체(anti-mitochondria antibody)
자가면역성 간염	항평활근항체(smooth muscle antibody)
궤양성대장염	항대장리포단백항체
쇼그렌증후군	항ENA항체(항SS-A/항SS-B항체), 류마토이드 인자(rheumatoid factor)
피부근염(다발성 간염)	항핵항체(antinuclear antibodies), 류마토이드 인자(rheumatoid factor), 항ENA항체
강피증	항핵항체(antinuclear antibodies), 류마토이드 인자(rheumatoid factor), 항ENA항체, 항Sc-170항체
혼합성 결합조직병	항ENA항체(anti-ENA antibody)
전신성홍반성낭창	항DNA항체, 항ENS항체, 항핵항체, 류마토이드 인자, 항Sm항체

위의 표에서는 위쪽의 자기항체일수록 장기에 한정되고, 하단의 자기항체는 전신의 다양한 장기에 관련된다.

이 때문에 검사로 자가항체가 검출되었다고 해도 바로 질환의 진단이 가능한 것이 아니고, 다른 다양한 검사를 시행해서 진단이 내려진다.

류마토이드 인자

기준치
음성 (−)

■ 류마티스관절염의 진단기준

①아침의 굳음 ②3영역 이상의 관절염 ③손의 관절염 ④대칭성 관절염
⑤피하결절 ⑥류마토이드 인자 ⑦X선 변화

류마티스관절염(rheumatoid arthritis)의 진단지표

류마토이드 인자(류마티스, rheumatoid factor)는 면역글로불린의 IgG를 공격하는 자가항체 교원병의 하나인 류마티스관절염의 진단지표로 측정되고 있다.

이 검사(RA테스트)를 하면 류마티스관절염의 80~90%가 양성이 되지만, 특이성은 높아져서 류마토이드 인자 양성자의 40%만이 류마티스관절염으로 진단된다. 이것은 류마토이드 인자가 간경변이나 악성종양 등에서도 양성이 되는 때가 있기 때문이다. 양성률은 간경변에서 50%, 악성종양에서 20~40% 정도이다. 이 검사는 다양한 관절염의 진단이나 중증도 판정을 목표로 해서 시행되는 일이 많은 검사이다.

면역학적 방법으로 검사시 정상이라면 음성(−)이다. 이 검사가 양성이고 다른 검사의 소견이나 증상에서 류마티스관절염이 확실하면 류마티스관절염으로 치료와 생활지도(충분한 휴양/보온/수면, 균형 잡힌 영양섭취, 적절한 운동 등)를 한다. 하지만 확진을 할 수 없을 때도 있으며 그때는 경과관찰을 한다. 이때도 만성 류마티스관절염과 마찬가지로 건강 유지에 필요한 생활지도를 한다.

의심스러운 주요 질병의 추가 검사는?

◆양성→교원병: 류마티스관절염, 전신성홍반성낭창, 강피증, 다발성관절염 등
감염증: 폐결핵, 바이러스 간염, 주혈흡충증 등
기타 : 간질성 간염, 사르코이도시스, 간경변 등

항CCP항체

기준치
양성 (−)

류마티스관절염에서 높은 확률로 양성

지금까지 류마티스관절염에서는 앞에서 이야기한 류마토이드 인자만이 임상적으로 사용되고 있던 유일한 자가항체였지만, 새롭게 등장한 것이 항CCP항체이다. 류마티스관절염이 생기면 관절의 활막에 고리형 시트룰리네이트 펩티드 항체(anti-cyclic citrullinated peptide antibody, anti-CCP)라고 불리는 항원물질이 많이 출현한다. 항CCP항체는 이 항원에 대해서만 특이적으로 반응한다.

항CCP항체는 몇 년 경과한 류마티스관절염에서는 70~85%가 양성이 된다.

조기발견/진단에 중요한 검사

최근 류마티스관절염의 치료법이 크게 바뀌었다. 가령 약물요법은 항류마티스약, 스테로이드, 비스테로이드계 소염진통제(NSAIDs)와 함께 높은 치료 효과를 기대할 수 있는 생물학적 약물도 개발되어서 치료도 바랄 수 있게 되었다.

이를 위해서는 조기발견과 조기진단이 중요하다. 다양한 검사를 해도 그때는 류마티스관절염을 확진할 수 없는 상태를 '진단미확정'라고 부른다. 항CCP항체는 이런 시기부터 양성이 되므로 조기발견과 조기진단검사로 기대를 모으고 있다.

관절염 상태에서 항CCP항체가 양성일 때에는 앞으로 류마티스관절염이 될 가능성이 높고, 또한 양성일 때는 음성일 때보다 중증이 되기 쉽다는 것으로 알려졌다.

의심스러운 주요 질병의 추가 검사는 ?

- 양성: 류마티스관절염, 류마티스관절염과 중복된 교원병(쇼그렌증후군, 전신성홍반성낭창)

항핵항체

기준치
양성 (−)

전신성홍반성낭창(SLE)의 진단에 유효

자가항체 중 자신의 세포핵을 공격하는 항체가 항핵항체(antinuclear antibody)로 이것은 교원병의 하나인 전신성홍반성낭창에서 가장 높은 빈도로 출현하지만, 이 외에도 같은 교원병인 류마티스관절염이나 강피증, 쇼그렌증후군, 혹은 자가면역기전과 연관된 만성갑상선염(chronic thyroiditis), 만성간염(chronic hepatitis) 등에서도 양성을 보인다.

항핵항체는 건강한 사람, 특히 여성에게 양성이 될 수 있다.

항핵항체의 일종으로 다음 페이지에서 이야기할 항DNA항체 등이 있다. 이것들도 교원병을 의심할 때에 측정한다.

교원병에서 증상이 안정되면 1~3개월에 1회 검사

원인불명의 발열, 발진, 관절통이나 근육통, 피로감 등이 오랫동안 계속되면 교원병(collagen disease)의 존재를 의심할 수 있다.

항핵항체가 양성이고 교원병 등의 원인이 되는 질병이 명확할 때는 증상이 안정되어 있으면 1~3개월에 1회의 검사를, 증상이 활동기와 강력한 치료를 하고 있을 때는 검사주기가 짧아진다.

항핵항체가 양성일 때는 전신성홍반성낭창을 먼저 고려하지만, 이외의 검사소견도 고려해서 전신성홍반성낭창 이외에도 양성이 나타나는 질환을 환자에게 설명한다.

또한, 형광항체법(immunofluorescence staining)의 염색 패턴으로 항핵항체의 종류를 추측할 수도 있다.

의심스러운 주요 질병의 추가 검사는?

- 양성→교원병: 전신성홍반성낭창, 류마티스관절염, 쇼그렌증후군, 혼합성결합조직병(MCTD)
  기타 : 만성갑상선염, 만성간염 등

기타 자가항체

기준치
양성 (-)

우리의 세포핵 성분은 핵산(DNA=디옥시리보핵산, RNA=리보핵산)과 핵단백으로 분류된다. 이것들을 공격하는 자가항체가 각종 교원병이나 자가면역질환에서 검출된다.

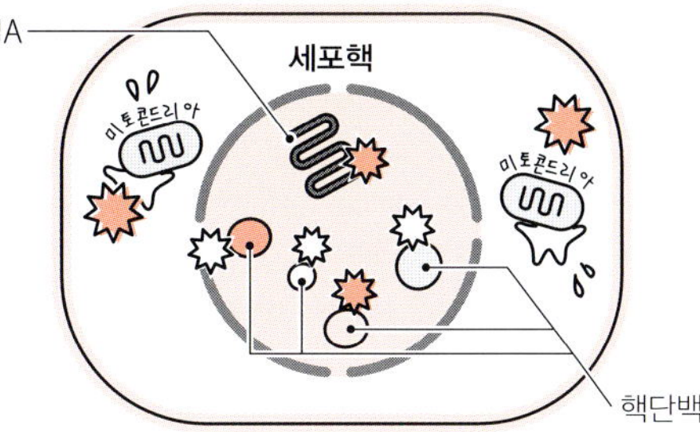

항DNA항체(anti-DNA antibody)

항DNA항체는 항핵항체의 대표로 DNA를 공격하는 자가항체(autoantibody)이다. 검사에서는 이중가닥 DNA(dsDNA), 단일가닥 DNA(ssDNA)가 측정되고 있다.

항DNA항체는 교원병의 하나인 전신성홍반성낭창에서 높은 확률로 검출된다. 하지만 그 외의 교원병에서는 양성률이 20~30% 이하로 항체가(antibody titer)도 낮은 것이 보통이다. 항dsDNA항체의 양성률은 아래의 표와 같다.

항U1-RNP항체

항U1-RNP항체는 RNA와 단백질이 복합체로 항U1-RNP항체는 핵단백 속의 70kD 단백, A단백, C단백을 공격하는 항체이다.

항U1-RNP 항체는 복합성결합조직병(MCTD)에서는 100% 양성이 되며, 전신성홍반성낭창에서는 20~40%, 전신성강피증에서는 5~30%가 양성이 된다.

항Sm항체

항Sm항체는 단백 중에 B단백과 D단백을 공격하는 자가항체이다.

전신성홍반성낭창에서는 20~30%로 검출되지만 특이도는 95%의 높은 확률이다.

■ 주요 교원병과 주요 자가항체의 양성빈도

(%)

	항dsDNA	항U1-RNA	항Sm	항scl-70	항ss-A
전신성홍반성낭창	70~100	20~40	20~30	<5	40~60
혼합성결합조직병	<5	100	<5	<5	—
전신성강피증	20~30	5~30	<5	20~30	10~30
다발성근염/피부근염	5~10	5~10	<5	<5	10~20
류마티스관절염	<5	10	<5	<5	20~30
쇼그렌증후군	20~30	—	<5	5	50~70

항Scl-70항체

항Scl-70항체는 DNA 토포이소머라아제 I (DNA topoisomerase)이라는 효소를 공격하는 항체로, DNA의 이중나선(double helix) 구조를 변형한다. 전신성강피증에서의 검출률이 높고 간섬유증, 심질환이나 악성종양의 합병률이 높다고 여겨진다.

항SS-A항체, 항SS-B항체

항SS-A항체, 항SS-B항체는 핵단백(glyconucleoprotein) 속의 52kD단백과 60kD단백을 공격하는 자가항체이다.

SS란 쇼그렌증후군을 말하며 이 질병에서 높은 확률로 검출되지만 전신성홍반성낭창이나 기타 교원병에도 양성이 된다.

항미토콘드리아항체

미토콘드리아는 세포핵 밖에 존재하고 세포의 에너지원이 되는 물질(ATP=adenosine3-phosphate)을 만드는 기관으로 이것을 공격하는 자가항체가 항미토콘드리아항체(mitochondria antibody)이다.

항미토콘드리아항체는 간질환(liver disease)에 관련되어 검출된다. 원발성 담즙성 간경변(primary biliary cirrhosis)에서 80~90%로 검출되고, 자가면역질환에서도 40~50%를 보인다. 원발성 담즙성 간경병은 중년여성에게 자주 생기고, 건강진단에서는 ALP만이 상승하는 것을 통해 발견되는 일이 자주 있다.

항평활근항체(ASMA)

항평활근항체는 평활근(smooth muscle)이라는 근육세포를 공격하는 자가항체. 자가면역성 간염(autoimmune hepatitis)에서 60~90%, 만성 활동성 간염(chronic active hepatitis)에서 15~70%가 검출된다.

항내인자항체, 항위벽세포항체

경구섭취된 비타민B는 위의 바닥과 몸통에 존재하는 위벽세포가 위액 속에서 분비되는 내인자와 결합해서, 회장(돌창자 ileum)으로 흡수된다. 이 내인자, 위벽세포에 대한 자가항체가 항내인자항체(anti-intrinsic factor antibody), 항위벽세포항체(anti-parietal cell antibody)이며 악성빈혈(pernicious anemia)이나 위축성 위염(atrophic gastritis) 등에서 검출된다.

CRP

기준치
정성법 : 양성 (−)
정량법 : < 0.5mg/dL

CRP란?
세균감염증 등에서 염증 소견과 동시에 출현하는 급성반응물질의 하나이며, 조직의 변성이나 파괴에도 출현해서 이것들이 치료되면 혈중에서 소실한다.

폐렴구균 등으로 인해 염증이나 조직의 파괴가 생기면 사이토카인(정보전달물질) 이 간장을 지극하고, 간에서 CRP생성.

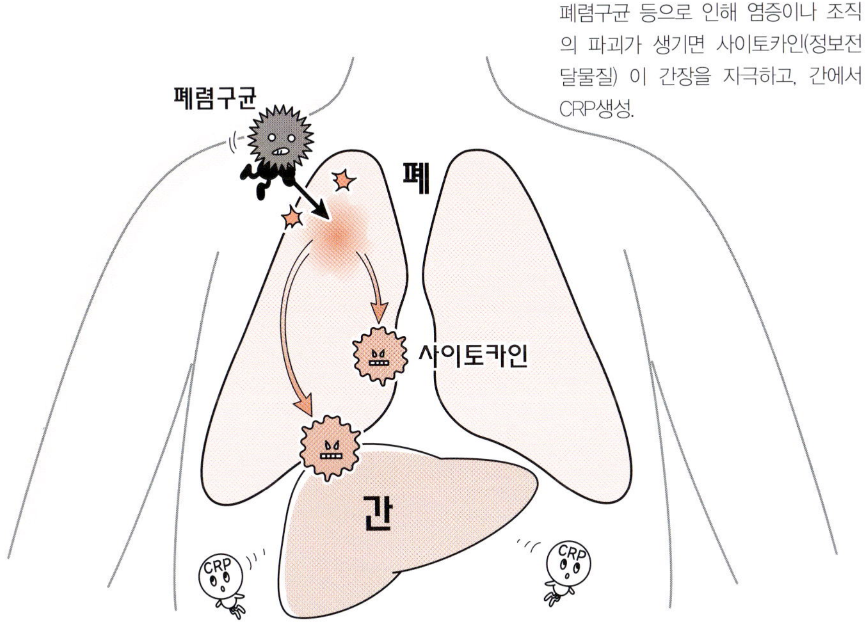

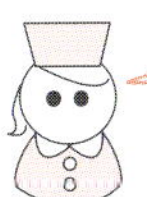

급성염증이나 조직파괴의 활동성/중증도, 치료의 예후판정지표로 사용되는 검사이다. 증상이나 병세에 맞춰서 반복검사를 한다.

염증이나 조직의 파괴가 생기면 양성, 높은 수치로

폐렴(pneumonia)을 불러일으키는 질병은 많이 있으나 그중 하나로 폐렴구균(pneumococcus)이라는 균이 있다. 이 균으로 인해 폐렴이 생기면 이 균과 반응하는 CRP가 혈액 속에 출현하므로 최초에 CRP는 폐렴에 특이적인 단백질이라고 생각되었다.

하지만 점점 폐렴 이외의 염증이나 조직의 파괴에도 혈액 속에 증가하는 것을 알게 되었다. 게다가 염증이나 파괴가 많을수록 높은 수치가 되고 염증이나 파괴가 가라앉으면 바로 감소하므로, 현재는 CRP는 급성염증이나 조직파괴의 활동성이나 중증도 혹은 치료의 예후판정지표로 사용되고 있다.

협심증과 급성심근경색을 감별하기 위한 지표

협심증과 급성심근경색은 흉통을 일으키는 대표적 질병이다. 협심증은 관상동맥의 기능적 연축(수축)이므로 심장근육(심근)의 파괴(괴사)는 없다(엄밀히는 아주 약간 존재한다). 한편 급성심근경색은 관상동맥이 폐쇄되므로 심근은 괴사한다. 이 때문에 협심증에서 CRP는 양성이지만 급성심근경색에서는 양성/높은 수치가 된다.

최근 클라미디아 등으로 인한 만성 염증이 급성심근경색의 원인이 된다는 것이 알려졌다. 이런 경우에는 매우 저농도의 CRP 상승이 보인다.

검사는 정성법, 정량법이 있다

CRP는 항체를 사용한 면역학적 수법으로 측정한다. 자동기기를 사용하는 때와 수기법을 사용하는 때가 있다.

검사방법에는 정성법과 정량법이 있으며, 정성법은 음성(−), 양성(+)으로 판정한다. 한편 정량법의 기준치는 0.3mg/dL 이하가 된다.

검사 당일의 음식은 평소처럼 섭취해도 상관없다.

증상과 병세에 맞춰 추적 검사

염증질환의 회복기나 잠재적인 세균감염증이 의심되는 병태에서는 증상/병세에 맞춰서 추적 검사한다.

또한, 감기 등에도 상승하는 때가 있으니, 이 경우 감기 증상이 안정된 시기에 검사하고, 잠재적 염증이나 질환 유무의 판정에 이용하고 있다.

의심스러운 주요 질병의 추가 검사는?

- 양성/높은 수치-〉 교원병 : 류마티스열, 류마티스관절염, 전신성홍반성낭창 등
  감염증 : 세포감염증, 바이러스감염증
  기타 : 악성종양(특히 평범한 전이 또는 괴사), 급성심근경색, 폐경색, 커다란 외상, 열상

ASO

기준치
< 156IU/mL

ASO란?
용혈성 연쇄구균으로 만들어지는 용혈독소(streptolysin O=SLO)에 대한 항체를 말함

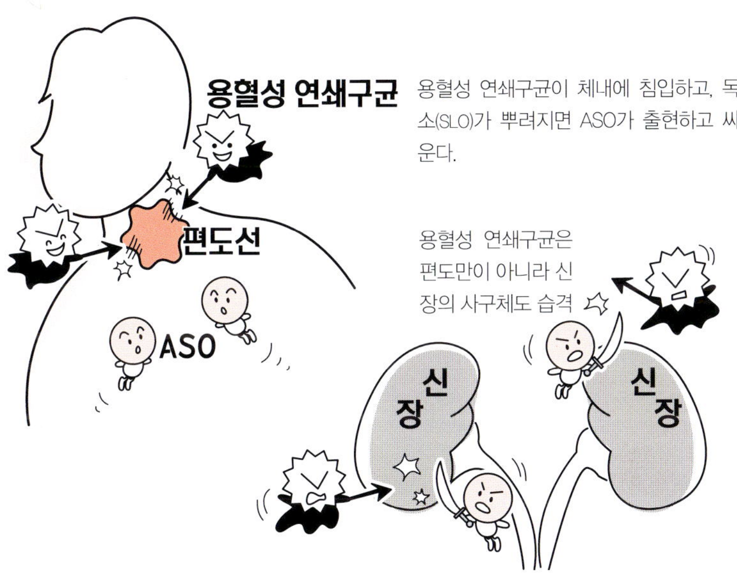

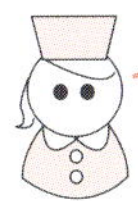

용혈성 연쇄구균에 감염되어 있는지 아닌지를 조사하는 검사이다. ASO는 건강한 사람이라도 양성일 수 있다.

편도염일 때 높은 수치로

편도가 붉어지고 발열과 목의 통증, 백태를 보이는 편도염(tonsillitis)은 세균에 감염되어 발병한다. 그 원인균의 하나로 용혈성 연쇄구균(hemolytic streptococcus, 용연균)이 있다. 이 균은 감염되면 독소를 만들고, 생체는 이 독소에 대한 항체(ASO)를 만들어 항원인 이 균을 배제하려고 한다. 따라서 이 항체를 측정해서 양성이 되면 용혈성 연쇄구균에 감염한 변화라는 것이 판정된다.

급성사구체신염에서도 높은 수치로

용혈성 연쇄구균은 또한 급성사구체신염(acute glomerulonephritis)을 일으킨다. 편도염을 일으켰을 때 며칠 동안 고열이 계속되고, 그 후 요통, 혈뇨가 나타나면 급성사구체신염의 합병이 의심된다. 급성사구체신염이 합병되면 혈압이 상승하고, 소변검사에서는 요단백이 양성, 요침사에서 적혈구가 양성이 되며, 혈액검사에서 요소질소나 크레아티닌이 상승한다. 급성사구체신염은 조기 입원치료가 필요하다.

또한, 급성사구체신염은 용혈성 연쇄구균이 직접, 사구체에 장애를 일으키는 것이 아니라 ASO와 균체 성분이 결합한 복합체가 사구체에 장애를 일으킨다.

이외에도 용혈성 연쇄구균은 관절염이나 심장판막증을 합병하는 류마티스열(rheumatic fever)의 원인도 된다.

명백한 양성 이외에는 재측정

혈청에서 측정한다. ASO는 건강한 사람이라도 변동이 있고, 명백한 양성일 때 이외는 2주일 이상의 간격으로 재측정하고, 2단계 이상의 변동이 있으면 양성으로 판단한다.

용혈성 연쇄구균 중에는 스트렙토리신 O(streptolysin O) 이외의 독소를 만드는 균도 있으며, 이때는 용혈성 연쇄구균에 감염되어 있어도 ASO는 음성이 되므로, 다른 측정법 ASK(항스트렙토키나아제, anti-streptokinase antibody)을 시행해서 용혈성 연쇄구균 감염의 여부를 조사한다.

양성에 증상을 동반하면 자세히 검사

용혈성 연쇄구균에 감염되어도 ASO가 2주일은 음성이고, 2주일 후부터 상승하기 시작해서 단기(4~6주)간에 높은 수치가 되며, 그 후 점점 저하되어 간다. 항균약 치료로 항체가(antibody titer)의 상승이 억제될 수 있다.

증상이 없고 ASO가 양성일 때는 이전에 용혈성 연쇄구균에 감염된 것을 나타낸다. 증상(발열이나 관절통, 두근거림, 혈뇨 등)을 동반할 때는 혈액이나 소변 등의 검사를 시행, 용혈성 연쇄구균 감염 부위, 합병증을 확실히 한다.

의심스러운 주요 질병의 추가 검사는?

- 높은 수치→편도염, 류마티스열, 급성사구체신염, 성홍열, 혈관성자반증 등
- 낮은 수치→면역결핍증후군

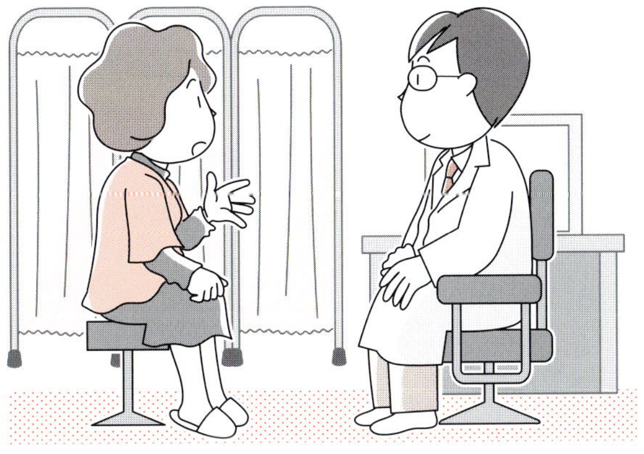

HBV 관련 항원/항체

기준치

HBs 항원: 음성
HBs 항체: 양성
HBc 항체: 음성
HBe 항원: 음성
HBe 항체: 음성
(EIA법)

HBV란?

hepatitis B 바이러스=B형 간염바이러스를 말함. 간 특이적인 간염바이러스는 A, B, C, D, E가 있고, 그중 하나가 HBV(B형 간염바이러스). 이 바이러스에 감염되어 간기능장애를 일으켰을 때를 B형 간염이라고 하며, B형 간염바이러스에 감염되어 있는지 아닌지를 검사하는 것이 HBV 관련 항원/항체 검사

■ HB바이러스의 구조

HB바이러스는 지름 42nm(나노미터=10억 분의 1m)의 크기로 표면(surface=HBs), 중심부(core=HBc), 피각부(envelope=HBe)로 되어 있다.

몸 밖에서 이 바이러스(항원)가 침입해오면 생체는 면역기구를 작용해서, 이 3가지 항원을 배제하는 물질(항체)을 형성한다. 그러므로 혈액 속의 이들 항원/항체를 측정하면 HBV에 감염되어 있는지 아닌지를 진단할 수 있다.

각각의 항원/항체가 의미하는 것은 아래 표와 같다. 또한, HBc항원은 혈액 중에서는 거의 측정할 수 없으므로 검사에서는 표시하지 않는다.

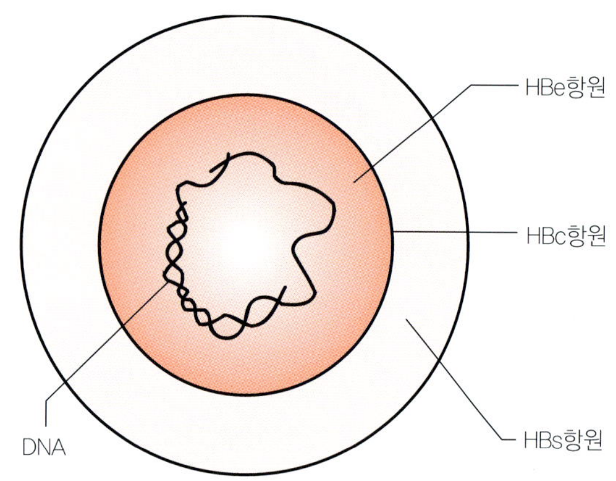

■ B형 간염바이러스의 항원/항체의 종류와 판정

항원/항체	양성일 때의 판정
HBs 항원	현재의 B형 바이러스감염을 나타낸다.
HBs 항체	과거의 감염 혹은 백신효과
HBc 항체(낮은 수치)	과거의 감염을 나타낸다.
HBc 항체(높은 수치)	B형 간염바이러스의 지속감염을 나타낸다.
HBe 항원	현재의 감염을 나타낸다.
HBe 항체	과거의 감염을 나타낸다.

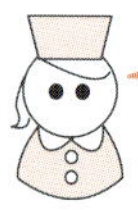

B형 간염바이러스의 유무를 조사하는 검사이다. 각 항원이 양성일 때는 AST, ALT 등의 검사를 시행하고 간기능장애가 있는지를 조사한다.

B형 간염바이러스에 감염되면 양성으로

B형 간염바이러스에 감염되어 있는지를 조사하는 검사이다. B형 간염에 걸리면 급성간염, 만성간염과 때로는 간경변이나 간암이 발병한다.

B형 간염바이러스의 감염경로는 그 대부분이 비경구감염으로(주로 수혈, 때로는 접촉감염), 바이러스가 간세포에 들어가면 거기서 증식하고(HB항원이 양성이 된다), 이것에 대해 생체의 면역기구가 작용해서 바이러스를 배제하려고 할 때 간염이 생기고 HB항체를 남기고 치료한다. 이것이 급성간염(일차성 감염)이다.

만성간염에서는 바이러스감염과 간기능장애의 지속을 볼 수 있다.

양성에서도 간염을 일으키지 않을 때가 있다

이 바이러스가 몸속에 침입해도 간염을 일으키지 않고 항원이 양성을 유지하는 때가 있으며(HBc항체만 양성), 이 상태를 바이러스의 캐리어라고 한다. 바이러스가 침입해도 간염을 일으키지 않는데, 자연스럽게 항체가 생기면 아무런 문제가 없으며 이 상태를 불현성감염(inapparent infection)이라고 한다.

이 개념을 이용한 것이 백신으로 간염을 일으키지 않는 항체(중화항체)를 만드는 백신접종(vaccination)이 실시되고 있다.

엄마가 양성일 때(특히 HBe항원 양성), 신생아는 대부분 B형 바이러스에 감염되고(모자감염, mother-to-child transmission) 캐리어가 된다. 그래서 양성의 엄마에게 태어난 아이에게는 분만 직후에 백신을 접속해서 캐리어의 질병을 예방 하고 있다. 이 때문에 이후에는 B형 간염 발병은 대부분 없어진다.

각 항원이 양성이라면 간기능을 자세하게 검사

검사 당일의 음식은 평소처럼 섭취해도 상관없다.

HBs항체 양성은 간기능이상이 없으면 불현성감염 또는 백신접종 후이며 아무런 문제가 없다.

각 항원이 양성이라면 간기능장애가 있는지 AST, ALT 등의 혈액검사를 한다. AST, ALT가 상승해 있으면 간염이고 급성, 만성, 간경변 등의 구별을 위해 더욱 자세히 검사한다.

간염이 없고, 항원이 양성일 때는 반년에 한 번, B형 간염바이러스와 AST, ALT의 검사를 한다.

HCV항체

기준치
음성(−)
(PHA법/CLEIA법)

HCV란?

간염바이러스의 하나인 hepatitis C virus=C형 간염바이러스를 말함. 이 바이러스로 인해 생기는 C형 간염에 감염되었는지 아닌지를 조사하는 검사가 HCV항체 검사

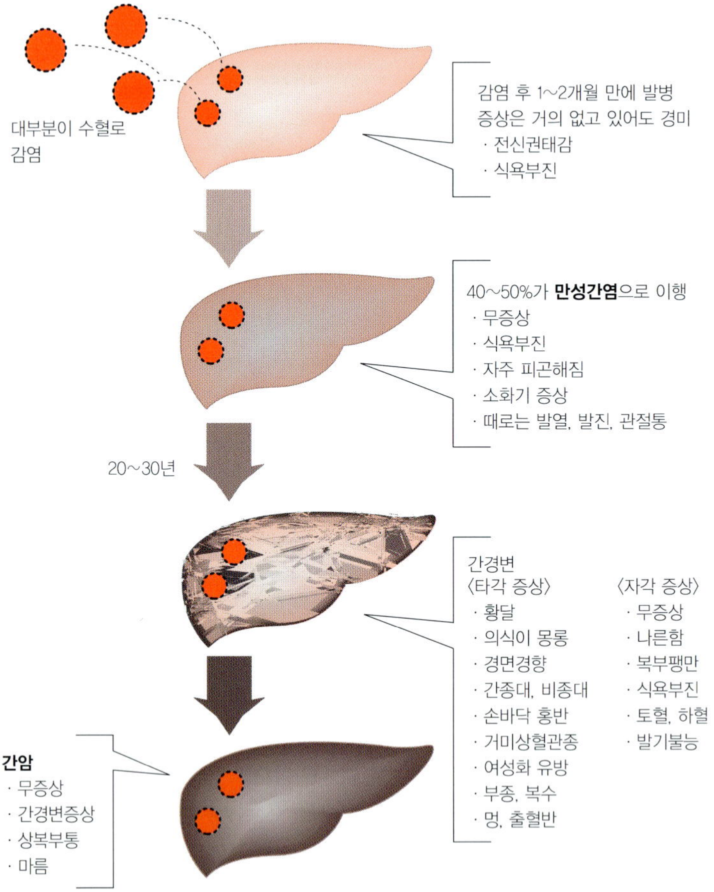

대부분이 수혈로 감염

감염 후 1~2개월 만에 발병
증상은 거의 없고 있어도 경미
· 전신권태감
· 식욕부진

40~50%가 **만성간염**으로 이행
· 무증상
· 식욕부진
· 자주 피곤해짐
· 소화기 증상
· 때로는 발열, 발진, 관절통

20~30년

간경변

〈타각 증상〉
· 황달
· 의식이 몽롱
· 경면경향
· 간종대, 비종대
· 손바닥 홍반
· 거미상혈관종
· 여성화 유방
· 부종, 복수
· 멍, 출혈반

〈자각 증상〉
· 무증상
· 나른함
· 복부팽만
· 식욕부진
· 토혈, 하혈
· 발기불능

간암
· 무증상
· 간경변증상
· 상복부통
· 마름

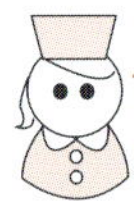

C형 간염바이러스의 유무를 조사하는 검사이다. 양성일 때 간기능을 자세하게 검사한다. 양성에서도 간염이 발병하지 않을 때는 정기적으로 검사한다.

C형 간염바이러스에 감염되면 양성으로

C형 간염바이러스(HCV)에 감염되었는지를 조사하는 검사이다. C형은 대부분이 수혈로 감염되고, 수혈 후의 급성간염 95%는 C형의 감염으로 발병한다(나머지 5%는 B형).

C형 간염은 A형이나 B형 바이러스보다 AST나 ALT의 상승이 소폭인 경우가 많으나, 그 대부분(40~50%)은 만성간염으로 이행하는 특징이 있다.

나아가 이 만성간염은 20~30년 만에 간경변이 되고, 그 몇 년 후 대부분의 예에서는 간암(hepatoma)을 발병하고 만다. 극히 드물게 수혈 이외의 접촉감염이나 가족 내 감염도 생긴다고 알려졌다.

양성이라도 간염이 발병하지 않을 때도 있다

간염바이러스는 다른 바이러스와 달리 간세포에만 감염되고, 증식한다.

C형 간염바이러스에 감염되어도 때때로 간염을 발병하지 않고, 바이러스가 지속해서 존재할 때도 있다(캐리어). 하지만 오랜 경과 중에는 간염이 발병하는 때가 많으므로 정기적인(6개월마다 정도) 혈액검사로 체크할 필요가 있다.

최근에는 수혈 시의 HCV검사가 엄중히 시행되므로, 수혈로 인한 C형의 감염은 감소하고 있다.

양성일 때는 간기능을 자세히 검사

혈청에서 측정한다. 검사 당일의 식사는 평소처럼 해도 상관없다.

선별검사에서는 HCV항원은 측정하지 않고, HCV항체를 측정하고 감염 여부를 체크한다. HCV항체가 양성일 때 현재 또는 과거의 바이러스감염을 나타내고 있으니 혈액검사(AST, ALT 등)를 추가하고, 간기능장애가 없는지를 조사한다.

간기능장애를 확인하면 복부초음파나 복부CT 등으로 더욱 정밀검사를 하고 만성간염, 간경변, 또는 간암이 의심되는지를 검사한다. 간경변이라면 3개월마다 초음파를 빼놓을 수 없다.

또한, HCV항체 양성의 만성간염에 대해서 인터페론(interferon)요법을 시행할 때가 있다. 이때는 HCV항원 검사를 해서 양적 변동을 관찰한다.

HIV항체

기준치
음성(−)
(EIA법)

HIV란?

human immunodeficiency virus = 사람 면역결핍 바이러스를 말하며 이 바이러스의 감염으로 생기는 상태가 후천성면역결핍증(acquired immunodeficeiency syndrome), 즉 에이즈(AIDS). HIV에 감염되었는지를 조사하는 것이 HIV항체 검사

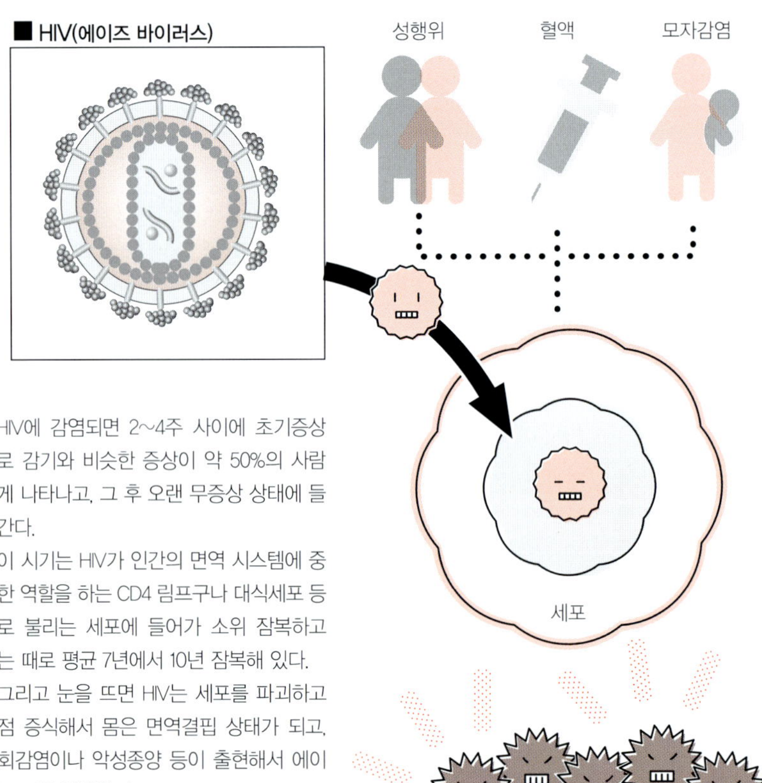

HIV에 감염되면 2~4주 사이에 초기증상으로 감기와 비슷한 증상이 약 50%의 사람에게 나타나고, 그 후 오랜 무증상 상태에 들어간다.

이 시기는 HIV가 인간의 면역 시스템에 중요한 역할을 하는 CD4 림프구나 대식세포 등으로 불리는 세포에 들어가 소위 잠복하고 있는 때로 평균 7년에서 10년 잠복해 있다.

그리고 눈을 뜨면 HIV는 세포를 파괴하고 점점 증식해서 몸은 면역결핍 상태가 되고, 기회감염이나 악성종양 등이 출현해서 에이즈(AIDS)를 발병한다.

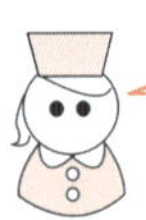

에이즈 바이러스 감염 여부를 조사하는 검사로, 최근에는 약물요법의 진보로 연명이 가능하게 됐다.

에이즈에 감염되면 양성으로

HIV에 감염되어 있는지를 조사하는 검사이다.

HIV에 감염되면 자신의 면역기구를 관장하는 림프구(CD4 양성)가 파괴되어 면역부전을 유발하고, 그 결과 생명에 위험한 다양한 합병증이 발병하게 된다. 이것이 에이즈(후천성 면역결핍증)이다.

에이즈(AIDS)는 폐포자충폐렴(pneumocystis carinii pneumonia), 사이토메갈로바이러스감염증(cytomegalovirus infection) 등 건강할 때는 걸리지 않는 감염증(기회감염증)을 일으키기 쉽고, 이외에도 카포시육종(kaposis sarcoma)이나 피부암(skin cancer) 등의 악성종양, 뇌염, 수막염 등의 위중한 질병을 병발한다. 이것들이 발병하면 예후는 지극히 불량하게 된다.

감염경로는 성행위, 혈액, 모자감염

HIV는 성행위, 혈액(수혈, 마약을 하기 위한 주사기의 공용 등), 모자감염으로 전염될 수 있다.

엄마가 HIV에 감염되어 있으면 그 엄마에게서 태어난 자식의 약 30%는 HIV에 감염된다.

항체 미 검출 기간

혈청을 사용해서 HIV의 항체를 측정한다. HIV에 감염되어도 그 항체가 혈액 속에 출현하기까지 6~8주일이 걸리므로, 감염 직후에 검사해도 결과는 음성이 된다.

당일의 음식은 평소처럼 섭취해도 상관없다.

양성이라면 재검사

위의 선별검사에서 양성이 되었을 때는 웨스턴(western blotting technique)블롯법으로 확인을 위한 재검사를 하고, 최종적으로 양성인지를 바이러스의 핵산검사(nucleic acid testing)로 판정한다.

그 결과 양성이라면 약물요법으로 에이즈 발병을 될 수 있는 한 지연시키는 치료를 시작한다.

에이즈는 HIV에 감염 후 평균 7~10년 경과한 뒤, 기회감염증(opportunistic infection) 등을 합병해서 발병한다. HIV의 증식에 필요한 효소를 저해하는 효소 저해제가 개발되어, 이것들을 복수 조합한 칵테일 요법(Myers' Cocktail)을 시행할 수 있게 되어 연명할 수 있게 되었다.

바이러스 항체가 연속 측정

기준치
음성(–)

바이러스 항체가란?
몸 안에 침입해 온 어떤 바이러스(항원)에 대해 대항하는 물질(항체)의 역가(강도와 양)를 말함

■ 바이러스감염증의 경과약도

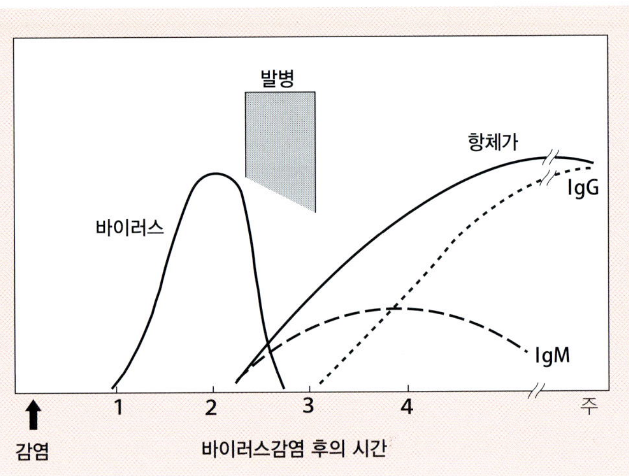

바이러스의 크기는 20~450nm. nm은 나노미터, 1nm은 10억 분의 1m. 가령 풍진바이러스는 지름 약 7nm. 즉 0.000007mm.

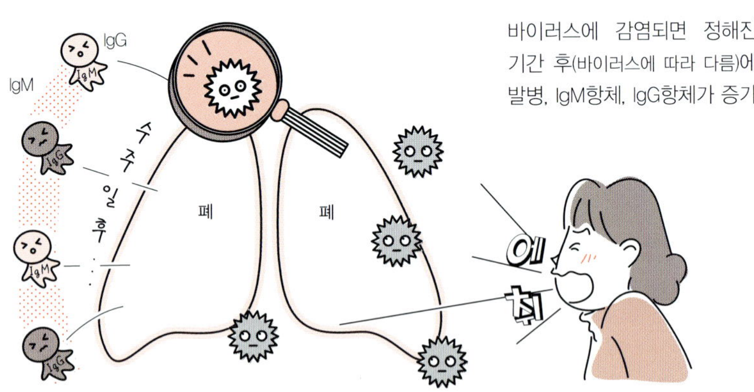

바이러스에 감염되면 정해진 기간 후(바이러스에 따라 다름)에 발병, IgM항체, IgG항체가 증가

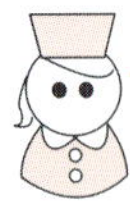

바이러스감염의 여부를 조사하는 검사이다. 임산부가 풍진바이러스(rubella virus)에 감염되면 태아가 기형이 되므로 질환 시기를 추정하는 것이 중요하다.

바이러스에 감염되어 있으면 양성

바이러스감염증의 진단도 세포감염증과 마찬가지로 바이러스를 특정하는 것이 바람직하지만 대부분 바이러스는 특정이 곤란하다.

폐렴 바이러스나 에이즈 바이러스 등 같은 바이러스의 특정, 바이러스양의 추정이 진단과 치료, 치료 효과의 판정에 중요할 때는 특별한 방법을 사용해서 바이러스를 특정한다. 한편, 그 외의 많은 바이러스감염증은 감염 바이러스가 아니라, 바이러스감염에 따라 상승한 바이러스 항체가(antibody titer)의 검사를 해서 진단의 확인을 한다.

감염 후 수주일이 지나지 않으면 진단할 수 없다

바이러스에 감염되면 왼쪽 그림의 그래프에서 나타낸 것처럼 침입 바이러스는 표적장기(target organ)에서 증식해서 감염증이 발병한다. 발병과 거의 시기를 같이해서 lgM항체가, 이어서 lgG항체가 출현 혈액 속에서 상승한다.

따라서 바이러스감염에서 수 주일이 지나지 않으면 항체가를 통한 진단을 할 수 없다는 결점이 있다.

페어혈청 항체가 변화와 lgM항체로 진단

통상적으로 바이러스 대부분은 이미 옛날에 감염되어 있고, 그때 몸에는 항체가 만들어져 있다. 이 때문에 바이러스감염이 의심될 때에 항체가를 측정해도 항체는 이미 존재하고 있을 때가 많은 것이다.

그래서 항체가의 검사는 바이러스감염이 의심되는 시점과 그 후 10~14일 후의 혈청을 사용해서 항체가를 측정하고(페어혈청, paired serum), 나중에 측정한 것이 4배 이상의 상승을 보였을 때 감염이 있다고 진단한다. 또한, lgM항체는 감염 후 비교적 조기에 상승하므로 lgM항체를 측정하고, 이것이 높은 수치일 때는 감염되어 있다고 진단할 수 있다.

이처럼 페어혈청 혹은 lgM항체가 측정으로 바이러스감염을 진단하고 있다.

임산부에서는 풍진바이러스의 감염을 추정하는 것이 중요

풍진(german measles)은 임산부가 감염되면 태아가 기형(선천성 풍진증후군: 태아의 감각기가 형성되는 3개월 이내의 감염이 영향을 받는다)이 되므로 임산부는 질병에 걸린 시기를 특정(또는 추정)하는 것이 중요하다. lgM항체가 검출되었을 때는 3개월 이내에 감염이 있었다고 생각할 수 있다.

매독혈청검사(VDRL)

기준치
음성(−)

■ 매독혈청 검사의 해석

비트레포네마 검사 (non-treponemal test)	트레포네마 검사 (treponemal test)	해 석
−	−	감염되지 않음 감염 초기(2주일 이내)
+	−	감염 초기(2~3주간) 생물학적 위양성
−	+	치료 후 진구성 매독(상당히 경과를 한 매독)
+	+	매독 감염

■ 매독의 경과

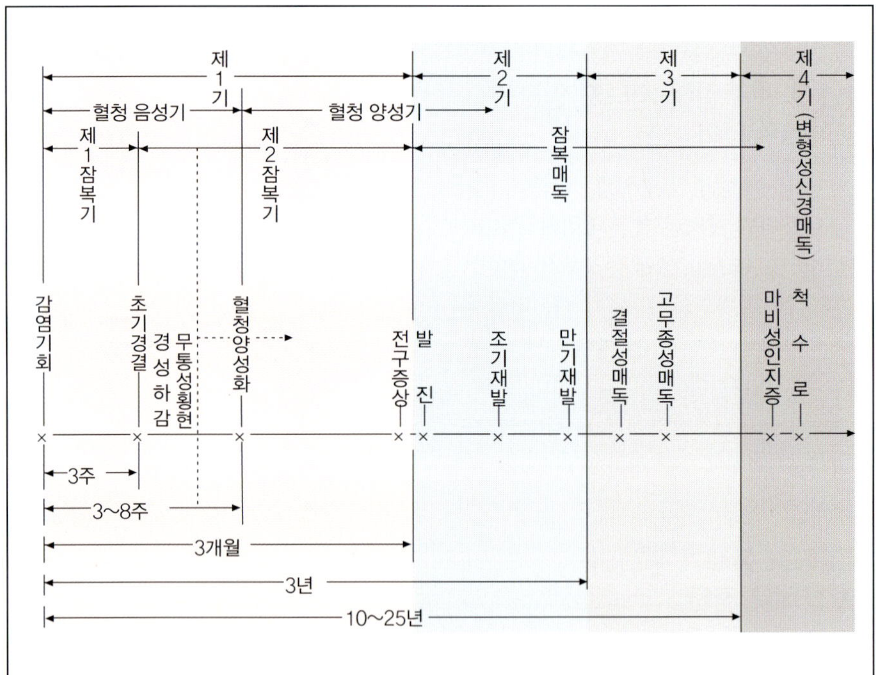

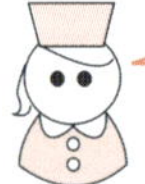

매독은 성매개 감염증의 하나이다. 감염되었다면 파트너도 검사를 받는 것이 중요하다.

매독 감염의 여부를 조사하는 검사

매독(syphilis)은 매독트레포네마(treponema pallidum)라는 세균에 의한 감염증으로 감염되면 생체는 매독트레포네마에 대한 항체가 생긴다. 이 항체의 유무를 조사하는 것이 매독혈청검사(venereal disease research laboratory test)이다.

다른 2종류의 검사법으로 조사한다

매독의 검사에는 비트레포네마 검사(non-treponemal test), 트레포네마 검사 (treponemal test) 2종류의 방법이 있다. 비트레포네마 검사는 카이디올리핀(cardiolipin)이라는 인지질을 항원으로 한 방법이다. 카이디올리핀은 매독에 감염되면 조직에서 나오는 것이다. 트레포네마 검사는 매독트레포네마 균체 성분을 항원으로 한 방법으로 TPHA(treponema pallidum hemagglutination test)가 대표적이다.

왼쪽 표에 나타냈듯이 비트레포네마 검사는 감염 후 조기(2~3주일)에서 양성이 되는 것에 비해, TPHA는 그것보다 늦은 4~5주일에 양성이 된다. 비트레포네마 검사는 매독만이 아니라 전신성홍반성낭창 등에서도 양성이 되므로(이것을 생물학적 위양성), 해석에는 주의가 필요하다.

검사 당일 식사는 평소처럼 해도 상관없다.

치료 효과의 판정은 비트레포네마 검사로

비트레포네마 검사는 감염 조기에 양성화하며, 치유되면 음성화하는 이점이 있다. 이 때문에 매독의 치유 효과 판정은 비트레포네마 검사로 한다. 또한, TPHA는 한번 양성이 되면 치유되어도 음성은 되지 않는다.

다시 재검사를

비트레포네마 검사에는 수술 전에 시행하는 신속측정법(RPR 카드테스트)과 유리판법(glass plate test), 매독응집법(agglutination of syphilis)이 있다.

매독에 감염되지 않았다면 모든 검사에서 음성(−)이 된다. 단 일반적으로 감염된 후 약 2~3주일이 지나야 양성이 된다.

감염 시기가 검사할 때와 너무 가까울 때는 음성으로 나타날 수도 있으니, 감염 후 1개월이 지났다고 생각될 때 다시 재검사하게 된다.

헬리코박터 파이로리검사

기준치
음성(−)

헬리코박터 파이로리란?

헬리코박터 파이로리(Helicobacter pylori, 위나선균)는 위의 점막에 감염되는 편모(긴 털)를 가진 나선형의 그람음성 간균이다. 감염은 물을 통하여 항문 대 구강으로, 구강 대 구강으로의 두 가지 경로가 있다.

일반적으로는 발전도상국에서는 감염률이 높고, 선진국에서는 낮다고 여겨지고 있다(**그림1**).

위십이지장궤양, 위암에서도 양성으로

최근 이 파이로리균(pylori)의 감염이 급성위염, 만성위염, 위십이지장궤양, 위암 등과 관계 있는 것이 밝혀졌다.

그리고 파이로리균과 위암의 발생에 관해서는 WHO(세계보건기구, world health organization)는 확실한 발암물질로 인정하고 있으며 감염자는 비감염자보다 약 6배의 발생 위험이 있다는 보고도 있다.

다양한 파이로리균의 검사

파이로리균 감염의 검사법에는 표2에 나타낸 것처럼 내시경을 사용하는 방법과 내시경을 사용하지 않는 비침습적 방법이 있다.

비침습적(non-invasive) 검사 중 요소호기검사(urea breath test)는 파이로리균이 가진 요소를 암모니아와 이산화탄소가 분해하는 작용을 이용한 것이다. 먼저 요소의 표식을 붙인 약을 마시고, 이어서 내쉬는 숨 속의 표식 이산화탄소를 측정해서 감염을 추정한다.

항체측정법은 혈액 속에 존재하는 파이로리균에 대한 항체를 검출하는 방법이다. 하지만 제균 치료를 해도 항체의 저하에는 시간이 필요해서 반년에 한 번 정도 검사를 할 수 있다.

한편 내시경적 검사는 위점막(gastric mucosa)을 채취하고 이 조직을 배양하거나 현미경으로 조사하거나 혹은 PCR법이라는 유전자검사를 하거나 한다. 이 방법으로는 채취한 위점막에 파이로리균이 존재하지 않으면 양성이 되지 않는다.

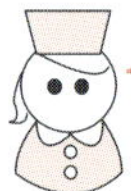

필러리균의 감염은 위궤양과 위암 등의 중대한 위험요소이다.

■ 그림1 파이로리균의 연대별 감염률

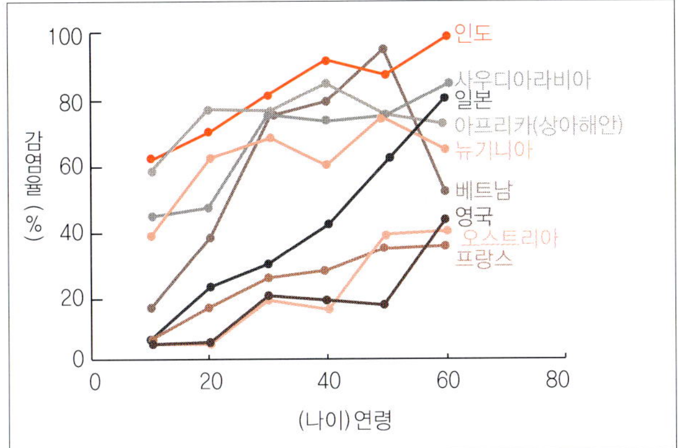

(Graham,D.Y. : Gastroenterol,clin Biol,13:84b,1989 에서 인용)

■ 그림1-1 한국 건강증진병원에서 무증상환자를 대상으로 측정한 파이로리 IgG 양성률. 1998년과 2005년 연령대별 비교

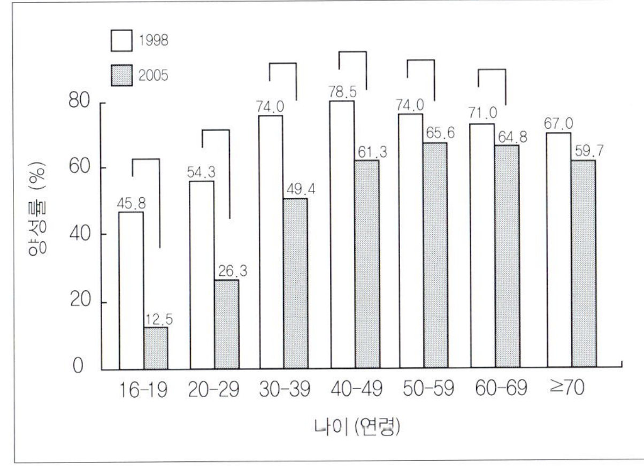

(Yim JY et al. Helicobacter 2007.12.333 에서 인용)

■ 표1 파이로리균 검사

○내시경적 검사
- 배양법
- 조직경 검사
- PCR법
- 신속 요소분해 효소법

○비침습적 검사
- 요소호기검사
- 항체 측정법
- 편중 항원 측정법

■ 그림2 제균의 유무에 따른 위십이지장 궤양의 재발률

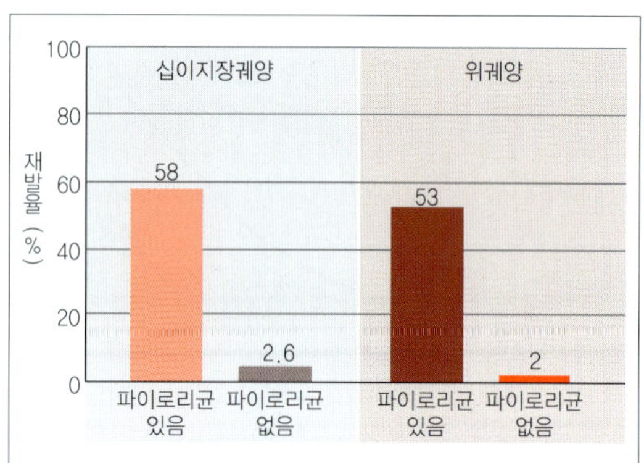

파이로리균의 제균

최근 항균약(amoxicillin, clarithromycin)을 사용한 제균 치료가 일반적으로 실시되고 있다. 제균을 하면 대부분의 위십이지장 질병은 개선된다. 한 번에 제균에 성공하지 않았을 때도 약을 바꿔서 다시 제균을 할 수 있다.

위궤양이나 십이지장궤양의 치료로 파이로리균을 제균하면 재발률은 현저하게 저하된다. 제균하지 않았던 때와 제균했을 때의 재발률은 **그림2**에 표시한 것처럼 명백한 차이가 있다.

노로바이러스검사

기준치
음성(-)

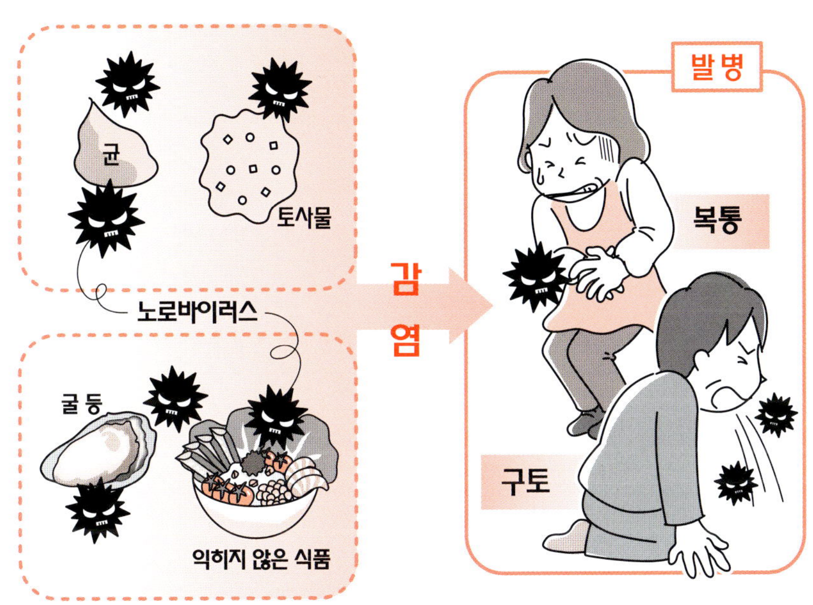

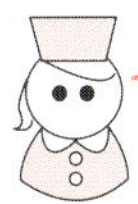

전염성의 소화기 감염증을 일으키는 노로바이러스의 감염 여부를 조사하는 검사이다.

노로바이러스란?

노로바이러스(norovirus infection)는 사람에게는 경구 감염되어 소장의 표피세포에서 증식하며, 전염성의 소화기감염증을 일으키는 바이러스이다. 예전에는 SRSV(small round structured virus, 소형구형바이러스)라고 불리고 있다.

주요 증상으로 구역질, 구토, 설사, 복통, 발열이 있고 발열이 있을 때는 37~38℃ 정도의 미열로 가볍게 끝나는 일이 많다.

현재 노로바이러스에 효과가 있는 항바이러스약은 없다. 통상 이들 증상이 1~2일 계속된 후 치료하고 후유증도 없다. 체력이 약한 영유아, 고령자는 탈수증상을 일으키거나 체력을 소모할 때도 있으므로 수분과 영양보급을 충분히 하는 것이 중요하다.

또한, 노로바이러스에 감염되어도 발병하지 않은 때나, 가벼운 감기 같은 증상일 때도 있다.

영아설사증(infantile diarrhea)에서 소아 청소년과 외래 진단을 받는 60~80%의 원인이 노로바이러스라고 하며. 노로바이러스로 인한 감염성 위장염이나 식중독(food poisoning)은 1년 내내 발생하고 있으나 특히 겨울에 유행한다.

노로바이러스의 감염경로는?

노로바이러스는 아래와 같은 3가지 감염경로가 있다.

① 바이러스에 오염된 식품을 섭취한다.
② 바이러스에 오염된 물을 마신다.
③ 감염된 사람의 변이나 구토물로 배설된 바이러스가 본인 및 주위의 사람에게 오염된 후 경구로 감염.

①의 바이러스에 오염된 식품을 통한 감염 사례가 최근 증가경향에 있다. 또한, 특정식품으로 오염되어 있던 조개를 생으로 또는 충분히 가열 조리하지 않고 먹은 때에 감염되는 일이 있다.

노로바이러스의 검출/진단

감염자의 변에서 노로바이러스를 검출하는데 ELISA, 웨스턴블롯, 역전사 중합효소 연쇄반응, realtime RT-PCR 등의 유전자를 검출하는 방법으로 바이러스의 검출을 실시, 진단한다.

리얼타임RT-PCR법은 바이러스의 정량도 실시할 수 있다. 변에는 통상 대량의 바이러스가 배설되므로 비교적 쉽게 바이러스(virus)를 검출할 수 있다.

인플루엔자검사

기준치
음성(−)

■ 간이측정키트 검체의 측정방법과 판정

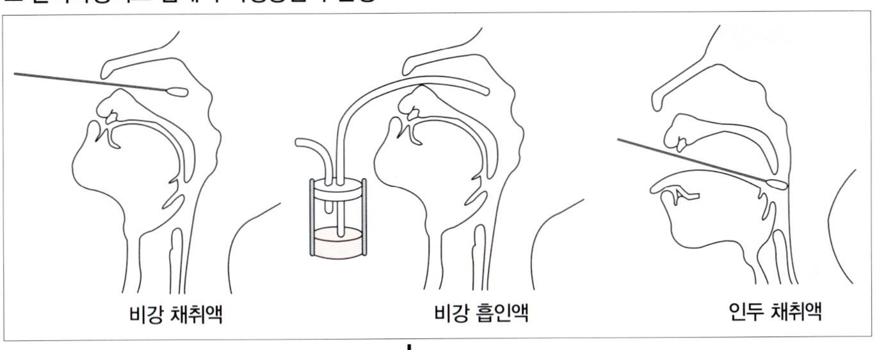

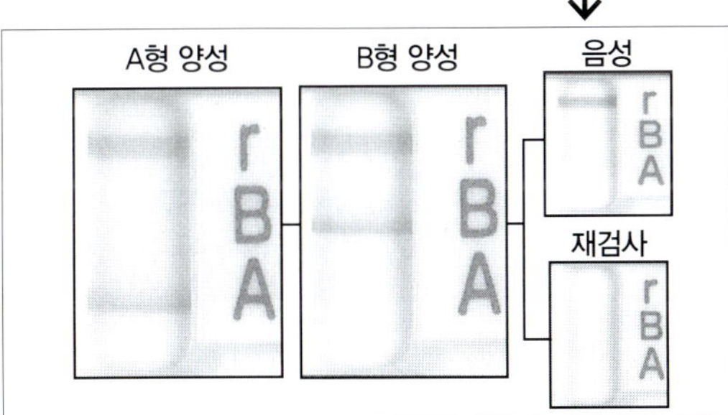

❖모두 1가닥일 때
→ A형 음성/B형 음성
❖모두 2가닥일 때
→ A형 양성 • B형 양성
❖어느 한쪽이 2가닥일 때
→ A형 양성 • B형 음성
→ A형 음성 • B형 양성

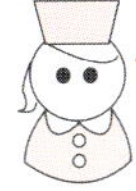

인플루엔자 바이러스의 감염 여부를 조사하는 검사이다. 인플루엔자는 매년 유행하므로, 평소 면역력을 높이는 것이 무엇보다 중요하다.

인플루엔자란?

독감은 38℃ 이상의 고열, 두통이나 관절통, 근육통이 갑자기 발병하는 질병이다. 인후통이나 콧물, 기침 등의 증상도 나타난다.

독감의 원인이 되는 인플루엔자 바이러스(influenza virus)는 핵단백(nucleoprotein)과 막단백(membrane protein)의 차이 때문에 A형, B형, C형 등 3종류로 분류되고, 유행적으로 퍼지는 것은 A형과 B형이다. A형은 또한 바이러스표면의 적혈구응집소(HA 혹은 H)와 효소(NA 또는 N)에 따라 아종으로 분류된다. B형도 마찬가지의 단백질을 가지고 있으나 하나의 아종밖에 없다.

또한, B형은 주로 사람에게 감염되지만, A형은 사람뿐 아니라 포유류나 조류에도 폭넓게 분포하고 있다. 이 조류에 존재하는 A형이 사람에게 감염된 것이 조류인플루엔자(avian influenza)이다.

조류인플루엔자는 원래 약독성이지만 H5와 H7의 아형 조류 바이러스 중에서 돌연변이(mutation)를 일으켜서 고병원성을 가진 바이러스가 출현한다. 이것을 "H5N1고병원성 조류인플루엔자 바이러스"라고 한다. 우리나라에서도 2003년 이후 네차례 해당 조류인플루엔자가 발생했었다.

감염되어 있으면 양성으로

독감의 진단은 고열이나 인후의 통증, 관절통 등의 증상으로 의심하고, 간이측정 키트를 사용해서 바이러스 존재의 유무에 따라 진단하는 것이 가장 대중적인 방법이다. 비강 채취액이나 인두 채취액, 비강 흡인액을 멸균한 면봉이나 흡인용 튜브로 채취하고, 이것을 패널의 검사 첨가부에 첨가하면 30분 정도로 결과가 나온다. 그림과 같이 A와 B에 침강선이 형성되면 양성으로 해당 바이러스에 감염되었다고 진단할 수 있다.

단, 충분한 바이러스양이 없으면 침강선이 나오지 않으니 감염 초기에는 위음성이 될 수도 있다. 또한, 이 간이키트는 A형인지 B형인지 검사할 수 있으나 신형인플루엔자인지의 판정은 할 수 없다. 이 판정에는 PCR법이라는 감도가 높은 검사가 필요하므로 전문 검사기관과 전문의가 있는곳에 검사를 의뢰하게 된다.

치료법

인플루엔자에 대한 치료약으로는 먼저 염산아만타딘(상품명: symmetrel)이 1998년에 승인되었고, 2001년에는 타미플루(tamiflu)와 자나미비르〈리렌자(relenza)〉가 승인되어 있다. 인산오셀타미비르는 A형, B형 모두 유효한 것이 비해, 염산아만타딘(amantadine HCl)은 B형밖에 효과가 없다.

인플루엔자 검사의 한계/문제점

① 검체의 종류/채취방법(선택)
비강 채취액/비강 흡인액(80%)
인두 채취액(60%)
② 검출한계: 감도/특이도
바이러스 양에 의존
③ 채집(검출) 시기
발병 2일 이내
④ 간이 측정키트:
위양성, 위음성 가능

결핵균검사

기준치
음성(–)

결핵균(tubercle bacillus)이란?

결핵균은 사람에게 결핵을 불러일으키는 항산균(학명, *Mycobacterium tuberculosis*)으로 흡입되어 폐에 도달한 결핵균은 폐포의 대식세포에 탐식이 되지만 완전하게는 살균되지 않고, 세포내 기생체로 조용히 존속하고 증식을 계속한다.

결핵의 발병은 감염자의 면역력과 관계있고, 면역력이 저하하면 다시 활발하게 활동을 시작한다. 감염자의 10~20%가 발병한다.

결핵(tuberculosis)에는 2가지 타입이 있다. 타인에 옮길 우려가 있는 활동성 결핵 환자와 옮길 우려가 없는 비활동성 결핵 환자이다.

결핵증(tuberculoma)은 활동성 결핵 환자로부터의 비말감염(droplet infection) 혹은 비말핵감염(droplet nuclei infection)으로 전파된다. 비말핵감염이란 병원체를 포함한 비말의 액체성분이 증발해서 비말 속의 핵이 공중을 장시간 부유해서 광범위하게 퍼지는 것으로, 감염자와의 밀접한 접촉이 없어도 비말핵을 흡입하면 감염된다.

치료기간은 6~9개월 정도

결핵균의 검출은 가래의 항산균 염색(Ziehl–Neelsen's staining)이나 배양(culture)으로 실시한다. 하지만 항산균 염색으로는 결핵균과 다른 항산균의 구별이 안 되고 배양으로는 결핵균의 발육까지 1개월 이상 필요하므로, 최근에는 유전자검사를 통한 신속하고 특이적인 검사를 시행하게 되었다.

결핵은 조기에 발견하고 치료하면 일반적으로 2~3개월에 균이 나오지 않게 된다. 이 기간은 감염방지를 위해 입원하고 그 후는 외래치료가 된다. 치료기간은 합계 6~9개월 정도이다.

결핵 환자는 예전에는 젊은 층이 대부분이었으나, 최근에는 고령자가 많아지고 있다. 이것은 젊은 시기에 감염된 결핵의 재발이거나, 세포성 면역력의 저하로 인한 재감염(reinfection)으로 생각된다. 결핵은 적절한 치료를 초기에 확실히 시행해야 재발을 막을 수 있다.

톡소플라스마 항체

기준치
음성(–)

대부분은 불현성감염

톡소플라스마(toxoplasma)는 고양이를 최종 숙주로 하는 원충(protozoa)으로 사람을 포함해서 많은 동물이 중간숙주이다. 이 원충에 감염되었는지를 조사하는 검사가 톡소플라스마 항체검사이다. 사람은 대부분 감염되어도 발병하지 않는 무증상감염이다.

톡소플라스마증은 크게 나눠서, 감염된 임산부에서 태아가 감염되는 선천성 톡소플라스마증과 고양이와의 접촉, 생고기의 섭취 등에서 감염되는 후천성 톡소플라스마증(면역 정상자/면역부전자)이 있다.

선천성 톡소플라스마증은 환아에게 맥락망막증, 뇌수종, 뇌내 석회화, 정신운동기능의 발달장애, 빈혈, 경련, 황달 등이 생기기 쉬워진다.

후천성 톡소플라스마증에서는 면역이 정상인 경우 대부분이 무증상으로 경과하지만, 때로는 뇌수막염(meningitis), 림프절염(lymphadenopathy) , 심근염(myocarditis), 폐렴(pneumonia), 맥락망막염(chorioretinopathy) 등을 발병하는 때가 있다. 면역 결핍자와 에이즈는 톡소플라스마증이 발병해서 뇌수막염(encephalomeningitis)이나 뇌농양(brain abscess) 등에 걸리는 수가 있다.

임산부의 감염은 확실한 관리를

톡소플라스마는 일반적으로 항체검사로 조사한다. 톡소플라스마의 항체는 건강한 사람이라도 가지고 있는 사람이 많으므로, 검사에서 양성이라고 해서 반드시 치료가 필요하다고 할 수 없다.

톡소플라스마가 활발하게 활동하고 있는지는 높은 항체가(antibody titer), 2~3주일 후 항체가의 4배 이상의 상승, IgM 항체의 출현, 특징적인 증상 등으로 추측한다.

톡소플라스마증은 임산부의 감염으로 인한 선천성 톡소플라스마증이 중요하다. 임산부가 양성일 때는 반복검사를 할 필요가 있다. 또한, 고양이와의 접촉을 피하고, 충분히 가열되지 않은 고기는 먹지 않는 등의 일상생활에서의 배려도 중요하다. 감염 후 임신한 사람은 톡소플라스마의 항체가 있으므로 태아에게 감염될 위험은 일단 없다.

클라미디아 항원/항체

기준치
음성(−)

성 감염증의 최대 원인

클라미디아(chlamydia)는 사람이나 동물의 세포에 기생해서 증식하는 미생물로, 이 미생물에 감염되어 있는지를 조사하는 검사가 클라미디아항원/항체검사이다. 클라미디아(chlamydia)는 대부분 성행위로 감염되고 성기 클라미디아 감염증(chlamydial infection)은 가장 이환율(morbidity rate)이 높은 성 감염증이다.

여성일 때는 먼저 자궁 입구부의 경관으로 감염해서 자궁경부염(cervicitis)이 생기고 방치하면 감염이 자궁 내부로 진행해서 자궁내막염(endometritis), 난관염(salpingitis), 골반 복막염(pelviperitonitis) 등을, 나아가 상복부까지 미치면 간과 다른 장기가 유착하는 간주위염(parahepatitis)이 생기게 된다. 남성은 먼저 요도에 감염되어 요도염(urethritis)이 되고 감염이 진행되면 전립선염(prostatitis)이나 정소상체염(epididymitis) 등이 생기게 된다.

또한, 클라미디아는 입이나 항문으로도 감염되고 인두염(pharyngitis)이나 직장염(proctitis) 등을 발병할 때가 있다.

클라미디아 감염의 진단은 항원검사와 항체검사로 시행된다. 항원검사에는 면역학적 방법, 유전자 진단법이 있으며, 후자가 감도, 특이도가 뛰어난 검사이다.

항체검사는 감염의 직접적인 증명밖에 되지 않으나 여성의 자궁경부염, 골반 복막염 등이 남성의 전립선염이나 정소상체염에서의 유용성이 알려져 있다.

젊은 여성에게서 성기 클라미디아감염증(genital chlamydial infection)을 방치하면 질병에 동반한 유산이나 조산, 자궁외 임신을 일으키거나 불임(infertility)이 되는 일도 있으니 충분한 주의가 필요하다.

이 질병은 파트너와 동시에 치료를 받는 것이 중요하다. 그렇지 않으면 감염을 되풀이할 우려가 있다. 또한, 치료가 되어도 재발할 수 있다.

요단백

기준치
음성 (−)

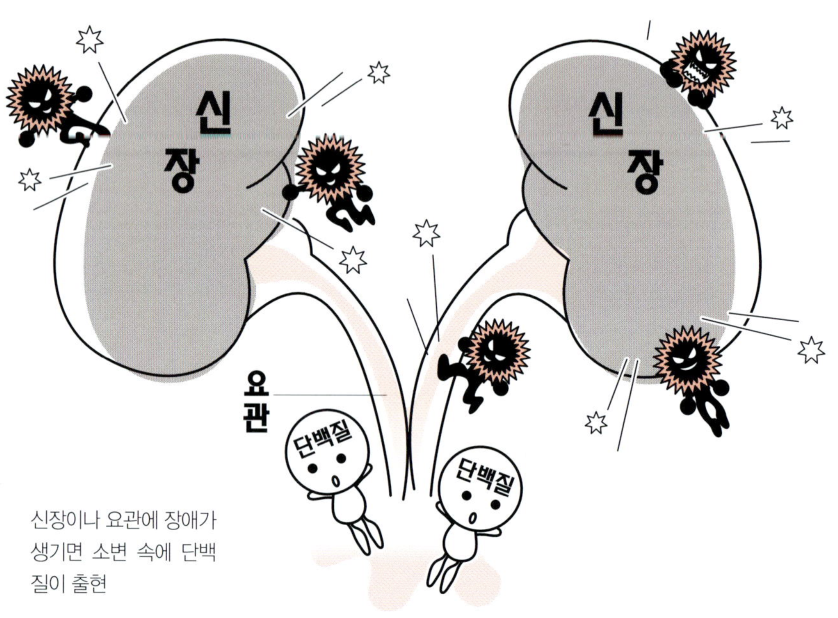

신장이나 요관에 장애가 생기면 소변 속에 단백질이 출현

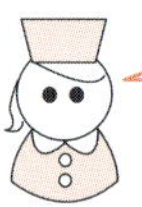

주로 신장과 요로의 이상을 조사하는 검사이다. 단백뇨는 질병 없이도 양성이 될 수가 있으므로 양성일 때는 재검사를 사용한다.

신장이나 요로에 장애가 생기면 양성으로

요단백(urine protein)이란 소변 속에 포함된 단백질의 총칭으로 주로 신장(kidney)이나 요로(urinary tract)의 기능을 조사하는 검사이다.

혈액 속에 포함된 각종 단백질은 저분자 단백질을 제외하면, 신장의 사구체에서 여과되는 일이 없다.

또한 일부의 단백질이 사구체에서 여과되어도 요세관에서 재흡수된다. 따라서 소변 속에 단백질이 출현할 때는 사구체와 요로의 장애를 생각할 수 있다.

건강한 사람이라도 양성이 될 수가 있다

요단백은 질병이 없어도, 소변 속에 출현할 때가 있다. 옆에 누워 있을 때는 음성이지만 일어서면 양성이 될 때가 있으며, 이것을 기립성 단백뇨(proteinuria)라고 한다.

또한, 심한 운동을 한 후, 많은 고기를 먹은 후, 큰 감동을 한 후에 양성이 될 때도 있으며 이것을 생리적 단백뇨(physiological albuminuria)라고 한다.

소변은 중간뇨를 채집

요단백은 시험지를 사용해서 간단하게 검사할 수 있다. 검사 당일의 음식물 섭취는 평소처럼 해도 상관없다.

소변을 채집할 때는 아래의 주의점을 지킨다.

① 소변은 나오기 시작하면 중간뇨(midstream urine)를 채집한다. 특히 여성의 경우 외음부의 오염이나 질의 분비물이 혼입하는 일이 있으므로 반드시 지켜야 한다.

② 검체가 오염되지 않도록 채집용 컵 속에는 손가락을 넣지 않도록 한다.

양성의 때는 재검사

최초의 검사에서 요단백이 양성일 때는 지속적 양성임을 확인하기 위해 추적 재검사가 필요하다.

1개월 이내에 재검사하고 여전히 요단백이 검출될 때는 더욱 상세한 검사를 해서 적절한 조치와 치료가 필요하다.

요단백이 1일에 150mg일 때를 병적 단백뇨로 진단한다.

생리적 단백뇨일 때는 일과성, 간헐적이다. 기립성 단백뇨가 의심될 때는 누운 채로 채뇨를 하거나 누워 있는 상태에서 섰을 때에 채취하는 등으로 검사한다.

의심스러운 주요 질병의 추가 검사는?

◆ 양성→신전성 : 골수종, 용혈성빈혈, 약물의 영향 등
신성 : 사구체질환, 사구체신염, 신증후군, 당뇨병성신증 등
신후성 : 요로계의 결석, 종양, 염증 등

요당

기준치
음성 (−)

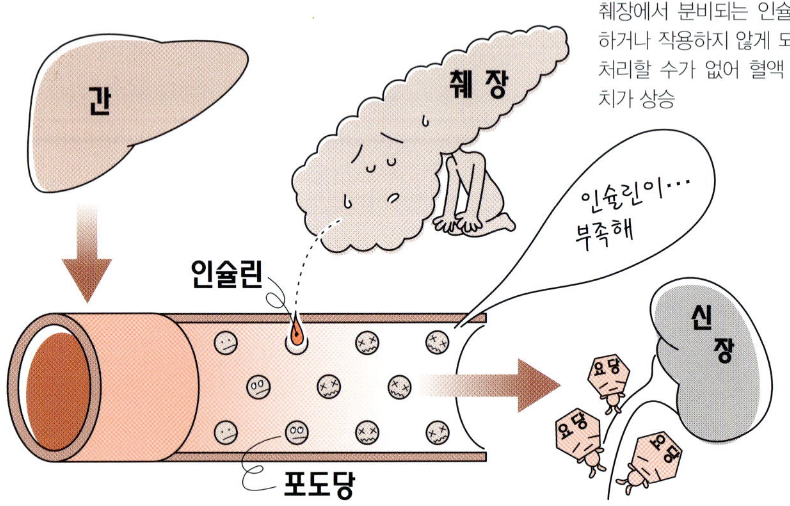

혈당치가 160~180mg/dL 이상이 되면 당이 소변 속에 출현해서 양성으로

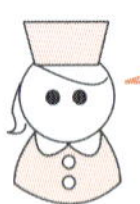
주로 당뇨병의 검사로 실시하지만, 한번 양성이라고 바로 당뇨병으로 이어지는 것은 아니다. 검사 당일은 금식, 전날의 음주는 피한다.

당뇨병이 되면 양성으로

당뇨(glycosuria)는 혈액 속의 포도당이 소변 속으로 새어나온 것으로 주로 당뇨병의 선별검사로 시행되고 있다.

신장에는 몸에 유용한 당이 상당히 높은 수치가 되어도, 소변 속으로 누출시키지 않는다. 그러므로 혈당치가 160~180mg/dL로 이것을 넘지 않으면 당은 소변 속으로 나오지 않는다.

하지만 당뇨병 등으로 혈당치가 이것 이상 높아지면 신장에서의 당 처리 능력이 한계를 넘어서 소변 속에 당이 출현하고 당뇨는 양성이 된다.

요당 양성은 당뇨병의 특이적 지표가 아니다

식사로 다량의 당분을 섭취하면 혈당치가 비정상적으로 상승하고, 소변 속으로 나와서 요당이 양성이 된다.

또한, 혈당치가 160~180mg/dL 이하에서도 신장 재흡수 역치가 낮아 요당이

나올 때가 있다. 이것을 신성당뇨(renal gtycosuria)라고 하며 신장에서의 당 처리 능력이 원래 낮아서 생기는 현상으로 이때는 내버려둬도 걱정 없다.

식후 2~3시간 지난 후 소변으로 검사

배뇨 시의 주의사항에 관해서는 전항의 요단백(urine protein)을 참고한다. 검사는 시험지로 요당이 나오는지를 조사한다. 나오지 않으면 음성(–)이다.

요당은 식사섭취에 따라 수치가 크게 바뀌므로, 검사 당일 아침은 금식하고 전일의 저녁식사를 빨리하고 알코올은 피한다.

요당이 양성으로 당뇨병을 의심한다면 혈당검사를 한다.

또한, 당뇨병이라는 것은 췌장(pancreas)에서 인슐린의 분비가 저하되거나 말초조직에서의 인슐린의 효과가 감소한 상태이므로, 당뇨병의 진단에는 인슐린이나 한 단계 전의 물질인 C–펩티드 등의 측정도 실시한다.

그리고 스스로 당뇨병의 조절 상태를 보는 방법으로 요당검사(urine sugar test)와 자가혈당검사(SMBG, self measuring blood glucose)가 있다. 요당검사는 시판되고 있는 저렴한 시험지로 간단하게 요당의 유무를 확인할 수 있다. 이때 매번 식전 및 취침 전 4회 실시한다. 검사 1시간 전에 배뇨하고, 그 소변으로 검사하는 것이 정확한 정보를 얻을 수 있다. 단, 요당은 소변의 농축 정도로 음성/양성이 달라질 수 있으므로 자가혈당검사(self–monitoring of blood glucose)가 더 중요하다.

자가혈당검사는 시판되는 간이혈당측정기라는 기계를 사용한다. 자가측정을 하고 싶을 때는 주치의에게 상담한다.

의심스러운 주요 질병의 추가 검사는 ?

◆ **양성→당뇨병, 내분비질환**(쿠싱증후군, 갑상선기능항진증 등), **간질환**(특히 만성간염, 간경변), **췌조직의 파괴**(췌염, 췌장암 등), **신성당뇨, 임신, 약물의 영향 등**

요침사

기준치
적혈구 : 0~4/HPF(시야)
백혈구 : 0~4/HPF(시야)
상피세포 : 0~9/HPF(시야)
원주체 : 0/1시야

요침사란?
소변 속에 나온 세포성분이나 세포 등을 현미경으로 조사하는 검사. 세포성분에는 아래에 나타낸 것 같은 적혈구, 백혈구, 상피세포(신장, 요세관, 방광에서 떨어져 나온 것), 이것들이 모인 원주체(cylinder) 등이 있고, 이것이 현미경의 1시야(400배) 중에 얼마나 보이는지를 통해 판정한다.

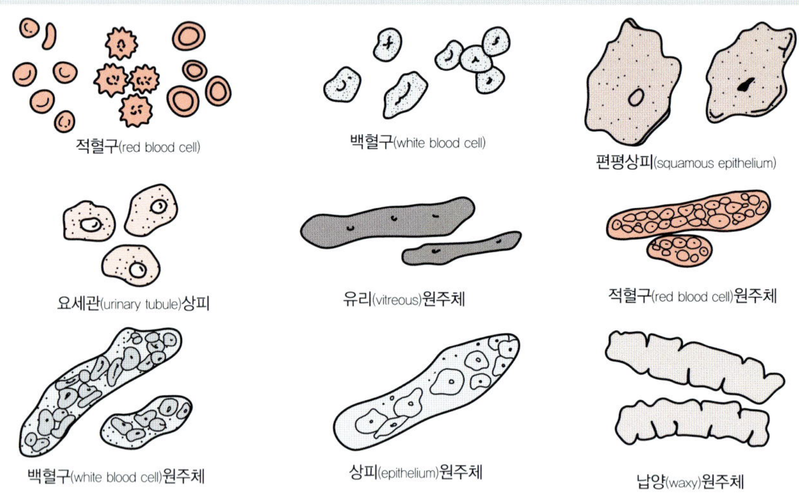

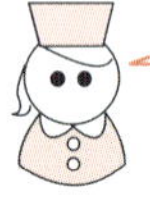

신장/요로의 이상을 조사하는 검사이다. 기준치를 넘을 때는 재검사를 하는데, 여성은 생리와의 관계도 있으므로 시간을 두고 조사한다.

혈뇨의 진단에 중요 …… 적혈구

혈뇨(hematuria)란 소변 속에 많은 적혈구가 나타나는 상태로 신장, 요로질병의 특징적 징후이다. 현재는 시험지법으로 간단하게 소변 속의 잠혈반응(occult blood test)을 조사할 수 있으나 요침사(urinary sediment)로 확인하고 있다.

적혈구(eythrocyte)는 건강한 사람에게도 약간은 소변 속에 출현(1시야에 1~4개) 하는데, 이것 이상 출현하면 현미경적 혈뇨로 진단된다.

또한, 소변 속 적혈구의 형상 관찰(dysmorphic RBC)에서 적혈구가 신장의 사구체 병변에 의한 것인지, 비사구체 병변에 의한 것인지를 감별할 수 있다.

즉 사구체신염(glomerulonephritis) 등의 사구체 병변은 적혈구는 커프형, 도너츠형, 별사탕형과 같이 소형으로 변형된 것이 많은 것에 비해, 방광염 등의 비사구체 병변은 대부분 일정한 형태를 나타내고 있다.

요세관의 이상을 진단 …… 원주체

원주체(cylinder)는 요세관의 이상 척도이며 요세관에 병변이 있을 때 출현한다. 적혈구원주체, 백혈구원주체, 초자원주체 등 원주체 내에 존재하는 물질에 따라 다양한 이름이 붙어있다.

하나의 검체에서 많은 시야를 체크하지만 건강한 사람은 모든 시야를 봐도 원주체는 몇 개 이내이므로, 몇 시야에 1개라도 보이면 요세관의 이상을 의심한다. 적혈구원주체는 네프론(사구체와 요세관)에서의 출혈을 의미하는 사구체신염이나 신경색 등이 백혈구원주체는 급성신우신염 등의 감염증 외에 루프스신염, 간질성신염 등이 의심된다.

특징적인 성분과 의심스러운 병태

요침사(urine sediment) 성분 중에는 질환, 병태에 따라 특이적으로 출현하는 것이 있다.

타원형지방체(oval fat body)는 신증후군에, 세포봉입체(inclusion cell)는 바이러스 감염증에, 그리고 시스틴결정은 시스틴뇨증(cystinuria)의 특징적인 침사 성분으로 이것들이 출현으로 즉시 진단할 수 있다.

기준치를 넘으면 재검사

모두 기준치를 넘으면 재검사한다. 가령 적혈구가 1시야에 몇 개일 때, 약 2주일 후에 검사한다. 특히 여성은 생리와의 관계도 있으니 시간을 두고 재검할 필요가 있다.

의심스러운 주요 질병의 추가 검사는 ?

- ◆ 적혈구의 추가→급성사구체신염, 신우신염, 신종양, 방광종양, 요로결석, 방광염 등
- ◆ 백혈구증가 →신우신염, 방광염 등
- ◆ 원주체 →사구체신염, 신우신염, 신증후군 등
- ◆ 상피세포 →신/요로계의 염증
- ◆ 결정 →요산(신결석, 통풍), 시스틴(cystine, 스틴뇨증), 타이로신(tyrosine)/류신(leucine, 중증 간장애) 등
- ◆ 세포 →신/요로계의 세포감염증 등

요빌리루빈, 요유로빌리노겐

기준치
요빌리루빈 : 음성(−)
요유로빌리노겐 : 약양성(±)

요빌리루빈(urine bilirubin), 요유로빌리노겐(urobilinogen in urine)이란?

요빌리루빈이란 적혈구 속의 헤모글로빈이 파괴되어 생기는 색소인 빌리루빈이 소변 속에 출현한 것. 빌리루빈을 담즙색소라고도 부르며, 담즙이나 변의 색은 빌리루빈의 색이다. 요유로빌리노겐이란 빌리루빈이 장에서 세균으로 인해 분해되어 온 유로빌리노겐이 소변 속에 출현한 것이다.

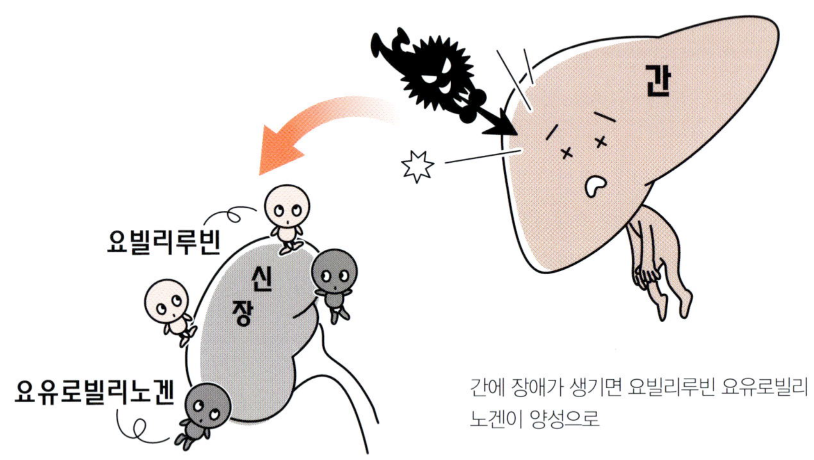

간에 장애가 생기면 요빌리루빈 요유로빌리노겐이 양성으로

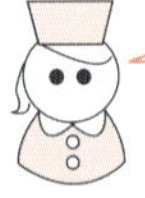

간의 이상과 활달 등을 조사하는 검사이다. 요빌리루빈, 요유로빌리노겐은 양성/음성일 때 재검사를 한다.

간기능에 장애가 생기면 양성

빌리루빈에는 간에서 포합되기 전의 간접빌리루빈과 처리된 후의 직접빌리루빈이 있다.

직접빌리루빈(direct bilirubin)은 간에서 만들어진 담즙과 함께 장내에 들어가 거기서 세균으로 인해 분해되어 유로빌리노겐(urobilinogen)이 되고, 장에서 흡수되어 혈액 속에 출현하고 신장에서 소변 속으로 배설된다. 이것이 요유로빌리노겐(urobilinogen in urine)으로 그 양은 미량이므로 기준치는 약양성으로 "±"로 표시된다.

또한, 직접빌리루빈의 일부는 그대로 담즙 속에서 혈액 속으로도 출현하고, 일정량을 넘으면 신장에서 소변 속으로 배설된다. 이것이 요빌리루빈으로 따라서 요빌리루빈은 모두 직접빌리루빈이다.

간기능 장애 시 빌리루빈의 처리능력이 저하하면 상승하고 양성이 된다.

황달

요빌리루빈, 요유로빌리노겐은 황달이 생기면 이상치를 나타낸다.

적혈구가 파괴되어 생기는 용혈성황달(hemolytic jaundice)은 혈액 속의 직접빌리루빈에는 변화가 없으므로, 요빌리루빈은 볼 수 없으나 요유로빌리노겐은 상승한다.

간세포성 황달(hepatocellular jaundice)은 혈액 속의 직접빌리루빈이 증가하므로, 소변 속에도 빌리루빈이 출현하고 요유로빌리노겐도 증가한다.

한편 폐쇄성 황달(담즙울체성 황달)은 직접빌리루빈이 담즙 속에서 혈액 속으로 역류해서 증가하므로 소변 속에도 출현/상승하지만, 유로빌리노겐은 재료가 되는 직접빌리루빈이 오지 않으므로 소변 속에서는 검출되지 않는다.

요유로빌리노겐의 음성은 총담관(common bile duct)의 폐색을 아는 중요한 지표라고 할 수 있다.

요빌리루빈은 거품이 나고, 거품까지 황색

요빌리루빈은 계면활성작용(surface activity)이 있으므로 소변은 거품이 나고, 그 거품도 황색인 것이 특징이다. 소변이 황색이었다면 거품이 나게 해서 거품까지 황색일 때는 빌리루빈뇨(urinary bilirubin)일 가능성이 높다고 할 수 있다. 검사는 소변 속에 시험지를 넣어서 변색의 상태를 조사한다.

요빌리루빈은 양성일 때, 요유로빌리노겐은 양성 또는 음성일 때 더욱 자세히 검사해서 원인을 규명해간다.

의심스러운 주요 질병의 추가 검사는?

- 요빌리루빈

  양성→급성간염, 전격간염, 간경변, 약물성 간장애, 알코올성 간장애, 간내담즙울체, 폐쇄성 황달 등

- 요유로빌리노겐

  양성→급성간염, 만성간염, 간경변, 알코올성 간장애, 약물성 간장애, 용혈성빈혈 등

  음성→간내 담즙울체, 폐쇄 황달, 항균제 투여 등

대변잠혈반응

기준치
음성 (–)

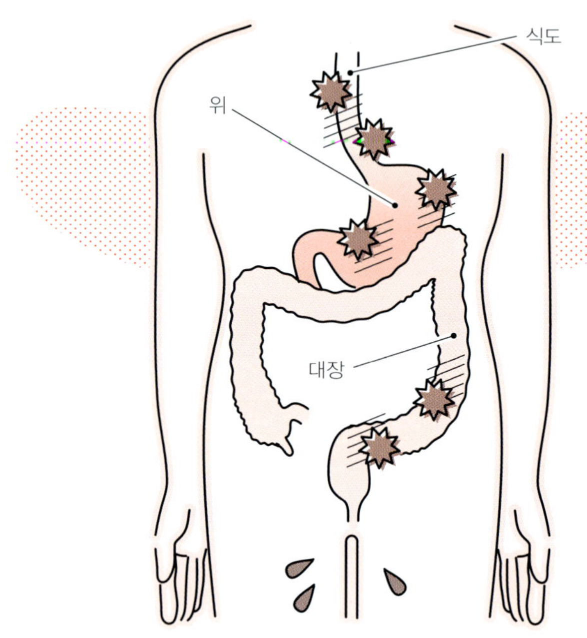

소화기 등에 장애가 생기면 변에 피가 섞인다.

- 변에 선홍색의 피가 부착
  → 대장 하부, 직장의 암 등
- 변에 검붉은 혈액이 혼입
  → 대장 상부의 암 등
- 검은 변(타르변)
  → 식도암, 위암 등

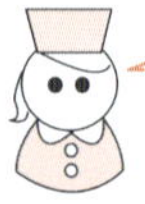

대변에 혈액(잠혈)이 나오는지를 조사하는 검사이다. 양성/거짓양성일 때는 재검사하고, 그래도 양성이라면 더욱 자세히 검사한다.

소화관출혈의 진단에 중요

직장에서의 출혈(치질이나 직장암 등)은 대변 주변에 피(blood)가 보이므로 출혈을 확인할 수 있는데, 그것보다 상부의 대장이나 소장부터 등에서는 출혈이 있어도 육안으로는 좀처럼 알 수 없다.

이런 변 속에 육안으로 알지 못하는 혈액(잠혈)이 나오지 않았는지를 조사하는 검사가 대변잠혈반응으로 주로 소화기계의 질병을 의심할 때에 시행한다.

화학적 측정법, 면역학적 측정법으로 조사한다

대변잠혈반응검사(fecal occult blood test, FOBT)에는 화학적 측정법과 면역학적 측정법이 있다.

- **화학적 측정법**

이것은 시험지를 사용해서 색의 변화로 판정한다. 이 방법은 전날 육류나 철제를 섭취하면 양성으로, 황록색 야채나 비타민C를 섭취하면 음성으로 나올 때가 있으므로, 이 방법을 실시할 때는 식사제한의 지시가 내려진다.

- **면역학적 측정법**

이것은 사람의 헤모글로빈에 대한 항체를 사용해서 잠혈이 있는지를 조사하는 검사로 식사제한은 없다.

이 방법에도 난점이 있는데 식도나 위 등의 상부소화관으로부터의 미량출혈은 헤모글로빈이 위액 때문에 변성이 되어 음성이 될 수가 있다. 대장암의 선별검사로 폭넓게 이용되고 있으며, 연속 2일 검사를 하면 진행암은 90%, 조기암은 50%를 찾아낼 수 있다는 보고가 있다. 출혈이 의심스러울 때는 양쪽 방법으로 측정하는 것이 일반적이다.

양성일 때는 추적검사

대변잠혈반응이 음성이라고 해서 소화관출혈을 배제할 수 있는 것은 아니다. 반대로 양성이라고 해서 소화관출혈이 단정되는 것도 아니다.

양성일 때는 추적재검사를 하고, 그래도 양성이라면 더욱 자세히 검사해서 출혈부위를 규명해간다.

화학적 측정법으로 검사할 때는 위에서 설명한 것처럼 식사의 영향이 있다. 양성일 때는 위양성을 배제할 수 있는 식사를 하고 재검사하며, 그래도 양성이라면 대변잠혈반응이 양성이라고 판정한다.

또한, 출혈액은 변 속에 균등하게 분포된 것이 아니라, 검사에 사용한 변에 피가 섞여 있지 않을 때도 있다. 그러므로 변의 여러 곳을 연속해서 며칠간 검사하는 때도 있다.

의심스러운 주요 질병의 추가 검사는 ?

◆ 양성→상부소화관출혈 : 식도정맥류, 식도암, 위십이지장궤양, 위암 등
하부소화관출혈 : 대장암, 대장폴립, 궤양성대장염, 대장게실염, 기생충 등
기타 : 간담도 질환, 췌장암 등

호르몬이란?

호르몬(hormone)은 내분비선 세포에서 체액 중의 방출되는 화학물질로 다른 장기의 대사 활성을 자극하고, 촉진하거나 억제하거나 하는 역할을 가지고 있다.

오른쪽 그림에 설명한 것처럼 호르몬에는 특정의 생산장기가 있으며, 특정 표적장기(target organ)에만 작용한다. 이 표적장기는 전신에 분포하고 있으므로 작용이 다양하므로, 호르몬의 양이나 작용이 지나치게 많거나 적으면 증상 또한 여러가지 형태로 나타난다.

확실하지 않은 증상 대부분은 호르몬 이상일 때가 적지 않다.

호르몬의 특징적인 점은 아래 그림에서 설명하는 피드백(feedback) 시스템으로 불리는 기구로 인해 전신의 상태가 언제나 비슷해지도록 조절되고 있는 것이다.

장기의 호르몬 생산은 뇌하수체(pituitary gland)에서 조절되고 있으며 장기에서의 호르몬분비가 저하되었을 때는 뇌하수체부터 호르몬분비를 촉진하는 호르몬(자극호르몬)이 분비되고, 반대로 장기에 대한 분비가 항진 되었을 때는 이것들의 자극호르몬의 분비가 저하해서 호르몬의 분비를 억제하고 있다.

호르몬의 정량은 다른 임상검사와 약간

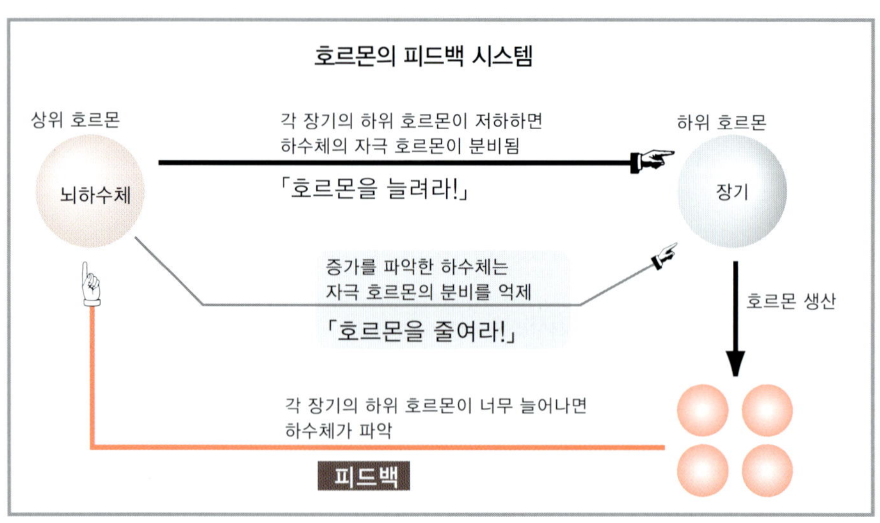

다르게 호르몬의 양이 적은가 많은가로, 호르몬을 분비하는 장기의 기능저하와 항진을 진단할 수 있다.

이 책에서는 수많은 호르몬 중에서 주요 호르몬에 관해서 약술한다.

호르몬 생산 장기와 분비 호르몬

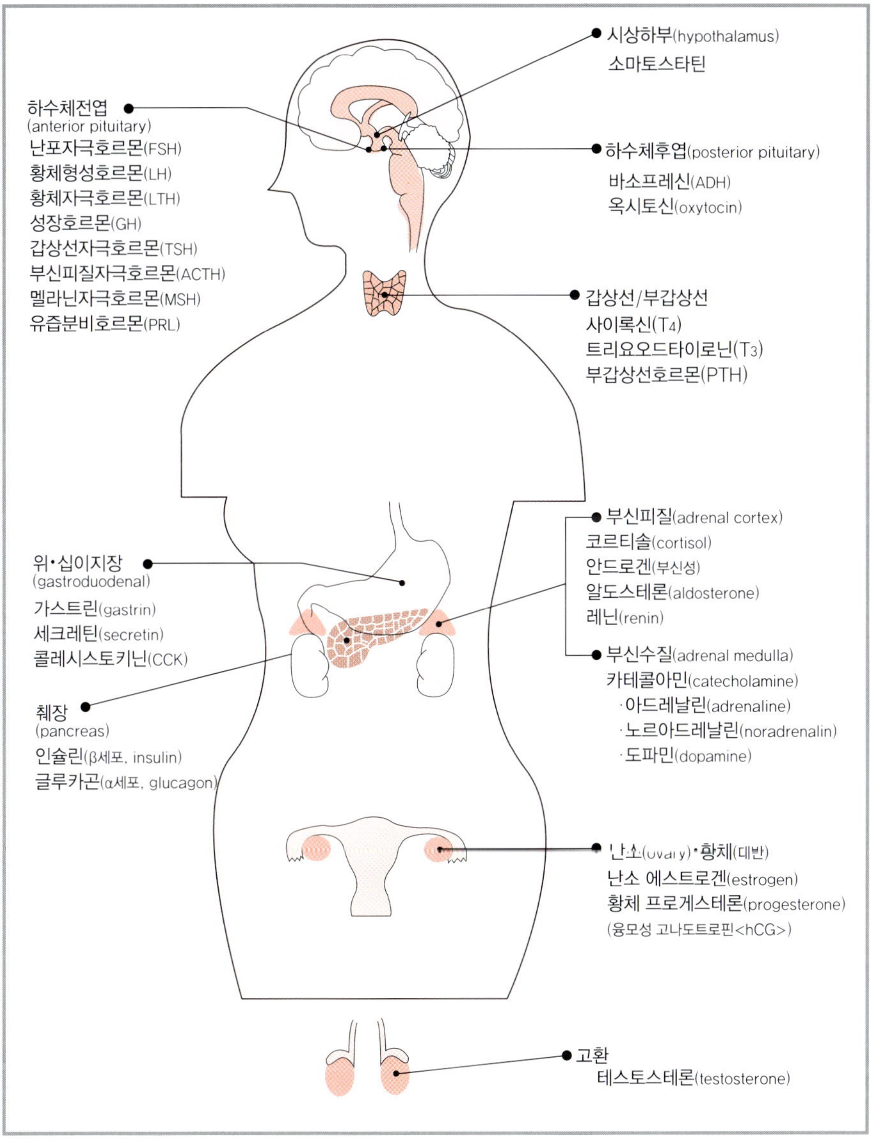

하수체전엽
(anterior pituitary)
난포자극호르몬(FSH)
황체형성호르몬(LH)
황체자극호르몬(LTH)
성장호르몬(GH)
갑상선자극호르몬(TSH)
부신피질자극호르몬(ACTH)
멜라닌자극호르몬(MSH)
유즙분비호르몬(PRL)

위·십이지장
(gastroduodenal)
가스트린(gastrin)
세크레틴(secretin)
콜레시스토키닌(CCK)

췌장
(pancreas)
인슐린(β세포, insulin)
글루카곤(α세포, glucagon)

시상하부(hypothalamus)
소마토스타틴

하수체후엽(posterior pituitary)
바소프레신(ADH)
옥시토신(oxytocin)

갑상선/부갑상선
사이록신(T_4)
트리요오드타이로닌(T_3)
부갑상선호르몬(PTH)

부신피질(adrenal cortex)
코르티솔(cortisol)
안드로겐(부신성)
알도스테론(aldosterone)
레닌(renin)

부신수질(adrenal medulla)
카테콜아민(catecholamine)
·아드레날린(adrenaline)
·노르아드레날린(noradrenalin)
·도파민(dopamine)

난소(ovary)·황체(대반)
난소 에스트로겐(estrogen)
황체 프로게스테론(progesterone)
(융모성 고나도트로핀<hCG>)

고환
테스토스테론(testosterone)

갑상선호르몬

기준치

T_4	(티록신)	: 6.6~13.8μℓ/dL
T_3	(삼요오드티로닌)	: 60~181ng/dL
FT_4	(유리 티록신)	: 0.89~1.76 ng/dL
FT_3	(유리 삼요오드티로닌)	: 2.30~4.20pg/mL
TSH	(갑상선자극호르몬)	: >18:0.55~4.78μU/mL 2Y~12Y: 0.64~6.27μU/mL 12Y~18Y: 0.51~4.94μU/mL

갑상선기능항진증/저하증 등을 체크

갑상선호르몬(thyroid hormone)은 당대사(당 소비)의 증가나 단백질합성의 촉진, 핵산대사의 촉진 등, 생체의 성장촉진에 관여하고 있다.

갑상선기능항진증(hyperthyroidism)은 갑상선종(목젖의 아래가 부어오름)으로 발견되는 때가 많고, 더위를 타고, 심장이 두근거린다, 체중감소, 전신권태감, 월경이상 등의 증상이 나타난다.

한편 갑상선기능저하증(hypothyroidism)에서는 부종이나 변비, 식욕부진, 여름에도 추위를 타는 등의 증상이 나타난다.

의사가 갑상선의 질병을 의심할 때는 갑상선호르몬을 검사한다. 이것에는 갑상선에서 분비되는 티록신(T_4), 삼요오드티로닌(T_3) 혹은 이것들이 조직에서 작용할 때의 유리 티록신(FT_4), 유리 삼요오드티로닌(FT_3), 나아가 이것들의 분비를 조절하기 위해 하수체에서 분비되는 갑상선자극호르몬(TSH)이 측정된다.

검사치에 대한 대책

갑상선호르몬의 측정으로 갑상선기능항진증 혹은 저하증으로 진단되면 즉시 치료가 개시된다.

항진증일 때는 항갑상선약(antithyroid drug)이나 요오드제를 투여하고, 저하증에서는 갑상선호르몬을 투여한다.

의심스러운 주요 질병은?

- T_4, T_3가 높은 수치→갑상선기능항진증, 아급성 갑상선염, TSH 생산종양 등
- T_4, T_3가 낮은 수치→갑상선기능저하증(점액수종, 크레틴병, 하시모토병 등)

부갑상선호르몬

기준치
15~65pg/mL

혈중 칼슘농도가 변동하고 있을 때에 체크

부갑상선(parathyroid gland)은 통상, 갑상선의 뒤쪽의 상하좌우로 4가지가 있고, 쌀알 정도의 크기를 가지고 있다.

부갑상선호르몬(PTH)은 갑상선호르몬과 전혀 다른 작용을 하고 있으면 칼슘과 인 및 중탄산이온의 대사에 관여하고 있다. 신장에 작용해서 인과 중탄산이온의 재흡수를 억제하고 칼슘의 재흡수를 촉진한다. 그리고 비타민D를 생산해서 장관으로의 칼슘 흡수를 촉진한다. 뼈로의 작용으로는 뼈에서 혈액 속으로의 칼슘, 인, 수산이온을 동원한다. 그 결과 혈중 칼슘은 상승하고 인은 저하해서 혈액은 산성(아시도시스)이 된다.

PTH는 혈중 칼슘농도가 변동하고 있을 때에 검사한다. 칼슘의 변동이 뼈, 신장, 장관, 비타민D 혹은 부갑상선에서 기인하는지를 감별한다. 이것들은 서로에게 대상적으로 작용해서 혈중 칼슘농도를 일정하게 유지하려고 하므로 종합적으로 판정할 필요가 있다.

검사치에 대한 대책

혈중 칼슘농도가 높은 수치(고칼슘혈증)에서 PTH도 높은 수치라면 그 대부분은 원발성 부갑상선기능항진증(primary hyperparathyroidism)이 의심된다. 나아가 경부 초음파검사를 해서 부갑상선이 증대해 있으면 진단을 확정하고 병적인 부갑상선의 적출수술 등 치료를 한다.

한편, 저칼슘혈증(hypocalcemia)에서 PTH도 낮은 수치라면 부갑상선기능저하증 등을 의심하고, 더욱 검사해서 고인혈산증(hyperphosphatemia)이 있고, 신장기능의 저하가 없을 때는 부갑상선기능저하증(hypoparathyroidism)으로 진단을 확정하고 활성형 비타민D약제를 복용한다.

의심스러운 주요 질병은?

- 높은 수치→원발성갑상선기능항진증, 신부전, 비타민D 결핍증 등
- 낮은 수치→비타민D 중독증, 암에 동반하는 고칼슘혈증, 부갑상선기능저하증, 갑상선기능항진증

인슐린

기준치
8～11μU/mL

당뇨병 등을 체크

인슐린(insulin)은 췌장에 있는 랑게르한스섬(islets of Langerhans)의 세포에서 분비되는 호르몬으로 글루코오스에서 글리코겐으로의 생성을 촉진하거나, 조직에서의 당이용을 촉진하거나, 단백질에서의 당 생산을 저하하거나 해서 혈당을 저하시키는 역할을 하고 있다.

이 때문에 인슐린의 양이나 작용이 저하되면, 혈당치가 높아져서 당뇨병이 된다. 당뇨병에서는 혈당, 요당이 선별검사로 검사되지만, 인슐린은 75g 포도당 부하시험(glucose tolerance test)으로 혈당과 동시에 측정된다.

아래의 그림에서 나타내는 것처럼 당부하로 인해 혈당이 높아지면, 인슐린이 분비되고 혈당을 저하시키는 작용을 한다.

75g 포도당 부하시험이란 14시간 이상의 금식 후, 75g의 포도당 용액을 마시고 당의 처리기능이 정상인지를 조사하는 검사이다.

아래의 그림과 같이 복용 전, 복용 후, 30분, 60분, 90분, 120분, 180분으로 각각 채혈해서(30분, 90분, 180분은 생략할 때도 있음), 혈당치의 변화, 요당의 변화, 혈액 속의 인슐린 분비상태를 조사한다.

당뇨병에는 1형, 2형으로 불리는 2가지 타입이 있다. 1형은 인슐린이 결핍된 타입으로 소아와 연소자에게 많으며, 인슐린의 생산이 저하되어 있으므로 일생동안 인슐린을 주사로 보충해야 한다.

이에 비해 2형은 성인이나 비만인 사람

■ 당부하시험에서 혈당치와 인슐린 활성의 변화

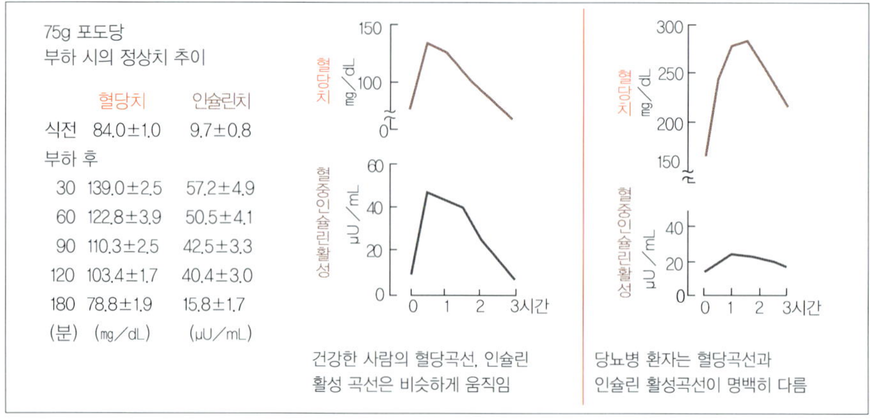

75g 포도당
부하 시의 정상치 추이

	혈당치	인슐린치
식전	84.0±1.0	9.7±0.8
부하 후		
30	139.0±2.5	57.2±4.9
60	122.8±3.9	50.5±4.1
90	110.3±2.5	42.5±3.3
120	103.4±1.7	40.4±3.0
180	78.8±1.9	15.8±1.7
(분)	(mg/dL)	(μU/mL)

건강한 사람의 혈당곡선, 인슐린 활성 곡선은 비슷하게 움직임

당뇨병 환자는 혈당곡선과 인슐린 활성곡선이 명백히 다름

에게 많고 인슐린이 결핍되어 있지는 않지만, 당이 지나치게 많으므로 인슐린의 작용이 충분하지 못한 타입이다. 생활습관병(life style disease)의 하나로 식사나 운동요법으로 당의 소비를 촉진해서 혈당치를 낮출 수 있다.

검사치에 대한 대책

인슐린이 높은 수치 혹은 낮은 수치일 때는 혈당, C펩티드(c-peptide), 글리코헤모글로빈(glycohemoglobin) 등의 여러 가지 검사를 해서 진단과 함께 적절한 치료를 개시한다.

의심스러운 주요 질병은?

- 높은 수치→간질환, 비만, 인슐린 자가면역질환, 쿠싱증후군, 인슐린종(insulinoma), 인슐린 수용기의 이상 등
- 낮은 수치→(1형) 당뇨병, 기아, 부신부전, 하수체기능저하증 등

코르티솔

기준치
2.5~15.5μg/dL

쿠싱증후군 등에서 높은 수치로

코르티솔(cortisol)은 부신피질에서 분비되는 스테로이드호르몬(steroid hormone)의 일종으로 기초대사의 유지, 당 생성/글리코겐 증가, 지방합성 억제/저장, 지방의 간으로의 이동 등, 당과 지방대사의 조절을 하고 있다.

또한, 항염증작용, 항알레르기작용 등 생체에 반드시 필요한 역할을 담당하고 있다.

코르티솔이 높은 수치가 되면 문페이스(moon face)라고 불리는 것처럼 얼굴이 비만이 되거나, 몸통이나 목의 뒤가 두꺼워지거나 혹은 수염이 짙어지거나 한다. 이런 현상을 보면 쿠싱증후군을 의심한다. 또한, 의사가 사용하는 "스테로이드호르몬"으로도 같은 증상이 출현한다.

또한, 코르티솔은 이른 아침에 가장 높

고, 저녁에는 아침의 반 정도로 그리고 심야에는 4분의 1 정도로 일내변동이 상당히 큰 검사의 하나이다. 이 때문에 검사가 진행된 시간이 해석상 중요해진다.

검사치에 대한 대책

일내변동이 큰 검사이므로 가벼운 이상치, 경계치일 때는 일내변동을 조사하거나 각종 부하시험을 한다.

의심스러운 주요 질병은 ?

- 높은 수치→쿠싱증후군, 하수체선종, 이소성 ACTH생산종양, 임신말기, 스트레스, 신부전 등
- 낮은 수치→에디슨병, 하수체기능저하증, 부신 급성발증 등

카테콜아민

기준치

혈중	에피네프린	: 누워서; 0~110pg/mL 서서; 0~140pg/mL
	노로에피네프린	: 누워서; 70~750pg/mL 서서; 200~1700pg/mL
	도파민	: 0~30pg/mL 이하
요중	에피네프린	: 0~20μg/일
	노로에피네프린	: 15~80μg/일
	도파민	: 65~400μg/일

갈색세포종을 체크

카테콜아민은 부신수질(adrenal medulla)에서 분비되는 호르몬으로 교감신경(sympathetic nerve) 지배장기에 작용해서 혈압을 상승시키거나 간에서의 글리코겐의 분해를 촉진해서 혈당을 상승시키는 등의 역할이 있다.

카테콜아민(catecholamine)에는 아드레날린(에피네피린, 노로에피네피린), 도파민 등이 포함된다.

안면창백, 두근거림, 빈맥, 현기증, 발한, 두통, 호흡곤란, 손발의 냉감, 구역질, 구토, 고혈압 등의 증상을 발현하는 갈색세포종(pheochromocytoma)이 의심될 때 이

호르몬을 조사한다. 갈색세포종은 부신수질 등에 종양이 생기는 병으로 카테콜아민이 높은 수치가 된다.

검사치에 대한 대책

약물을 사용하는 때에는 최저 한 1주일간 휴약 후 재검사를 한다. 갈색세포종의 임상 증상은 굉장히 다양하고, 단순한 불안감이나 복통밖에 증상이 나오지 않을 때도 있으므로, 경계치의 경우라도 경과를 계속 관찰할 필요가 있다.

종양이 검출되었을 때에는 즉시 수술로 적출한다.

의심스러운 주요 질병은?

- 높은 수치→갈색세포종, 본태성고혈압
- 낮은 수치→특발성 기립성저혈압

레닌

기준치
1~2.5ng/mL/시
(이른 아침 안정 공복 누운 자세)

고혈압증이나 부종성질환 등을 체크

다음 페이지의 그림에서 나타내는 것처럼 레닌(renin)은 신장에서 분비되는 호르몬으로 혈압을 상승시키는 역할이 있다.

또한, 간에서 분비되는 안지오텐시노겐(angiotensinogen)이 부신에서의 알도스테론이라는 호르몬의 분비를 촉진하고 혈압을 상승시키도록 작용한다.

즉 레닌은 레닌 자체 이외에도 안지오텐신-알도스테론에 작용해서 혈압을 상승시킨다.

따라서 고혈압약이나 부종성 질환에서는 이 안지오텐신-알도스테론계를 조사한다.

검사치에 대한 대책

이상치가 보이고 약물을 복용하고 있을 때는 투약을 중지하고, 2주일 이상 지난 후 재검사를 한다. 입원환자는 같은 날에 시간을 바꿔서 3회 이상 채혈해서 일내변동을 조사한다.

호르몬의 검사

신동맥(renal artery)의 협착 등의 원인으로 인해, 위의 레닌-앤지오텐신-알도스테론계가 과잉분비되어 생기는 신혈관성 고혈압(renal hypertension)에는 외과적으로 좁아진 동맥을 넓히고, 신장으로의 혈류를 많게 하는 신장동맥 혈관성형술(renal artery angioplasty)을 실시한다.

■ 레닌-앤지오텐신-알도스테론계의 개요

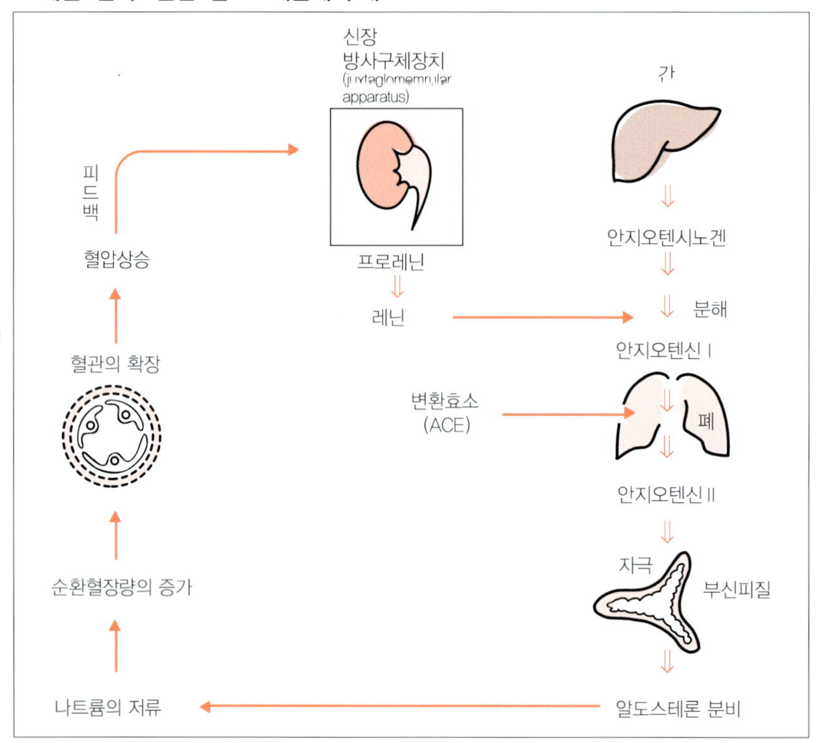

의심스러운 주요 질병은?

- 높은 수치 : 알도스테론이 낮은 수치→에디슨병, 21-수산화효소 결핍증 등
  알도스테론이 높은 수치→신혈관성 고혈압, 레닌생산종양, 악성고혈압, 갈색 세포종, 갑상선기능항진증, 울혈성심부전, 간경변 등
- 낮은 수치 : 알도스테론이 낮은 수치→순환 혈장량의 증가, 갑상선기능저하증 등
  알도스테론이 높은 수치→원발성 알도스테론증, 원발성 부신과형성 등

여성호르몬

기준치

에스트로겐(소변검사)	프로게스테론(혈액검사)
남성: 2~20μg/일 여성: 난포기: 3~20μg/일 배란기: 10~60μg/일 황체기: 8~50μg/일 폐경기: 10μg/일 이하	남성: 0.1~1.2ng/mL 이하 여성: 난포기: 0.15~1.4ng/mL 황체기: 2.5~28.0ng/mL 황체중기: 5.7~28.0ng/mL 폐경기: 0.2ng/mL 이하

난소와 황체의 기능 등을 체크

에스트로겐, 프로게스테론은 모두 난소에서 분비되는 여성호르몬이다.

에스트로겐은 여성의 제2차 성징의 발현, 생식기능유지와 난포의 성숙, 배란촉진, 자궁내막의 증식 등 성주기의 전반을 유지하는 역할을 하고 있다.

한편 프로게스테론(황체호르몬, progesterone)은 난포발육의 억제 등의 성주기 후반의 유지, 자궁내막의 비대, 임신지속작용 등의 역할을 하고 있다.

이 호르몬들은 난소와 황체, 태반의 기능을 조사할 때에 검사한다.

검사치에 대한 대책

에스트로겐이나 프로게스테론의 수치는 성차/개인차/나이별 변동/월경주기 변동이 크기 때문에 이것들을 고려해서 해석한다.

즉 1회의 측정으로 진단을 내리지 말고 날을 바꿔서 반복하여 측정하고 그 측정치를 종합적으로 판정한다.

의심스러운 주요 질병은?

◆ 에스트로겐

높은 수치→에스트로겐생산종양, 선천성 부신효소 결손증

낮은 수치→난소기능부전, 황체기능부전

◆ 프로게스테론

높은 수치→배란유발제 사용

낮은 수치→난소기능부전, 황체기능부전

남성호르몬

기준치
남성 : 2.7~10.7ng/mL
여성 : 0.1~1.0ng/mL 이하

제2차 성징의 부전, 남성기능저하 등을 체크

남성호르몬(테스토스테론, testosterone)은 고환에서 분비되는 호르몬으로 남성의 제2차 성징의 발현, 생식기능유지, 단백동화작용 촉진 등의 역할을 하고 있다.

여성에게도 약간 존재하고 생후부터 사춘기까지는 낮은 수치이고, 사춘기에 성인 레벨에 도달한 후 폐경 후에는 약간 저하하는 변동을 나타낸다.

이 호르몬은 남성에게 제2차 성징의 부전이나 성인에서의 남성기능저하 등을 조사할 때 측정한다.

검사치에 대한 대책

테스토스테론은 일내변동이 크므로 오전 중의 일정 시간 안정한 상태에서 여러 번 검사를 되풀이하거나 혹은 같은 날에 시간을 가지고 여러 차례 측정해서 이것들의 평균치를 종합적으로 판정한다.

의심스러운 주요 질병은?

- 남성: 높은 수치→라이디히세포 종양, 성조숙증
  낮은 수치→선천성 무정자증, 클라인펠터증후군, 정류고환
- 여성: 높은 수치→남성화 난소종양, 다낭포성 난소증후군, 남성화 부신피질종양, 특발성 다모증
  낮은 수치→간뇌하수체기능저하증, LH단독결손증

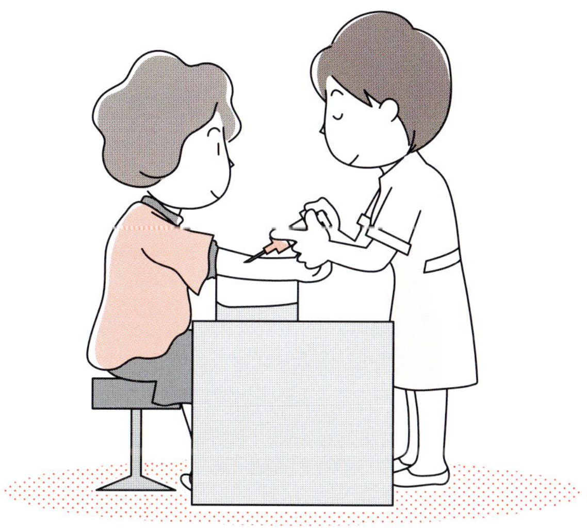

종양마커 검사

종양마커란?

종양(tumor)이란 체내의 세포 일부가 갑자기 이상 분열해서 증식하고, 점점 커져서 응어리가 되는 것이다. 양성과 악성이 있으며 악성종양이 '암'이다.

몸 안에 종양이 생기면 건강할 때는 거의 볼 수 없는 특수한 물질이 종양에서 대량으로 만들어져 혈액 속에 출현한다. 이 물질을 '종양마커'라고 한다. 마커란 '지표'를 말한다. 종양마커는 암의 발생 장기와 강한 관련성을 가진 특징이 있으므로, 혈액 중에 이 물질이 기준치 이상 나왔을 때는 암의 존재가 추측된다.

종양마커의 검사는 암의 선별검사로 유용하다. 하지만 현 상태에서는 아직 이상적인 검사라고는 할 수 없고, 종양마커가 양성이라고 해서 반드시 암인 것은 아니고, 반대로 음성이라고 해서 완전히 암을 부정할 수 없다.

종양마커의 상상은 암의 진전에 비례하는 때가 많고 조기암(early cancer)에서는 정상치일 때도 있으므로, 현재 종양마커의 검사는 암의 조기발견을 위해서라기보다 주로 암을 진단하기 위한 하나의 보조적 검사, 또는 암을 치료하는 데 경과관찰

■ 표1 주요 장기가 만드는 종양마커

장기	종양마커
간	AFP, AFPL3, PIVKA-II
췌장	CA-19-9, CEA, Span-1, Dupan-2
담낭	CEA, CA19-9
담도	CA19-9, CEA
대장	CEA, CA19-9
폐	시프라(CYFRA), SCC, NSE, proGRP, SLX, CEA
유방	CA15-3, CEA
난소	CEA, CA125
자궁	SCC, CEA, CA125
전립선	PSA, -Sm, PAP
식도	SCC, CEA
위	CEA, CA19-9

■ 표1 기준치

(AFP, CEA, CA19-9, PSA, 폐암마커는 본문참조)

PIVKA-II	: 0~40mAU/mL 이하(CLEIA법)
Span-1	: 30U/mL 이하(IRMA법)
Dupan-2	: 150U/mL 이하(EIA법)
CA15-3	: 0~25.0U/mL 이하(ECLIA법)
CA125	: 0~35U/mL 이하(CMIA법)
γ-Sm	: 4ng/mL 이하(EIA법)
PAP	: 0~2.2ng/mL 이하(RIA법)

의 검사로 시행되고 있다.

주요 종양마커는 좌측페이지의 표1에 표시했다. 이 책에서는 이 중에서 특히 자주 시행되고 있는 AFP, CEA, CA19-9, PSA에 관해서 본다.

AFP

기준치
0~8.04ng/mL 이하
(CMIA 법)

간암에서 높은 수치로

AFP(알파태아단백, α-fetoprotein)는 간세포암(hepatoma)화 했을 때 그 세포가 비정상적으로 많이 만들어내는 당단백질의 하나로 간암(liver cancer)을 조사할 때 측정한다. AFP는 간암인 상당수 환자의 혈액 속에서 상승하고 기준치의 수십 배에서 수백 배의 높은 수치를 나타낸다.

AFP의 수치는 간암의 진행과 함께 상승을 계속하고, 기준치의 수천 배가 되는 일도 있다. 치료에 따라 일시 저하된 AFP의 수치가 그 후의 경과로 암이 재발하거나 진행하면 다시 상승하므로, 치료 후의 경과관찰에도 유용하다.

간암 이외에도 양성으로

간경변이나 간염(전격간염이나 만성간염 악화기)에서 간세포의 재생이 심할 때에 AFP는 양성이 될 수가 있다. 하지만 상승도는 수배 이내이며 경시적으로 상승을 계속하는 것은 희박하다. 간암 이외의 암(위암, 췌장암, 담도암, 대장암 등)에서도 때때로 양성이 되지만 간암만큼 높은 수치가 아니다.

양성이라면

AFP가 기준치 이상을 나타내면 먼저 간세포암을 의심, 간세포암에서 양성을 나타내는 다른 종양마커(PIVKA-Ⅱ)를 측정하거나, 복부초음파나 복부CT를 실시해서 종양의 존재를 확인한다. 간세포암 대부분은 간경변에서 이행할 때가 많고, 특히 C형 간염바이러스 양성자는 간세포암을 발병하는 고위험군이므로 간경변의 경과관찰로 정기적(6개월마다)으로 AFP를 체크하고, 기준치를 조금이라도 웃돈다면 정밀검사를 한다.

한편, 간경변이 아니고 간세포암도 확인할 수 없을 때는 다른 장기의 악성종양 정밀검사도 필요하다.

의심스러운 주요 질병은?

◆ 높은 수치→간세포암, 기타 암, 간경변, 전격간염, 만성간염, 임신, 선천성 담도폐쇄증 등

CEA

기준치
2.5ng/mL 이하(RIA법)
혹은 0~5ng/mL (CMIA법)

대장/췌장암 등에서도 높은 수치로

CEA(당단백, carcinoembryonic antigen)는 대장이나 췌장, 담낭, 위, 간 등 소화기계에 생기는 암이 만들어내는 당단백질의 하나로 이런 암들을 조사할 때에 측정한다.

CEA는 정상세포에서도 소량 만들어지지만, 세포가 암으로 바뀌면 혈액 속에 다량으로 출현해서 기준치의 2배 이상이 되면 어딘가에 암이 있다고 추측된다.

소화기계 이외로는 자궁이나 난소, 폐암에서도 높은 수치를 나타낸다.

혈변(hematochezia)이나 변통 이상의 초기증상을 나타내는 대장암의 선별검사에는 대변잠혈반응을 검사하고 있으나 최근에는 CEA를 측정하는 일도 많다.

술후의 경과, 재발의 판정에도 중요

CEA는 암을 절제하거나, 항암제요법으로 암이 축소되면 수치가 저하한다.

그 후의 경과관찰에서의 CEA의 재상승은 암의 재발이나 다른 장기에 대한 전이 등이 의심되는 지표의 하나로 중요하므로 2~3개월에 1회는 측정한다. 혹시 재상승을 보였을 때는 즉시 복부초음파나 복부 CT 등 정밀검사가 필요하다.

검사치에 대한 대책

CEA의 기준치는 시설에 따라 다르고, 2.5ng/mL 혹은 5ng/mL 모두가 사용되고 있다.

CEA가 높은 수치일 때 몸이 어딘가에 암이 있는 가능성이 높으므로 증상에 맞춰서 다른 혈액검사나 X선 조영, 초음파, CT 등 소화기계를 중심으로 폐나 산부인과 등의 정밀검사도 필요해진다.

또한, 암은 진행성이므로 CEA의 높은 수치가 암으로 인한 경우에는 상승경향을 보이기 때문에 1~2개월 후에 재검사를 한다.

여기서 변동이 없으면 높은 수치라도 걱정이 없을 때가 있다.

흡연자는 CEA가 높은 수치가 되지만 기준치의 2배가 넘을 때는 많이 없다. 담배를 피우고 CEA가 기준치보다 약간 높은 수치일 때는 해석이 어려워진다.

의심스러운 주요 질병은?

◆ 높은 수치→암 : 대장, 췌장, 담낭, 폐, 자궁, 난소, 간, 위 등
기타: 당뇨병, 고령자, 흡연

CA19-9

기준치
0~37U/mL 이하
(CMIA법)

췌장암에서 높은 수치로

자각증상이 적고, 조기발견이 어려운 췌장암은 역행성췌담관조영이나 복부초음파, 복부CT 등의 검사를 하고 있다. 혈액검사에서는 췌효소인 아밀라아제, 리파아제 등과 함께 종양마커로 CA19-9를 측정한다.

CA19-9(당지질, carbohydrate antigen 19-9)는 암으로 변성된 췌세포가 많이 만들어내므로, 췌장염에서 특이적으로 상승한다. 하지만 모든 예에서 높은 수치가 되는 것이 아니고(80%의 양성률), 또한 질병이 진행되지 않으면 높은 수치가 되지 않을 때도 있다. 그래서 췌장암에서는 CA19-9뿐이 아니라 CEA와 함께 측정하면 정진율(바른 진단의 비율)은 상승한다.

CA19-9는 루이스 항원(혈액형 표현의 하나)이 음성인 사람은 췌장암이라도 높은 수치를 나타내지 않는다. 이때는 다른 종양마커(CEA나 Dupan-2, Span-1)로 검사한다.

췌장암의 증상으로 혈당이 높아질 때가 있다. 당뇨병을 치료하고 있을 때 혈당의 컨트롤이 갑자기 나빠지면 췌장암도 의심해서, CA19-9의 측정을 포함, 한 번은 암의 체크를 해야 한다.

담도암에서도 상승

CA19-9는 소화기계 암을 중심으로 선세포 유래의 암에서 수치가 높아지며, 췌장암 이외에도 담도암에서 높은 확률로 양성이 되지만, 대장암의 양성률은 높지 않다.

또한, 선세포(glandular cell)란 소화기나 생식기 일부분을 만들고 있는 세포를 말하며, 식도나 피부, 점막, 기관지 등을 만들고 있는 세포는 편평상피세포(squamous epithelial cell)라고 한다.

검사치에 대한 대책

CA19-9가 2배 이상의 높은 수치일 때는 췌장을 시작으로 하는 소화기계의 장기 등 선세포로 이루어진 장기에 암이 있는지를 복부초음파나 복부CT 등으로 정밀검사한다. 편평상피세포의 암은 다른 종양마커(SCC)가 상승한다.

CA19-9가 2배 이내로 상승할 때도 암의 존재를 의심하고 검사를 진행하지만, 암 이외에도 이 정도는 상승하는 일이 있으며, 암이 발견되지 않을 때는 경과를 관찰한다. 암 때문에 CA19-9가 상승할 때는 시간 경과에 따라 상승하는 것도 특징의 하나이다.

의심스러운 주요 질병은?

◆ 높은 수치→암 : 췌장, 담도, 담낭, 대장, 위, 간
기타: 췌장염, 췌낭포, 담석 등

전립선 특이항원(PSA)과 유사물질

기준치
0~4ng/mL
(ECLIA법)

연령	컷오프치
49세 이하	2.5ng/mL
50대	3.5ng/mL
60대	4.5ng/mL
70대	5.5ng/mL

* 4.0~10.0ng/mL가 그레이존

〈기준치〉란 선별검사를 통해 이상을 검출하기 위한 판정기준으로 질병을 진단하기 위한 기준이 아니다. 한편 〈cut-off〉란 이상의 유무를 판정하기 위한 검사의 판정치

나이가 들어감에 따라 상승

PSA(진립선특이항원, prostate specific antigen)는 전립선의 조직에서 분비되는 당단백이다. PSA는 전립선의 선상피에서 생성되고 정장(정액장액, seminal plasma)속에 분비되어 정장액 응고물질의 액화에 관여하고 있다.

PSA의 기준치는 일단 4.0ng/mL로 생각되고 있으나 나이가 들어감에 따라 상승하므로, 오른쪽에 표시한 것 같이 나이별 설정이 시행되고 있다. 4.0~10.0ng/mL가 그레이존(gray zone)으로 여겨지고 있다.

PSA는 전립선암만이 아니라 전립선비대증에서도 혈중농도가 상승한다.

일반적으로 1년간 0.75ng/mL 이상 상승할 때는 전립선 확률이 높아진다.

전립선암은 PSA와 결합하는 단백질도 합성되므로 유리형이 줄고 유리형/총PSA비는 낮은 수치가 되는데, 전립선비대증에서는 단백질이 합성되지 않으므로 유리형/총PSA비는 높은 수치가 된다.

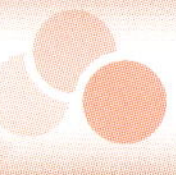

대사증후군 건강진단

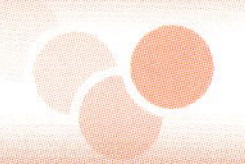

■ **표1 NCEP(미국 국립 콜레스테롤 교육프로그램) 대사증후군 진단기준**

내장지방(복강 내 지방) 측정 필수항목	
허리 주위 지름 (내장지방 면적 남녀 모두≧100cm^2에 상당)	남성≧85cm 여자≧90cm
상기에 추가해서 아래 중 2항목 이상	
고트리글리세리드혈증 함께/또는 저HDL콜레스테롤혈증	≧150mg/dL <40mg/dL 남녀모두
수축기혈압 함께/또는 이완기혈압	≧130mmHg ≧85mgHg
공복 시 고혈당	≧110mg/dL

대사증후군이란?

과식이나 운동부족 등 다양한 생활습관이 심하게 영향을 미치는 질환으로 당뇨병, 이상지질혈증, 고혈압 등이 있다. 이것들이 합병한 상태를 옛날에는 신드롬X, 내장지방 증후군, 인슐린저항성 증후군 등으로 불렀으나 1999년 세계적으로 대사증후군(metabolic syndrome)으로 부르게 되었다.

당뇨병이나 이상지질혈증, 고혈압은 단독으로도 동맥경화의 위험인자이다. 대사증후군은 동맥경화의 위험인자가 중복된 상태이므로 동맥경화성질환의 발병 후, 이에 따른 사망의 위험성이 더욱 높은 것으로 알려져 있다(**그림1, 2**).

동맥경화성질환으로 대표적인 것은 급성심근경색이나 협심증 등의 관상동맥질환이나 뇌경색, 뇌졸중 등의 뇌혈관장애 등이 있다.

대사증후군의 진단기준

표1 첫번째 항목(내장지방)이 진단의 첫번째 기준으로 여겨진다. 내장지방을 엄밀히 조사할 때 배꼽의 높이로 복부CT를 실시, 내장지방면적이 100cm 이상이라면 내장지방형 비만으로 판정한다.

단 일상의 임상에서는 더욱 간편한 방법 즉 선 채로 숨을 가볍게 내쉰 상태에서 허리 주위를 측정해서 남성은 85cm 이상, 여성은 90cm 이상이라면 내장지방 비만형으로 판정된다.

이 비만과 함께 지질 이상, 고혈압, 공복시 혈당 중 2가지 이상이 합병되면 대사증후군으로 진단된다.

■ 그림1 위험인자의 합병수와 관상동맥질환 및 뇌경색 발병의 관계

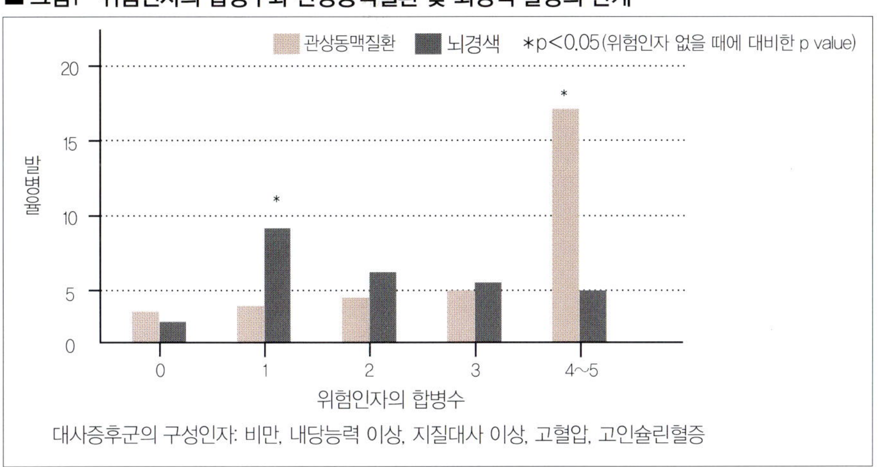

■ 그림2 위험인자의 수와 관상동맥질환과 뇌졸중의 사망 관계

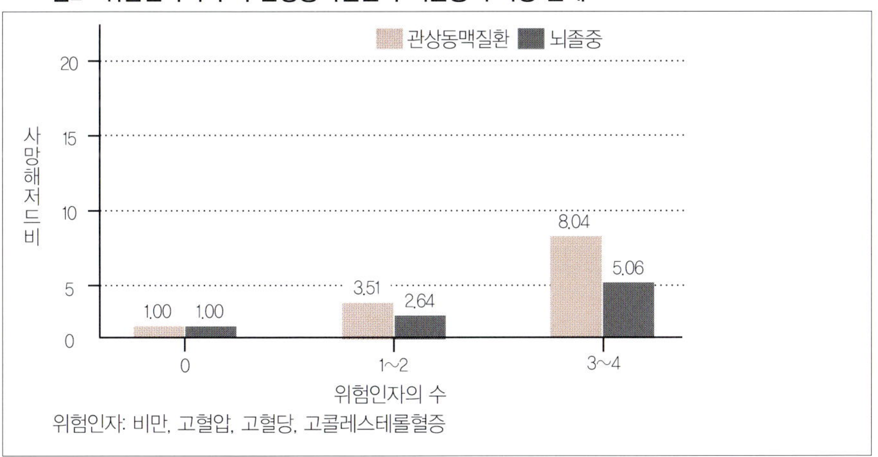

내장지방과 아디포사이토카인

지방세포(fat cell)는 지방을 축적할 뿐 아니라 대부분 호르몬이나, 사이토카인이라 불리는 생리활성물질(아디포사이토카인으로 총칭되는 단백질)을 생성/분비하고 있다. 최근 이 아디포사이토카인(adipocytokines)이 당이나 물질의 대사, 혈압의 조절 등에 중요한 역할을 하는 것이 밝혀졌다.

이러한 생리활성 물질에는 몇 가지 종류가 있다. 각각 좋은 역할과 나쁜 역할을 하고 있으며 2가지 타입으로 나뉜다. 가령

좋은 역할을 하는 아디포넥틴(adiponectin)은 아디포사이토카인 중에서 가장 대량으로 만들어져 당이나 지질대사의 촉진, 혈압이 지나치게 오르지 않도록 하고, 동맥경화를 방지하는 등의 작용을 하고 있다.

한편, 나쁜 역할을 하는 PAI-1은 혈전을 형성하기 쉽고, 동맥경화를 진행시키며, TNF-α는 인슐린의 작용을 저해해서 당뇨병을 불러일으키는 작용을 한다.

이런 아디포사이토카인의 분비에 내장지방이 깊게 관여하고 있다. 정상상태에서는 좋은/나쁜 아디포사이토카인의 분비는 밸런스를 유지시키고 있으나 내장지방이 축적되면 분비이상(inappropriate secretion)이 생겨, 좋은 역할 물질이 감소하고 나쁜 역할 물질이 증가하며 그 결과 이상지질혈증/당뇨병/고혈압 → 동맥경화 → 관상동맥질환/뇌혈관장애라는 흐름을 만들어 간다고 여겨진다.

고LDL-콜레스테롤혈증과의 관련

관상동맥질환의 중요한 위험인자에 고LDL콜레스테롤혈증(이하, LDL-C혈증)이 있다.

대사증후군의 진단기준에는 LDL-C 수치의 기준은 정해져 있지 않으나 고LDL-C혈증과 대사증후군이 병발하면 관상동맥질환을 불러일으키는 리스크(risk)는 더욱 높아지는 것으로 알려졌다. 그러므로 내장지방의 감소를 적극적으로 실시하면서 고LDL-C혈증을 포함, 다른 위험인자도 컨트롤하는 것이 중요하다.

암 검사
유전자검사

가장 걱정이 되는 질병인 '암'이 의심될 때 어떤 검사가 어떻게 실시되는지를 주요 암별로 해설한다. 그리고 최첨단 의료인 유전자검사에 대해서도 간결하게 정리했다.

암의 검사

위암, 십이지장암

위암(gastric cancer)은 한국인의 남녀 모두에 많이 볼 수 있는 암의 하나이다. 최근에는 조기암을 발견하는 사례가 모든 위암의 약 반수에 이르고 있어서, 사망률은 서서히 내려가고 있다.

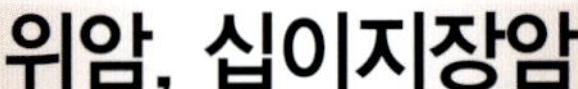

주요 증상

현재는 반수 가까이 검진 등으로 조기에 무증상일 때 발견되고 있다.

증상으로는 궤양 등으로 인한 명치 통증이나 토혈, 하혈, 빈혈 등

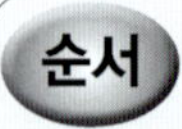

순서 ①상부소화관X선조영/종양마커
▼
②상부소화관내시경/조직검사(병리진단)

왼쪽에 표시한 검사항목은 중요한 것을 표시하고 있다. 또한, 순서는 증상이나 암 상태 등으로 인해 바뀔 수 있다.

X선조영과 내시경의 조합으로 진단

위(stomach)와 십이지장(duodenum)은 검사의 순서가 같으므로 일괄적으로 다루겠다.

먼저 처음으로 시행하는 것이 상부소화관X선조영 및 상부소화관내시경을 시행한다. 그러나 발견/치료가 일부 진행성 위암(Bormann 제 4형, 경성위암, scirrhous carcinoma)을 발견하기에는 내시경보다 X선조영 쪽이 유효하다고 여겨지고 있다.

이것은 이런 형태의 암이 위의 점막(위의 내측)에 생기는 암이 아니라, 외측에서 위벽이 단단해지는 변화를 보이기 때문이다. 경성(scirrhous)의 암은 젊은 여성에게 많이 발생한다.

위암의 종양마커로는 CEA, CA19-9 등이 암의 진행도와 악성도 판정의 참고로 사용되고 있다.

내시경과 함께 조직검사를 해서 확정

최근에는 내시경 자체가 가늘어져서 환자에게 통증을 그다지 주지 않게 되면서, 처음부터 내시경으로 검사하는 경우가 늘고 있다.

내시경으로 암이 의심되는 병변을 찾았을 때는 내시경으로 병변을 조금 채취해서

조직검사하여 확진한다.

내시경이 위암진단의 최종검사이지만 최근 내시경과 초음파를 조합한 내시경초음파(EUS, endoscopic ultrasound)의 검사도 이루어지고 있다. 이 검사는 위암으로 진단된 후 암이 위벽 속에 어느 정도 깊이까지 침윤(침습, infiltration)하고 있는지를 조사하는 목적으로 실시하고 있다.

대장암

인구의 고령화와 식생활 서구화의 영향으로 대장암(colorectal cancer)이 급격히 늘고 있다.

동시에 진단기술의 진보, 내시경을 통한 치료와 외과수술의 진보에 따라 치료성적도 비약적으로 향상되고 있다. 대장암은 암이 생긴 부위에 따라 상행결장암, 횡행결장암, 하행결장암, S상결장암, 직장암으로 나뉘는데, 직장암과 기타 대장암은 검사순서가 약간 다르다.

주요 증상

주요 증상은 혈변, 복부팽만감, 복통, 점액변, 심한 변비 또는 설사와 변비가 교차해서 나타나고 변이 가늘어지는 등. 단 이것들 모두 암 특유의 증상은 아니고 특히 혈변은 치질(hemorrhoid)인 경우가 많으므로 감별이 중요하다.

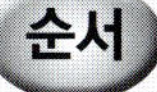

① 대변잠혈반응(여러 차례 실시)/직장촉진/종양마커
▼
② 하부소화관 X선촬영
▼
③ 하부소화관내시경/생체검사(병리진단)

대변잠혈반응은 반복해서 시행하는 것이 효과적

대장암으로 의심되는 증상이 있을 때는 그 후의 검사, 진단방법을 선택하기 위해서도 먼저 문진이 중요하다. 어떤 증상이 어떻게 계속되는가를 자세히 묻는다. 대장폴립증(polyposis coli)의 유무도 중요한 정보이다. 약간이지만 가족성으로 발생하는 대장암도 있으니 가족력(family history)에도 주의가 필요하다.

대변잠혈반응은 제1차 선별검사로 효과가 있지만, 대변잠혈반응은 몇 번을 반복해서 실시하지 않으면 확실하게 알 수 없다.

종양마커는 다양한 것이 개발되고 있으나 검출률은 문제가 있어서, 조기암의 진단에 알맞지 않다. 그중에서 CEA, CA19-9, TPA는 비교적 높은 확률로 양성이 되며, 대장암에서는 각각 50~60%, 40~50%, 55~65%이다. 이것들을 조합해서 검출률을 높이면 양성률은 70% 정도까지 된다.

직장암(rectal cancer)은 항문에서 10cm 정도까지의 부분에 생긴 암은 촉진으로 확인할 수 있다. 또한, 직장경검사(rectoscopy)는 외래로 할 수 있다.

폴립형은 내시경 관찰을 하며 절제도 가능

대변잠혈반응에서 의심되는 소견이 있을 때는 먼저 하부소화관X선조영을 한다. 융기가 있거나 폴립형은 X선조영으로 잘 알 수 있다.

하부소화관내시경이 최종검사이지만, 최근은 처음부터 내시경으로 검사하는 경우가 많아졌다.

내시경은 X선조영으로는 발견할 수 없는 색조의 변화나 작은 병변을 찾아낼 수 있다. 동시에 의심스러운 병변이 있으면 그 조직을 채취(조직검사)해서 병리진단을 한다. 악성으로 판단된 폴립형 종양은 내시경 관찰을 하면서 절제하는 것도 가능하다(polypectomy, 용종절제술). 또한, 위암과 마찬가지로 대장암에서도 내시경초음파검사가 실시되고 있다.

식도암

자주 발생하는 부위는 식도의 중부/하부로 60세 이상의 남성에게 많으나(남녀 비는 5:1), 전반적으로는 늘지 않고 있다. 고농도의 알코올, 흡연, 뜨거운 음식 등의 습관이 유발요인이 된다.

● 주요 증상

무증상일 때도 자주 있다. 주요 증상으로 물건을 삼켰을 때와 같은 답답함이나 얼얼함, 또는 삼키지 못하는 것 등이 있다.

기타로 흉부통, 흉골 후방부의 통증, 이

물감 등을 호소하는 때도 있다. 암으로 인한 식도의 협착(좁아지는 것)이 상당히 진행되었을 때는 음식물의 통과 장애나 구토 증상이 생긴다. 또한, 암이 신경(반회신경, recurrent nerve)에 장애를 초래하거나 쉰 목소리가 나올 때도 있다.

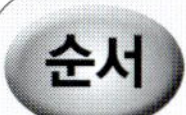

① 상부소화관X선조영/종양마커
▼
② 상부소화관내시경/생체검사(병리진단)

선별검사는 X선조영으로

상부소화관X선조영이 특히 선별검사로 중요하며 식도의 협착, 음영의 결손, 식도벽의 경화 등을 알 수 있다. X선사진에 비친 2cm 이상의 암은 외벽에 침윤하고 있을 때가 많다.

종양마커는 조기암에서는 양성률이 낮고, 진행암을 포함한 모든 식도암에서도 CEA나 SCC의 양성률은 40% 정도이다.

내시경 검사 시에 루골염색을 할 수도

상부소화관내시경은 식도암의 진단에 빼놓을 수 없는 검사이다. 암의 유무, 암 형태의 분류, 파급, 부병변 등을 알 수 있으며, 그 부분의 조직을 채취(조직검사)해서 병리진단으로 확정한다.

식도의 내시경은 식도 안에 루골(lugol)액을 뿌리는 루골염색법이 자주 실시된다. 루골액을 뿌리면 식도의 정상세포(편평상피)에 있는 글리코겐이 루골액에 반응해서 식도 안은 다갈색(brown)으로 물들게 되지만, 암이나 이형증식, 미란, 만성염증을 일으키는 부분은 염색되지 않으므로 내시경으로 그 변화를 확인할 수 있다. 이 방법으로 조기의 암을 발견하는 경우도 있다.

기타로 암의 전이나 진행상태(침윤)를 파악하기 위해 초음파나 내시경초음파, CT, MRI 등의 검사를 실시할 때도 있다.

간암

원발성 간암(다른 곳으로부터의 전이로 생기지 않은 간암)의 대부분을 차지하는 간세포암은 만성간염(B형, C형)이나 간경변을 기초질환(원질환, underlying disease)으로 가지고 있는 환자에게 많이 발생한다(간암 환자의 약 70%는 C형, 나머지 약 30%는 B형). 이런 간질환이 있는 사람은 간암의 높은 위험군으로 여겨지므로 지속적 검사를 받는 것이 중요하다.

● 주요증상

초기증상은 식욕부진, 전신권태감, 발열, 복부팽만감, 간기능장애 등. 무증상에서도 각종 영상진단이나 종양마커의 결과에서 발견되는 때도 적지 않다.

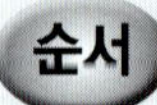

① 혈액검사(간기능검사)/종양마커

▼

② 복부초음파

▼

③ CT/MRI/복부(간) 혈관 조영/PET-CT

다양한 혈액검사와 영상진단을 활용

어떤 증상이 나타날 때에는 먼저 선별검사를 위해 간기능검사(AST, ALT, -GT, ALP 등)나 B/C형 간염바이러스의 검사 등을 한다.

종양마커는 AFP가 80% 정도, PIVKA-Ⅱ가 50% 정도로 양성이 되며, AFP는 재발의 지표로 치료(수술) 후에도 정기적으로 측정된다.

또한, AFP는 만성간염, 간경변에서도 양성이 될 때가 많고, 최근에는 AFP의 분획을 조사한다. L3분획(렉틴 3분획)은 간암에서 증가한다.

이어서 복부초음파, 복부CT, MRI 등으로 영상진단을 해서 종양의 유무, 양성인지 악성인지, 크기, 개수 등을 종합적으로 검토해간다. 양성인지 악성인지를 판정하기 위해서는 병변의 일부를 채집하는 조직검사를 할 때도 있다. 그리고 필요에 따라 복부혈관조영을 실시, 종양에 영양을 주고 있는 간의 혈관을 확정한다.

복부초음파는 미소 간세포암의 검출에 유효하고, 1cm 정도일 때도 발견할 수 있다. 또한, 복부혈관조영(선택적 복강동맥조영)은 간세포암과 전이성간암의 식별에 유효하다.

남겨진 간기능은 손상되지 않도록 치료

간암일 때는 만성간염이나 간경변, 폐색성황달(obstructive jaundice) 등의 간장애를 동반할 때가 많으며, 남겨진 간기능이 얼마나 있는지에 따라 치료방법의 선택이 바뀐다.

췌장암

췌장암(pancreatic cancer)은 발생 수 및 사망 수 모두 증가경향에 있다. 발생 수의 증가는 영상진단의 진보에 따라 발견될 확률이 올라가고 있다는 측면도 나타내고 있다. 이전부터 발견, 치료 모두 어려운 대표적인 암이라고 여겨지고 있었으나, 조기발견이 가능해짐에 따라 장기생존이 가능한 예도 늘고 있다.

주요 증상

무증상일 때도 적지 않으나 주요 초기 증상으로는 흉부와 등 아랫부위의 동통, 식욕부진, 체중감소, 황달 등이다. 이것들은 다른 소화기질환의 일반적 증상과 같으므로 감별이 어렵다.

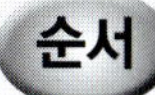

① 혈관검사(췌장 유래의 효소)/종양마커
▼
② 복부초음파
▼
③ CT/ MRI(MRICP)/ PET–CT
▼
④ 역행성 췌(담)관조영
▼
⑤ 복부혈관조영

진단은 어려우나 많은 검사법을 조합해서 연구

선별검사의 검사로 먼저 혈액검사를 통해 췌장 유래의 효소(아밀라아제와 리파아제 등)를 체크한다.

단, 병태에 따라서는 높은 수치를 나타내지 않을 수도 있다.

종양마커도 여러 종류가 있어서 CEA나 CA19–9 등을 조합해서 진단율이 향상하고 있다. 조기암에서는 양성률은 낮지만, 진행암은 CA19–9가 60~80%에서 양성이 된다.

영상진단(image diagnosis)으로는 먼저 복부초음파를 실시한다. 췌장은 몸의 후방에 있으므로 진단이 어렵지만, 해석능력이 높아져서 췌장암의 약 반수는 복부초음파로 발견되고 있다.

또한, 복부CT나 MRI(MRCP) 등을 시도할 수 있다.

CT의 일반적인 슬라이스 폭으로는 2cm 이하의 병변을 찾는 것이 어려우므로, 담관

(biliary tract)이나 췌장관(pancreatic duct)의 확장 등의 간접적인 소견도 중요하다. 그래서 CT의 특수형의 헬리컬(helical)CT나 다이나믹CT, PET-CT 등의 최신기술을 병용해서 발견율을 높이는 연구가 이루어지고 있다.

MRI는 암의 유무뿐이 아니라 그 진전상태나 질적 진단에 유용하다. MRI검사에서는 췌장관을 특별하게 처리하는 MRCP(자기공명췌담관조영술, magnetic resonance cholangio pancreatography)검사도 실시되고 있다.

더욱 고도의 조영검사도

이상의 검사로 췌장암이 의심되면 역행성췌(담)관 조영이나 복부 혈관조영이 실시되고 있다. 역행성췌(담)관조영은 작은 암에 대해서도 다른 검사법보다 더욱 높은 소견율을 나타내고 있다. 또한, 이어서 병변 일부를 채취하는 생체검사나 췌액세포진을 실시할 수 있으므로 확진에 중요하다.

또한, 혈관조영으로는 혈관의 다양한 변화(폐색, 굴곡, 불규칙 등)를 확인할 수 있으며 수술의 판단 등에 유용하다.

담도암

담관(biliary tract)과 담낭(gallbladder)을 합쳐서 담도(쓸개길, biliary tract)라고 부른다. 담도는 간으로 만들어진 담즙을 십이지장까지 운반하는 통로로 도중에 있는 담낭에 담즙이 모이게 된다. 진단/치료 모두 어려운 암의 하나이지만 조기에 발견한 것이 치료율을 향상시킨다.

● 주요 증상

담관암(cholangioma)에서는 담관이 폐색되는 것으로 황달, 복통, 전신권태감, 갈색뇨 등의 증상이 나오는데, 그때까지는 거의 증상은 나오지 않는다. 담낭암(gallbladder cancer)도 조기에는 특별한 증상이 없고 진행되면 상복부통이,

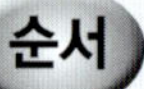

① 복부초음파/ 종양마커 / 혈액검사

▼

② 담낭담관조영/ MRCP / CT

▼

③ 역행성(췌)담관조영

더욱 진행되면 황달, 체중감소 등이 나타난다.

초음파검사 등으로 암 발견이 증가

담도암의 발병 예는 적고, 또한 이전에는 진단이 어려웠으나, 최근에는 복부초음파나 복부CT, MRI(MRCP) 등의 영상진단 기술이 진보해서 상당히 발견할 수 있게 되었다. 특히 초음파는 최초의 선별검사로 사용되고, 암을 발견하는 일이 늘고 있다. CT에서도 비슷한 소견을 얻을 수 있다.

혈액검사는 γ-GT나 ALP, LAP 등의 담도계의 효소가 비정상이 되는 때가 있으며, 종양마커는 CEA, CA19-9가 사용되고 있다.

각종 조영검사를 상태에 따라 선택

다음으로 담도의 조영이 시행된다. 담낭담관조영과 역행성췌담관조영 등의 검사방법이 있으며, 환자의 상태에 따라 선택된다.

폐색성황달이 있을 때는 모인 담즙을 체외로 내보내서, 황달을 치료하는 담관 배액술을 실시할 때가 있다. 이외에도 종양부의 세포를 채취하기 위해 담도경(cholangioscopy)이라 불리는 내시경을 사용하는 때도 있다.

또한, 주위 혈관에 대한 암의 침윤 상태나 담낭동맥의 확장, 협착 등을 조사하기 위해 복부혈관조영을 실시할 때도 있다.

폐암

폐암(lung cancer)에는 크게 나눠서 폐의 안쪽에 생기는 말초형암(선암 등)과 폐의 중심부(폐문부)나 기관지의 두꺼운 부분에 생기는 폐문형암(편평상피암 등)이 있다.

주요 증상

말초형 폐암은 특별히 없다. 폐문형 폐암도 조기일 때는 증상이 거의 없으나, 가장 높은 빈도의 증상은 기침, 가래, 특히 혈담(각혈, hemoptysis)이다. 그 외로 흉통, 배부통, 숨참, 발열, 식욕부진, 체중감소가 있다.

먼저 흉부단순X선촬영과 객담세포병리검사

먼저 최초에 시행하는 검사가 흉부 단순 X선 촬영과 객담세포병리검사이다.

X선촬영은 말초형 폐암을 발견하는 데 유효하지만, 조기의 폐문형 폐암은 X선에

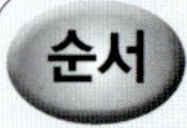

① 흉부단순X선/ 객담세포병리검사/ 종양마커
▼
② 흉부CT/ PET-CT/ 기관지내시경/ 생체검사/ 찰과세포병리검사

비치지 않으므로 발견할 수 없다. 또한, 말초형 폐암도 1cm 이하의 암은 일단 발견하기 곤란하다.

한편 객담세포병리검사로 발견할 수 있는 것은 압도적으로 폐문형 폐암으로, 말초형 폐암은 상당히 진행되어도 혈담은 나오지 않으므로 발견할 수 없다. 이 검사는 일반적으로 수차례 반복한다.

종양마커는 시프라, SCC, NSE, ProGRP, SLX가 사용되고 있다.

CT, 내시경으로 더욱 자세히

위의 검사에서 암이 의심되면 흉부CT, 기관지내시경으로 더욱 자세히 조사한다.

흉부CT는 정밀도가 향상되고 X선 촬영으로는 알지 못하는 5mm 정도의 작은 암, 말초형, 폐문형 어느 쪽이라도 발견할 수 있다. 최근 정기검진 등에도 이 검사를 도입하려는 시도가 시작되고 있으며, 이후 기대되는 검사의 하나이다.

기관지내시경은 주로 객담세포병리검사에서 폐문형 폐암이 의심될 때 하는 검사이다. 이것은 내시경을 넣어도 기관지의 안까지밖에 보이지 않아서, 말초형 폐암을 찾아낼 수 없기 때문이다.

CT 혹은 내시경으로 암세포 같은 병변을 발견하면 그곳을 채취하여 세포병리검사로 확진을 한다.

최근에는 PET-CT가 진단적 절차에 활용되면서 위력을 발휘하고 있다.

후두암, 인두암

후두(larynx)는 결후, 성대와 그 주위를 가리키며 인두암은 두경부에서는 가장 많은 암이다. 압도적으로 남성이 많고, 흡연이나 음주의 영향, 만성병변 등이 요인으로 생각되고 있다.

인두(pharynx)는 소위 목구멍이라 불리는 부분으로 상인두, 중인두, 하인두 등 세 부분으로 나뉘고 암이 생기는 부위에 따라 성질이나 치료법이 다소 다르다.

주요 증상

인두암(pharynx cancer)은 대부분 조기에 쉰목소리가 나타난다. 장소에 따라 무증상으로 진행되며, 이물감(foreign body sensation)이나 음식물을 삼킬 때 통증 등이 나타나기도 한다.

인두암은 특히 상인두암이 증상이 나오지 않을 때가 많고, 조기에 림프절(lymph nodes)로 이전되기 쉽다. 진행되면 청각장애, 난청 등의 귀 증상도 나타난다. 중/하인두암은 목구멍의 통증, 답답함, 삼킬 때의 통증, 쉰목소리, 혈담 등이 주요증상이다.

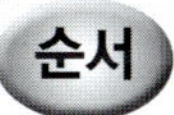

① 인두경검사/ 인두내시경검사
▼
② 조직검사(병리검사)
▼
③ CT/ MRI/ PET-CT

후두암은 문진과 후두경, 내시경으로

후두암(larynx cancer)은 자각증상에 대한 문진과 후두경검사(laryngoscopy)로 대략 짐작할 수 있다. 부위에 따라서는 후두경으로 잘 보이지 않는 곳이 있으니, 후두 내시경의 검사도 중요하다. 이것은 코로 가는 파이버스코프를 삽입해서 관찰하는 것으로, 동시에 병변 일부를 채취(조직검사)해서 병리검사를 한다.

또한, 암이 퍼지는 것을 조사하기 위해 CT나 MRI을 실시한다.

인두암은 내시경을 중심으로

인두암(pharynx cancer)의 검사는 내시경을 사용한 관찰이 중심이 된다. 하인두(후두인두, hypopharynx)의 특히 식도에 가까운 부분은 내시경으로도 보기 어려우며 전문의의 높은 기술이 필요하다.

후두암과 마찬가지로 CT나 MRI로 암의 진전상태를 확인한다. 또한, 림프절로의 전이가 잘 보이는 점에서 경부(목)의 촉진도 유효하다. 하인두는 식도의 X선조영으로 조사할 때도 있다.

전립선암

전립선암(prostate cancer)은 서구에서는 굉장히 이환율이 높은 암이다. 한국에서도 늘고 있으며 이후 식생활의 서구화와 인구의 고령화를 생각하면 더욱 늘 것으로 생각된다. 50세 이후부터 나이가 들어감에 따라 증가하는 남성의 고령자 암이라고 할 수 있다.

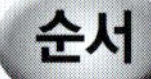

순서

① 촉진/ 종양마커

② 전립선초음파/ 방광요도조영

③ 천자흡인세포진(병리진단)

주요 증상

초기에는 무증상일 때도 적지 않다. 진행되면 요로 통과장애로 배뇨곤란이나 빈뇨(소변의 횟수가 늘어남), 잔뇨감 등. 방광이나 요도까지 침윤하면 배뇨시 통증과 혈뇨가 나올 때도 있다.

직장내 촉진과 확률이 높은 종양마커

전립선암의 진단에는 직장내 촉진(직장내 지진)이 중요하다. 항문으로 손가락을 삽입해서 병변의 유무를 확인할 수 있다.

종양마커는 전립선 특이항원인 PSA나 PAP, γ-Sm이 사용되고 있으며 진단이나 치료 효과의 판정에 중시되고 있다.

영상진단, 생체검사로 감별/판정

위의 초기검사로 암이 의심된다면 전립선초음파나 방광요도조영을 실시한다.

비슷한 증상을 보이는 전립선비대증(benign prostatic hyperplasia)이나 전립선염(prostatitis)과의 감별이 중요하며, 진단이 어려울 때는 초음파로 병변을 확인하면서 천자흡인세포진(가는 침으로 찔러 세포를 채취한 후 병리검사를 함, aspiration cytology)을 실시, 진단을 확정한다.

또한, 전립선암은 뼈에 전이될 때가 많은 것이 특징으로, 전이해서 생기는 뼈의 통증이나 요통을 초기증상으로 해서 발견될 때도 있다. 그럴 때는 뼈의 단순X선촬영에서는 특수한 형상을 보일 때가 있으며, CT, MRI, 뼈스캔(방사선 동위원소)에서 발견될 때도 있다.

방광암

비뇨기계(urinary system)에서는 가장 많이 보이는 암으로 현재 표재암과 침윤암으로 나눌 수 있다.

표재암이라면 치명적이지 않으나 재발을 되풀이하는 것이 특징으로 침윤암으로 진행되는 일도 있다. 침윤암은 다른 부위로 전이해 있을 확률이 높아진다.

주요 증상

무증상성(특별한 증상이 없음)의 혈뇨가 특징이다. 60세 이상으로 혈뇨가 있을 때는 특히 주의가 필요하다. 암이 진행되면 배뇨 시의 통증, 빈뇨, 요폐, 배뇨 곤란 등을 동반하는 일이 있다.

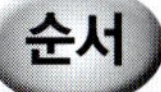

① 소변검사/ 소변의 세포진
▼
② 방광요도조영
▼
③ 방광경검사/생체검사(병리진단)

방광요도조영과 방광경검사가 중심

방광암(bladder cancer)진단은 먼저 소변검사를 이어서 방광요도조영을 실시한다. 소변검사는 혈뇨와 소변 속에 나오는 암세포의 검출(요세포병리검사)이 주가 된다.

이런 검사로 암이 의심되면 방광경검사(cystoscopy)를 한다. 이 검사는 길이 30cm 정도의 가는 금속제 관을 요도구에 삽입하고 방광과 요도의 상태를 관찰한다. 종양의 유무, 그 성질 등을 진찰할 수 있고, 검사와 동시에 병변을 채취(조직검사)해서 진단을 확정한다.

또한, 방광암은 쌍수촉진(bimanual palpation)이라는 검사를 할 때도 있다. 이것은 직장촉진과 마찬가지로 항문(여성은 질)으로 손가락을 넣고, 다른 한쪽 손을 복부에 대고 방광을 사이에 두고 조사하며 암의 크기와 단단함, 진행 상태를 진단한다.

이외에도 주로 암의 침윤이나 전이의 상황을 조사하기 위해 초음파와 CT, MRI 등, 또한 요로의 변화를 자세히 조사하기 위한 신우조영(pyelography)을 시행할 때도 있다.

유방암

유방암(breast cancer) 환자 수는 최근 증가하고 있다. 그 원인으로 동물성 지방의 과섭취, 출산율의 저하, 초산연령의 상승 등 생활양식의 서구화, 여성의 사회진출 일반화 등이 관련 있다고 생각된다.

주요 증상

90~95%의 사람이 유방에 응어리(종괴, mass)가 만져져서 발견되고 있다. 이외에도 유두에서의 혈액과 같은 혹은 매끄러운 느낌의 액분비 등이 있다.

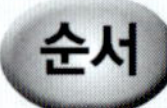

① 촉진
▼
② 유방촬영 / 초음파검사 / MRI / PET-CT
▼
③ 천자흡인세포진(병리진단)
▼
④ 시험절제를 통한 생체검사(병리진단)

스스로 응어리를 발견

증상에서 설명했듯이 유방암은 자가 체크법이 상당히 폭넓게 알려졌으므로 스스로 정기적으로 검사해보는 것이 호발연령(40~60세)이 된 사람에게는 조기발견을 위해 가장 중요하다고 할 수 있다.

전문의의 검사도 먼저 촉진부터 시작한다. 많은 사람이 응어리를 호소하면 진찰을 하러 오지만 실제로 암일 확률은 낮으므로, 너무 두려워하지 말고 진찰을 받는 것이 중요하다. 감별할 질병으로는 유선증, 유선염, 양성종양 등이 있다.

영상진단으로 대략 진단할 수 있음

응어리로 유방암이 의심스러울 때는 유방촬영(mammography)이나 초음파로 더욱 자세히 조사하게 된다. 유방촬영은 유방 단순X선 촬영으로 유방의 상하좌우 혹은 기울여서 끼우고 촬영한 후 종양의 그림자와 석회 영상을 찍어서 진단한다.

단, 젊은 사람은 유선 실질이 풍부하므로 유방촬영으로는 검출이 잘 안 된다. 그러므로 초음파검사를 한다. 50세 이상의 사람은 유방촬영으로 확실히 검출할 수 있다. 특히 촉진으로 응어리가 확실하지 않아도 유방촬영은 암의 미세한 석회의 축적이 보이므로 진단할 수 있다. 이외에도 MRI, PET-CT를 시행할 수도 있다.

확진은 세포진으로

이상의 검사를 조합해서 유방암의 약 80%는 진단할 수 있다.

그래도 아직 확정되지 못했을 때는 천

자흡인세포병리검사(가는 침으로 찔러서 세포를 채취하여 현미경으로 관찰)을 실시한다. 특히 작은 종양에 세포병리검사(세포진단, cytodiagnosis)은 유효하다.

그래도 확정할 수 없을 때는 시험절제(종류 부분을 작게 잘라냄)를 통한 조직검사를 시행한다.

자궁암

자궁암(uterine cancer)은 자궁의 입구 부근의 잘록한 부분에 생기는 자궁경부암(cervical cancer)과 자궁의 본체 부분에 생기는 자궁체부암(cancer of uterine body)으로 나눌 수 있다.

발생률로는 2대1 정도로 자궁경부암 쪽이 많으나 최근에는 자궁체부암이 차지하는 비율이 늘어나고 있다.

● 주요 증상

자궁경부암, 자궁체부암 모두 초기는 무증상일 때가 많으며 진행됨에 따라 부정성기출혈, 핑크나 다갈색의 냉 등이 보인다.

자궁경부암은 성교 시의 접촉출혈이 있을 때도 있다. 자궁체부암은 대부분 부정 성기출혈(genital bleeding)이 보인다.

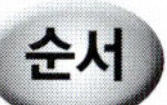

[자궁경부암]

① 자궁경부 세포진(찰과세포진)

▼

② 질경진 / 질확대진(콜포스코프) / 종양마커

▼

③ 초음파 / CT / MRI / PET-CT

[자궁체부암]

① 자궁 내시경 세포진

▼

② 자궁내막 조직진단 / 종양마커

▼

③ 초음파 / 자궁경검사

▼

④ CT / MRI / PET-CT

자궁경부암은 내진과 세포진으로 대략 알 수 있다

자궁경부암은 검진이 보급된 영향도 있어서 집단검진 등으로 조기에 발견될 확률이 높아지고 있다. 일반적으로 30세 이상이 검진 대상이 되고 있으나 20대에도 필요성이 있다고 생각된다.

처음에는 검진에서도 실시하고 있는, 자궁경부 세포진(찰과세포진)을 실시한다. 면봉이나 브러시를 사용해서 자궁경부를 긁어서 세포를 채취하고 병리검사를 한다.

세포진으로 암이 의심되면 질경이나 질 확대경(콜포스코프, colposcopy)을 실시해서 더욱 정밀하게 조사, 이상이 있으면 그 부분의 조직을 채취해서 병리검사를 한다.

종양마커는 자궁경부암에는 SCC 등이 사용되고 있다. 그 외로 필요에 따라서 복부초음파나 복부CT, MRI 등을 시행한다.

자궁체부암은 조직진과 영상진단이 유효

자궁체부암은 가는 튜브와 브러시를 자궁 속에 넣어서 자궁내막 세포를 채취하고 병리검사를 한다. 세포진으로 암이 의심되면 약간 크게 조직을 채취해서 조사한다(자궁내막 세포진).

종양마커는 자궁체부암일 때는 CEA, CA125 등이 사용되고 있다. 이외에도 암의 확대와 진전의 상태를 조사하기에는 경질초음파(질 입구로 작은 프로브를 삽입해서 실시)나 MRI, CT가 유효하다.

내시경의 일종인 자궁경을 사용할 수도 있다. 자궁체부암으로도 출혈이 보이지 않을 때도 있으니 무증상이라도 45세가 지나면 검진을 받는 것이 바람직하다.

난소암

상당히 진행할 때까지 자각증상이 없으며 조기발견이 어려운 암의 하나이다. 이전에는 질환자 수가 적었으나 검사기기의 진보로 최근에는 많이 발견하게 되었다. 가까운 장래 사망자 수로 자궁암을 역전할 가능성도 있다고 추측되고 있다.

● 주요 증상

조기에는 거의 무증상, 진행되었을 때 복부팽만감, 하복부의 통증, 배뇨장애, 변비 등. 복막에 전이하면 복수가 차게 된다. 이외에도 빈혈이나 체중감소 등이 있다.

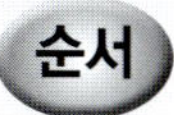

① 초음파 / 종양마커
▼
② CT / MRI / PET-CT

영상진단과 종양마커가 중심

산부인과의 내진이나 직장진으로 난소의 부기나 응어리가 만져지는 때도 있으며 이것을 통해 발견되는 일도 있다.

대부분은 영상진단과 종양마커가 중심이 된다. 난소는 몸의 안쪽에 있으므로 검사 기구를 삽입할 수 없고 판정을 어렵게 한다. 그래도 복부초음파나 복부CT, MRI, PET-CT 등을 조합해서 좁혀 들어가서 암의 유무, 크기, 복수의 유무 등을 알 수 있다. 양성/악성도 대강 파악할 수 있다. 특히 경질초음파는 작은 종양의 감별에 유효하다.

종양마커로는 CA125가 높은 양성률(모든 난소암에서 80%)을 나타내고, 그 외로 CEA 등도 종양의 종류에 따라서는 사용되고 있다. 복수가 쌓였을 때는 천자흡인하여(가는 침을 찔러서 세포를 채취하고 병리검사를 함) 세포를 확인한다.

뇌종양

뇌종양(brain tumor)은 그 발생부위가 뇌의 실질 속에 발생하는 것과 뇌의 실질 밖에 발생하는 것으로 나눌 수 있다. 뇌실질 속에 발생하는 종양 대부분이 악성으로 신경교종(glioma), 수모세포종(medulloblastoma), 배아종(germinoma) 등이 있다. 뇌실질 밖에 발생하는 종양으로는 수막종(meningioma), 하수체선종(pituitary adenoma) 등이 있으며 대부분이 양성이다.

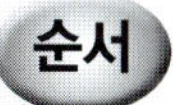

① 두부CT/ MRI / PET-CT
▼
② 두부혈관조영

● 주요 증상

종양이 있어서 두개골 내압의 상승 증상으로 두통, 구역질 등. 또한, 종양이 발육하거나 압박하는 부위의 뇌기능저하로 인한 편측마비, 실어증, 기억장애, 뇌신경마비 등이 나타난다.

문진과 CT, MRI로 대부분 알 수 있음

증상을 호소하며 진단을 받으러 왔을 때 전문의가 문진하면, 어느 정도 파악할 수 있다. 뇌종양이 의심될 때는 두부CT나 MRI이 선별검사로 실시된다. 대부분이 이 단계에서 종양의 유무를 판별할 수 있다.

또한, 조영제를 사용한 CT와 사용하지 않은 CT의 영상을 비교해서 종양의 성질이나 확대 정도를 진단할 수 있다. 이외에도 두부혈관조영을 통해 혈관의 상황을 관찰하고 진단하는 것도 중요하다.

갑상선암

발생률은 그렇게 높지 않고 전반적으로 악성도는 낮은 암이다. 여성에게 압도적으로 많이 발병한다. 병리학적으로 몇 가지 종류로 나뉘는데, 각각 성질이 매우 다르다.

● 주요 증상

대부분은 목 앞부위의 종창(혹)으로 알게 된다. 경부 림프절로의 전이가 첫 발병형태가 되는 때도 있다. 종양이 침윤해서 반회신경(recurrent nerve) 마비를 일으키면 쉰 목소리가 된다. 기관이나 식도까지 진전되었을 때는 호흡곤란이나 토혈을 일으킬 수도 있다.

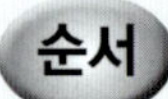

① 촉진 / 혈액검사(호르몬 관계)
▼
② 갑상선초음파 / CT/ MRI / PET-CT
▼
③ 천자흡인세포병리검사

촉진, 혈액검사로 선별검사

갑상선암(thyroid cancer)은 일단 촉진이 중요하다. 크기, 형태, 단단함 등으로 어느 정도 파악할 수 있다.

혈액검사에서는 각종 갑상선호르몬 수치〈트리요오드타이로닌(T_3), 티록신(T_4), TSH, 다이로글로블린(thyroglobulin) 등〉가 선별검사로 측정된다.

다이로글로블린은 유두상선암(papillary adenocarcinoma)이나 여포성선암종(follicular adenocarcinoma)에서 상승한다.

확진은 세포진으로

정밀검사로 실시되는 갑상선초음파는 종창 속의 구조를 확실히 알 수 있다.

이외에도 연질 X선촬영(soft X-ray radiography)은 유두상선암에서 특징적인 사립상의 석회화가, 여포성선암종, 수질암에서 거칠고 엉성한 석회 축적을 볼 수 있다. 또한, 주위의 장기와 관계나 암의 침윤, 림프절 전이를 보기 위해서는 CT나 MRI, PET-CT가 시행된다.

확진은 천자흡인세포병리검사(가는 침을 찔러서 세포를 채취한 후 병리검사를 함)으로 한다.

백혈병

백혈병(leukemia)은 대표적인 조혈기암으로 예전에는 불치의 병으로 여겨졌으나, 최근에는 항백혈병약이나 항암제를 사용한 화학요법이나 골수이식의 진보로 치료되는 예도 늘어나고 있다.

● 주요 증상

급성백혈병(acute leukemia)은 권태감, 발열, 빈혈 증상, 혈소판의 감소에 따른 출혈경향이 주요 증상이다. 특히 특징적인 것이 출혈경향으로, 피하, 잇몸, 소화관, 여성기 등에서 출혈이 쉽게 일어나고 또한 잘 안 멈추게 된다.

만성백혈병(chronic leukemia)은 그다지 증상이 많지 않으나 비장(spleen)이 커지는 것이 특징적이다.

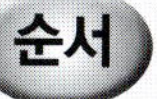

① 혈액검사(혈구수, 백혈구분류, 백혈병세포의 검출 등)

▼

② 골수천자/ 염색체 분석

혈액검사로 이상세포를 찾는다

먼저 말초혈액 도말검사를 포함한 혈액검사가 중요하다. 일반적으로 백혈병에서는 백혈구가 늘고 적혈구와 혈소판이 줄어드는 일이 많아진다. 이어서 어떤 백혈구가 증가하고 있는지를 조사해서(백혈구 분류), 미성숙한 세포와 형태가 이상한 세포가 검출되면 백혈병의 우려가 커진다.

또한, 자세히 조사하기 위해 후장골능에 침을 삽입해서 골수액을 채집하고 거기에 포함된 백혈구의 형태를 조사한다(골수천자, bone marrow biopsy).

진단기준

이들 일련의 검사로 어떤 종류의 백혈병인지를 진단한다. 이전에는 분류할 때 담당의에 따라 상당히 개인차가 있어서 통일된 기준을 가지기 어려운 면도 있었으나 최근에는 FAB분류라는 국제적인 기준과 WHO 분류가 쓰이고 있다.

다양한 염색법을 사용해서 세포의 특성을 조사하고, 그것을 바탕으로 세포의 유래(과립구계나 림프구계)를 알아내거나 단클론항체(monoclonal antibody)를 사용한 세포표면마커의 검색으로 백혈병세포(leukemic cell)의 분류가 가능해졌다. 또한, 백혈병세포의 이상 유전자배열검사, 염색체 검사 등도 새로운 진단, 예후 추정을 위해 시행하게 된다.

악성림프종

백혈구의 일종인 림프구가 암으로 변이하는 질병으로 림프절이나 편도, 비장 등의 전신 림프조직에서 증식해서 림프종을 만든다. 혈액암 중에서 발생 수가 가장 많은 백혈병보다 많아지고 있다. 종양 조직의 차이에서 호지킨 병(hodgkin's disease)과 비호지킨림프종(non-hodgkin's lymphoma)으로 나뉘며, 비호지킨림프종은 더욱 세세하게 분류된다.

● 주요 증상

초기 발병부위는 경부(목)가 가장 많으며 림프종이 만져진다. 겨드랑이 아래와 서혜부 등의 림프절에도 검출되기 쉬우나 몸의 안쪽에 있는 것은 알아차리기 힘들다. 이외에도 빈혈, 전신권태감, 면역력저하로 감염되기 쉬워지는 것 등이 있다.

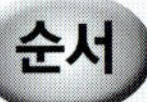

① 혈액검사
▼
② 초음파 / CT / MRI / 갈륨 스캔 / PET-CT
▼
③ 림프절의 생체검사(병리검사)
▼
④ 림프관조영

혈액검사와 병소의 조직검사로 진단

혈액검사는 혈액 일반검사, 응고, 섬유소용해(fibrinolysis)검사 이외에도 악성림프종 세포의 검출이 실시된다. 나아가 커진 림프절이나 림프조직에 침을 삽입, 세포를 흡인해서 세포병리검사를 실시한다. 이것으로 악성림프종(malignant lymphoma)의 진단을 한다. 자세한 분류를 위해서는 병소의 조직검사를 시행한다.

최근에는 단클론항체(monoclonal antibody)를 사용한 세포표면마커(바이오마커, biomarkers)의 검색을 이용해서도 종류의 판정이 가능해졌다.

질병이 퍼지는 상태를 보기 위해서는 PET-CE가 위력을 발휘하고, 림프관 조영이나 초음파, CT, MRI 등도 이용된다.

다발성골수종

B림프구에서 분화한 형질세포(대부분은 골수에 있음)가 암으로 변이해서, 이상면역글로불린혈증(immunoglobulin abnormality)을 만들어내는 것이다.

생체가 정상일 때는 세균이나 바이러스에 대해 생체는 다양한 면역글로불린을 만들어 방어하고 있으나, 골수종이 생기면 단일글로불린(특정 클론)밖에 만들 수 없게 된다. 골수에 여러 곳에서 동시다발적으로 발생하므로 다발성이라고 불리고 있다.

● 주요 증상

뼈의 통증(허리와 등), 전신권태감, 두근거림/숨참 등의 빈혈증상, 출혈경향, 면역력의 저하에서 쉽게 감염되는 등. 조기에는 그다지 증상이 없는 것이 보통. 진행되었을 때의 특징으로 사소한 일에도 골절이 쉽게 생긴다(병적골절).

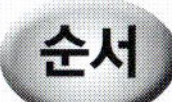

① 혈액검사(단백 분획, M피크, 면역 전기영동)
▼
② 소변검사(이상 단백의 검출)
▼
③ 골 X선 단순 촬영 / CT/ MRI
▼
④ 골수천자

혈청단백 분획이 지표. 병적골절에서의 발견도

병적골절(pathologic fracture) 등의 증상이 나오는 때는 뼈의 단순X선으로 "도려낸 병소(punched-out lesion)"라고 불리는 검게 빈 소견(뼈가 녹아 있으므로)이 보일 때가 있다. 이것을 통해 골수종(myeloma)이 발견되는 일도 있다.

일반적으로 특히 최근에는 건강검진의 혈액검사에서 발견되는 일이 많고, 혈청단백 분획에서의 M단백의 증가가 지표가 된다. M단백은 종류에 따라서는 소변 속으로 다량 배설되는 것이 있으며 소변검사도 실시되고 있다.

면역전기영동법(immunoelectrophoresis) 검사에서 이상면역글로불린을 검출할 수 있다.

골수세포를 채취하는 골수검사를 시행하여 확진한다.

유전자검사

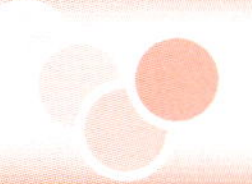

유전, 유전자란?

유전(inheritance)이란 생물이 차세대에 그 형질을 전하는 것으로, 신체를 만드는 데 필요한 정보를 가진 유전물질을 전한다. 유전정보(genetic information)를 전하는 기본단위가 유전자로 세포의 핵 속에 있는 염색체로 존재한다. 최근 휴먼게놈(human genome)의 모든 배열이 명백해지고, 하나의 세포마다 약 3만 개의 유전자가 있다고 여겨진다.

유전자(gene)를 형성하는 것은 염색체 속에 있는 디옥시리보핵산(DNA, deoxyribonucleic acid)으로 이것은 아데닌(A), 구아닌(G), 시토신(C), 티민(T), 등 4가지의 염기에 당과 인산이 결합하는 뉴클레오티드(nucleotide)의 반복구조로 이루어지고 있다. 이것이 유전의 설계도이다.

설계도인 DNA는 정보원으로 굉장히 중요하므로 핵 안에 모여 있다. 이 설계도 정보를 핵 안에서 세포질에 전달해서 단백질합성을 하는 것이 리보핵산(RNA, ribonucloic acid)이다. 즉 DNA가 설계도라고 하면, RNA는 그 청사진이라고 할 수 있다.

RNA의 염기는 DNA와는 다르게 티민(thymine) 대신 우라실(uracil)이 추가된 A, G, C, U 등 4가지이다. 단백을 구성하고 있는 것은 아미노산(amino acids)이지만 3가지 염기가 특정 아미노산을 결정한다. 가령 UUU의 배열에서는 페닐알라닌(phenylalanine)이 합성된다.

어떠한 원인으로 돌연 유전자의 핵산배열에 변이가 생길 때가 있다. 이것을 돌연변이(mutation)라고 한다. DNA의 배열에 돌연변이가 생기면 그것에 대응하는 아미노산이 변화해서 단백질레벨에서 이상이 생긴다. 그러므로 돌연변이는 단지 하나의 염기배열이 변화하는 것으로 일어난다.

유전자검사의 필요성

예전의 검사는 혈액이나 소변 등에 출현하는 미량물질을 검출, 측정하고, 생체 안에서 일어나는 이상을 검색했다. 하지만 이것으로는 질환이나 병태를 측정하는 것이 불가능하다. 이에 비해 유전자검사(genetic analysis)는 생명의 근원인 유전자를 검출하는 것으로 병태를 추측하거나(감염증, 악성종양), 이상 유전자의 검출을 통해 병태/질환을 확정(선천성이상, 유전성질환)할 수 있다.

① 감염증

유전자검사의 가장 중요한 검사영역 중 하나가 감염증이다(**표1**). 일반적으로 세균감염증의 검사로는 세균이 존재하는 검체를 환자에게서 채취한 후 배양해서 판별한다.

이것에는 상당한 시간(통상 며칠, 결핵균

■ **표1 감염증에서 유전자검사의 유용성**

① **신속검출:** 도말, 배양검사를 보완해서 단시간에 감염미생물을 판별할 수 있다(일반 감염검사, 가령 결핵균의 배양/판별에는 8주가 필요함).
② **특정 병원체의 검출:** 병원성의 심한, 특징적인 증상의 병원체 검출(예: 장관출혈성 대장균감염증, 임균, 클라미디아, 결핵, 레지오넬라 감염증 등).
③ **치료 효과의 판정:** 바이러스 질환에서의 핵산의 정량(C형 간염이나 에이즈에서 치료 효과의 판정을 위한 바이러스 정량)
④ **원내감염의 판정:** 감염미생물의 유전자 해석을 하는 것으로 상동성(homology)을 확인(MRSA 등의 감염이 원내감염인지 아닌지에 대한 판정을 실시)
⑤ 기타

은 8주)이 필요하다. 이래서는 신속한 진단, 치료를 할 수 없다. 한편 유전자검사는 재료 속의 세균 유전자를 검출하는 것으로 진단하므로 10~20시간 만에 검사할 수 있다.

또한, 예전의 방법으로는 감염미생물을 측량할 수 없던 것을 유전자량을 측량해서, 어느 정도의 감염미생물이 존재하는지를 알 수 있다. 가령 C형 간염이나 에이즈에서는 통상은 항체검사를 통해 감염되어 있는지는 판정할 수 있다. 하지만 이들 병태에서는 치료의 효과판정에 바이러스양을 정량할 필요가 있다. 즉 치료에 따라 어느 정도 바이러스양이 감소했는지를 아는 것으로 치료효과 판정을 하며, 이 감소량은 예후에도 관련성이 있다.

원내감염(nosocomial infection)의 검사도 유전자검사로 실시되고 있다. 가령 최근 사회문제가 되고 있는 메티실린 내성 황색포도상구균(methicillin-resistant staphylococcus aureus, MRSA)의 유전자 해석을 하는 것으로 MRSA의 기원을 추정하고, 같은 유전자라면 같은 기원이므로 동일 병원 혹은 병동에서 같은 유전자의 MRSA가 검출된 때에는 원내감염일 가능성을 강하게 시사하게 된다.

② 악성종양

악성종양(malignant tumor)은 악성종양이 존재하는지(진단), 악성의 정도는 어느 정도인지, 치료에 따라 어느 정도 반응했는지(치료 효과 또는 치료 감수성 평가진단)가 중요하며 또한 최근에는 악성종양이 되기 쉬운지(발병 전 진단)도 중요해지고 있다.

인간 유전자 속에서 약 300개의 유전자가 악성종양에 관여하고, 그중의 몇 개에서 10여 개의 유전자가 변이한 결과로 하나의 악성종양이 발생한다고 생각되고 있다.

종양의 유전자검사는 암 유전자와 암 억제유전자의 변이를 검출하고 있다.

종양 중에서도 가장 해석이 진전되고 있는 것이 혈액종양, 즉 백혈병과 악성림프종으로 모두 조혈모세포 레벨에서 의 유전자이상이 원인이 되어 발병한다.

암 유전자는 암으로 이끄는 작용이 있는 유전자로 세포의 증식이나 분화에 매우 중요한 역할을 하고 있다.

한편 암 억제유전자는 세포분열을 억제해서 조절하는 유전자로 세포증식, 세포주기, DNA 수복 등과 직접 관련이 있으며, 이런 제어에 관여하는 유전자의 전사제어인자(transcriptional regulator)로서도 기능을 하고 있다.

■ 그림1 악성종양의 진전과 암 유전자, 암 억제유전자

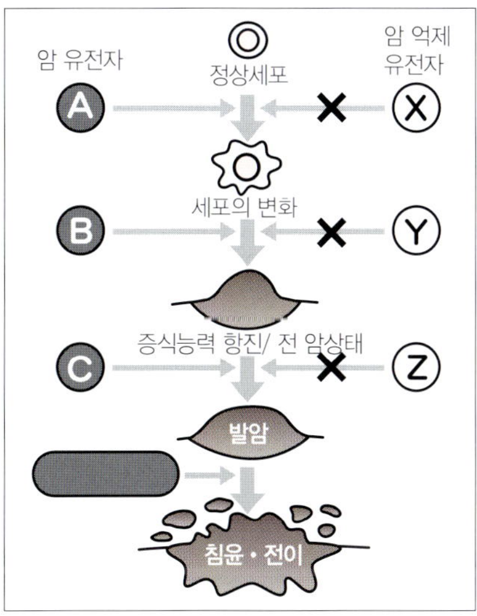

③ 유전성질환

유전성질환(hereditary disease)의 진단, 보인자(보균자, carrier)의 발견 혹은 출생 전 진단으로 인한 발병을 예방하는 목적으로 유전자검사가 실시된다.

주요 유전자 진단에서 검출되는 염색체이상, 유전자변이를 **표2**에 표시했다. 이처럼 많은 질환에서 유전자변이(genetic drift)가 확인되고 있으며 이후 많은 질환, 병태에서 유전자이상과의 관련이 명백해질 것으로 생각된다.

또한, 선천성이상증(inborn error)에 대해서는 출생 전 진단(산전진단)도 중요하다.

유전자치료

유전자의 변이가 원인으로 발병하는 질환에 대해 돌연변이유전자(mutant gene)를 수복하거나, 기능하지 않는 유전자 대신 정상 기능을 가진 유전자를 보충하는 등 유전자 자체를 조작하는 치료수단을 유전자치료(genetherapy)라고 한다.

최초로 시행된 것이 아데노신 디아미네이스(adenosine deaminase, ADA)결손증이다(**그림2**). 이 질환은 선천적으로 림프구의 ADA가 결손되어 있으므로, 림프구의 기능을 하지 못하고 중증의 면역결핍 상태가 된다. 그래서 ADA 결손증 환자의 림프구를 추출해서 몸 밖에서 ADA 유전자를 삽입하고, 그 림프구를 환자에게 되돌리는 것으로 환자 몸 안에서의 ADA 생성이 되게 하는 것이다.

ADA 결손증 외에 가족성 고콜레스테롤혈증(familial hypercholesterolemia)이나 고세병(gaucher's disease), 낭성섬유증(cystic fibrosis) 등의 유전성질환에 대해서도 검토되고 있다. 따라서 기술적으로도 과제가 많고, 윤리적인 측면도 있어서 아직 일반적인 치료로 실시되지 않고 있다.

■ 그림2 ADA 결손증의 유전자치료

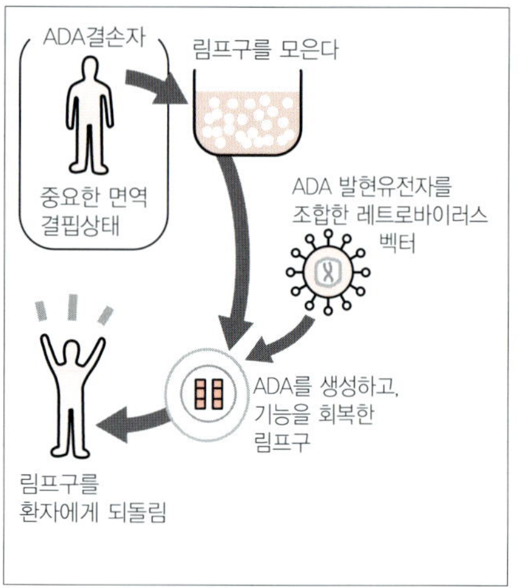

■ 표2 주요 유전성질환의 유전자검사

● 신경/ 근육질환

- 노인성 알츠하이머병: 이포지방단백E유전자〈제19 염색체 장완(long arm) 19q13.2〉
- 듀센근이영양증(duchenne muscular dystrophy): 디스트로피유전자〈X염색체 단완(short arm) Xp21.2Xp21.2–p21.1〉

● 순환기/호흡기질환

- 가족성 심근비대증(hypertrophic cardiomyopathy):
  심근미오신(myosin) 중쇄유전자〈제14염색체 장완(long arm) 14q11.2–3〉
  심근트로포닌(troponin) T 유전자〈제1염색체 장완(long arm) 1q32.1〉
  트로포마이오신(tropomyosin) 연쇄유전자〈제15염색체 장완(long arm) 15q22.2〉
- α1–항트립신(antitrypsin) 결손증: α1–항트립신(antitrypsin)유전자〈제14염색체 장완(long arm) 14q32.13〉

● 혈액질환

- α–탈라세미아(thalassemia): α–글로빈유전자〈제16염색체 단완(short arm) 16pter–p13.3〉
- 이상 헤모글로빈증: 글로빈유전자점 돌연변이
- G–6–PD결손증: G–6–PD 유전자(X염색체 Xq28)
- 혈우병A: 제Ⅷ유전자〈X염색체 장완(long arm) Xq28〉
- 혈소판 무력증: 당단백 Ⅱb, Ⅲa유전자〈제17염색체 장완(long arm) 17q21.31〉

● 대사성질환

- 아포단백유전자이상증: 아포A–1 유전자(11q23.3), 아포B유전자(2p24.1),
  아포C–Ⅱ 유전자(19q13.32)
- 고셰병: 글루코세레브로시다아제(glucocerebrosidase) 유전자 (제1염색체 장완 1q22)
- 페닐케톤뇨증(Phenylketonuria):
  페닐알라닌(phenylalanine) 수산화효소 유전자〈제12염색체 장완(long arm) 12q23.2〉
- 아데노신 데아미나아제(adenosine deaminase) 결손증: ADA유전자〈제20염색체 장완(long arm) 20q13.12〉
- 윌슨병(Wilson's disease): 윌슨병 유전자〈제13염색체 장완(long arm) 13q14.3〉
- 마판(Marfan) 증후군: 피브린유전자〈제15염색체 장완(long arm) 15q21.1〉

● 내분비질환

- 1형 당뇨병: 주요 조직 적합복합체(MHC) 유전자(제6염색체 단완 6p21)
- 뇌하수체성 크레틴병(cretinism): TSH β유전자(제1염색체 단완 1p13)

많이 알려지지 않은 병명 해설

본문 중에 나오는 많이 알려지지 않은 질병에 관해 간단히 설명한다.

- **가역성 허혈성 신경학적결손(reversible ischemic neurologic defect, RIND)** … 뇌의 동맥이 막혀 순환장애가 생겨서 뇌졸중의 발작이 일어난 것으로 발작이 1일 이상, 20일 정도 계속되고 가라앉을 때를 말한다. 반신의 운동장애, 마비, 저림, 경련, 혀가 잘 돌지 않음, 언어장애, 시력/청력장애 등
- **간농양(liver abscess)** … 세균이나 아메바간염(amebic hepatitis)으로 간에 염증이 생겨, 고름이 모이는 질병. 고열, 우측 상복부의 통증 등
- **간질성신염(interstitial nephritis)** … 간질이란 조직 사이를 메우는 결합조직. 신간질의 변화를 주체로 생기는 신장질환을 간질성신염이라고 부른다. 신우신염, 통풍, 당뇨병성 신증 등 다양한 병에서 이 소견을 볼 수 있다.
- **갈색세포종(pheochromocytoma)** … 부신수질이나 복부대동맥 부근의 교감신경 유래의 세포에 생긴 종양. 고혈압, 두근거림, 두통, 발한, 손가락의 떨림, 불안감, 현기증, 호흡곤란, 복통, 구역질, 구토, 손발의 냉감 등
- **갑상선기능저하증(hypothyroidism)** … 어떠한 원인으로 갑상선의 호르몬량이 적어지거나, 작용부족으로 인해 전신의 대사기능이 저하하는 병태. 눈 주위와 얼굴 전체가 붓고, 피부의 건조/거칠어짐, 추위를 탐, 거대혀, 체중증가, 탈모, 생리불순, 목소리가 낮아지며, 변비, 의욕감퇴 등이 생긴다.
- **갑상선기능항진증(hyperthyroidism)** … 바제도병(basedow's goiter), 플럼머병(plummer's disease) 등 갑상선호르몬이 증가한 병태. 두근거림, 빈맥, 체중감소, 손의 떨림, 피로감, 식욕 강화, 설사, 눈의 상태가 나쁘게 되는 것 등
- **강피증(sclerodermie)** … 교원병의 하나로 피부가 단단해지는 질병. 25세 이상의 여성에게 많다. 대표적인 증상은 손, 발가락의 끝, 안면에서 시작되는 피부의 경화, 레이노현상(손, 발가락이 창백해짐), 관절통, 마른기침, 위통 등
- **거대적아구성빈혈(megaloblastic anemia)** … 조혈 비타민이라 불리는 B, 혹은 엽산의 결핍으로 거대적아구가 증가하는 대적혈구성빈혈(macrocytic anemia)의 총칭. 위 적출 후(악성빈혈), 암, 항암제 사용 등으로 인해 생긴다.
- **결핵성척추염(spinal caries)** … 몸 안에 침입해 있던 결핵균이 혈류를 타고 등뼈에 도달, 증식해서 조금씩 등뼈를 파괴하는 뼈의 결핵. 만성적인 등뼈와 허리의 통증, 진행하면 뼈가 돌출하거나 하반신이 저려서 마비된다.

- **고셰병**(gaucher's disease) … 선천성 대사이상증의 하나. 글루코실세라마이드(glucosylceramide)라는 당지질을 분해하는 효소의 결손으로, 이 당지질이 세포 속에 많이 축적되어 생기는 병. 정신운동 발달지체, 지능장애, 간종, 비종, 빈혈, 출혈경향 등
- **골다공증**(osteoporosis) … 뼈에서 칼슘이 녹아 골량이 줄어 경석처럼 밀도가 거칠어지고, 약해져서 쉽게 골절이 되는 병. 가장 많은 것이 폐경 후 5~10년에 나타나는 폐경 후 골다공증과 고령자의 노인성 골다공증
- **골수섬유증**(myelofibrosis) … 골수가 섬유화되고 현저한 빈혈, 간종이나 비종이 생기는 병. 중고년 이후에 발병하지만 매우 희귀한 병
- **골연화증**(osteomalacia) … 뼈의 질이 나빠져서 뼈의 변형, 허리와 등, 관절의 통증, 근력저하, 경련 등이 생기는 병. 성장기에 생기는 것을 "구루병"이라고 한다.
- **골육종**(osteosarcoma) … 뼈에 생기는 악성종양(악성골종양)의 하나로 종양세포가 뼈(유골) 조직을 만들어 증식하는 병. 원발성의 악성골종양 중에서 가장 빈도가 높고, 초등학생부터 대학생 정도까지의 젊은 연령층에 집중해서 발병한다.
- **과민성 대장증후군**(irritable bowel syndrome, IBS) … 복통을 중심으로, 복부팽만, 가스가 많은 등, 배가 불쾌한 증상과 설사, 변비 혹은 변비와 설사가 교차로 생기는 등 통변 이상이 대표적인 증상으로 장 자체에는 아무런 이상이 없는 병태. 매일 아침 출근 시 속에서 갑자기 복통이나 변의를 일으키고, 도중에 하차를 반복해서 화장실로 뛰어가는 등. 긴장하기 쉽고 착실하고 성실한 사람이 걸리기 쉬우며 젊은 여성에게 많으나 최근에는 중년 이후 남성에게도 늘고 있다.
- **과환기증후군**(hyperventilation syndrome) … 돌연 호흡수가 늘고, 과호흡으로 산소를 지나치게 흡수해서 의식이 멍해지고, 호흡곤란이 생기는 병태. 손발이 저리고, 복통, 두근거림, 경련 등의 증상도 나타난다. 정신적 스트레스로 일어나고, 사춘기에 특히 여성에게 많이 보인다. 발작은 종이봉투 호흡법으로 가라앉는다. 종이봉투를 입과 코에 씌우고 그대로 호흡시켜 30초 정도 지나면 종이봉투를 떼고, 또 종이봉투를 씌우고 호흡시켜서 호흡수가 줄어들 때까지 계속한다.
- **교원병**(collagen disease) … 1940년대에 클렘페러(Klempere)라는 병리학자가 류마티스열, 류마티스관절염, 전신성홍반성낭창, 결절성 동맥주위염, 피부근염(다발성근염), 강피증 등 6가지 질병을 연구한 결과, 이 병들은 콜라겐섬유에 변화가 생긴다는 공통점이 있는 것을 발견해서 교원병이라고 이름 붙였다. 콜라겐섬유(collagenous fiber)란 결합조직(세포와 조직 사이를 메우는 지주조직으로 각 장기에 존재함)의 주요 구성성분인 섬유성 단백질이다.

  현재 교원병은 자가항체가 자기의 성분과 반응해서(공격해서), 피부/ 관절/ 혈관 및

내장/ 각종 장기에 침범하는 병(자가면역질환)으로 생각되고 있다. 상기 6가지 질병 외에 혼합성 결합조직병, 쇼그렌증후군도 많이 비슷한 증상을 나타내므로 교원병에 포함되는 때도 있다.

- **궤양성대장염**(ulcerative colitis) … 주로 대장의 점막에 미란(깊이가 매우 얕은 궤양)이나 소궤양을 형성하는 원인불명의 질병. 20~30대에 많이 출현. 설사, 점혈변, 복통이 특징적 증상으로 체중감소나 미열도 동반. 설사는 하루에 서너 회에서 십여 회까지 하게 된다.
- **근육퇴행위축증**(muscular dystrophy) … 남자만 발병하는 근육의 질병. 3~5세쯤부터 사지의 근력저하로 인해 걸을 때 약간 배를 내밀고 허리를 흔들면서 걸으며 무릎에 손을 데고 지지하지 않으면 일어설 수 없고, 팔을 충분히 올릴 수 없게 된다. 20대에 호흡근 기능저하로 인해 호흡부전이나 심부전을 일으키고 대부분은 예후 불량
- **글루카곤종**(glucagonoma) … 췌장의 랑게르한스섬에 존재하는, 글루카곤이라는 호르몬을 분비하는 세포(A세포)가 종양화해서 생기는 병. 80~90% 이상이 악성종양. 당뇨병의 악화, 피부의 홍반, 설염, 체중감소, 빈혈 등을 동반할 때가 많다.
- **기외수축**(extrasystole) … 가장 많은 부정맥의 하나로 규칙적인 리듬으로 뛰던 맥이 갑자기 건너뛰는 듯한 느낌이 되는 증상. 건강한 사람이라도 자주 생기지만, 맥이 건너뛰는 빈도가 높아지면 두근거림, 현기증, 흉통 등이 나타난다.
- **길랑바레 증후군**(Guillain Barre syndrome) … 신경세포의 축삭을 둘러싼 수초가 파괴되어 생기는 질병. 원인불명. 대부분 감기나 설사가 나은 뒤(감염이 선행해서), 거의 좌우 대칭성 운동마비가 2~4주간 계속된다. 대부분은 3~6개월로 거의 완치된다.
- **난소기능부전**(ovarian insufficiency) … 난소가 정상적으로 작용하지 않고, 무월경 등의 월경이상 등이 생기는 상태. 원인으로 난소의 미발달, 다이어트, 소모성 질환, 당뇨병, 약물의 부작용 등이 생각된다.
- **남성불임증**(male infertility) … 남성에게 원인이 있어서 아이가 생기지 않는 상태. 원인은 고환의 구조기능 장애, 정로 통과장애, 정자의 운동장애, 성교장애, 사정장애 등 4가지가 생각되고 있다.
- **남성화 부신종양**(virilizing adrenocortnical tumor) … 부신피질에서 생긴 종양으로 남성호르몬이 과잉분비되어 낮은 목소리, 머리카락의 후퇴, 수염이나 체모의 발달 등 남성화 증상이 나타나는 병태
- **뇌동맥경화증**(cerebral arteriosclerosis) … 뇌의 혈관이 좁아지는 등으로 불안정한 정신/신경 증상이 나타나는 병. 뇌의 국소증상(편측마비 등)은 보이지 않는다. 진단기준은 40세 이상에서 두통, 두중감, 현기증, 건망증, 피로감, 저림, 언어장애, 수면장애 등이 있을 때

● **다낭성 난소증후군**(polycystic ovary syndrome, PCOS) … 난소의 증대, 다낭포화, 백막의 비대가 생겨, 무배란, 무월경, 불임을 주요 증상으로 하는 증후군

● **다발성골수종**(multiple myeloma) … 형질세포의 악성종양. 요배부통이나 신경 증상이 일어나 미약한 힘에도 골절된다.

● **다발성근염-피부근염**(polymyositis-dermatomyositis) … 피부와 근육에 장애가 생기는 교원병의 하나. 전신의 근육, 특히 사지/허리/목/인두근의 염증으로 인해 탈력, 근육통, 발열 등을 일으킨다. 악성종양의 합병빈도도 높다.

● **적혈구증다증**(polycythemia) … 혈액 속에 적혈구가 기준 이상으로 증가한 병태를 말한다. 다양한 원인으로 다혈증이 생기는데 원인불명인 적혈구계의 종양성 증식으로 인한 것을 진성 다혈증이라고 하며, 만성의 경과를 거쳐서 두통, 현기증, 이명(귀울림), 권태감, 호흡곤란, 비장의 증대 등이 나타난다.

● **단순성 갑상선종**(simple goiter) … 몸이 호르몬 부족이 되었을 때 갑상선이 호르몬을 많이 만들어 보충하기 위해 크게 붓는 상태. 병이라기보다 정상적인 반응으로 생각되며 갑상선이 붓는 것 이외의 증상은 없다.

● **담즙울체성 간염**(cholestatic hepatitis) … 간염바이러스, 약물 등으로 인해 생긴 간염 중에서 간 속의 담즙울체가 주요 증상인 간염

● **당뇨병성 신경장애**(diabetic neuropathy) … 신경장애란 말초신경의 다양한 병으로 당뇨병으로 인해 생기는 것. 사지말단의 저림, 지각저하, 발바닥의 작열감, 근력저하, 임포텐츠, 만성변비, 설사 등

● **당뇨병성 케토산증**(diabetic ketoacidosis) … 췌장에서 분비되고 있는 인슐린이라는 호르몬의 작용이 현저하게 결핍되어 생기는 대사이상의 병태. 인슐린 의존형 당뇨병의 발병 시나 인슐린 주사를 중지했을 때, 비인슐린 의존형 당뇨병에서 급성감염증이나 심근경색, 뇌졸중 등이 합병되었을 때 생긴다. 다음, 다뇨, 식욕이상, 복부증상, 체중감소, 의식장애, 과호흡 등

● **당원축적병**(glycogen storage disease) … 당원(글리코겐)을 선천적으로 이용할 수 없어서 다양한 장기에 쌓이는 병. 간에 쌓이는 간형 당원병이 많으며 식사 전에 힘이 없고, 땀을 흘리는 등의 증상이나 신장이 낮고, 배가 나오고(간의 증대), 둥근 얼굴 등의 신체적 특징을 나타낸다.

● **대동맥축착증**(coarctation of aorta) … 심장의 대동맥이 저리고 가늘어지는 병으로 선천성 혈관기형의 하나. 다리의 혈압보다 팔의 혈압이 높은 것이 특징으로 이외에도 두통이나 현기증, 보행 시 발의 통증 등. 적절한 치료를 하지 않으면 뇌출혈이나 심부전, 대동맥류 등을 합병하기 쉽다.

- **대장게실증**(multiple diverticulosis) … 게실이란 관상 장기의 일부가 밖으로 돌출해서 주머니 모양이 된 것. 대부분이 무증상으로 치료의 필요는 없으나 게실 안에 변이나 음식물 찌꺼기가 파고들어 염증(게실염)을 일으키면 복통, 발열, 복부팽만감, 때로는 혈변 등이 나타난다.
- **라이디히세포종양**(Leydig's cell tumor) … 고환의 간질세포에서 발생한다고 여겨지는 종양. 통상 편측성으로 고환의 무통성 종양으로 만져진다. 소아에게 발병하면 대부분은 대성기증, 성적 조숙이 보이고, 성인은 일부 여성화 유방을 동반한다.
- **레닌분비종양**(renin-producing tumor) … 신장의 방사구체 세포에서 생긴 종양으로 레닌을 과잉분비한다. 고혈압, 고알도스테론혈증을 나타낸다.
- **레슈-니한증후군**(Lesch-Nyhan syndrome) … 남자에게만 발병하는 특수한 효소의 결손으로 인해 생기는 유전병. 5~6세경부터 손발의 비정상적 운동, 심신의 발달지연, 자신의 손가락과 입술을 깨문다, 고요산혈증, 통풍 등이 나타난다.
- **루포이드간염**(lupoid hepatitis) … 자가면역성 간염이라고도 한다. 아직 확정적인 원인은 밝혀지지 않았다. 간기능장애, 발열, 발진, 관절통 등이 나타나고, 또한 하시모토병이나 쇼그렌증후군 등의 자가면역성 질환을 높은 확률로 합병한다.
- **루프스신염**(lupus nephritis) … 전신성홍반성낭창에 합병하는 사구체신염의 하나. 무증상의 것부터 급속진행성 사구체신염을 일으키는 것까지 다양하다.
- **류마티스열**(rheumatic fever) … 교원병의 하나. A군 용혈연쇄구균의 감염 결과로 생기는 염증성 질병. 유아부터 취학 아동에게 많이 발병한다. 발열이 계속되고 무릎이나 손발 등 관절의 통증이나 부기가 이동하면서 출현한다. 또한, 심장에도 염증을 일으킨다.
- **만성경막하혈종**(chronic subdural hematoma) … 가벼운 두부외상 후 뇌의 표면에 혈액이 고이는 상태(혈종). 외상 후, 약 3주~3개월 후에 두통이 시작되며 운동장애나 성격변화 등 정신증상(psychiatric symptom)이 나타난다. 압도적으로 남성에게 보이며, 중년 이후로 알코올을 대량으로 마시는 사람에게 많이 발병한다. 고령자는 기억력장애 등 정신증상이 심하므로 치매나 정신병으로 착각되는 때가 적지 않다.
- **만성골수성백혈병**(chronic myeloid leukemia) … 골수과립계 세포의 종양성 이상증식으로 인해 생기는 병. 초기에는 무증상. 빈혈, 가벼운 나른함, 체중감소, 좌측 복부의 응어리(비종) 등
- **말로리-바이스 증후군**(Mallory-Weiss syndrome) … 과도한 음주 등으로 구토가 일어날 때 식도와 위 경계의 점막이 찢어져서 점막 아래 세동맥이 끊어져 출혈하는 병태. 심한 구토를 반복한 후 다량의 신선혈을 토해내는 것이 특징

● **메니에르병**(Meniere's disease) … 귀의 내이의 병으로 반복하는 현기증에 난청이나 이명을 동반하는 것. 현기증이 심할 때는 구역질, 구토, 식은땀, 두근거림 등도 생긴다.

● **그레이브스병**(Graves' disease) … 자가면역질환의 하나로 갑상선기능항진증의 원인이 된다. 20~40대의 여성에게 많이 발병. 안구돌출, 빈맥, 두근거림, 체중감소, 손이 떨림, 다한, 피로감, 설사, 식욕강화 등

● **바터증후군**(Bartter's syndrome) … 신장(방사구체장치)에 있는 레닌생성세포의 과형성으로, 부신피질의 알도스테론이 과잉생성되어 생긴다고 생각되고 있다. 저칼륨혈증, 대사성알칼로시스, 혈압저하를 불러일으키고, 근력저하, 사지 마비, 다뇨와 다음, 저신장 등이 나타난다.

● **반티증후군**(Banti's syndrome) … 최근에는 특발성 문맥압항진증이라고 하는 때가 많다. 비종대, 빈혈, 문맥압항진을 나타내며, 간경변, 혈액병, 기생충병 등이 없을 경우를 가리킨다.

● **발작성 상실성 빈맥증**(PSVT) … 갑자기 맥이 빨라져서 두근거림이 생기고, 또한 두근거림이 갑자기 가라앉는 것이 특징인 부정맥. 때때로 실신하는 일도 있다. 숨을 참고, 손가락을 목구멍에 넣고 토하려고 하는 것이 발작을 멈추는 방법으로 알려져 있다.

● **발작성 야간혈색소요증**(paroxysmal nocturnal hemoglobinuria) … 용혈성빈혈의 일종. 야간 수면 중에 심한 용혈이 일어나 이른 아침에 배설하는 소변이 콜라색이 된다. 빈혈 증상, 때로는 복통이 있는 것 외에 그다지 특징적 증상은 없다.

● **방실차단**(auriculoventricular block) … 심장의 방실결절과 히스다발이라는 조직의 장애(블록)로 인해 생기는 부정맥의 하나. 블록 정도는 1도, 2도, 3도로 분류되고, 3도 방실블록은 병적이므로 치료가 필요. 심장 페이스메이커를 이식하면 보통 생활을 할 수 있다.

● **봉와직염**(봉소염, phlegmone) … 최근에는 봉소염으로 불리는 일이 많다. 주로 포도구균이 손발이 알아차리지 못하는 작은 상처로 감염되어 생기는 피부의 병. 아이에게 발병하는 일은 드물고 손발에 통증이 있는 빨간 부종이 나타나고 한기와 열이 난다.

● **부갑상선기능저하증**(hypoparathyroidism) … 부갑상선호르몬의 분비부족이나 작용메기니즘의 장애로 인해 생기는 병. 몸이 나른하고, 쉽게 피곤해지고, 손가락이 쉽게 경직되고, 손발에 쥐가 자주 나고, 입 주위가 자주 저린 등의 증상

● **부갑상선기능항진증**(hyperparathyroidism) … 부갑상선에 종양이 생겨서(원발성), 부갑상선호르몬이 과잉분비되어 생기는 병. 만성신부전(신투석)을 동반하는 이차성도 중요. 몸이 나른하고, 쉽게 피곤해지고, 목이 마르고, 소변량이 많고, 식욕부진, 체중감소, 관절통 등의 증상

- **부신 급성발증(adrenal crisis)** … 급성 부신부전(부신저하증)이라고도 한다. 양쪽 부신이 급격하게 파괴되었을 때나 만성 부신기능저하증의 사람에게 스트레스가 가해졌을 때 생긴다. 초기에는 식욕부진, 여윔, 전신권태감, 구역질, 구토, 설사, 불안감 등 에디슨병과 마찬가지 증상이 출현. 방치하면 혈압저하, 의식저하 등이 생겨 위험한 상태에 빠진다.
- **불안신경증(anxiety neurosis)** … 불안은 많건 적건 누구에게나 있으나, 그것이 미약한 원인에서 지나치게 심하게 나타나고 오래 계속되는 때를 말한다. 불안이 급격하게 높아지면 두근거림이 생기고, 몸이 떨리고, 가슴이 답답하고, 식은땀을 흐리고, 지금이라도 죽는 것이 아닌가 하는 공포에 휩싸인다. 처음의 발작은 거의 길어도 1시간 정도로 가라앉지만, 한번 발작을 경험하면 또 발작이 일어나지 않을까 더욱 불안이 심해지고, 이번에는 바로 병원에 갈 수 없는 곳 등에서 발작이 생기게 되고, 점점 외출도 할 수 없는 상태에 빠진다. 정신신체의학과나 정신과에서 치료가 필요
- **사르코이도시스(sarcoidosis)** … 폐, 림프절, 피부, 눈, 심장 등의 복수 장기에 육아종이 출현하는 원인불명의 질병. 북구인에 많고, 동양인에게는 적다. 림프절의 부종, 기침, 호흡곤란, 눈부심, 시력장애 등
- **CMV(거대세포바이러스, cytomegalovirus) 감염증** … 헤르페스바이러스(herpesvirus)군에 속하는 사이토메갈로바이러스에 감염되어 생기는 병으로 건강한 때는 걸리지 않는 기회감염증의 하나. 사람의 반수 이상은, 이 바이러스에 감염되어 있다. 평소에는 문제가 없으나 에이즈 등으로 면역결핍 상태가 되면 발병하고, 특히 말기가 되면 반수 이상에 망막염이 생기고, 실명의 원인이 된다.
- **성조숙증(precocious puberty)** … 뇌의 하수체에서 분비되는 성선자극호르몬의 분비가 너무 빨라서 생기는 병태. 남자는 9세 미만에서의 음경, 음낭(고환)의 발육, 10세 미만에서의 음모 발생 등. 여자는 7세 미만에서의 유방, 유륜의 발육 비대, 8세 미만에서 음모의 발생 등이 기준. 유방이나 치모만이 빨리 출현하는 조발유방이나 조발치모는 치료가 필요하지 않다.
- **쇼그렌증후군(Sjogren syndrome)** … 누선이나 타액선 등의 외분비선이 파괴되어 다양한 건조증상이 나오는 병. 눈이나 입의 건조감, 눈의 이물감, 충치의 증가, 이하선의 부종 등과 함께 약 반수의 류마티스관절염, 전신성홍반성낭창 등의 교원병이 합병된다. 대부분 여성에게 발병하고 30~50대에 많다.
- **수근관증후군(carpal tunnel syndrome)** … 손바닥의 중추부에 있는 수근관 속을 지나는 신경이 압박되어 생기는 병. 손가락이 저리고(특히 야간)과 아침에 손가락이 뻣뻣해진다. 여성에게 압도적으로 많고, 임신/출산/갱년기 등에 호르몬이 흐트러지거나, 손의 지나친 사용, 건초염이 원인으로 발병한다.

- **수신증(hydronephrosis)** … 요로의 협착이나 폐색으로 소변의 흐름에 정류가 생겨 협착, 폐색부보다 상부의 신우신배와 요관이 확장하는 병. 선천적인 협착, 종양이나 결석으로 인한 협착/폐색 등으로 생긴다. 자각증상은 없다. 양쪽 신장이 수신증이 되면 신부전 상태가 된다.
- **수정체기인성 포도막염** … 수정체 과민성 안내염이라고도 한다. 눈의 수정체를 감싸는 막이 손상을 입어서 수정체 단백질이 방수 속으로 나오면, 이것을 항원으로 인식해서 생기는 알레르기성 염증. 홍채모양체염(iridocyclitis)의 형태를 보일 때가 가장 많다. 눈이 빨개지고, 아프고, 눈부시고, 시력이 떨어진다.
- **스프루(sprue)** … 열대성 설사(열대성 스프루), 휘플씨 병(Whipple's, 비열대성 스프루, celiac disease) 등을 가리킨다. 전자는 지방변, 여윔, 설염, 위장장애, 빈혈 등이 주증상. 후자는 지방변, 체중감소, 복부증상, 관절통 등
- **승모판협착증(mitral obstruction)** … 심장판막증의 하나. 2장 있는 승모근이 밀착하므로 좌심방에서 좌심실로 혈액이 자연스럽게 흐르지 않게 되어 발병한다. 대부분이 취학아동 시기에 걸리거나 류마티스열(rheumatic fever)이 원인. 숨이 차거나 쉽게 피곤해지거나 진행되면 신부전 증상이 나타난다.
- **시스틴뇨증(cystinuria)** … 시스틴은 동식물에 폭넓게 존재하는 함유아미노산. 신장 요세관의 시스틴 재흡수기구에 장애가 생겨, 시스틴이나 리신(lysine) 등 아미노산의 배설이 증가하는 병으로 요로결석을 일으킨다.
- **신증후군(nephrotic syndrome)** … 네프로제란 대량의 단백이 소변 속으로 새어나와 혈액 속에 단백이 감소(저단백혈증), 지질이 상승(지질이상혈증), 심한 부종이 나타나는 상태. 신장의 사구체질환(급성/만성신염 등) 외에 당뇨병, 전신성홍반성낭창, 다발성골수종 등으로 인해 생긴다.
- **심근염(myocarditis)** … 세균, 바이러스, 리케차, 진균 등이 원인으로 심근에 염증이 생기는 병. 감기 증상, 두근거림, 빈맥, 흉통 등의 증상이 나타나지만, 진단이 어렵고 감기라고 생각하고 지나칠 때도 적지 않다.
- **심근증(cardiomyopathy)** … 현재 원인은 불명으로 심장근육이 침범당하는 병의 총칭. 비대형 심근증, 확장형 심근증 등이 있다. 비대형의 증상은 운동 시의 가벼운 두근거림과 숨이참, 흉부 압박감, 현기증, 실신발작 등. 확장형은 두근거림, 호흡곤란, 흉부압박감, 부종, 쉽게 피곤해지는 것 등
- **심막염(pericarditis)** … 심장 가장 외측의 심외막과 심장을 감싸는 심막에 염증이 생겨서 막 사이에 물이 차는 병. 바이러스, 세균, 결핵균 등의 감염으로 생기나 원인불명이 가장 많다. 발열, 발한, 권태감, 체중감소, 흉통, 숨이 차는 등이 급성심근염의 증상

- **심방세동**(atrial fibrillation) … 맥의 리듬이 제멋대로 흐트러지는 부정맥. 리듬이 일정하지 않으므로, 두근거림이나 흉부불쾌감 그리고 호흡곤란이 생길 때도 있다.
- **심실중격결손증**(ventricular septal defect) … 선천적으로 좌심실과 우심실 사이의 벽에 구멍이 난 병으로 아기의 선천성심장병 반수를 차지하고 있다. 대부분은 구멍이 작아서 적어도 1~2세까지는 자연 폐쇄되고, 건강체가 된다. 구멍이 클 때는 생후 2~3개월에 심부전을 일으키므로 수술이 필요하다. 운동 시의 두근거림, 숨이 차는 등의 증상
- **심장신경증**(cardiac neurosis) … 심장 자체에 병은 없으나 두근거림이나 호흡곤란, 흉통, 피로감 등이 생기는 것. 심장병에 대한 불안감이 배경이며 항상 심장에 대한 것이 머리에서 떠나지 않게 된다. 검사를 해서 심장에 이상이 없으면 그 사실을 납득하고 의사를 신뢰하며 치료를 받는 것이 중요
- **아급성 갑상선염**(subacute thyroiditis) … 갑상선부의 심한 통증과 발열, 두근거림이나 여윔 등 갑상선기능항진증을 특징으로 하는 병. 바이러스의 감염으로 인한 갑상선의 염증이라 생각되고 있다.
- **산증**(acidosis) … 혈액의 pH(수소이온농도)가 정상영역인 7.35~7.45보다 내려간 상태
- **암성 흉막염**(pleuritis carcinomatosa) … 폐암이나 유방암 등 다양한 암이 흉막으로 전이해서 생기는 흉막염. 가슴이나 등의 통증, 기침, 진행하면 호흡곤란 등. 흉막염은 옛날에는 늑막염(pleurisy)이라고 불리고 있었다.
- **에디슨병**(Addison's disease) … 양쪽의 부신피질이 광범위하게 붕괴하고 부신피질호르몬의 분비가 저하되는 병. 식욕부진, 여윔, 전신권태감, 구역질, 구토, 설사, 불안감, 성욕저하(남성), 피부가 검게 되는 등
- **요도게실**(urethral diverticulum) … 요도의 벽 일부가 주머니형상으로 확장하는 병. 대부분은 염증, 외상, 결석 등으로 발생한다.
- **요붕증**(diabetes insipidus) … 뇌하수체 후엽 호르몬의 하나, 항이뇨호르몬의 분비장애로 인해 요량이 비정상적으로 증가하는 병. 약 반수는 원인불명이지만 뇌종양이나 교통사고 등으로 인한 두부외상으로도 발병한다. 대부분은 돌연 요량이 4~10L 혹은 그 이상이 된다.
- **원발성 마크로글로불린혈증**(primary macroglobulinemia) … 혈액 속에 분자량의 커다란 단백질(마이크로글로불린)이 증량하는 희귀한 병. B림프구의 종양성 증식
- **원발성 담즙성 간경변**(primary biliary cirrhosis) … 자가면역질환의 하나로 원인불명. 간 속의 담즙이 정체되어 간경변 증상을 나타내는 병. 황달, 피부의 가려움, 간종대, 비종대가 주요 증상. 대부분은 30~50대 여성에게 발병
- **원발성 알도스테론증**(primary aldosteronism) … 부신피질에 종양이 생기는 등으로 알도스테론의 과잉분비로 생기는 병. 고혈압, 저칼륨혈증, 손발의 마비 등

- **유전성 출혈성 모세혈관확장증(hereditary hemorrhagic telangiectasia)** … 오스러병(osler disease)이라고도 함. 피부나 점막의 모세혈관이 확장하고, 출혈을 일으키는 유전성의 질병. 특히 코의 점막에서, 이외에도 혀, 잇몸, 위턱, 얼굴, 손가락 등에서 출혈
- **유주신(wandering kidney)** … 숨을 들이쉴 때나 설 때 신장이 하강하는 정도가 크므로, 여러 가지 증상이 나오는 병. 장기간 서 있거나, 보행 뒤에 측복부나 요부에 둔통이나 중압감을 느끼는 것이 특징. 이외에도 혈뇨, 빈뇨, 식욕부진, 구토, 변비, 설사 등이 나타나지만, 무증상일 때도 많다.
- **이상 헤모글로빈혈증(abnormal hemoglobinemia)** … 헤모글로빈의 이상으로 생기는 병의 총칭. 메트헤모글로빈혈증, HbM병, 지중해빈혈(thalassemia) 등이 있으며 용혈, 혈전, 다혈 등을 나타낸다.
- **이소성 ACTH증후군(ectopic ACTH syndrome)** … 본래는 호르몬을 만들지 못하는 장기조직에 발생한 종양이 호르몬을 만드는 것을 이소성 호르몬분비종양이라고 한다. 이 중에 부신피질자극호르몬(ACTH)을 만드는 종양을 말함. 원발종양(primary tumor)으로는 폐암이 가장 많다.
- **인슐린노마(insulinoma)** … 췌장의 랑게르한스섬에 존재하는 인슐린이라는 호르몬을 분비하는 세포가 종양화해서 생기는 병. 암의 확률은 20% 이하. 저혈당의 발작을 반복, 의식소실, 착란, 두통, 동작이나 언어가 느려지고, 성격의 변화, 비만 등이 나타난다.
- **일과성 허혈발작(transient ischemic attacks, TIA)** … 뇌의 동맥이 막혀 순환장애가 발생해서 뇌졸중 발작이 일어난 것으로 발작이 몇 분에서 몇 시간 만에 진정되는 경우를 말한다. 반신의 운동장애, 마비, 저림, 경련, 언어장애, 시력/청력장애 등이 나타난다.
- **자가면역성 췌장염(autoimmune pancreatitis)** … 원인으로 면역에 관여가 추정되는 췌장염. (폐색성)황달, 복통 등이 나타난다.
- **자연기흉(spontaneous pneumothorax)** … 폐 속의 폐포가 갑자기 파열해서, 공기가 흉강으로 새어나와 폐가 수축하는 병. 갑작스러운 흉통과 호흡곤란으로 발병한다. 젊은 사람, 특히 마른 남성에게 많이 보인다.
- **장결핵(intestinal tuberculosis)** … 결핵균이 감염으로 생기는 장의 질병. 복통, 체중감소, 발열, 설사, 쉽게 피곤해지는 등의 증상
- **재생불량성빈혈(anemia aplastic)** … 골수의 적혈구계, 백혈구계, 혈소판계 등 3계통 중 어느 것의 조혈능력이 장애로 인해 감소하는 빈혈. 백혈구 감소로 인해 감염이 쉬워지고, 또한 혈소판감소로 인해 출혈경향을 나타낸다.

- **전신성홍반성낭창(SLE)** … 교원병의 하나. 레이노증상(손가락이 창백~자색~홍색으로 변화하고 통증/저림), 가벼운 동상, 얼굴의 접형홍반, 수장홍반, 원반상 피진, 지속되는 발열, 식욕부진, 빈혈, 관절통, 신염 등
- **점액수종(myxedema)** … 피부의 진피에 뮤틴(mutine)이라는 물질이 축적되는 병으로 갑상선의 기능저하가 원인으로 생각되고 있다. 발한, 피지분비의 감소, 피부의 건조와 냉감, 손이나 눈 주위의 부종, 머리카락이 거칠고 적어지는 등
- **정류고환(cryptorchidism)** … 고환은 태아 때에 복강에 있으며 발육에 따라 내려가 출생 시에는 음경 아래에 정착하지만, 이 하강이 도중에 멈추는 병태. 평균적으로 신생남아의 수 %에게 보이지만 그 반수 이상은 1개월 이내에 자연히 하강, 1세 때에서의 빈도는 1% 이하가 된다.
- **주혈흡충증(schistosomiasis)** … 주혈흡충이라는 기생충으로 인해 생기는 병. 사람에게 기생하는 주혈흡충은 주로 일본주혈흡충(schistosomiasis japonica), 맨슨 주혈흡충, 빌하르쯔주혈흡충. 피부를 통해서 감염되고 일본주혈흡충과 맨슨주혈흡충(manson schistosomiasis)은 주로 간, 빌하르쯔주혈흡충(bilharziasis)은 주로 방광/직장/음낭/회음부에 장애를 불러일으킨다.
- **중증근무력증(myasthenia gravis)** … 신경과 근육의 결합부에 장애가 생겨 근육에 힘이 들어가기 어려워지는 자가면역질환. 눈꺼풀이 무겁고, 사물이 이중으로 보이며, 안면, 손발, 몸통의 근력저하, 쉽게 피곤해지는 등의 증상
- **지중해빈혈(thalassemia)** … 헤모글로빈에 어떤 부분의 합성 이상으로 생기는 저색소성 소구성빈혈. 지중해 연안지방에 많아서 지중해빈혈이라고 불린다.
- **척수분리증(spondylolysis)** … 요추의 일부에 균열(분리)이 생겨서 허리에 통증이 생기는 병. 젊을 때 스포츠를 해서 요통을 일으킨 경험을 가지고 있는 사람에게 많다.
- **척수소뇌변성증(spinocerebellar degeneration)** … 서서히 소뇌, 척수의 신경세포가 변화해가는 진행성 병. 원인불명으로 유효한 치료법도 없다.
- **철아구성 빈혈(sideroblastic anemia)** … 헤모글로빈을 만드는 햄(철을 포함한 색소)의 합성장애로 인해, 철의 이용이 나쁘게 되어 생기는 빈혈. 안면창백, 숨이참, 두근거림, 권태감 등 빈혈의 일반증상 외에 간종이나 비종 등도 출현할 때가 있다. 후천성의 원발성 획득성 철아구성 빈혈은 급성백혈병으로 바뀌기 쉽다.
- **췌낭포(cyst of pancreas)** … 췌장 속에 생긴 액체가 담긴 주머니. 원인불명이 많으나 췌장염, 췌장의 외상이나 종양 등으로도 생긴다. 증상은 상복부의 통증, 압박감, 응어리 등이나 낭포가 작으면 무증상

- **폐포자충증**(pulmonary pneumocystosis) … 뉴모시스티스 카리니(pneumocystis carinii)라는 진균으로 인해 생기는 폐렴. 건강할 때는 모르는 기회감염의 하나로 에이즈 등으로 면역결핍 상태가 되면 발병한다. 발열, 호흡곤란, 마른기침 등
- **카포시육종**(Kaposi sarcoma) … 혈관을 만들고 있는 세포에서 발생하는 악성종양(혈관육종)의 하나. 이것에는 고전적 카포시육종과 에이즈에 합병해서 발생하는 카포시육종이 있으며 대부분은 손, 발에서 발생하고 적자색~흑색으로 보이며 연이어 다발한다.
- **쿠싱증후군**(Cushing's syndrome) … 부신피질호르몬인 코르티솔(cortisol)이 과잉분비되어 생기는 질병. 문페이스, 현저한 중심성 비만, 어깨부터 목에 걸친 융기, 고혈압, 성기능 이상, 수염이나 체모가 짙어지는 등의 남성화 증상, 월경이상 등
- **크레틴병**(cretinism) … 선천성 갑상선기능저하증이라고도 한다. 선천적으로 갑상선호르몬이 결핍인 병태로, 지능장애 등을 초래하므로 조기치료가 필요. 현재 한국에서는 신생아 선별검사가 실시되고 있다.
- **크론병**(Crohn's disease) … 소장이나 대장의 점막에 산새하는 종양이 생기는 병. 이외에도 피부, 관절, 간, 눈에도 병변이 생긴다. 원인불명으로 10~30대에 많이 발병한다. 복통, 만성지속성의 연변, 설사, 체중감소, 하혈, 혈변, 빈혈 등
- **클라미디아감염증**(genital chlamydial infection) … 클라미디아라는 미생물에 감염되어 생기는 질병의 총칭. 감염되면 폐렴이나 기관지염, 인두염, 봉입체 결막염(inclusion conjunctivitis), 앵무새병(psittacosis), 과립성결막염(trachoma) 등이 발병. 최근에는 성행위로 인한 클라미디아의 감염이 증가. 감염되면 남성은 요도염이나 전립선염, 여성은 자궁경관염, 자궁내막염, 난관염 등이 발병한다.
- **클라인펠터증후군**(Klinefelter's syndrome) … 성염색체 수의 이상으로 생기는 증상. 사춘기가 되도 커지지 않는 고환(음경이나 음낭 등의 외성기는 거의 정상), 불임증이 특징
- **타석증**(sialolithiasis) … 타액선 속이나 타액이 지나는 관 속에 돌이 생기는 병. 돌이 커지면 타액의 흐름이 멈추거나, 뺨이나 턱이 부어 통증을 느낀다.
- **특발성 다모증**(Idiopathic hirsuties) … 다모증이란 본래 부드러운 털인 여성의 체모가 어떤 원인으로 강모가 되는 현상. 원인불명의 다모증이 특발성 다모증. 사지의 다모부터 시작해서 안면에 수염, 외음부의 발모가 남성형이 된다.
- **특발성 혈소판 감소성 자반증**(idiopathic thrombocytopenic purpura, ITP) … 피부나 점막에 출혈반이 생겨, 어딘가에 부딪히면 멍이 잘생기고 외상부의 출혈이 좀처럼 멈추지 않는 병. 혈소판이 감소해서 모세혈관이 약해져서 생기지만, 혈소판의 감소를 초래하는 원인이 되는 병으로 유전적 요인이 보이지 않는 것으로 인해, 혈소판에 대한 자가항체의 관여가 추측되고 있다. 풍진이나 수두, 감기에 걸린 후 2~3주 사이에 생기는 일이 많다.

● **파종성 혈관내응고증후군**(disseminated intravascular coagulation, DIC) … 폐렴이나 패혈증 등의 감염증, 암이나 백혈병, 전신성홍반성낭창 등의 교원병, 임신중독증 등의 산부인과질환 등의 기초질환이 있으면 전신의 혈관 속에 많은 미세혈전(microthrombosis)이 생겨, 이 때문에 응고인자나 혈소판이 소비되어 감소하는 병. 출혈경향이 있고 출혈이 멈추지 않게 된다.

● **파킨슨병**(Parkinson's disease) … 중년이나 고령일 때 많은 병. 운동기능을 컨트롤하는 대뇌 기저핵의 흑질선조체(nigrostriatal)라는 곳에 병변이 생겨, 도파민(신경전달물질)을 만드는 흑질세포가 변성/소실하므로 발병한다고 생각되고 있다. 처음에는 피로감, 근육통 등이 있고, 이어서 일상의 동작이 완만해지고, 손발의 떨림, 무표정, 전굴자세, 보행곤란 등을 동반하게 된다.

● **폐기종**(emphysema) … 폐의 폐포벽이 파괴되어 생기는 병. 기침, 가래, 호흡곤란, 두근거림 등. 남녀 비는 거의 10대 1로 남성이 많다.

● **폐섬유증**(fibroid lung) … 폐의 폐포벽에 섬유가 증식하는 병. 호흡곤란, 마른기침, 손가락곤봉증(손가락 끝이 둥글고 두껍게 됨) 등

● **포르피린증**(porphyria) … 포르피린은 색소의 일종으로 헤모글로빈이나 어떤 종류의 효소를 구성하는 물질. 이 포르피린의 생성에 이상이 생겨, 피부나 간 등에 축적되어 생기는 병. 포르피린증에는 3가지가 있어서 선천성 포르피린증은 광선과민, 적갈뇨, 빈혈 등, 골수성 프로피린증은 광선과민이 주요 증상. 만발피부 포르피린증(porphyria cutanea tarda)은 장기간, 대량음주를 하고 있는 중년남성에게 생기며 간기능장애, 안면이나 손등의 수포 등이 나타난다.

● **플럼머병**(Plummer's disease) … 갑상선에 종양이 생기는 병으로 갑상선기능항진증의 원인이 된다. 30~40대에 많다. 빈맥이나 부정맥, 두근거림, 체중감소, 손의 떨림, 다한, 피로감, 설사, 식욕 강화 등

● **뇌하수체기능저하증**(hypopituitarism) … 뇌의 하수체전엽에 장애가 생기고 하수체전엽 호르몬의 분비가 저하되는 병. 여성은 분만 시 대량출혈이나 쇼크, 남성은 하수체에 생기는 종양이 주요 원인이지만 원인불명일 때도 적지 않다.

● **하시모토병**(hashimoto's disease) … 만성갑상선염이라고도 한다. 자가면역질환의 대표적 질병. 대부분은 갑상선이 붓는 것이 유일한 증상으로 갑상선기능항진증(바세도병)이나 갑상선기능저하증을 일으키는 원인이 된다고 생각되고 있다.

● **항정신성 약물 악성증후군**(neuroleptic malignant syndrome) … 항정신약(종합실조증약, 조울증약, 항간질약, 항파킨슨병약 등)의 내복 중, 약의 급격한 중지로 인해 생기는 병태. 고열, 몸의 뻣뻣함, 떨림, 무동 무언, 혈압의 변동, 의식장애 등이 나타난다.

- **해리성 대동맥류**(dissecting aortic aneurysm) … 대동맥은 내막, 중막, 외막 등 3겹으로 되어 있으나 중막이 찢어져서, 그 틈으로 혈액이 들어가 찢어진 곳이 서서히 넓어지는 질병. 돌연 심한 복통이 출현, 자주 복통, 요통, 목 등으로 통증의 중심이 이동한다.
- **혈관성자반병**(vascular purpura nephritis) … 사지 특히 하지에 점점이 다양한 크기의 출혈성 발진이 생기는 병. 관절의 통증이나 부종, 심한 복통을 동반할 때도 있다. 유아, 취학 아동에게 많으며 알레르기반응으로 인해 생긴다고 생각되고 있다.
- **혈소판기능이상증**(qualitative disorders of platelet function) … 혈소판의 기능이 다양한 원인으로 비정상이 된 상태로 선천성과 후천성이 있다. 선천성 혈소판기능이상증에는 혈소판무력증, 버나드-슐리어증후군(bernard-soulier syndrome) 등이 있다. 후천성 혈소판기능이상증은 요독증, 백혈병, 진성다혈증, 약물로 인한 장애, 간기능장애 등으로 생긴다.
- **혈소판무력증**(thrombasthenia) … 선천성 혈소판기능이상증으로 영유아기부터 코피, 피하출혈, 점막출혈이 반복해서 나타난다. 혈소판의 수와 형태는 정상. 혈연자에게 환자가 있으면 발병한다.
- **호지킨병**(hodgkin's disease) … 혈액의 암으로 악성림프종의 일종. 감염 등에서 몸을 지키는 역할을 하는 림프절이나 비장, 편도 등의 세포가 악성화해서 증식해서 생긴다. 림프선 종대, 빈혈, 발열 등
- **혼합성 결합조직병**(mixed connective tissue disease) … 전신성홍반성낭창, 강피증, 다발성근염의 증상을 모두 가지는 중복증상이 특징인 교원병
- **황체기능부전**(corpus luteum insufficiency) … 수정란이 자궁에 착상할 때 주도적 역할을 하는 황체의 기능이 충분하지 못하는 병태. 여성 불임의 원인으로 가장 많다.
- **횡문근융해증**(rhabdomyolysis) … 약물(이상지질혈증약)이나 과격한 운동(탈수)으로 인해 횡문근(골격에 붙어 있는 근육) 세포가 파괴되는 질병. 근육통, 근력저하, 암갈색뇨(미오글로빈뇨, myoglobinuria) 등의 증상이 나타난다.
- **흉곽출구증후군**(thoracic outlet syndrome) … 목에서 가슴을 향하는 신경과 혈관의 통로가 쇄골 뒷부분 근처에서 좁아지고 신경과 혈관이 압박해서 생기는 질병. 어깨부터 팔의 결림과 통증, 팔의 나른함, 손의 저림, 손가락의 부종과 냉증 등
- **흡수불량증후군**(malabsorption syndrome) … 장의 영양흡수에 장애가 생기는 질병의 총칭. 간, 담도, 췌장, 내분비의 질병, 위, 소장, 대창, 췌장의 절제 후 장애, 클론병 등에서 자주 생긴다. 만성의 설사, 체중감소, 여윔, 빈혈, 부종 등이 공통된 증상

●**CETP 결손증** … CETP(cholesterol ester transport protein)란 즉 콜레스테롤 에스텔 운송 단백질이 결손된 병. HDL은 이 단백질의 작용으로 말초조직으로 들어간 콜레스테롤을 다른 곳으로 운송하고 있으나, 결손되면 전송할 수 없어서 축적되고, 고HDL혈증을 일으킨다. 동맥경화와의 관계는 현재 연구 중

●**LCAT 결손증(LCAT deficiency)** … LCAT(lecithin cholesterol acyltransferase)란 레시틴-콜레스테롤아실 전달효소로 이 효소가 선천적으로 결손되어 생기는 매우 드문 유전병. 각막혼탁, 신부전 등이 생긴다.

●**LH 단독 결손증(isolated LH deficiency)** … LH는 황체화호르몬을 말하며 여성 불임 원인의 하나가 되는 질병. 난포자극호르몬은 정상이지만 황체화호르몬과 테스토스테론이 저하하므로 수정란이 착상되지 않고 불임이 된다. 수염이나 체모가 짙어지는 등 남성화 증상이 나타난다.

●**SIADH(ADH분비이상증후군)** … ADH(항이뇨 호르몬)의 분비 과잉으로 체내 수분 저류가 많아지는 상태. 종양(주로 폐)으로 인한 이소성 ADH분비항진과 하수체 후엽으로부터의 ADH분비항진이 원인. 저나트륨혈증을 불러일으키고, 두통, 권태감, 욕지기 등이 나타난다.

●**TSH분비이상증후군(syndrome of inap-propriate secretion of TSH)** … TSH란 뇌의 하수체전엽이라는 곳에서 분비되는 갑상선자극호르몬으로 이 하수체전엽에 종양이 생기는 매우 희귀한 질병. 이 호르몬이 과잉분비되어 갑상선기능항진증을 일으킨다.

진단의학검체검사의 종류

내분비검사 •••

▶ 갑상선검사

Free T_3

Free T_4

Guthrie 5종

Neonatal Free T_4

Neonatal TSH

Reverse T_3(rT_3)

T_3(Triiodothyronine)

T_3 uptake

T_4(Thyroxin)

TBG(Thyroxin binding globulin)

Thyoglobulin Ab(Tg−Ab)

Thyoglobulin Ag(Tg−Ab)

Thyroid Microsomal Ab

TRH(Thyrotropin releasing hormone)

TSH(Thyroid stimulating hormone)

TSH−R−Ab(Thyroid stimulating inhibitor/TSI)

▶ 부갑상선검사

Osteocalcin

PHT−Intact

Vit B_{12} Binding Capacity

▶ 뇌하수체검사

Free α−subunit

FSH(Follicle stimulating hormone)

GH(Growth Hormone)

LH(Luteinizing hormone)

Oxytocin

Prolactin

Somatomedin−C

Somatostatin

α−MSH(α−Melanin stimulating hormone)

β−Endorphin(β−Ep)

▶ 부신피질검사

Plasma Renin Activity(PRA, Renin I)

Pregnenolone

▶ 부신수질검사

Free Catecholamine 3분획

HGA(Homogentisic acid)

HVA(Homovanillic acid)

L Dopa

Metanephrine

Metanephrine 2분획

MHPG(3−Methoxy−4−Hydroxy Phenyl−ethyleneglycol)

Serotonin(5−Hydroxtryptamine)

Serotonin(5−Hydroxytryptamine)

Total
VMA(I) (Vanillylmandelic acid)
VMA(n)

▶ 성선, 태반검사

Free Testosterone
HCG–Total
HPL(Human placental lactogen)
Pregnandiol(P_2)
Pregnanetriol(P_3)
Progesterone
Progesterone Peceptor Ab(PR–Ab)
SP1(Schwangershafts protein)
Testosterone
β–HCG(β–human chorionic gonadotropin)

▶ 췌장, 소화관기능검사

Free Insulin
Insulin
Insulin Ab
Insulin Receptor Ab

▶ 알러지검사

IgE
MAST Allergy
Unicap

▶ 종양표지검사

IAP(Immunosuppressive acidic protein)
KM01
NSE(Neuron specific enolase)
PAP(Prostatic acid phosphatase)
PIVKA–II
Polyamine 4분획
Polyamine 7분획
Procollagen III Peptide
PSA(Prostate specific antigen)
PSTI(Pancrratic secretory trypsin inhibitor)
SCC Ag(Squamous cell carcinoma antigen)
SLX (Sialyl Lex–1 antigen)
Span–1
TNF
TNF–activity
TNF–α(Tumor necrosis factor–α)
TPA(Tissue polypeptide antigen)
VIP(Vasoactive intestinal polypeptide)
α_1–Acidglycoprotein(α_1–Ag)
β–HCG(β–Human chorionic gonadotropin)
β_2–Microglobulin(β_2–MG)
γ–Sm(Gamma Seminoprotein)

▶ 기타검사

Erythropoietin
Lysozyme
Myoglobin 정량
Prostaglandin A+B
Prostaglandin E_2(PGE_2)
Prostaglandin F
SHBG(Sex hormone binding globulin)
Thromboxane B_2(TxB_2)

α-HANP(Human atrial natriuretic polypeptide)
β-TG (-thromboglobulin)

바이러스항체검사 •••

▶ 간염항체검사

Delta Ab
DNA probe for HBV
HAVAb-IgG
HAVAb-IgM
HBcAb-IgG
HBcAb-IgM
HBeAb
HBeAg
HBsAb
HBsAg
HBV DNA PolymeraSe
HCV-Ab-IgM
HCV-Ab
HEV-Ab

▶ 바이러스질환항체검사

AdenoVirus
CMV-IgG
CMV-IgM
CMV-IgM(Cytomegalo virus)
CoxSackie Virus
Coxsackie Virus, Group A type 4, 6, 7, 9, 10, 16
Coxsackie Virus, Group B type 1, 2, 3, 4, 5, 6
EBV EA-DR IgA
EBV EA-DR IgG
EBV EA-DR IgM
EBV VCA-IgG
EBV VCA-IgG(Epstein-Barr virus)
EBV VCA-IgM
EBV-EBNA
Echo Virus Type 1,3-7,9,11-14,16-19,21,22,24,25,30
Entero Virus Type 70, 71
Group A type 4, 6, 7, 9, 10, 16
HSV-IgG(Herpes simplex virus)
HSV-IgM
Influenza A,B
JEV(Japanese B-encephalitis virus)
Measles-IgG
Measles-IgM
Mumps-IgG
Mumps-IgM
Parainfluenza Type 1-4
Polio Virus Type 1-3
Rota-Virus Ag
RS-Virus
Rubella-IaG
Rubella-IgM
VZV-IgG(Varicella-zoster virus)
VZV-IgM

▶ 전기영동검사

LDH E.P
Lipoprotein E.P
Protein E.P
γ-GT E.P(γ-Glutamyl transferase)

▶ 면역단백검사

α_1–Antitrypsin

α_1–Microglobulin

α_2–Microglobulin

▶ 자가면역질환검사

α_1–Antitrypsin Phenotyping

▶ 감염증항체검사

Widal test

감염증특수항체검사

Y. Pseudotuberculosis Ab

Y. Entercolitica Ab

생화학검사 •••

▶ 단백질/질소관련검사

A/G ratio

Albumin

Ammonia(NH3)

B/C ratio

Bilirubin, Direct

Bilirubin, Indirect

Bilirubin, Total

BUN

Corrected Ca(Urine Ca/crea.)

Creatine

Creatinine

Creatinine Clearance(CCr)

Globulin

Total Protein

Uric acid

▶ 효소관련검사

Acid phosphatase(ACP)

ADA(Adenosine deaminase)

Aldolase

Alkaline phosphatase(ALP)

Amylase

Amylase Clearance

Cholinesterase(Pseudo cholinesterase)

CK–MB

CPK, Total(Creatine phosphokinase)

G–6–PDH(Glucose–6–phosphate dehydrogenase)

ICDH(Isocitrate dehydrogenase)

LAP (Leucine aminopeptidase)

LDH(Lactate dehydrogenase)

Lipase

PHI(Phospho hexoseisomerase)

SGOT(AST)

SGPT(ALT)

Trypsin

α–HBD(Hydroxybutyrate–dehydrogenase)

γ–GT(Gamma glutamyl transferase)

▶ 지질관련검사

Apolipoprotein A–1

Apolipoprotein A–II

Apolipoprotein B

Apolipoprotein C–II

Apolipoprotein C–III

Apolipoprotein E

Bile acid fractionation

Bile acid, Total
Cardiac risk factor(CRF)
Ester Cholesterol
Fatty acids fractionation
Free Cholesterol
Free fatty acid(Non-esterified fatty acid, NEFA)
HDL-Cholesterol
Hexacosanoic acid
L/S ratio(Lecithin/Sphingomyelin ratio)
LDL-Choesterol
Lipoprotein E.P
Lipoprotein X
LP(a)(Lipoprotein (a)
LPO(Lipid peroxidase)
Phospholipid
Total Cholesterol
Total lipid
Triglyceride
β-Lipoprotein

▶ 당검사

Fructosamine
Galactose
Glucose
Glucose tolerance test(GTT)
Hb A1c

▶ 전해질검사

Calcium(Ca)
Chloride(Cl)
Ionized calcium(Ca^{++})
Iron(Fe)
Magnesium(Mg)
Phosphorus(P)
Potassium(K)
Sodium(Na)
TIBC
UIBC

▶ 기타검사

Kappa(κ)Light chain
Lambda(λ) Light chain
Osmolality
Retinol Binding Protein(RBP)
Semen fructose
Stone analysis
Total CO_2

약물검사 •••••

▶ 중추신경계

Carbamazepine(Tegretol)
Clonazepam(Clonopin, Rivotril)
Diazepam(Valium)
Ethosuximide(Zarontin)
Nitrazepam(Mogadon)
Phenobarbital(Phemobal, Luminal)
Phenytoin(Diphenylhydantoin, Aleviation, Dilantin)
Primidone(Prymaclone, Mysoline)
Valproic acid

▶ 강심제

Digitoxin(Digitalline)

Digoxin(Lanovin, Dinoxin)

Theophylline(Aminophylline)

▶ 순환기계

Disopyramide(Norpace, Rythmodan)

Haloperidol(Haldol)

Lidocaine(Lignocaine, Xylocaine)

Procainamide(Pronestyl)

Propranorol(Inderal)

Quinidine(Duraquin, Quinaglute, Quinora)

▶ 항생제

Amikacin(BB-Kg, Amidin)

Gentamycin(Garamycin)

Tobramycin(Nebcin)

Vancomycin

▶ 마약류

Amphetamine(Phylophone, Methamphetamine II)

Canabinoid(Marihuana)

Cocaine

Morphine(Opiates)

Phencyclidine(PCP, Sernyl)

▶ 비타민검사

1α, 25$(OH)_2$ Vit D_3

25-OH, Vit D_3

Carotene

Ferritin

Folic acid(Folate)

Nicotinic Acid(Niacin)

Vitamin A(Retinol)

Vitamin B_1(Thiamine)

Vitamin C(Ascorbic acid)

Vitamin E(Tocopherol)

Vitamin K

β-Carotene

▶ 기타

Acetaminophen(Paracetamol, Tylenol)

Amitriptyline(Elavil)

Barbiturate

Benzodiazepin(Valium)

Bromide

Cyclosporine(Sandimun)

Histamine

Imipramine(Tofranil)

Indomethacin

Interferon-α, β, τ

Methotrexate(MTX)

Nicotine

Paraquot(Gramoxone)

유전자관련검사 •••

▶ 감염증PCR검사

Chlamydia-PCR

CMV-PCR

HBV-PCR

HCV-PCR

HCV-PCR Genotyping(5'UTR region)

HCV-PCR 정량(5'UTR region)
HPV-PCR type 16
HPV-PCR type 18
HSV-PCR
Mycoplasma-PCR
Nested TB-PCR
Parvo Virus B19 PCR
Rubella-PCR
TB-PCR
TB-PCR Dot blot test
매독균-PCR(T.pallidum PCR)

▶ 암유전자
bcl-2
C-erbB-2
C-myc
CML(bcr-abl rearrangement)
CSF-1 receptor
EGF receptor
H-ras
J(C)
JH
JK
K-ras
L-myc
mdr-1
N myc
N-ras
TcR
TcRγ
Y-Chromosome PCR(SRY gene)

▶ 암억제유전자
P53 exon 4
P53 exon 4(LOH)
P53 exon 5
P53 exon 6
P53 exon 7
P53 exon 8
P53 exon 9

▶ 세포면역HLA검사
HLA-ABC typing
HLA-B27
HLA-DPB1
HLA-DQA1
HLA-DQB1
HLA-DR

▶ 유전질환관련염색체검사
Fragile X syndrome
Hemophilia A, B
Muscular Dystrophy

▶ 친자감별검사
DNA fingerprinting

▶ Flourescent In Situ Hybridization(FISH)
악성종양 및 선천성 염색체수 이상 질환

▶ 염색체검사
Amniotic fluid chromosome
Blood chromosome
Bone marrow chromosome
C.V.S chromosome
Tissue chromosome

▶ 면역조직화학염색검사

Actin

AFP

B-cell marker(L26)

C-erbB-2

CEA

Chromogranin A

Cytokeratin

Desmin

Epidermal Growth Factor receptor(EGFr)

Epithelial Membrane Ag(EMA)

Factor VIII

Myoglobin

NSE

P53

Progesterone Receptor(PR)

S-100 Protein

T-cell marker(UCHL-1)

Vimentin

α_1-Antitrypsin

▶ In situ hybridization

CMV

EBV

HPV

HSV

특수생화학검사 •••

▶ Amino Acid 분석

Amino Acid(50종)

Hydroxyproline, Free

Hydroxyproline, Total

Polyamine 4분획

Polyamine 7분획

Polyamine Total

▶ 유기산/당대사분석

Citric acid

Hippuric acid

Hyaluronic acid

Ketone(I)

Ketone(n)

Lactic acid

Methylhippuric acid

Methylmalonic acid

Organic acid profile(23종)

Oxalic acid

Pyruvic acid

Sialic acid

Trichloracetic acid

▶ Steroid Profile검사

Andorgen compound 분석(Androgen profile)

Corticosteroid 분석

Estorgen compound 분석(Estrogen profile)

▶ 유기용제검사

Acetone

Alcohol

Methanol

Phenol

▶ 지질관련검사

Bile acid fractionation

Bile acid, Total

Hexacosanoic acid

▶ Porphyrin계검사

Coproporphyrin(I)

Coproporphyrin(n)

Porphobilinogen(I)

Porphobilinogen(n)

Porphyrin(I)

Protoporphyrin(n)

Uroporphyrin(I)

찾 아 보 기

ㄴ

ㄷ

ㄹ

ㅁ

ㅇ

Hospital Diagnostic Test Guide

병원검사 길라잡이

2022년 7월 20일 2쇄 발행

저 자 高木 康 / 田口 進
역 자 김명아 · 신 수
발 행 인 김지연
발 행 처 도서출판 의학서원
등록번호 제 406-00047 호
주 소 인천광역시 연수구 송도미래로 30 송도스마트밸리 지식산업센터 D동 504호
Tel 032) 816-8070 Fax 032) 837-5808
홈페이지 www.dhsw.co.kr
정 가 25,000 원
I S B N 978-89-93153-82-8

병원검사 길라잡이